岭南珍本古医籍校注与研究丛书

第二辑

主编 郑洪

《拾慧集》全本校注与研究

[清] 何德藻 著

郑洪 徐晓聪 校注

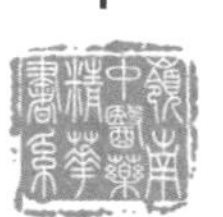

SPM 南方传媒

广东科技出版社
全国优秀出版社
·广州·

图书在版编目（CIP）数据

《拾慧集》全本校注与研究 /（清）何德藻著；郑洪，徐晓聪校注 . —广州：广东科技出版社，2023.12

（岭南珍本古医籍校注与研究丛书 · 第二辑）

ISBN 978-7-5359-8266-7

Ⅰ . ①拾… Ⅱ . ①何… ②郑… ③徐… Ⅲ . ①中国医药学—古籍研究—中国—清代 Ⅳ . ① R2-52

中国国家版本馆 CIP 数据核字（2023）第 241436 号

《拾慧集》全本校注与研究

《Shihuiji》 Quanben Jiaozhu yu Yanjiu

出 版 人：严奉强
策　　划：曾永琳　邹　荣
责任编辑：曾永琳　潘羽生　王　珈
封面设计：彭　力
装帧设计：友间文化
责任校对：杨　乐
责任印制：彭海波
出版发行：广东科技出版社
（广州市环市东路水荫路 11 号　邮政编码：510075）
销售热线：020-37607413
https://www.gdstp.com.cn
E-mail：gdkjbw@nfcb.com.cn
经　　销：广东新华发行集团股份有限公司
印　　刷：广州一龙印刷有限公司
（广州市增城区荔新九路 43 号）
规　　格：889 mm × 1 194 mm　1/32　印张 24.5　字数 610 千
版　　次：2023 年 12 月第 1 版
2023 年 12 月第 1 次印刷
定　　价：158.00 元

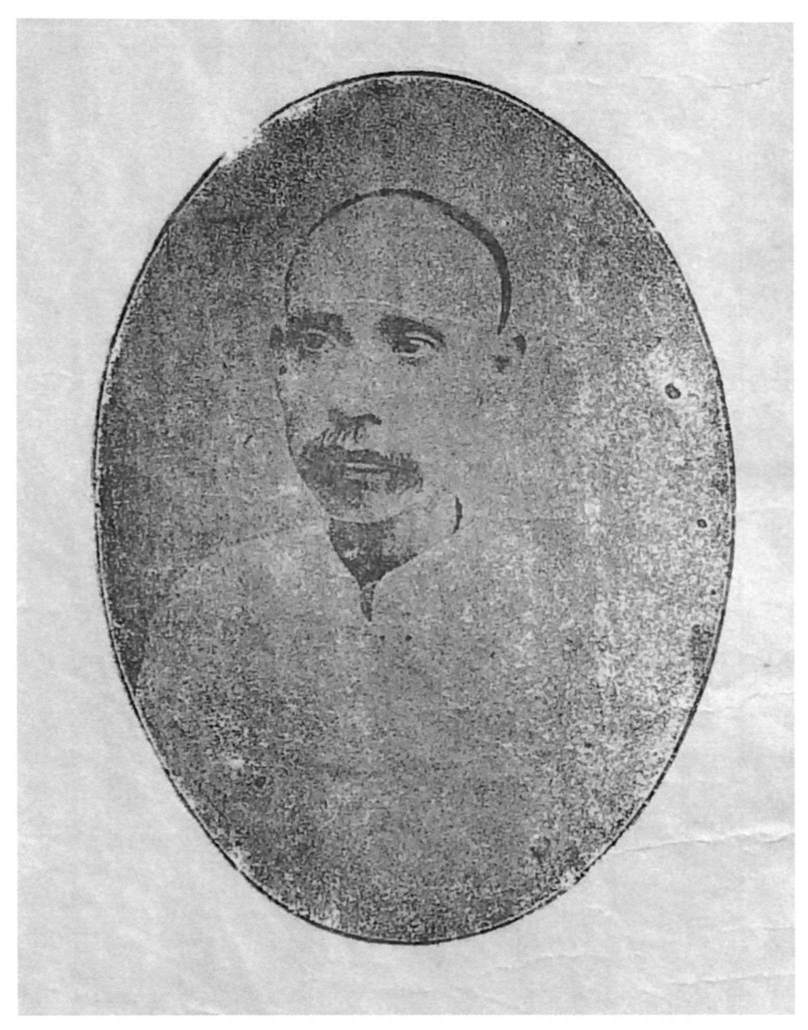

何德藻小像

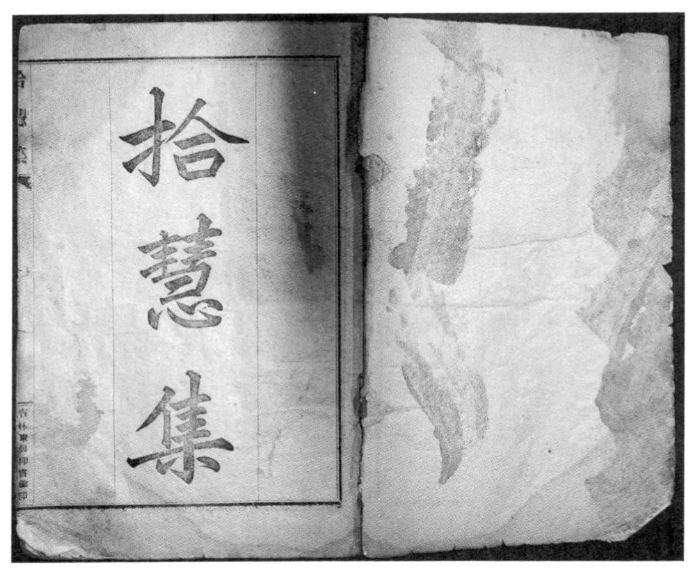
拾慧集

吉林東興印書館印

《拾慧集》扉页书影

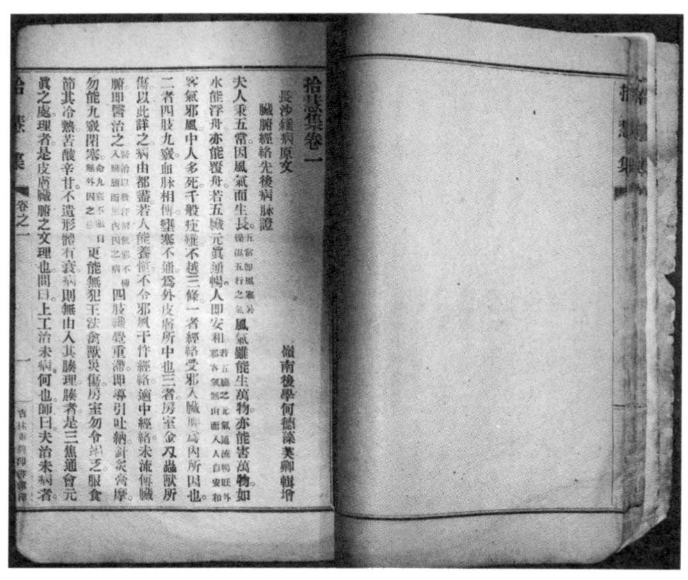
拾慧集卷一　　嶺南後學何德藻英卿輯增

長沙經病原文

臟腑經絡先後病脈證

夫人秉五常因風氣而生長（五常即風寒暑濕燥五行之氣）風氣雖能生萬物亦能害萬物如水能浮舟亦能覆舟若五臟元真通暢人即安和（若五臟之元氣通流暢旺外邪客氣無由而入人自安和）客氣邪風中人多死千般疢難不越三條一者經絡受邪入臟腑爲內所因也二者四肢九竅血脉相傳壅塞不通爲外皮膚所中也三者房室金刃蟲獸所傷以此詳之病由都盡若人能養慎不令邪風干忤經絡適中經絡未流傳臟腑即醫治之（醫治以散汗解使邪不傳入臟腑而無內因之病）四肢纔覺重滯即導引吐納針灸膏摩勿能九竅閉塞（命九竅不塞無外因之病）更能無犯王法禽獸災傷房室勿令竭乏服食節其冷熱苦酸辛甘不遺形體有衰病則無由入其腠理腠者是三焦通會元真之處理者是皮膚臟腑之文理也問曰上工治未病何也師曰夫治未病者

拾慧集　卷之一　一

吉林東興印書館印

《拾慧集》书影

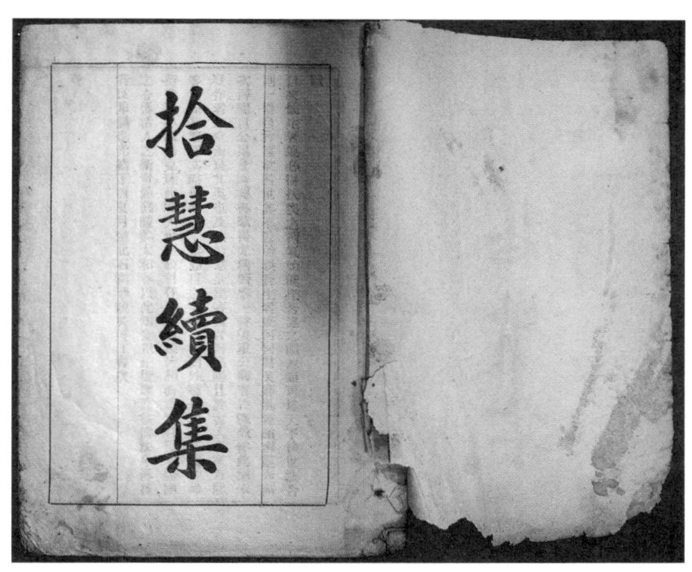
拾慧續集

《拾慧续集》扉页书影

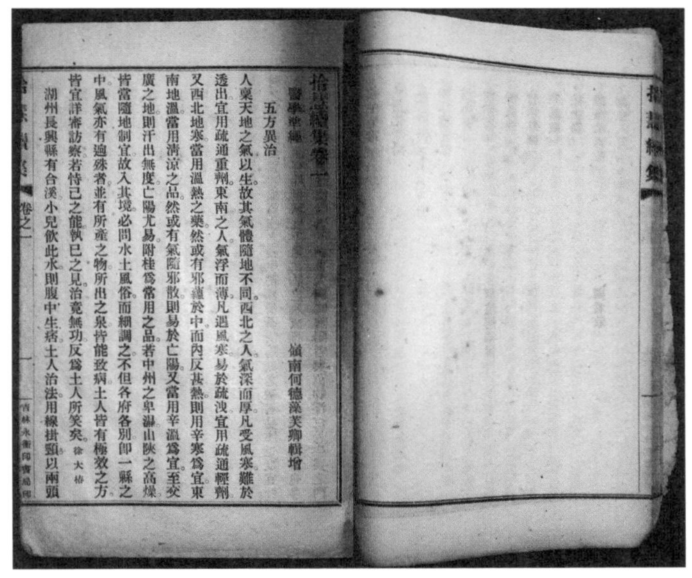
拾慧續集卷一

醫學準繩　　嶺南何德藻芙卿輯增

五方異治

人稟天地之氣以生故其氣體隨地不同西北之人氣深而厚凡受風寒難於透出宜用疏通重劑東南之人氣浮而薄凡遇風寒易於疏洩宜用疏通輕劑又西北地寒當用溫熱之藥然或有邪蘊於中而內反甚熱則用辛寒爲宜東南地溫當用淸涼之品然或有氣隨邪散則易於亡陽又當用辛溫爲宜至交廣之地則汗出無度亡陽尤易附桂爲常用之品若中州之卑溼山陝之高燥皆當隨地制宜故入其境必問水土風俗而細調之不但各府各別即一縣之中風氣亦有迥殊者並有所產之物所出之泉皆能致病土人皆有極效之方皆宜詳審訪察若恃己之能執己之見治竟無功反爲土人所笑矣徐大椿

湖州長興縣有合溪小兒飲此水則腹中生痞土人治法用線掛頸以兩頭

拾慧續集　卷之一　一　吉林永衡印書局印

《拾慧续集》书影

前言

中医药发源于远古，经历代发展而趋于大成。古籍文献是中医药知识的重要载体。据2007年12月出版的《中国中医古籍总目》所载，我国150家图书馆（博物馆）收藏的1949年以前刊印的中医药图书即达13 455种，此外尚有大量亡佚的著作。

历史上，我国不同地区中医药发展的情况并不平衡。在秦汉时期，我国的文化中心在黄河流域，中医药的四大经典《黄帝内经》《难经》《神农本草经》《伤寒杂病论》虽然也提到了南方的医药知识，但主要在北方结集成书。汉代仅有杨孚的《异物志》等偶涉药物知识的岭南著作。晋代，岭南开始较为系统地接受中原地区的中医药知识，晋代葛洪南来，其《肘后救卒方》（后人增补为《肘后备急方》）对岭南医药有重要影响。晋唐时期，还有不少南来的士人或医家编集了多种方药著作，南宋郑樵的《通志》曾将它们归类为“岭南方”，但大多已佚失。到宋代，在岭南成长的医家陈昭遇参编的医学巨著《太平圣惠方》、潮州刘昉编集的《幼幼新书》始在中医文献史上占有一席之地。元代释继洪的《岭南卫生方》则是现存最早以“岭南”命名的医著。

医随地运。随着明、清、民国时期岭南地区经济文化不断发展，岭南医籍著作开始增多，种类不断丰富，水平也较以前提高。郭靄春的《中国分省医籍考》辑得广东医籍约200种，近年高日阳、刘小斌所编的《岭南医籍考》辑出1949年以前的岭南中医古籍文献577种，其中现存284种，亡佚或未见282种，存疑11种。现存古籍中，有不少大家之作，如明代丘濬的《群书钞方》、盛端明的《程斋医抄撮要》，清代何梦瑶的《医碥》、何克谏的《生草药性备要》、潘名熊的《评琴书屋医略》《叶案括要》、朱沛文的《华洋脏象约纂》、程康圃的《儿科秘要》、罗汝兰的《鼠疫汇编》、邱熺的《引痘略》、梁玉瑜的《舌鉴辨正》，民国陈伯坛的《读过伤寒论》、黎天佑的《伤寒论崇正编》、杨鹤龄的《儿科经验述要》、陈任枚及刘赤选的《温病学讲义》、管季耀的《伤科学讲义》、梁翰芬的《诊断学讲义》等，反映了岭南医学各个专科的重要成就，很有研究和参考价值。

在文献利用方面，过去亦有部分岭南古医籍已有影印或点校本面世，但相当零散。近年“岭南中医药文库”丛书影印了50种岭南医籍，是一个较系统的出版工程，为岭南医学的理论与临床各学科的研究提供了便利。不过，“原汁原味”的影印本有利也有弊，因为古籍可能存在版本异同、刊印错讹等种种情况，会阻碍读者对原书内容的准确理解，这就需要进行深入的整理工作。

由于岭南医籍文献众多，而文献整理又是一项严谨细致的工作，难以一蹴而就，因此，我们组织编撰这套“岭南珍本古医籍校注与研究丛书”，精选有较高学术价值，过去未经整理面世，或虽曾出版但当前有新研究进展的古医籍，进行系统的校注与研究，分批出版。在国家出版基金和国家古籍整理出版资助项目的支持下，2018年出版了第一辑4种医籍，分别是葛洪的《肘后备急方》、何梦瑶的《医碥》、潘名熊的《叶案括要》（附《评琴书屋医略》）和黎天佑的《伤寒论崇正编》。这些医籍均经过较全面的校勘和标点注释，简体横排，以便于读者参考使用。

此次出版的第二辑，以“岭南伤寒”为主题。有关岭南伤寒，陈伯坛的《读过伤寒论》《读过金匮卷十九》和上一辑中黎天佑的《伤寒论崇正编》都是比较知名的著作，并已有校注本行世，故未纳入此辑。此次纳入的6种，此前都未经整理出版，包括何梦瑶的《伤寒论近言》、郭元峰的《伤寒论》（附《脉如》）、麦乃求的《伤寒法眼》、陈焕堂的《仲景归真》和何德藻的《拾慧集》正续集。通过此辑的校注研究与出版，古代岭南伤寒学研究的全貌基本上已被较完整地呈现出来，可供读者在理论和临床上作进一步研究时参考。

郑洪

2023年12月

《拾慧集》正续集简介

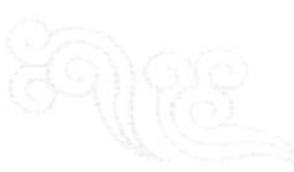

《拾慧集》正续集17卷，岭南医家何德藻著。

何德藻（生卒不详），字芙卿，别号鸿仪，广东中山小榄人。何德藻出生于清末官宦世家，其祖上“擢巍科、登显宦者，类皆利济为怀”。其父任官江右，何德藻“八龄随先大父宦游江右，僦寓浔阳”。晚清虎门水师提督何长清与何德藻为叔侄关系。何长清为《拾慧集》作序称：“兹以躬膺简命，由郧阳调授虎门提督，自荆襄顺流而下，舟泊浔阳，芙卿侄以医书十数卷来告余。”

何德藻儒而知医，因家人多病，潜心研究中医药达二十余年。他说：“业医如业儒，儒者学文，贵多读多做，学医者贵多看书多临证。”光绪年间，寓居浔阳（今江西省九江市），并出仕为官。公事之余，制药施医，当地百姓对其多有赞誉。

《拾慧集》正续集成书于清光绪二十二年（1896）。早在清光绪十八年（1892）秋，何德藻因公赴皖，当时疟、痢盛行，目睹乡人墨守倪涵初所著《倪涵初疟痢三方》，以一方通治百病，不思辨证，因此，他决定采择诸家医论，结合个人经验，撰著成书以供患者参用。书成之后未及刊印，何德藻迭遭事变，举家迁往上海。民国八年（1919），时何德藻已亡故，其子何家鲲派人前往浔阳取回遗著，于民国九年

（1920）在吉林刊印。

《拾慧集》收录医书 3 种 7 卷，分别为《长沙杂病》5 卷、《长沙妇科》1 卷、《长沙外科》1 卷。其内容是对《金匮要略》的注解，并广引诸家方论。何德藻还将所选方剂编成汤头歌诀，附于每方之下，便于记诵。

《拾慧续集》收录医书9种10卷，分别为《寒温明辨》1卷、《医学准绳》1卷、《杂病补阙》2卷、《眼科辑要》1卷、《喉症要旨》1卷、《保幼八则》1卷、《痘门六法》1卷、《麻疹重新》1卷、《伤损秘传》1卷。其内容是对《拾慧集》的补充。《拾慧续集》自序称："《金匮》书虽立法无多，而义旨渊深，恐非宜于初学，故续补各家医论、脉诀并伤寒、温病、杂证，以及眼科、喉科、幼科、麻痘、损伤诸篇，而其中又有古人成方而通变行之，与自立新方而连类志之者，既补前集所未备，亦为初学之法门。"

《拾慧集》正续集校注说明

一、版本考察与选择

（一）版本考察

关于《拾慧集》正续集的版本情况，相关中医工具书记载不多，列举如下：

1. 《中国中医古籍总目》记载：清光绪二十二年（1896）吉林东兴印书馆铅印本、1920年何家鲲铅印本、1920年吉林永衡印书局铅印本。

2. 《中国古医籍书目提要》记载：清光绪二十二年（1896）吉林东兴印书馆铅印本、1920年何家鲲铅印本。

3. 《中国医籍通考》记载：1920年吉林东兴印书馆铅印本。

4. 《中医人名大辞典》记载：何家鲲刊刻于清光绪二十二年（1896）。

据以上资料，《拾慧集》正续集的版本似有清刻本与民国刻本2种版本。笔者考察了浙江中医药博物馆藏本及上海中医药大学图书馆藏本，结合本书的序言、跋及其他资料，确定《拾慧集》正续集并没有清刻本，而只有民国九年（1920）刊本。何德藻之子何家鲲在吉林任职期间，《拾慧集》由东兴印书馆刊行发售，《拾慧集》由永衡印书局刊行发售。《中国中医古籍总目》等诸书记载有误。

（二）版本选择

本次整理《拾慧集》正续集以浙江中医药大学浙江中医药博物馆馆藏民国九年（1920）吉林东兴印书馆和吉林永衡印书局铅印本为底本。对书中所录《金匮要略》条文进行校勘时，主要参校本为赵开美《仲景全书·金匮要略》明刻本。

二、校注说明

在整理过程中，严格按照古籍整理原则进行，具体校注体例如下：

1. 本次点校整理参照中华中医药学会《中医古籍整理规范》（ZYYXH/T362～371—2012）实行。全书统一使用规范简化字横排。正文原有句读，现采用现代标点方法对原书重新标点。

2. 校勘采用本校、他校和理校等方法。底本与校本互异，若显系底本有讹、脱、衍、倒者，予以改动，并出校记；底本与校本互异，二者文义均通者，原文不作改动，并出校记。

3. 《拾慧集》正续集多引录他书，凡属于意引、节引，若不影响文义和医理，不作改动，亦不出校；若影响文义和医理，予以改动，出校说明。

4. 凡底本中明显错别字（如欲与饮、泡与炮、内与肉、增与憎、燥与躁、阿与诃、溃与匮、贻与胎、胀与赈、熟与热、硃与殊、牧与收、複与腹、晕与荤、瞭与潦、脊与眷、目与日、牡与牝、妙与炒、呵与阿、鹜与骛、载与戴、灸与炙、若与苦、加与如、享与亨等）予以径改，不出校记；底本中的繁体字、古字、异体字、俗体字，统一参照《通用规范汉字表》，以规范简化字律齐，不出校记。如膠与胶、蚘与蛔、煖与暖、觔与斤等，均以后者律之。对于底本中通假字保持原貌，于首见处出注说明。

5. 书中同一字多次校改者，在首见处出校记，余者不出校记。

6. 底本中小字夹注，现仍以小一号字排版、标点。方药单独成段，中药剂量、炮制等附注以小字置于药名下。

7. 书中药名如为异体字、俗体字，则统一改为规范简化体；如为异名（非用字原因），则不改，出注。方剂所涉药物用量，为保持本书原貌，均不作改动。底本中表示方位的“右”统一改为“上”，不出校记。

8. 书中古奥、费解、生僻以及某些歧义或异读的字词、方言词，出注说明其义，并作注音，注音采用汉语拼音加汉字直音形式。

9. 《拾慧集》正续集原书序跋，除《拾慧集》第一篇题为“序”，《拾慧续集》第一篇题为“跋”，其余6篇原无标题，今统一补上标题。

10. 原书《拾慧集》卷首存《拾慧集》正续集17卷总目与《拾慧集》7卷目录，《拾慧续集》卷首存《拾慧续集》10卷目录，现据校定后的正文重新制作，原目录删除。正文标题据目录校定，不出注。

11. 原则上保留原文自然段落。较长者，适当进行分段。

目录

CONTENTS

第一部分 《拾慧集》校注 /001

《拾慧续集》卷一 医学准绳 /333

目录 CONTENTS

《拾慧续集》卷二　寒温明辨　/ 377

《拾慧续集》卷三　杂病补阙　/ 422

《拾慧续集》卷四 杂病补阙 / 476

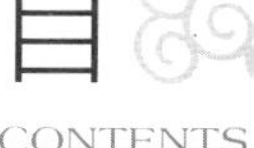

《拾慧续集》卷五 眼科辑要 /529

《拾慧续集》卷六 喉症要旨 /557

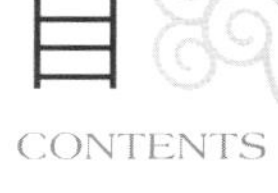
目
CONTENTS
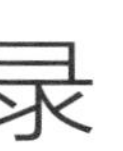
录

《拾慧续集》卷十 伤损秘传 /658

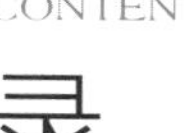

目录 CONTENTS

第一部分

《拾慧集》校注

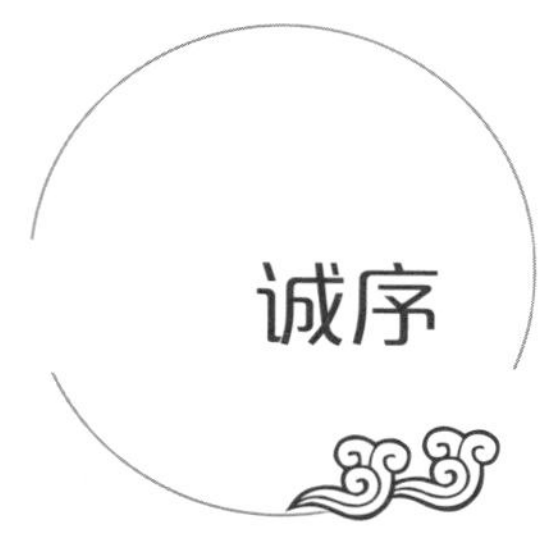

诚序

古人云：学医人费。非人之费，学者不明乎五运六气之原，脏腑阴阳之奥，虽日读《灵》《素》《难经》诸书，而临证茫然，夭札接踵，则人真费矣。岭南何芙卿先生服官江右[①]，需次浔阳[②]，儒而知医，力求上旨，数年之久，成《拾慧集》一卷。一以《金匮》为经，以诸名家为纬，条分缕晰，俾观者可以捡方施治，其立愿不可谓不宏，其用心不可谓不密，其从事不可谓不勤。倘睹斯集者，其立愿、用心、从事皆能如此，则探其原本，登长沙之堂，扩仁寿之域，实赖作者有以开其先也。其功岂在河间、东垣、丹溪下哉！是为序。

光绪二十二年[③]小阳月[④]长白诚勋[⑤]撰

① 江右：江西省的别称。

② 浔阳：今江西省九江市。

③ 光绪二十二年：公元1896年。

④ 小阳月：农历十月的别称。

⑤ 诚勋：（1848—1915年），伊尔根觉罗氏，字果泉。曾任江西广饶九南道台、浙江宁绍台道台、江苏按察使、浙江布政使、浙江巡抚、安徽巡抚、江宁将军、广州将军、察哈尔都统、热河都统等职。

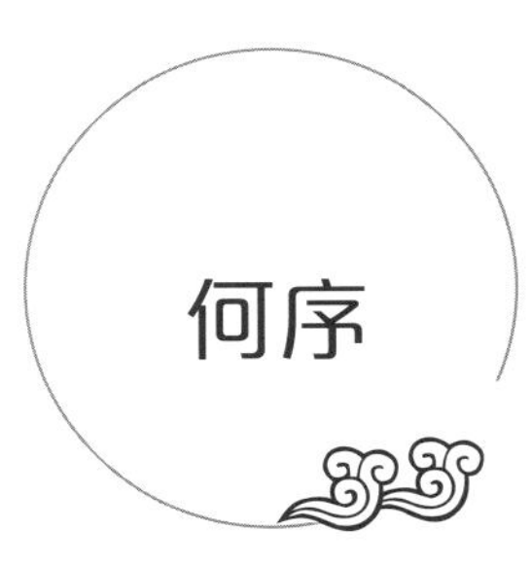

何序

余自束发受书，时搜古人遗籍。范文正公云：不能为良相，必为良医。盖欲举一世疮痍直跻仁寿而后快。余师其意不果，厥后投笔从戎。间观金匮藏书、青囊秘钥，心赏之，终不敢参以己见。兹以躬膺简命，由郧阳[①]调授虎门提督，自荆襄顺流而下，舟泊浔阳，芙卿侄以医书十数卷来告余曰：某自公余，凡得秘方，必手自抄录，迄今几历寒暑，将所辨诸方症汇成一集，以备参考，非敢云问世也，亚父其证诸？余闻之讶然，意非于此道三折肱[②]者，不足以语此。及阅是篇，有仿古人丹诀而效若神者，有裁以心方而施历验者。至《续集·人参论》附议，尤足针砭吾粤时弊。增补暑风等篇，议论精详，实发前人所未发。综观其要，虽未克与《灵枢》、玉版[③]同话金丹，而于上药、中药、下药、五色、五气、五声之辨，固已爽若列眉。遂欣然曰：斯道也，此余所有志未逮者也。今若此，

① 郧阳：现属湖北省十堰市郧阳区。

② 三折肱：喻经验丰富。《左传·定公十三年》："三折肱知为良医。"

③ 玉版：古代用以刻字的玉片。《灵枢》中有《玉版》篇。此处泛指珍贵的典籍。

亦陆宣公[①]活[②]人一术，视徒邀簪组[③]之荣，自谓迪前光、裕后世者较过之。命付梨枣，以公诸世。后之览是集者，诚踵而行之，庶几古人利济之意也。是为序。

光绪丙申年[④]嘉平月[⑤]上浣[⑥]岭南何长青撰

① 陆宣公：陆贽（754—805年），字敬舆，浙江省嘉兴市人。唐代著名政治家、文学家、政论家。谥号“宣”，故称陆宣公。曾辑《陆氏集验方》，已佚。

② 活：原作“话”，据文意改。

③ 簪组：借指官宦。《旧五代史·唐书·庄宗纪四》：“伪宰相郑珏等一十一人，皆本朝簪组，儒苑品流。”

④ 光绪丙申年：光绪二十二年，公元1896年。

⑤ 嘉平月：农历十二月的别称。

⑥ 上浣：上旬。

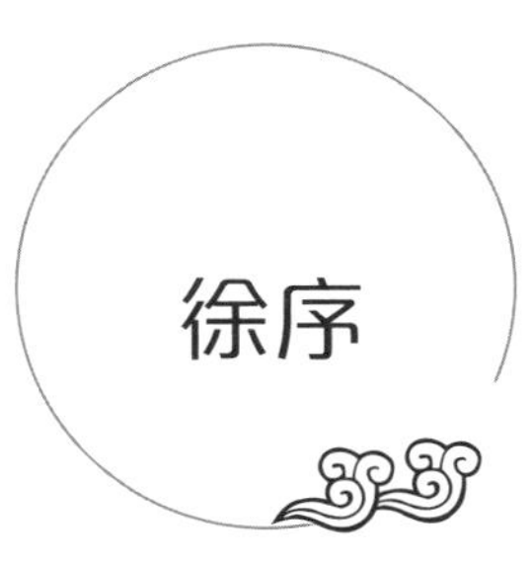

徐序

医，小道也。然尊其术者，每曰：廊庙不可无良相，山林不可无良医。第世之业是者忽不加意，故长沙有举世昏迷莫能觉悟之叹。今之视昔，更何如乎？余留心斯术，凡有方书，靡不研究，乃出而问世。临症既多，信疑不爽，每叹古今医书汗牛充栋，而杂病殊少成书，长沙《金匮》症治亦甚寥寥。矧今风气寖薄[1]，民尚奇险，病症因之日增。余欲著为《杂病式》一书，广搜方治，上补《金匮》之未备，自恨才短识陋，盖有志未逮者五年矣。今岁夏初，得识何君芙卿于章门[2]。君工诗画，尤精医学，以仕羁于浔阳，公余著有《拾慧集》一书，出以示余。其书略伤寒而专论杂病，分门别户，逐条详辨。首尊经，继论脉、论症、论治、疏方，极病之源委、常变，无不穷其究竟。自非破万卷、临症十年者，不克语此。读毕不禁狂喜，是能先得我心，即能上补《金匮》者。然君才大心细，未可限

---

① 寖（jìn 浸）薄：渐渐淡薄。

② 章门：江西省赣州市的别称。因其地汉时属豫章郡，故名。

量。当斯簿书[1]鞅掌[2]之间，尚能存心济世，他日良医良相，余于此可负先见焉。

光绪二十三年[3]中秋前十日奉新[4]徐受海赘于观我生室

① 簿书：官署中的文书簿册。

② 鞅掌：指职事纷扰繁忙。

③ 光绪二十三年：公元1897年。

④ 奉新：现属江西省宜春市奉新县。

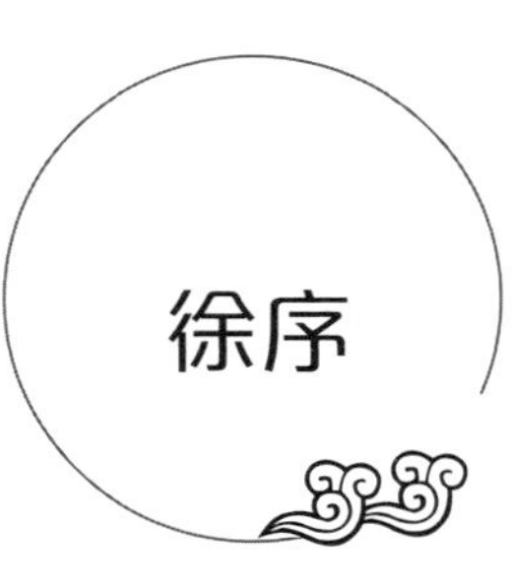

徐序

今天下有大病焉。朝廷患在内伤，泰西数十国挟端侵侮者，如感风火，乘虚而入，真阳既损，重以心悸，攻剂不敢用，和剂又不足以荡其根。当事衮衮，诸臣颟顸[①]媕婀[②]，遇事泄沓，病如风枯痿痹，久将残废。而游士横议，教氓[③]梗治，更如梦呓痰厥、霍乱暑邪，群出为国蠹。天下之病益殗殜[④]沉痼而不可支。居平[⑤]踌躇大局，谓必得医国才，庶于时病有济。留意十数年，奔走数千里，落落[⑥]未一觏[⑦]也。今夏在浔，耳芙卿何君名甚重，然无所试，不敢猥随流俗之誉。越数日，与余相晤于岭南馆，其纵谈今古，口滔滔如悬河不竭，举凡民俗国计，受病之源，具能一一指陈，如长桑洞见脏症，应如何诊救之法，更言之而无不详。不禁拍案曰：君毋乃曾饮上池耶？何论事而得岐黄意也！未几，果以所著《拾慧集》属序于余。自

---

① 颟顸（mán hān 蛮憨）：糊涂，不明事理。

② 媕婀（ān ē 安阿）：依违阿曲，无主见。唐代韩愈《石鼓歌》："中朝大官老于事，讵肯感激徒媕婀。"

③ 教氓：即教民，清末用来泛称信奉天主教或基督教的中国人。因官府往往不敢过问，故后文称"梗治"，即抗拒管治。

④ 殗殜（yè dié 叶蝶）：古代传尸病之别名。

⑤ 居平：犹居常。

⑥ 落落：稀疏，零落。

⑦ 觏（gòu 够）：遇见。

惟儒籍束缚，《灵枢》、玉版未窥其奥，何敢妄参末议？重其人，不敢辞也。尝论天下事，通其大者必兼其细，今芙卿既躬医国才，出其余以活人，当不在俞跗[①]、晋和[②]以下，况其书广摭[③]旁搜，凡古方、今方、上药、下药与夫阴阳、虚实、泻补、汗吐之宜，靡不分门别类，斟酌尽善，以之瓣香古人，津筏后学，其为必传之作，诚不待言。顾吾谓人才不易得，得一才，而当路者不使之昂首天阙，仅以末秩[④]溷迹[⑤]于尘鞿[⑥]俗鞅间，不得已而著一书济世，其苦心良可敬矣，其蹭蹬[⑦]谁之咎耶？

光绪岁干屠维支大渊献[⑧]相月[⑨]巧夕[⑩]后三日望江[⑪]徐旭序于九江镇署

① 俞跗：上古医家，相传擅长外科手术，是黄帝的臣子。

② 晋和：即医和，春秋时秦国良医，曾为晋平公治病。后借指良医。

③ 摭：摘取。原作“跖”，当误。

④ 末秩：低级官职。

⑤ 溷（hùn 混）迹：混迹。

⑥ 鞿（jī 机）：牵制；束缚。

⑦ 蹭蹬：困顿，失意。

⑧ 干屠维支大渊献：即己亥年，公元1899年。屠维，岁阳之一，太岁纪年法中的专用名称，相当于十天干中的己。大渊献，岁阴之一，太岁纪年法中的专用名称，相当于十二地支中的亥。

⑨ 相月：农历七月的别称。

⑩ 巧夕：七夕的别称。原作“夕巧”。

⑪ 望江：现属安徽省安庆市望江县。

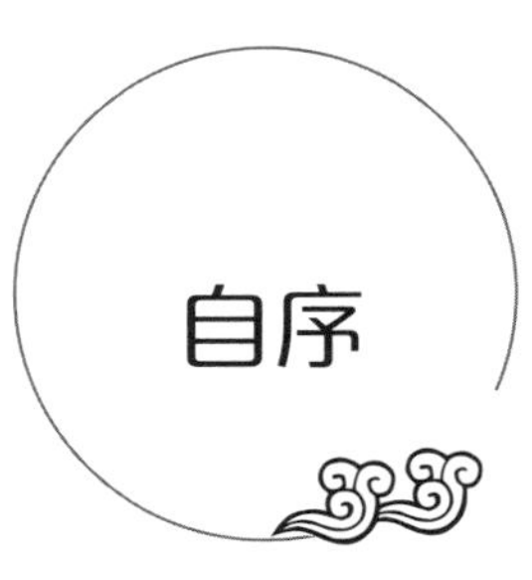

自序

从来一病有一病之法以治之，一症有一症之药以愈之。譬如伤寒当分六经，温热应辨三焦，其中或汗、或吐、或下、或和、或温、或凉、或清、或消、或补，莫不有一定之范围。是必识其症，然后能中其病也。古今医书汗牛充栋，而症靡不得此失彼，求一美备而不可得。世有读一二种书，竟谓无症不识，无病不治者，又戛戛[①]乎难之。余以亲老多疾，弃举子业，读岐黄书廿余年矣。此中利弊，略知巅末，每拟求一明备之法，使医者病家两有裨益。缘以末秩奔驰，力有未逮。壬辰[②]秋，因公赴皖，时疟痢盛行，乡人误于倪氏三方[③]者，不知凡几，皆由于不问症、妄用药，而竟以一方通治其病。予心窃有感焉，公余不揣固陋，加意研摩，遂于各家方论，择其精义，参以见闻，并妇、外科经验之方，合为歌括，附入《金匮》方末，共集一书，以备时用。然是集也，虽寒暑迭经，聊参管见，究立论不失古人遗规，因以"拾慧"名集。各法条分缕晰，俾学者开卷了然，按病用药，当无不识之症，而免误治之

① 戛戛：形容困难。

② 壬辰：光绪十八年（1892）。

③ 倪氏三方：清倪涵初著《倪涵初疟痢三方》，对疟疾、痢疾各拟三方，介绍其适应证及加减用法。

弊。斯则余之苦衷焉。

光绪丙申[①]杏月[②]下浣[③]岭南芙卿何德藻识于豫章[④]之浔阳差次

---

① 光绪丙申：光绪二十二年（1896）。

② 杏月：农历二月的别称。

③ 下浣：下旬。

④ 豫章：江西省的别称。

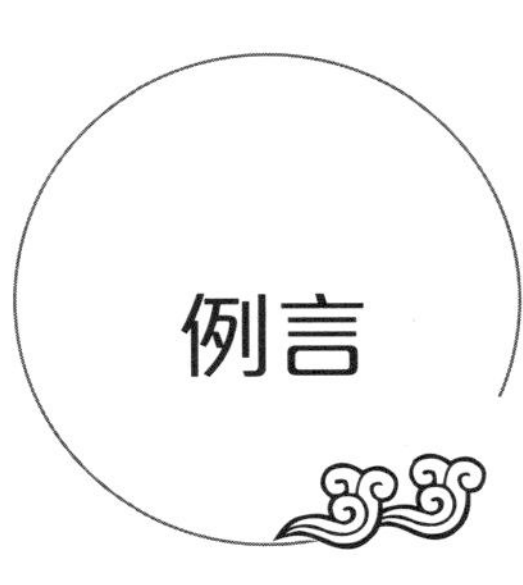

例言

一　是集全遵《金匮》，立原文于编首，以为一症之源。缘仲景书义理渊深，实发《灵》《素》所未发，为医家不可少之书。其立矩陈规，更为千古定其法守。虽病有万变，仍法不离宗。故不读仲景之书者，不足与言医。

一　古今方书林立，彼见闻浅陋，徒执一偏者无论矣。即诸名大家中，理明法密，可遵为程式者，又或散而无纪，不便记览。间或杂而不纯，莫知去取。初学亦终开卷茫然，无从精择。是集分门别类，缕晰详明，无非欲学者守约取精之意。区区之见，未识有当万一否？

一　《金匮》名为“要略”，不过择其大要大略，以示后学，故立方无多。是集于每症下遍择各家精粹，或见闻之有据者，附以为按，补其未备。按后即列以方，方后即括为歌，无记诵之不便，无方法之不知。务求学者广见博闻，以化其胶固，并令准古遵今，以合乎时用，庶不愧为名通之士。

一　《金匮要略》，仲景原为杂病而设，应有各症，似无遗漏。今考各家方书，而症仍有未备者。或以其时病症尚少，未立治法，抑因大法既立，余可类推，兹不具论。特以未见各症，另辑入《续集》中，以求无美不收，而臻全璧。犹恐一己见闻有限，或于效验各方，不免遗珠，增而广之，仍俟后之君子。

一　原本后，自二十三至二十五卷，先贤断为后人伪托之方，观其琐细平庸，似无足取。瓦缶之鸣，固不可与大吕黄钟并奏，今仍删之不录。

一　原文并无增减，惟微奥处加以浅注。至论证各条，如痉湿暍一篇，是集类而分之。即间有更前移后，无非求文归一气，使学者易于查阅，各从其类而证之。

一　分两今昔不同。计汉之一两，约今一钱。凡集中经方，俱改为小剂，以归划一，而免两歧。但病有轻重，药有增减，必须随时运用，按症酌量，庶不致误。

一　集中摘录各家方书，均遵坊本，亥豕鲁鱼，固所不免。至续附各症，或粗率而择之不精，或简略而语焉不详，缘公务纷繁，选抄一手，未能斟酌尽善，终觉憾然。统冀有道正之，以匡不逮。

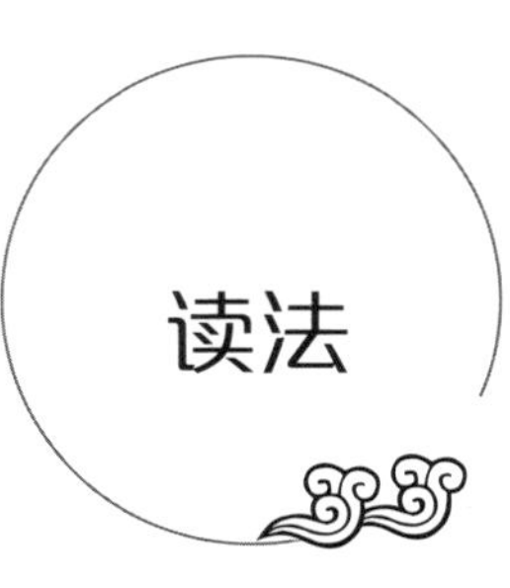

读法

医乃精微之学，自必由浅而深。初入手，宜于《续集》各论，并望、闻、问、切四者审熟后，即将伤寒、温病各法，细辨清晰。再及《金匮》各症，考究药味，然后加以临症。阅历久，自知某病当用某药，某方专治某症。胸中既有主宰，施验宛若神奇。若徒以《医方集解》《冯氏锦囊》等书，略知数方，便即行医，此害人即以自害也。

《拾慧集》卷一 长沙杂病原文

岭南后学 何德藻芙卿辑增

◎脏腑经络先后病脉证

夫人秉[1]五常，因风气而生长，五常即风、寒、暑、燥、湿五行之气。风气虽能生万物，亦能害万物。如水能浮舟，亦能覆舟。若五脏元真通畅，人即安和。若五脏之元气通流畅旺，外邪客气无由而入，人自安和。客气邪风，中人多死。千般疢难，不越三条：一者，经络受邪，入脏腑，为内所因也；二者，四肢九窍，血脉相传，壅塞不通，为外皮肤所中也；三者，房室、金刃、虫兽所伤。以此详之，病由都尽。

若人能养慎，不令邪风干忤经络；适中经络，未流传脏腑，即医治之；医治以发汗解肌，邪不传入脏腑而无内因之病。四肢才觉重滞，即导引、吐纳、针灸、膏摩，勿能[2]九窍闭塞；命[3]九窍不塞，自无外因之症。更能无犯王法，禽兽灾伤；房室勿令竭乏，服食节其冷、热、苦、酸、辛、甘，不遗形体有衰，病则无由入其腠

---

① 秉：通“禀”。
② 能：明代赵开美《仲景全书》本（以下简称“赵本”）作“令”。
③ 命：当作“令”。

理。腠者，是三焦通会元真之处[①]；理者，是皮肤脏腑之文理也。

问曰：上工治未病，何也？师曰：夫治未病者，见肝之病，知肝传脾，当先实脾。上医善治未病，如已见肝病，知肝必传脾，务先实脾土，以防脾病。四季脾王[②]不受邪，即勿补之。若遇春三月、夏六月、秋九月、冬十二月，此当四季脾王之时，不必补脾，直治已见之肝病可也。中工不晓相传，见肝之病，不解实脾，惟治肝也。

夫肝之病，补用酸，助用焦苦，补肝用酸，尚恐不及，以焦苦入心，以助不病之心，使气感于肝。益用甘味之药调之。更用甘入脾，使火生土制水，水弱火旺制金，金弱木不受邪，肝病自愈。酸入肝，焦苦入心，甘入脾。脾能伤肾，肾气微弱，则水不行；水不行，则心火气盛，则伤肺；肺被伤，则金气不行；金气不行，则肝气盛，则肝自愈。此治肝补脾之要妙也。肝虚则用此法，实则不在用之。

经曰："虚虚实实，补不足，损有余。"是其义也。余脏准此。

问曰：病人有气色见于面部，愿闻其说。师曰：鼻头色青，腹中痛，青入肝，肝属木。鼻头属脾，其色青，知为木克土，故腹中痛也。苦冷者死。冷甚为亡阳，故死。鼻头色微黑者，有水气；色黄者，胸上有寒；色白者，亡血也；设微赤非时者，死。如秋日而见赤色，为火克金，是谓非时。其目正圆者，痉，不治。目直视正圆而不能转动，痉，故不治。又色青为痛，色黑为劳，色赤为风，色黄者便难，色鲜明者有留饮。此合气色而主病，即医家之望法也。

① 处：此后赵本有"为血气所注"五字。
② 王：通"旺"。

师曰：病人语声寂寂然[①]，喜惊呼者，骨节间病；病人寂寂无声，而喜人惊呼之声者，知病不在心，而在骨节间也。语声喑喑然不彻者，心膈间病；语声啾啾然细而长者，头中痛。喑喑然不彻者，谓声音之低而不响亮；啾啾然细而长者，即语声小而悠长也。此闻声而知病，即医家之闻法。

师曰：息摇肩者，心中坚；呼吸不顺以致抬肩，心中之邪气坚实可知。息引胸中上气者，咳；息张口短气者，肺痿吐[②]沫。

师曰：吸而微数，其病在中焦，实也，当下之则愈，吸入肝肾，而病不在上焦可知；吸气既微数，病止到中焦可知；中实必腹满便硬，下之自愈。虚者不治。实非下不能去其病因；虚不能下，故不治。在上焦者，其吸促；在下焦者，其吸远，此皆难治。呼吸动摇振振者，不治。此二节以呼吸定病情之虚实，可谓闻法之最精微者。

师曰：寸口脉动者，两手寸、关、尺六部脉统名寸口。因其王时而动。假令肝王色青，四时各随其色。肝色青而反色白，如肝王在春，其色青，其脉弦。倘反色白，其脉又得浮涩之肺脉，皆非其时色脉也。非其时色脉，皆当病。此合色脉论生克之理。

问曰：有未至而至，有至而不至，有至而不去，有至而太过，何谓也？师曰：冬至之后，甲子夜半少阳起，少阳之时，阳始生，天得温和。以未得甲子，天因温和，此为未至而至也；以得甲子，而天未温和，此为至而不至也；以得甲子，而天大寒不解，此为至而不去也；以得甲子，而天温如盛夏五六月时，此为至而太过也。冬至后值甲子日，少阳之气始生，天渐温和。若未得其时而有其气，或有其时而无其气，皆天气太过、不及之象，俱能令人致病，不可不防。

---

① 寂寂然：赵本作“寂然”。

② 吐：赵本作“唾”。

师曰：病人脉浮者在前，其病在表；前指关前寸脉，关前为阳。浮者在后，其病在里。后指关后尺脉，关后为阴。腰痛背强不能行，必短气而极也。

问曰：《经》云厥阳独行，何谓也？厥者逆也，阴阳不能顺行谓之逆。师曰：此为有阳无阴，故称厥阳。

问曰：寸脉沉大而滑，沉则为实，滑则为气，实气相搏，血气入脏即死，入腑即愈，此为卒厥。忽然眩仆，名曰卒厥。何谓也？师曰：唇口青，身冷，为入脏即死；唇青，身冷，是阴盛阳衰，入脏故死。如身和，汗自出，为入腑即愈。

问曰：脉脱入脏即死，入腑即愈，何谓也？师曰：非为一病，百病皆然。譬如浸淫疮，从口起流向四肢者，可治；入[①]口者，不可治。病在外者，可治；入里者，即死。大抵口为阴，四肢为阳，在阳为浅，入阴为深。

问曰：阳病十八，何谓也？师曰：头痛，项、腰、脊、臂、脚掣痛。此数者皆外见，谓之阳病。阴病十八，何谓也？师曰：咳、上气、喘、哕、咽、肠鸣、胀满、心痛、拘急。此数者皆内发，谓之阴病。五脏病各有十八，合为九十病；人又有六微，微有十八病，合为一百八病。五劳、七伤、六极、妇人三十六病，不在其中。

清邪居上，浊邪居下，大邪中表，小邪中里，槃饪之邪，槃饪，饮食也。从口入者，宿食也。五邪中人，各有法度。风中于前，风，阳邪，中于早。寒中于暮，寒，阴邪，中于暮。湿伤于下，雾伤于上；风令脉浮，寒令脉急，雾伤皮腠，湿流关节。食伤脾

---

① 入：此前赵本有“从四肢流来”五字。

胃，极寒伤经，极热伤络。

问曰：病有急当救里救表者，何谓也？师曰：病，医下之，续得下利清谷不止，身体疼痛者，急当救里；后身体疼痛，清便自调者，急当救表也。里急救里，表急救表，《伤寒论》甚详。

夫病痼疾，加以卒病，痼疾旧病，卒病新病。当先治其卒病，后乃治其痼疾也。

师曰：五脏病各有所得者愈，如怒伤肝，得悲而愈，悲胜怒也。亦有得于时日而愈者。《经》[①]曰：病在肝，愈于夏，是喜得子气制其胜我也；夏不愈，胜于秋，是恶其胜我者得王气也；秋不死，持于冬，是喜得母气以生我也；起于春，是喜自得其位而气王也。余脏仿此。又有得之饮食者，肝色青，宜食甘；心色赤，宜食酸；肺色白，宜食苦；脾色黄，宜食酸；肾色黑，宜食辛是也。其所谓自得其位者，肝病愈于丙丁，起于甲乙；心病愈于戊己，起于丙丁；脾病愈于庚辛，起于戊己；肺病愈于壬癸，起于庚辛；肾病愈于甲乙，起于壬癸是也。五脏病各有所恶，如心恶热，肺恶寒，肝恶风，脾恶湿，肾恶燥是也。各随其所不喜者为病。病者素不应食，而反暴思之，必发热也。病者生平不爱食之物，忽反暴思，是病邪、脏气之变，食之故知必发热也。

夫诸病在脏，欲攻之，当随其所得而攻之。寒热虚实，在脏在腑，随所得而治之。如渴者，与猪苓汤。余皆仿此。

◎痉症

病者身热足寒，颈项强急，恶寒，时头热，面赤，目赤，独头动摇，卒口噤，背反张者，痉病也。若发其汗者，寒湿相

① 《经》：即《黄帝内经》。

搏[①]，其表益虚，即恶寒甚。发其汗已，其脉如蛇。

夫痉脉，按之紧如弦，直上下行。《脉经》云：痉家其脉伏坚，伏坚即沉实。直上下[②]。

太阳病，发热无汗，为实邪。反恶寒者，名曰刚痉。

太阳病，发热汗出，为虚邪。而不恶寒，名曰柔痉。

太阳病，无汗而小便反少，气上冲胸，口噤不得语，欲作刚痉，葛根汤主之。

痉为病，胸满，口噤，卧不着席，脚挛急，必齘齿，阳明热盛。可与大承气汤。

太阳病，其证备，身体强，几几然，几几然，俯仰不能自如之象。脉反沉迟，此为痉，瓜蒌桂枝汤主之。

太阳病，发热，脉沉而细者，名曰痉，为难治。阳症见阴脉，故难治。

夫风病，下之则痉，复发汗，必拘急。

太阳病，发汗太多，因致痉。

暴腹胀大者，腹胀大，入腑，为实，可下。为欲解。脉如故，反伏弦者，痉。

疮家，虽身疼痛，不可发汗，疮初发热，毒未成，可汗而散；已溃后，血盛被伤，虽有表不可汗。汗出则痉。

痉病，有灸[③]疮，难治。

柯韵伯[④]曰：阳气者，精则养神，柔则养筋。发汗太多，

---

① 搏：赵本作“得”。

② 《脉经》云……直上下：原为赵本注。

③ 灸：原作“炙”，讹。此类错别字后经改，不出注。

④ 柯韵伯：柯琴（1662—1735年），字韵伯，号似峰，浙江慈溪（今浙江省余姚县文亭镇）人。清代伤寒学家。著有《伤寒来苏集》。

则无液养筋，筋伤则挛急而反张矣。太阳主筋所生病。要知痉之一症，非无因而至，因于伤寒发汗不如法所致耳。太阳脉本浮，今反沉者，营气微也；细者，阳气少也。身热而足寒者，下焦虚也。头痛虽止，而颈项强急，恶寒之症未罢，更时见面赤、目赤，是将转属于阳明。然诸症皆与伤寒相似而非痉。独有头面动摇，卒然口噤，背反如张弓者，与伤寒不相似，故名之曰痉耳。此汗多亡液，不转属阳明而成痉者。以发汗太骤，浑身之津液暴脱，而胃家津液未干，故变见者，仍是太阳表症，而治法当滋阴以急和[①]其里，勿得以沉细为可温也。炙甘草汤主之。《金匮》用桂枝汤加瓜蒌根，恐不胜其任。

按：瓜蒌桂枝、葛根二汤，因太阳症尚在，痉之将成未成而设。若入里，胸满口噤，脚挛急，此已成痉，与大承气者，非下其便，是下其热，以救未亡之液也。《内经》有云：诸痉强直，皆属于湿。大抵湿中太阴，从阴化为寒；湿中阳明，从阳化为热。热甚阴亡筋烁，救焚即在顷刻。此陈修园[②]曰：舍大承气并无他法，犹恐服从[③]未能尽除，还当审其缓急，而商其再服与否，此际全凭医家之定识定力。或一下之后，病势已减，审系阳明之邪未尽除，以白虎加人参汤，滋阳明之燥；审系少阴之邪未尽除，以黄连阿胶汤救少阴之阴。二汤可以频服，服后又以竹叶石膏汤收功。抑或以三汤，用于大承气之前，全在

---

① 和：原作“相”，据柯琴《伤寒来苏集》改。

② 陈修园：陈念祖（1753—1823年），字修园，又字良有，号慎修，福建长乐（今福州市长乐区）人。清代医家。著有《伤寒论浅注》《长沙方歌括》等。

③ 从：疑当作“后”。陈修园《金匮要略浅注》此句作“犹恐服大承气之后，重证犹未尽除”。

临症者善酌之。

葛根汤

葛根四钱 麻黄三钱，去节 桂枝二钱 甘草二钱，炙 芍药二钱 生姜三钱 大枣四枚

先煮麻黄、葛根，去沫，内[①]诸药，温服，取微汗。

葛根汤内麻黄襄，二味加入桂枝汤。轻可去实因无汗，兼治痉病在太阳。

大承气汤

大黄四钱，酒洗 厚朴八钱，去皮 枳实五枚，炙 芒硝二钱

先煮枳、朴，去滓，内大黄煮，又去滓，内芒硝，更上微火煎一二沸，分温再服。得下，余勿服。

大承气汤用芒硝，枳实大黄厚朴饶。救阴泻热功偏擅，急下阳明有数条。

瓜蒌桂枝汤

瓜蒌根三钱 桂枝三钱 芍药三钱 甘草二钱 生姜三钱 大枣四枚

水煎，温服，取微汗。

瓜蒌加入桂枝汤，芍药甘草共一方。姜枣同煎须温服，太阳有汗痉当尝。

炙甘草汤 又名复脉汤，原方用麻仁，柯氏[②]易以酸枣仁。

甘草炙 人参 生姜 桂枝各三钱 阿胶蛤粉炒珠，二钱 生地一两 麦冬五钱 酸枣仁四钱，研 枣十二枚

水、酒各半煎。

炙甘草汤姜桂参，麦冬生地酸枣仁。大枣阿胶加酒服，虚

---

① 内：通“纳”，下同。

② 柯氏：即柯韵伯。

劳肺痿并称神。

白虎加人参汤

知母六钱 石膏一两 甘草二钱，炙 粳米六钱 人参三钱

水煎，日三服。

内热烦躁火烁筋，液亡肌腠涸阳明。石膏知母加人参，甘草粳米得功成。

黄连阿胶汤

黄连四钱 黄芩二钱 阿胶三钱 芍药二钱 鸡子黄二枚

先煎三物，去滓，内胶烊尽，小冷，内鸡子黄，搅令相得，温服。

方用连芩直泻心，佐以阿胶补肾阴。芍药蛋黄兼补敛，前贤规矩务思寻。

竹叶石膏汤

竹叶二把 石膏一两 人参三钱 甘草二钱，炙 麦冬一两 半夏制，五钱 粳米五钱

加姜，水煎，温服。

竹叶石膏汤人参，麦冬半夏与同林。甘草生姜兼粳米，暑烦热渴脉虚寻。

◎湿症

湿家之为病，一身尽疼，湿伤骨节，身无不痛。发热，身色如熏黄也。熏黄者，如烟之熏黄，非伤寒身痛之发黄也。

湿家病，身疼发热，面黄而喘，头痛鼻塞而烦。其脉大，自能饮食，腹中和无病。病在头中寒湿，故鼻塞，内药鼻中则愈。此为清邪伤上。清邪者，露雾也。

湿家，身烦疼，可与麻黄加术汤发其汗为宜，慎不可以火攻之。此湿邪伤表无汗，故立一发汗法也。

太阳病，病由营卫入者，皆属太阳。关节疼痛而烦，脉沉而细者，此名中湿，中者，中于内。亦名湿痹[①]。痹者，闭也。湿痹之候，小便不利，大便反快，湿邪内闭，故膀胱之气不化，则小便不利；脾受湿，而大便反快矣。但当利其小便。便利湿去而泻亦止，此为浊邪伤于中下。浊邪者，雨水之湿也。

湿家，其人但头汗出，湿热上蒸。背强，欲得被覆向火。湿盛生寒。若下之蚤[②]则哕，或胸满。下蚤，湿从寒化，聚于肺胃。小便不利，舌上如胎者，误下热陷。以丹田有热，胸中[③]有寒，渴欲得水[④]而不能饮，则口燥烦也。上有寒不能饮，下有热则燥烦。

湿家，下之，额上汗出，微喘，小便利者死；小便自利与用药利小便不同。下利不止者[⑤]，亦死。此误下而致逆也。

病者一身尽疼，发热，日晡所剧者，日晡所剧者，以阳明王于申酉戌，当其王时，邪正相搏，则增也。名风湿。此病伤于汗出当风，或久伤取冷所致也，可与麻黄杏仁薏苡甘草汤。此为风湿无汗治法。

风湿，脉浮，身重，汗出恶风者，防己黄芪汤主之。此为风湿汗自出者治法，即《论》[⑥]中麻黄、桂枝、大青龙之意。

风湿相搏，一身尽疼痛，法当汗出而解，值天阴雨不止，医云此可发汗。汗之，病不愈者，何也？盖发其汗，汗大出者，但风气去，湿气在，是故不愈也。若治风湿者，发其汗，

---

① 此名中湿，亦名湿痹：赵本作“此名湿痹”。

② 蚤：通“早”。

③ 中：赵本作“上”。

④ 水：赵本作“饮”。

⑤ 下利不止者：赵本作“若下利不止者”。

⑥ 《论》：即张仲景《伤寒论》。

但微微似欲汗出[①]者，风湿俱去也。此治风湿之法。

伤寒八九日，风湿相搏，身体疼烦，不能自转侧，不呕不渴，脉浮虚而涩者，浮虚为风，涩则为湿。桂枝附子汤主之；若大便坚，脾胃之津液受伤。小便自利者，气虚津液不藏。去桂枝加术汤[②]主之。此为伤寒未愈，合风湿为病治法。

风湿相搏，骨节疼烦，掣痛不得屈伸，近之则痛剧，汗出短气，小便不利，恶风不欲去衣，或身微肿者，由营卫三焦之气俱病，总关于坎中元阳之气失职。甘草附子汤主之。此仲景专为风湿、湿寒立法，故将湿温详附于后，治湿当知分此。

按：湿有自天受之，有自地受之，有自人内生之。何谓天受？即仲景以清浊之邪分上下之湿是也。其治法，浊邪伤于内，即当利其小便；清邪伤于头中，内药鼻中则愈。内辛香之药，泄头中寒湿。若表实者，用麻黄加术汤、麻黄杏仁薏苡甘草汤；表虚者，有防已黄芪汤、桂枝附子汤、去桂加术汤、甘草附子等汤。此仲景以脉浮沉而分表里，治清浊之邪也。又有风寒暑湿杂感混淆，病非一端，气不主宣，咳嗽头胀，不饥，舌白，肢体若废，当用杏仁薏苡汤治之。此又叶氏[③]心法也。

何谓地受？《条辨》[④]云：在山为泉，在川为水，包含于土中者为湿。其伤上焦也，头痛恶寒，身重疼痛，舌白不渴，症有似伤寒者。脉弦细而濡，脉非伤寒之脉。面色淡黄，胸闷不饥，午后身热，状若阴虚；湿为阴邪，自旺于阴分，故同一午后发热。汗之则神昏

---

① 汗出：赵本作“出汗”。

② 去桂枝加术汤：赵本作“去桂加白术汤”。

③ 叶氏：即叶天士，清代温病学家。著有《温热论》《临证指南医案》等。

④ 《条辨》：即《温病条辨》，清代吴鞠通著。

耳聋，甚则目瞑不欲言；汗伤心阳，湿随表药蒸腾上逆，内蒙心窍则神昏，上蒙清窍则耳聋、目瞑、不欲言。下之则洞泄；误下伤阴，而重抑脾阳之升，脾气转陷，湿邪乘势内渍，故洞泄。润之则病不解。长夏深秋冬日同法，当以三仁汤。轻开上焦肺气，盖肺主一身之气，气化湿亦化也。又有湿温着于经络，多身痛、身热之候，误以为伤寒而汗之，邪入心包，则神昏、肢逆，当以清宫汤，清包中之热。加银花、小豆[①]，以清湿中之热。而又能直入手厥阴也，当续以局方至宝丹，去秽浊，复神明。若无至宝，即以紫雪丹代之。又有湿温，喉阻咽痛，此乃肺气不化，郁极而一阴一阳谓心胆也。之火俱结也。盖金病不能平木，木反挟心火来刑肺金，喉即肺系，其闭在气分者即阻，闭在血分者即痛也。当以轻药开之，银翘马勃散主之。又有太阴[②]湿温，气分痹郁而哕者，以一宣痹汤主之。又有寒湿伤阳，形寒脉缓，舌淡或白滑，不渴，经络拘束，以桂枝姜附汤主之。然中经络之证，仲景前论甚详，兹再取叶天士一条，见湿寒、湿温之不可混治。治湿邪上与肺合，一以开肺气、救心阳为要也。

何谓人内生之？《指南》[③]云：若其人色苍赤而瘦，肌肉坚结者，其体属阳，此外感湿邪，故易于化热。若服膏粱酒醴太过，亦易生内湿，必患湿热、湿火之证。治法：若湿热上焦未清，里虚内陷，神识如蒙，舌滑脉缓，人参泻心汤主之。若湿热受自口鼻，由募原直走中道，不饥不食，机窍不灵，当以三香汤，化中上之秽浊而开郁。若阳明湿温，气壅为哕者，新制

---

① 小豆：即赤小豆。

② 太阴：原作“太阳”，据《温病条辨》改。

③ 《指南》：即《临证指南医案》。

橘皮竹茹汤主之。若脉缓身痛，舌淡黄而滑，渴不多饮，或竟不渴，汗出热解，继而复热，内不能运水谷之湿，外复感时令之湿，发表攻里，两不可施，误认伤寒，必转坏证，徒清热则湿不退，徒祛湿则热愈炽，黄芩滑石汤主之。又有阳明湿温，呕而不渴者，小半夏加茯苓汤主之；呕甚而痞者，半夏泻心汤去人参、干姜、大枣、甘草，加枳实、生姜主之。又有湿聚热蒸，蕴于经络，寒战热炽，骨骱烦疼，舌色灰滞，面目痿黄，此乃湿中生热，病名湿痹，二宣痹汤主之。又有湿郁经脉，身热身痛，汗多自利，风湿郁于孙络毛窍，胸腹白疹，内外合邪，纯辛走表，纯苦清热，皆在所忌，辛凉淡法，当以薏苡竹叶散主之。此治中焦湿郁化热，一以辛凉淡渗，清热行湿，无使邪聚为急也。若其人色白而肥，肌肉柔软者，其体属阴，即外感湿邪，亦不易化热。若食茶汤、瓜果太过，定生内湿，必患寒湿之症，其伤中焦也。有伤脾阳，在中则不运痞满，传下则洞泄腹痛。有伤脾阴，则舌先灰滑，后反黄燥，大便结。有伤胃阳，呕逆不食，膈胀胸满。有伤胃阴，有两伤脾胃。其伤脾胃之阴者，乃湿久生热，热必伤阴，前称湿火。伤脾胃之阳者，十常八九；伤脾胃之阴者，十居一二。其治法，若太阴寒湿，痞结胸满，不饥不食，用半苓汤，培阳土以利水道。若阳明寒湿，舌白腐，肛坠疼而便不爽，阳明失阖，故不喜食，常以附子理中去甘草加广皮厚朴汤主之，使脾阳转，而后湿行，湿行而后胃阳复也。若寒湿伤脾胃两阳，寒热不饥，吞酸，形寒，或脘中痞闷，或酒客湿聚，苓姜术桂汤主之。此治寒湿内蕴，中与脾合，一以开沟渠，运中阳，崇刚土，作堤防为治也。倘若上中不治，其势必流于下焦，甚至湿伏足少阴，舌白身痛，足跗浮肿，当以鹿附汤治八脉而补真阳，佐以淡渗而开膀胱，使寒湿去，小便利，跗肿可愈矣。又有久受寒湿，而脾阳消乏，肾阳因之亦惫，急当以安肾汤，补督脉以固肾中真阳，佐以渗湿补脾，为釜底增薪之法。又有浊湿久留肠胃，致肾阳亦困，而肛门坠痛。夫肛门之脉曰尻[①]，肾虚则痛，气结亦痛。但气结之痛有二：寒湿、热湿也。热湿气实之坠痛，如滞下门中，用黄连、槟榔之证是也。此则气虚而为寒湿所闭，故胃不喜食，舌苔腐白，当以术附汤，峻补肾中元阳之气，兼健运脾胃，而行湿滞，则坠痛止胃开进食矣。此治湿流于下，与少阴癸水合，一以护肾阳，使火能生土为主也。除上焦、中焦、下焦之外，又有湿邪吸受，由募原分布三焦，升降失司之症，腹胀闷，大便不爽，身痛，脉象模糊，皆湿蕴三焦。当遵叶氏用加减正气散法。又有吸受秽湿，三焦分布，热蒸头胀，身痛呕逆，小便不通，神识昏迷，舌白，渴不多饮，先宜芳香通神利窍，安宫牛黄丸；继宜淡渗分消浊湿，当用茯苓皮汤。若湿邪久郁，结于下焦气分，闭塞不通，以致三焦弥漫，神昏窍阻，少腹硬满，大便不下，宜用宣清导浊汤。若湿伤气分，气为湿阻，三焦俱闭，二便不通，此非热结有形之燥粪，不得用苦寒推荡，当用半硫丸温补真阳。盖硫黄热而不燥，能疏利大肠；半夏能入阴，燥胜湿，辛下气，温开郁，使郁气伸，而二便利矣。此治三焦湿蕴，一以宣通利气，使邪无壅塞为害也。再陈修园谓：湿有内外，统以朱丹溪[②]法，用二术二陈汤加羌活治之。若外湿，加紫苏、防风、猪苓、泽泻、干葛、木

① 尻（kāo）：脊骨的末端。

② 朱丹溪：朱震亨（1281—1358年），字彦修，婺州义乌（今浙江省义乌市）人，元代著名医家。因其故居旁有小溪，故名“丹溪”，学者遂尊之为“丹溪翁”或“丹溪先生”。著有《格致余论》《局方发挥》《本草衍义补遗》《外科精要发挥》等。

瓜；内湿，加木通、泽泻、砂仁、木香；湿寒，加干姜；湿热，加黄连、黄芩，轻则加连翘。此法风湿、湿寒尚可用，若湿热，宜减羌活。因语尚简，并附于末，以备参考。若湿温，非从叶氏分三焦施治不可。

麻黄加术汤

麻黄三钱，去节 桂枝二钱 甘草一钱，炙 白术四钱 杏仁去皮尖，十五粒

先煎麻黄，去上沫，去滓，温服，覆取微汗。

麻黄方本伤寒中，桂草杏仁用法同。发汗不多求良法，去湿加术有奇功。

麻黄杏仁薏苡甘草汤

麻黄五分，去节 杏仁五粒，去皮尖 薏苡仁五分 甘草一钱，炙

水煎，温服，有微汗，避风。

一身尽痛日晡剧，皆因伤汗取冷致。麻杏薏仁甘草炙，风湿无汗此方治。

防己黄芪汤

防己一钱 甘草五分，炙 白术八分 黄芪一钱 生姜二片 大枣一枚

水煎，去滓，温服。喘者，加麻黄五分；胃中不和者，加芍药；气上冲者，加桂枝；下有陈寒者，加细辛。服后当如虫行皮中，从腰下如冰，后坐被上，又以一被绕腰下，令微汗差。

风湿汗出恶风凉，治宜防己黄芪汤。再加白术兼甘草，引用大枣与生姜。

桂枝附子汤

桂枝四钱 附子三钱，炮 生姜三钱 甘草二钱，炙 大枣三枚

煎，去滓，温服。

桂枝附子治风湿，身痛不能自转侧。生姜大枣甘草入，不呕不渴脉浮涩。

桂枝附子去桂加白术汤

白术四钱 附子三钱，炮 甘草二钱，炙 生姜三钱 大枣三枚

煎，去滓，分温三服。一服觉身痹，半日许再服。三服都尽，其人如冒状，勿怪，即是术、附并走皮中，逐水气未得除故耳。凡方中云如虫行状、如醉状、如冒状者，皆药势将行使然也。

大便若坚小便利，去桂加术附子治。仍用甘草加姜枣，风湿身痛如前是。

甘草附子汤

甘草二钱，炙 附子二钱，炮 白术二钱 桂枝四钱

煎，日三服，初服得微汗则解。能食，汗出复烦者，再服。

风湿骨痛不得伸，甘草附子术桂温。汗出短气便不利，恶风欲衣微肿身。

杏仁薏苡汤

杏仁三钱 薏苡三钱 桂枝五分 生姜七分 厚朴一钱 半夏一钱五分 防己一钱五分 白蒺藜二钱

水煮，分温三服。

杏仁薏苡苦辛温，朴夏防藜姜桂吞。舌白不饥头胀咳，肢身若废此汤尊。

三仁汤

杏仁五钱 飞滑石六钱 白通草二钱 白蔻仁二钱 竹叶二钱 厚朴二钱 生薏仁六钱 半夏五钱

甘澜水八碗，煮取三碗，每服一碗，日三服。

三仁汤杏蔻薏仁，朴半白通竹滑遵。寒暑外添湿温症，方能对病效如神。

清宫汤去莲心麦冬加银花赤豆皮汤

犀角一钱 连翘心三钱 元参心二钱 竹叶心二钱 银花二钱 赤小豆皮三钱

水煎服。

清宫汤去莲麦冬，加入银花赤豆中。邪入心包昏逆症，煎吞至宝有神功。

局方至宝丹

犀角一两，镑 朱砂一两，飞 琥珀一两，研 玳瑁一两，镑 牛黄五钱 麝香五钱

以安息重汤炖化，和诸药为丸，一百丸，蜡护。

此方荟萃各种灵异，皆能补心体，通心用，除邪秽，解热结，共成拨乱反正之功。大抵安宫牛黄丸最凉，紫雪次之，至宝又次之。主治略同，而各有所长，临用对证斟酌可也。

局方至宝犀角砂，琥玳同将一两加。牛麝五钱安息化，和丸腊护解热邪。

紫雪丹 从《本事方》[①]去黄金。

滑石一斤 石膏一斤 寒水石一斤 磁石水煮，二斤，捣煎去渣，入后药 羚羊角五两 木香五两 犀角五两 沉香五两 丁香一两 升麻一斤 元参一斤 炙甘草半斤

以上十二味，并捣剉，入前药汁中煎，去渣，入后药。朴硝、硝石各二斤，提净，入前药汁中，微火煎，不住手将柳木搅，候汁欲凝，再加入后二味。

辰砂三两，研细 麝香一两二钱，研细入前药拌匀

合成，退火气。冷水调服一二钱。

诸石利水火而通下窍。磁石、元参补肝肾之阴，而上济君火。犀角、羚羊泻心胆之火。甘草和诸药而败毒，且缓肝

---

① 《本事方》：即《普济本事方》，又名《类证普济本事方》，宋代许叔微撰。

急。诸药皆降，独用一味升麻，盖欲降先升也。诸香化秽浊，或开上窍，或开下窍，使神明不致坐困于浊邪，而终不克复其明也。丹砂色赤，补心而通心火，内含汞而补心体，为坐镇之用。诸药用气，硝独用质者，以其水卤结成，性峻而易消，泻火而散结也。

紫雪丹方羚角犀，四香丁香、木香、沉香、麝香五石滑石、磁石、硝石、石膏、寒水石朴硝施。元升炙草辰砂入，开窍驱邪配合齐。

银翘马勃散

连翘一两 牛蒡子六钱 银花五钱 射干三钱 马勃二钱

上杵为散，服如银翘散法。不痛但阻甚者，加滑石六钱，桔梗五钱，苇根五钱。

银翘马勃散干蒡，咽喉阻痛湿温方。不痛阻甚滑苇桔，法参微苦重辛凉。

桂枝姜附汤

桂枝六钱 干姜三钱 白术三钱，生 熟附子三钱

水煎，去滓服。

桂枝姜附术汤方，脉缓形寒舌淡详。白不渴兮经络束，总因寒湿已伤阳。

人参泻心汤

人参二钱 干姜二钱 黄连一钱五分 黄芩一钱五分 枳实一钱 白芍二钱

水煮，分二次服，渣再服。

人参泻心汤枳连，姜芩加芍理宜研。舌滑神蒙兼脉缓，里虚内陷病堪蠲。

三香汤

瓜蒌皮三钱 桔梗三钱 黑山栀二钱 枳壳二钱 郁金二钱 香豉二钱 降香末三钱

水煮，分二次温服。

三香香豉降郁金，桔枳蒌皮栀共斟。不食不饥机窍钝，邪由口鼻募原侵。

橘皮竹茹汤

橘皮三钱 竹茹三钱 柿蒂七枚 姜汁三茶匙，冲

水煮，分二次温服。痰火，加竹沥、栝霜①；瘀血，加桃仁。

新制橘皮竹茹汤，柿姜通降哕之方。竹蒌加入因痰火，瘀血桃红②力可当。

小半夏加茯苓汤见暑症。半苓汤即此方加厚朴、黄连、通草。

半夏泻心去人参干姜甘草大枣加枳姜汤

半夏六钱 黄连二钱 黄芩三钱 枳实三钱 生姜三钱

水煎，分三次服。

半夏泻心去枣甘，姜参亦减理宜谙。再加枳实生姜入，呕甚犹兼痞症探。

一宣痹汤此汤有二，用者留心。

枇杷叶三钱 郁金一钱五分 射干一钱 白通草一钱 香豆豉一钱五分

水煎，分二次服。

宣痹汤方枇郁干，白通香豉湿温餮。太阴痹郁时闻哕，辛苦轻宣效可观。

薏苡竹叶散

薏苡五钱 竹叶三钱 飞滑石五钱 白蔻仁一钱五分 连翘三钱 茯苓块五钱 白通草一钱五分

---

① 栝霜：即瓜蒌霜，为瓜蒌仁粉碎后的粉末。

② 红：疑当作“仁”。桃红一般指桃仁、红花，为常用对药。但前文未提到红花。

共为细末，每服五钱，日三服。

薏苡竹叶散连翘，滑石苓通白蔻昭。经脉曾因邪湿郁，辛凉淡法力偏饶。

二宣痹汤

防己五钱 半夏三钱，醋炒 晚蚕砂三钱 杏仁五钱，去皮尖 滑石五钱 连翘三钱 山栀三钱 薏苡五钱 赤小豆皮三钱，乃五谷中之红豆

水煎，分温三服。痛甚，加片子姜黄二钱、海桐皮三钱。

宣痹防翘小豆皮，夏沙杏滑薏山栀。热蒸湿聚骨烦痛，灰滞苔兼面萎宜。

附子理中去甘草加厚朴广皮汤

生茅术三钱 人参一钱五分 炮干姜一钱五分 厚朴二钱 广陈皮一钱五分 附子一钱五分，炮黑

水煮，分二次服。

仲景理中汤，原方中用术，今定以苍术者，苍术燥湿而兼解郁，不似白术之呆滞也。丹溪越鞠丸方，以苍术治湿郁。以上见证，皆郁证也，故用苍术。

附子理中去甘草，再添厚朴陈皮好。舌苔白腐肛坠痛，便不爽兮食烦恼。

苓姜术桂汤

茯苓块五钱 生姜三钱 炒白术三钱 桂枝三钱

水煎服。

苓姜术桂苦辛温，脾胃之阳两宣运。寒热吞酸脘痞闷，酒家湿聚亦堪论。

鹿附汤

鹿茸五钱，制 附子三钱，炮 草果一钱 菟丝子三钱 茯苓五钱

水煎，日再服。

鹿附菟丝草果苓，湿邪延伏少阴经。身痛舌白跗浮肿，日再服之切要听。

安肾汤

鹿茸三钱，制 胡芦巴三钱 补骨脂三钱 韭子一钱 大茴香二钱 附子二钱 菟丝子三钱 茅术二钱 茯苓三钱

水煎，分三次服。大便溏者，加赤石脂；久病恶汤者，可用二三分作丸。

安肾汤茸巴骨脂，韭茴术附茯苓丝。脾邪消乏肾阳惫，釜底增薪立法奇。

术附汤

生茅术五钱 人参二钱 厚朴三钱 生附子三钱 泡干姜三钱 广皮三钱

水煎两杯，先服一杯，约三时再服一杯，以肛痛愈为度。

术附人参广朴姜，湿邪下注坠肛良。胃中厌食舌苔白，痛愈须教歇药汤。

加减正气散

厚朴二钱 藿香梗三钱 木防己三钱 广皮一钱 茯苓皮三钱 川通草一钱五分 苡仁三钱 大豆黄卷二钱

水煎，三次服。神曲、麦芽、茵陈可随症加入。

藿香加减正气方，广茯朴通薏豆防。脘闷便溏身又痛，更兼舌白脉微茫。

安宫牛黄丸见暑症

茯苓皮汤附黄芩滑石汤

茯苓皮五钱 生薏仁五钱 大腹皮三钱 白通草三钱 淡竹叶二钱 猪苓三钱

水煮，分三服。黄芩滑石汤，去薏仁、竹叶，加黄芩、滑石、白蔻仁，煎服。

茯苓皮薏腹皮通，竹叶猪苓淡渗中。浊湿分消宜继用，安

宫先服理宜通。

宣清导浊汤

猪苓五钱 茯苓五钱 寒水石六钱 晚蚕砂四钱 皂荚子三钱，去皮

水煎，分二次服，以大便通快为度。

宣清导浊茯猪寒，皂荚蚕砂效可观。邪湿久羁少腹满，神昏窍阻便难安。

半硫丸

石硫黄硫黄有三种，土黄、水黄、石黄也。入药必须用产于石者。土黄土纹，水黄直丝，色皆滞暗而臭；惟石硫黄方棱石纹而有宝光，不臭，仙家谓之黄矾，其形大，势如矾。按：硫黄感日之精，聚土之液，相结而成。生于艮土者佳。艮土者，少土也，其色晶莹，其气清而毒小。生于坤土者恶。坤土者，老土也，秽浊之所归也，其色板滞，其气浊而毒重，不堪入药，只可作火药用。石黄产于外洋，来自舶上，所谓倭黄是也。入莱菔内煮六时则毒去。半夏制

上二味，各等分，为细末，蒸饼为丸，梧子大，每服一二钱，白开水送下。按：半硫通虚闭，若久久便溏，服半硫丸亦能成条，皆由补肾燥湿之功也。

湿凝气阻半硫丸，二便难通亦不难。久久便溏尤可服，酸辛温法最宜观。

二术二陈加羌活汤各症云二术二陈，即此方去羌活也。

苍术一钱，泡 白术三钱，生 制半夏二钱 茯苓二钱 陈皮一钱 甘草一钱 羌活一钱 生姜三片 大枣二枚

水煎，温服。

二术苓陈半草羌，湿分内外治相当。寒热辨明须加减，姜枣同煎亦精良。

◎暍症

太阳中暍，暍即暑也。六淫之气，暑亦在其中，故伤太阳。发热恶寒，身重而疼痛，其脉弦细芤迟，小便已，洒洒然毛耸，手足逆冷，阳气虚，不能布于四末。小有劳，身即热，阳气虚之故。口开，前板齿燥。暑热伤阴。若发其汗，则恶寒甚[①]；加温针，则发热甚；数下之，则淋甚。张石顽[②]言：东垣清暑益气汤能补此症之未备。

太阳中热者，暍是也。汗出恶寒，身热而渴，白虎加人参[③]主之。此专治暑不兼湿。

太阳中暍，身热疼重，而脉微弱，此夏月伤冷水[④]，水行皮中所致也，一物瓜蒂汤主之。此暑中兼湿也。

按：《内经》夏至后为病暑，暑即暍。暍从日，即热也。大抵暑症辨法，以口渴心烦，溺赤身热，脉浮大而虚，或虚而微弱为的。若左脉反小于右，因左主下焦血分。暑之伤人，必先病气，故右大于左也。刘河间从三焦治法颇善。但症有暑寒、暑温、伤暑、中暑、伏暑之别。如人畏热求凉，夜受露雾之邪，凉袭于外，则为发热恶寒，身重暑兼湿。疼痛，或脉虚甚而气短，东垣为暑伤元气，用清暑益气汤。若避暑深堂大厦，为寒所遏，暑不得越，肌肤火热，头疼手足厥冷，当以大顺散温之，不得以夏月暑病踌躇也。若外受风邪，头痛项强，修园以元素九味羌活汤散之，仍从表解。若暑邪闭郁无汗，宜用新

---

① 则恶寒甚：赵本作“则其恶寒甚”。

② 张石顽：张璐（1637—1699年），字路玉，晚号石顽老人，长州（今江苏省苏州市）人，清初医家。著有《张氏医通》。

③ 白虎加人参：赵本作“白虎加人参汤”。

④ 此夏月伤冷水：赵本作“此以夏月伤冷水”。

加香薷饮。兼脘中痞闷，以藿香正气散治之。若其人或经发汗，或未发汗，而汗不止，烦热渴喘，脉洪大有力者，宜白虎汤；脉洪大而芤者，宜白虎加人参汤。或身重，或两足冷者，是挟湿也，宜白虎加苍术汤。若汗多喘渴欲脱者，宜生脉散，酸甘化阴，守阴所以留阳，阳留则汗自止也。若太阴暑温，发汗后，暑证悉减，但头微胀，暑未清，其头必胀重。目不了了，余邪不解者，宜用清络饮，芳香轻药，清肺络中余邪。若但咳无痰，咳声清高者，宜清络饮加甘草、桔梗、甜杏仁、麦冬、知母治之。倘咳而嗽，咳声重浊，痰多不甚渴，渴不多饮，宜小半夏加茯苓汤，再加厚朴、杏仁治之。有脉虚夜寐不安，烦渴舌赤，时有谵语，乃神明欲乱。目常开不闭者，目为火户，火性急，常欲开以泄其火，且阳不能下交于阴。若目喜闭不开，是阴为亢阳所损，阴损则恶见阳光也，均以清营汤，急清营中之热，而保离中之虚。若舌白滑，不惟热重，湿亦重也，湿重最忌柔润之药，当从湿温例求之，又非清营可治也。

又有大人、小儿暑温，身热卒然痉厥，名曰暑痫，亦宜清营汤加钩藤、丹皮、羚羊角之属，兼服紫雪丹。又有手厥阴暑证，身热不恶寒，无太阴证者，神气欲昏，而又时时谵语，则较之时有谵语者有别，须谨防内闭，急以安宫牛黄丸、紫雪丹治之。因芳香能开窍，苦寒能清热也。又有阳明暑温，脉洪滑，面赤身热，头晕，不恶寒，但恶热，舌黄苔滑，渴欲凉饮，饮不解渴，得水则呕，皆因湿郁中焦，水不下行，反来上逆。按之胸下痛，小便短，大便闭，此水结在胸，当以小陷胸汤加枳实治之。取其苦辛通降，开幽门而引水下行也。又有阳明暑温，脉数滑，不食不饥不便，浊痰凝聚，心下痞者，宜以半夏泻心汤去人参、干姜、大枣、甘草，加枳实、杏仁，以开气分之结。又有阳明暑温，湿气已化，热结独存，口燥咽干，渴欲饮水，面目俱赤，舌燥黄，脉沉实者，宜以小承气汤，各等分下之。但热入胃腑，舌黄燥者方可下。若黄白相兼，或灰白色者，仍用开提，如三香、杏、蔻、枳、桔之属。以达之于肺，不可误也。叶天士云：伤寒热邪劫烁，下之宜猛；温病多湿邪内搏，下之宜轻。伤寒大便溏，为邪尽，不可下；湿病大便溏，为邪未尽，便硬方为无湿，不可攻也。此皆要论，不可不知。

又有暑邪蔓延三焦，舌白微黄，邪在气分者，以三石汤治之。若邪气久留，舌绛苔少，热搏血分者，当以加味清宫汤。若神识不清，热闭内窍，急与紫雪丹，再服清宫汤治之。张司农①集诸贤论暑病，谓邪深入少阴为消渴，入厥阴则麻痹，因肝主筋，受液于肾，热邪伤阴，筋经无所秉受，俱以连梅汤，酸甘化阴，酸苦泄热。若心热烦躁，神迷甚者，先与紫雪丹，再与连梅治之。又有暑邪深入厥阴，舌灰消渴，心下板实，呕恶吐蛔，寒热，下利血水，甚至声音不出，上下格拒，此土败木乘，正虚邪炽，为最危之候，急以椒梅汤，酸苦泄热，辅正驱邪，以冀挽回于万一。又有暑邪误治，胃口伤残，延及中下，气塞填胸，躁乱口渴，邪结内踞，清浊交混者，此乃正气误伤于药，邪得以固结，攻补难称之危证，叶氏勉用来复丹以救之。

又有暑邪久热，寝不安，食不甘，神识不清，阴液元气两伤者，以三才汤两复阴阳。凡热病久入下焦，无不消烁真阴。惟暑温、温热，俱贵以存阴为主。叶氏有此独得之秘，亦可谓高人一等矣。再长夏受暑，过夏而发者，名曰伏暑。霜未降而

---

① 张司农：张鹤腾，字元汉，号凤逵，明代颍州（今安徽省阜阳市）人。著有《伤暑全书》。

发者少轻，霜既降而发者则重，冬日发者尤重。其症头痛，微恶寒，面赤烦热而渴，舌白，脉濡而数者，虽在冬月，犹为太阴伏暑。其症有舌白口渴，无汗者，银翘散去牛蒡、元参，加杏仁、滑石主之。此邪在气分，而表实之证也。若太阴舌赤口渴，无汗，当以银翘散加生地、丹皮、赤芍、麦冬主之。此邪在血分，而表实之证也。又太阴伏暑，舌白口渴，有汗，或大汗不止者，银翘散去牛蒡子、元参、芥穗，加杏仁、石膏、黄芩主之。若脉洪大，渴甚而汗多者，仍用白虎法。汗多均热逼津液所致，以辛凉退热，即能止汗护津。故《经》言：暑汗勿止也。当知暑温、温热均不与伤寒止汗同法，不可忽之。脉虚大而芤者，仍用人参白虎法。此邪在气分而表虚之证也。

又有太阴伏暑，舌赤，口渴，汗多，加减生脉散主之。此邪在血分而表虚之证也。又有暑温、伏暑，三焦均受，舌灰白，胸痞闷，潮热呕恶，烦渴自利，汗出溺短者，杏仁滑石汤主之。又伏暑、湿温，胁痛，或咳，或不咳，无寒，但潮热，或竟寒热如疟状者，不可误认柴胡证，当以香附旋覆花汤，逐饮消痰实土，用之得当，不数日自愈。倘或前医不识病因，不合治法，致水无出路，久居胁下，恐成悬饮内痛之症，为患非轻，虽不必用十枣之峻，然亦不能出其范围，当改用陈无择[①]控涎丹缓攻，其饮自愈。

考：暑证轻者俱为伤。如有口渴，烦热，溺赤，以六一散荡涤热气，可从小便而泄。若重者为中，其人昏闷不醒，可用半夏四两醋煮，茯苓、甘草各二两共为末，以生姜汁为丸，如

---

① 陈无择：陈言（1131—1189年），字无择，青田鹤溪（今浙江省丽水市景宁畲族自治县鹤溪镇）人。宋代医家，著有《三因极一病证方论》（简称《三因方》）。

绿豆大，每服四五十丸，开水送下。若昏愦不醒者，研碎灌之立苏。此孙真人之神方也。并伏暑停食吐泻，服之无不见效。名消暑丸，为暑症第一方。又有中暑，用大蒜新汲水法。方用大蒜一把，用新汲水和之，去渣灌入即活。考新汲水，即无时初出之泉水，能解热闷烦渴。凡中暑、伤暑，不可便与冷物，俟稍苏方可投，则中运转动无患也。又有中暑，昏眩，烦闷欲绝，救急之法，取田中干泥做一圈，堆在人肚上，使少壮人撒尿于泥圈肚脐中，片时即苏，真简便法也。又有遇夏即病，秋后即愈，是暑伤元气，如草木遇盛日则萎，得雨露则挺，名曰注夏症，宜补中益气汤。照《薛氏医案》[①]，去升麻、柴胡，加麦冬一钱五分，五味子、黄柏各五分，炮姜三分，服数剂自愈。或清暑益气汤、海藏黄芪汤，均可随症加减服之。再暑温往往愈而复发，莫解其故。后因思暑莫不伤其气，值此大暑天气，病后何能抵御。若不急加调理，以为邪尽热退，从此可愈，岂有不误。但大热甫退，余焰未息，余故立清暑固胃一汤，甘淡清补肺胃，兼解余邪，屡用极效，并附及之。此补甘温之不及。

白虎加人参汤见痉症

瓜蒂汤

瓜蒂二十个

上剉，以水一升，煮取五合，去滓，顿服。

暍病阴阳认要真，热疼身重得其因。暑为湿恋名阴暑，二十甜瓜蒂可珍。

清暑益气汤

黄芪一钱 黄柏一钱 麦冬二钱 青皮一钱 白术一钱五分 升麻三分 当归

---

① 《薛氏医案》：明代薛己著。

七分 炙草一钱 五味子八分 陈皮一钱 苍术一钱五分 葛根三分 大枣二枚 神曲一钱 人参一钱 泽泻一钱 生姜二片

水煎服。虚者得宜，实者禁用，汗不出而但热者禁用。

清暑益气草参芪，麦味归青曲柏皮。二术葛根升泽泻，暑伤元气法当依。

九味羌活汤又名冲和汤。灵胎[①]云：方中生地不若易当归为佳。四时外感，因病之轻重加减可也。

羌活 防风 苍术各一钱五分 白芷 川芎各二钱 黄芩 生地 甘草各二钱 细辛九分

加生姜、葱白煎。

冲和汤内用防风，羌芷辛苍草与芎。汗本于阴芩地妙，三阳解表一方通。

新加香薷饮

三物香薷饮内用扁豆，无银翘。《活人》[②]加黄连，名黄连香薷饮。香薷，辛温香散。李时珍[③]云：为夏月发汗之药，犹冬月之用麻黄，有汗最忌。士材[④]谓：误服之则成大害，不可不知。

香薷二钱 银花三钱 厚朴二钱，炒 鲜扁豆花三钱 连翘二钱

水五杯，煮取二杯。先服一杯，得汗止后服，不汗再服，服尽不汗，再作服。

---

① 灵胎：徐大椿，原名大业，字灵胎，号洄溪，江苏吴江（今苏州市吴江区）人。著有《兰台轨范》《医学源流论》《论伤寒类方》等。

② 《活人》：即《活人方》，清代宫本昂撰。

③ 李时珍：（1518—1593年），字东壁，晚年自号濒湖山人，蕲州（今湖北省黄冈市蕲春县）人，明代著名医药学家。著有《本草纲目》《奇经八脉考》《濒湖脉学》等。

④ 士材：李中梓（1588—1655年），字士材，号念莪，又号尽凡，明末华亭（今上海市松江区）人。著有《内经知要》《医宗必读》等。

香薷饮忽号新加，银朴连翘扁豆花。汗出微微宜止服，暑温无汗此方嘉。

藿香正气散

藿香 白芷 大腹皮 紫苏 茯苓各三两 陈皮 白术 半夏曲 厚朴 桔梗各二两 甘草一两

共为末，每服五钱，加姜、枣煎。

藿香正气芷陈苏，甘桔茯苓术朴俱。夏曲腹皮加姜枣，伤感岚瘴并能驱。

白虎汤

生石膏一两，研 知母五钱 生甘草三钱 粳米一合

水煮，分温三服。病退减后服，不知再作服。

退热生津白虎豪，甘三知五两石膏。粳米更须加一合，脉洪渴汗此为高。

白虎加苍术汤

生石膏一两，研 知母五钱 生甘草三钱 苍术三钱 白粳米一合

水煎，分温三服。病退减后服，不退再服。

白虎加苍义属何，原来白虎症同科。特参身重足兼冷，暑湿咸祛一剂和。

生脉散

人参三钱 麦冬二钱，不去心 五味子一钱

分二次服，滓再煮服。脉不敛，再作服，以脉敛为度。

生脉冬味与参施，暑热刑金忽不支。喘渴神昏如欲脱，汗多脉散大堪医。

清络饮

鲜荷叶边二钱 鲜银花二钱 西瓜翠皮二钱 鲜扁豆花一枝 丝瓜皮二钱 鲜竹叶心二钱

水煎，日二服。凡暑伤肺经气分之轻症，皆可用之。

清络瓜皮荷叶边，竹心银扁二花鲜。暑温汗后余邪症，气分轻伤并可痊。

清络饮加甘桔杏仁麦冬汤

鲜荷叶边二钱 鲜银花二钱 西瓜翠皮二钱 鲜扁豆花一枝 丝瓜皮二钱 鲜竹叶心二钱 生甘草一钱 桔梗二钱 甜杏仁二钱，去皮尖 麦门冬三钱

水煎，日二服。

清络饮加杏桔甘，再添知麦暑温探。咳无痰且声清亮，保肺阴同制火参。

小半夏加茯苓厚朴杏仁汤

半夏八钱，制 茯苓六钱 厚朴三钱，炒 生姜五钱 杏仁三钱，去皮尖

甘澜水煎，日三服。

考甘澜水，用流水以飘扬万遍，万遍言极其多。又名劳水。因水性咸，而重劳之，则甘而轻，取其不助肾气，而益脾胃也。湿症，小半夏加茯苓，无厚朴、杏仁。

小半加苓姜杏朴，太阴暑温邪可逐。咳声重浊痰最多，不渴饮少功神速。

清营汤

犀角三钱 生地五钱 元参三钱 竹叶心一钱 麦冬三钱 丹参二钱 黄连[1]二钱五分 银花三钱 连翘二钱，连心用

水煎，日三服。

清营犀角与丹元，冬地银翘竹叶连。舌绛而干兼不渴，脉形寸大用宜先。

---

① 黄连：原脱，据《温病条辨》补。

紫雪丹见湿症

安宫牛黄丸

牛黄一两 郁金一两 犀角一两 黄连一两 朱砂一两 梅片二钱五分 麝香二钱五分 珍珠五钱 山栀一两 雄黄 金箔衣 黄芩一两

上为极细末，炼老蜜为丸，每丸一钱，金箔为衣，蜡护。脉虚者，人参汤下；脉实者，银花薄荷汤下，每服一丸。兼治飞尸卒厥、五痫中恶，大人、小儿痉厥之因于热者。大人病重体实者，日再服，甚至日三服。小儿服半丸，不知再服半丸。

此芳香化秽浊，而利诸窍；咸寒保肾水，而安心体；苦寒通火腑，而泻心用之方也。牛黄得日月之精，通心主之神。犀角主治百毒，邪鬼瘴气。珍珠得太阴之精，而通神明，合犀角补水救火。郁金，草之香；梅片，木之香；按：冰片，外洋老杉木浸成，近世以樟脑打成，伪之。樟脑发水中之火，为害甚大，断不可用。雄黄，石之香；麝香乃精血之香，合四香以为用，使闭锢之邪热温毒，深在厥阴之分者，一齐从内透出，而邪秽自消，神明可复也。黄连泻心火，栀子泻心与三焦之火，黄芩泻胆肺之火，使邪火随诸香一齐俱散也。朱砂补心体，泻心用，合金箔坠痰而镇固，再合珍珠、犀角为督战之主帅也。

安宫犀角郁牛黄，雄片连芩栀麝香。更有砂珠金箔入，芳香通窍重奇方。

大顺散

干姜 肉桂去粗皮，研 杏仁去皮尖 甘草各等分

先将甘草用白砂炒，次入姜、杏炒过，去砂，合桂为末，每服二钱。

大顺散本治暑寒，肉桂干姜与杏甘。为末制合须遵法，莫以夏月暑病看。

小陷胸加枳实汤小陷胸出《伤寒》，无枳实。

黄连二钱 半夏五钱 瓜蒌实一钱 枳实二钱

急流水五杯，煮取二杯，分二次服。

考急流水，其性速而趋下，能通二便，风痹尤宜。

小陷胸汤连夏蒌，再添枳实二钱求。蒌三连二半夏五，水结胸兮此药投。

半夏泻心汤去干姜甘草加枳实杏仁汤

半夏一两，制 黄连二钱 黄芩三钱 枳实二钱 杏仁三钱，去皮尖

水煎，分三次服。虚者复纳人参二钱，大枣三枚。

半夏泻心芩连襄，减除甘枣去参姜。不饥不便痰凝痞，脉滑数加枳杏良。

小承气汤

大黄 厚朴 枳实各等分

煎取三杯，先服一杯，得宿粪，止后服。不知，再服。

小承气枳厚朴黄，多汗苔黄下法良。下利谵语脉兼实，或滑疾兮用亦强。

三石汤

飞滑石三钱 杏仁三钱 银花三钱，花露更妙 寒水石三钱 生石膏五钱 竹茹二钱，炒 金汁一酒杯，冲 白通草二钱

水煎，分二次服。

三石汤方寒滑膏，银通杏茹金汁熬。暑温延蔓三焦病，舌滑微黄症细敲。

连梅汤

黄连二钱 乌梅三钱，去核 麦冬三钱，连心 生地三钱 阿胶二钱

水煎，分二次服。脉虚大而芤者，加入人参。

连梅汤麦地阿胶，暑入少阴消渴熬。即属厥阴脉痹症，化阴泄热用仍高。

加味清宫汤见湿症

椒梅汤

黄连二钱 黄芩二钱 干姜二钱 白芍三钱，生 川椒三钱，炒黑 乌梅三钱，去核 人参二钱 枳实一钱五分 半夏二钱，制

水煎，分三次服。

椒梅姜芍夏参芩，连枳同治板在心。消渴舌灰寒热呕，吐蛔利血失声音。

来复丹

太阴元精石一两 舶上硫黄一两 硝石一两，同硫黄为末，微火炒结砂子大 橘红二钱 青皮二钱，去白 五灵脂二钱，澄去砂，炒令烟尽

晋三王氏①云：《易》言一阳来复于下，在人则为少阳，生气所出之脏。病上盛下虚，则阳气去，生气竭，此丹能复阳于下，故曰来复。元精石乃盐卤至阴之精，硫黄乃纯阳石火之精，寒热相配，阴阳互济，有扶危拯逆之功；硝石化硫为水，亦可佐元、硫以降逆；灵脂引经入肝最速，能引石性内走厥阴，外达少阳，以交阴阳之枢纽；使以橘红、青皮者，纳气必先利气，用以为肝胆之向导也。

来复元精舶上黄，硝灵青橘两皮匡。浊清交混邪深踞，气塞填胸燥渴尝。

三才汤

人参三钱 天冬二钱 干地黄五钱

水浓煎两杯，分二次温服。欲复阴者，加麦冬、五味子；欲复阳者，加茯苓、炙甘草。

三才天冬地人参，气液两伤立法深。寐食不甘神识昧，暑

① 晋三王氏：王子接（1658—？年），字晋三，清代医家。著有《绛雪园古方选注》。

邪久热最宜斟。

银翘散去牛蒡子加杏仁滑石方

银花 连翘 滑石各一两 苦桔梗六钱 薄荷六钱 竹叶四钱 芥穗四钱 淡豆豉五钱 杏仁六钱 生甘草五钱

上杵为散，每服六钱，鲜苇根汤煎，香气大出即取服，勿过煮。肺药取轻清，过煮则味厚而入中焦矣。病重者约二时一服，日三服，夜一服；轻者三时一服，日二服，夜一服；病不解者，再作服。盖肺位最高，药过重则过病所，少用又有病重药轻之患。故从普济消毒饮，时时轻扬法。今人亦间有辛凉法者，多不见效，盖病大药轻之故。一不见效，遂改弦易辙，转去转远。即不更张，缓缓延至数日后，必成中下焦证矣。胸膈闷者，加藿香三钱，郁金三钱，护膻中；即心包络。渴甚者，加花粉；项肿咽痛者，加马勃、元参；衄者，去芥穗、豆豉，加白茅根三钱，侧柏炭三钱，栀子炭三钱；咳者，加杏仁利肺气。二三日病犹在肺，热渐入里，加细生地、麦冬保津液。再不解，或小便短者，加知母、黄芩、栀子之苦寒，与麦、地之甘寒，合化阴气，而治热淫所胜。

银翘散去元参蒡，加杏六钱滑一两。舌白口渴汗又无，太阴伏暑此方仿。

胸闷郁金加四钱，香豉同加应若响。呕而痰多六夏苓，便短薏八通四仗。

银翘散加生地丹皮赤芍麦冬汤

银翘散加地丹皮，赤芍麦冬四味宜。伏暑汗无舌赤渴，邪藏血分服勿疑。

银翘散去蒡元芥穗加杏膏黄芩汤

银翘散去蒡元芥，加入杏芩与石膏。伏暑舌白渴有汗，若还渴汗再推敲。

加减生脉散

沙参 麦冬 细生地各三钱 五味子一钱 丹皮二钱

水煎，温服。

加减生脉散地丹，太阴伏暑合甘酸。汗多舌赤口兼渴，血分邪藏服此安。

杏仁滑石汤

杏仁 滑石 半夏各三钱，制 黄芩二钱 橘红一钱五分 黄连一钱 郁金二钱 通草一钱 厚朴二钱

水煎，分三次服。

杏仁滑石郁连芩，橘夏朴通痞闷寻。潮热渴烦自利呕，汗兼溺短暑邪侵。

香附旋覆花汤

生香附三钱 旋覆花绢包，三钱 广皮二钱 半夏五钱，制 苏子霜三钱 茯苓块三钱 薏仁五钱

水煎，分三次服。腹满者，加厚朴；痛甚者，加降香末。

香旋薏广夏苏苓，伏暑湿温胁痛侵。或咳或无但潮热，或如疟状细留心。

控涎丹

甘遂去心，制 大戟去皮，制 白芥子各等分

为细末，神曲糊为丸，梧子大，每服九丸，姜汤下。壮者加之，羸者减之，以知为度。

戟芥甘遂控涎丹，等分同研神曲丸。曾服香旋还不解，苦寒从治法宜观。

六一散又名天水散

滑石六两 甘草一两

为末，灯心汤下。加朱砂二钱，又名益元散。

六一散中滑石甘，热邪表里可兼探。益元再入朱砂研，泻北元机在补南。

消暑丸暑月宜豫制备用

半夏四两，醋煮 茯苓 甘草各二两

为末，以生姜汁为丸，如绿豆大，宜服四五十丸。

消暑丸本出《千金》，半夏醋煮甘草苓。姜汁为丸中暑服，昏闷不醒效如神。

加减补中益气汤

黄芪蜜炙，一钱五分 人参 甘草炙 白术各一钱，炒 陈皮五分 五味子 黄柏各五分 归身五分 麦冬一钱五分 炮姜三分

加姜、枣煎。

加减补中草归陈，参术黄芪五味匀。柏麦干姜姜枣煎，暑伤元气此方灵。

黄芪汤

人参 白术土炒 茯苓 甘草 黄芪 白芍各一钱

姜三片，水煎服。

黄芪方本是海藏，参术苓草四君汤。白芍加入姜三片，气虚伤暑亦相当。

清暑固胃汤此方乃补脾胃之阴，为暑温病后调理之剂。

南沙参三钱 怀山药三钱 白扁豆三钱，生 麦冬七分 五味子七粒 鲜莲肉四钱 云茯苓二钱 玉竹二钱 炙甘草六分 鲜冬瓜皮三钱

水煎服。凡感暑发热，口渴头重，体气弱者宜之。

清暑固胃是初添，沙参山玉味冬兼。扁豆茯苓炙甘草，瓜莲清补仗新鲜。

《拾慧集》卷一终

《拾慧集》卷二　长沙杂病原文

岭南后学　何德藻芙卿辑增

◎百合病

论曰：百合病者，百脉一宗，悉致其病也。意欲食复不能食，常默默，欲卧不能卧，欲行不能行，饮食[①]或有美时，或有不欲[②]闻食臭时，如寒无寒，如热无热，口苦，小便赤，以上各症，无以定凭，惟口苦、便赤、恍惚似热。诸药不能治，得药则剧吐利，如有神灵者，身形如和，其脉微数。加以数脉，知热无疑。每溺时头痛者，六十日乃愈；若溺时头不痛，淅淅然者[③]，四十日愈；若溺快然，但头眩者，二十日愈。其未病而预见[④]，或病四五日而出，或二十日[⑤]，或一月后[⑥]见者，各随证治之。

百合病，发汗后者，百合知母汤主之。不应汗而汗，致伤津液。

① 饮食：赵本作“欲饮食”。
② 或有不欲：赵本作“或有不用”。
③ 淅淅然者：赵本作“淅然者”。
④ 未病而预见：赵本作“其证或未病而预见”。
⑤ 或二十日：赵本作“或病二十日”。
⑥ 后：赵本作“微”。

下之后者[①]，百合滑石代赭汤[②]主之。不应下而下，致热入于下。

吐之后者，百合鸡子汤主之。不应吐而吐，致伤脏阴。

有不经吐下发汗，病形如初者，百合地黄汤主之。

一月不解，变成渴者，百合洗方主之。

渴，不差者，瓜蒌牡蛎散主之。

变发热者，百合滑石散主之。

百合病，见于阴者，以阳法救之；见于阳者，以阴法救之。见阳攻阴，复发其汗，此为逆；见阴攻阳，乃复下之，此亦为逆。程扶生[③]云：前治皆用阴和阳法，复补用阳和阴，此仲景用思最精密处。

程云来[④]云：头者诸阳之首，溺则阳气下施，头必为摇动。曷不以老人小儿观之？小儿元气未足，脑髓不满，溺将出，头为之摇，此阳气不充故耳；老人血气衰，肌肉涩，脑髓清，故溺出时，不能射远，将完必湿衣，而头亦为之动者，此阳气已衰，不能施射故耳。由此观之，溺出头之痛与不痛，可以观邪之浅与深矣。故百合病溺出头痛者，言邪舍深而阳气衰也。内衰则入于脏腑，上则牵连脑髓，是以六十日愈。若溺出头不痛，淅淅然者，淅淅如水洒淅皮毛，外舍于皮肤肌肉，尚未入脏腑之内，但阳气微耳，是以四十日愈。若溺出快然，但头眩者，言邪犹浅，快则阴阳和畅，营卫通利，脏腑不受邪。外不淅淅然，则阳气尚是完固，但头眩者，是邪在阳分，阳实则不

① 下之后者：此前赵本有“百合病”三字。下同。

② 百合滑石代赭汤：赵本作“滑石代赭汤”。

③ 程扶生：程知，字扶生，海阳（今广东省潮州市）人，清代医家。著有《医经理解》《伤寒经注》。

④ 程云来：程林，字云来，休宁（今安徽省休宁县）人，清代医家。著有《圣济总录纂要》《即得方》《医暇卮言》《金匮要略直解》等。

为邪所牵，故头不疼而眩，是以二十日愈也。其说亦通。

李彣[1]曰：《活人书》云伤寒大病后，气血未得平复，变成百合病。今由百脉一宗，悉致其病观之，当是心肺二经之病也。如行[2]卧饮食寒热等证，皆有莫可形容之状，在《内经》解亦病似之。观篇中有如神灵者，岂非以心藏神，肺藏魄，人生神魄失守，期有恍惚错妄之情乎？又曰：《内经》云凡伤于寒，则为病热。热气遗留不去，伏于脉中，则昏昏默默，凡行卧饮食寒热，皆有一种虚烦不耐之象矣。

陈修园曰：此证多见于伤寒大病前后，或为汗吐下失法而变，或平素多思不断，情志不遂，或遇触惊疑，猝临异遇，以致行住坐卧饮食等，皆若不能自主之势。此病最多，而医者不识耳。

按：此症大病后常见，人多疏忽，由未读《金匮》故。但各家均无附方，想此数法，亦足以抵御矣。

百合知母汤

百合七钱 知母三钱

上先以水洗百合，渍一宿，当白沫出，去其水，别以泉水煎，去滓，别以泉水煎知母，后合煎，分温再服。

百合病源百合医，佐以知母更相宜。不论有无经误汗，此方清润不须疑。

百合滑石代赭汤

百合七钱 滑石三钱 代赭石如弹丸大一枚，碎，布包

---

① 李彣：字珥臣，钱塘(今浙江省杭州市)人，清代医家。著有《金匮要略广注》。

② 行：原脱，据《金匮要略广注》补。

上先煎百合如前法，别以泉水煎滑石、代赭，去滓，后合和重煎，分温再服。

误下皆由未知医，法当清镇不宜迟。石中滑代堪为佐，会同百合把邪治。

百合鸡子黄汤

百合七钱 鸡子黄一枚

上先[1]煎百合如前法，内鸡子黄，搅匀，煎五分，温服。

病势或经成误吐，急施清补勿迟疑。百合再熬加鸡子，留黄去白始相宜。

百合地黄汤原方用鲜地黄汁

百合七钱 生地黄三钱

上先煎百合如前法，内地黄煎，去滓，再合煎，分温服。中病，勿更服。大便当如漆。

病久如初治若何，通凉百脉使调和。臣以地黄君百合，药逢中病不宜多。

百合洗方

百合一斤，以水渍一宿洗身，洗已食煮饼，勿以咸豉也。

瓜蒌牡蛎散

瓜蒌根 牡蛎各等分

上为细末饮服，日三服。

洗后病仍苦口渴，热盛津干定不差。瓜蒌生津能止渴，咸寒牡蛎佐驱邪。

① 先：后衍“了”字。

百合滑石散

百合一钱，炙 滑石三钱

上为散，饮服，日三服。当微利者，止服，热则除。

病势迁延加发热，热从内郁病由得。百合为君滑石臣，利其小便热当息。

◎狐惑病

狐惑之为病，状如伤寒，默默欲眠，目不得闭，卧起不安，蚀于喉为惑，蚀于阴为狐，不欲饮食，恶闻食臭，臭，香气也。虫闻香则动。其面目乍赤、乍黑、乍白。动则不能受饮食，故面目色变。蚀于上部则声嗄[1]，上部喉伤则声嗄。甘草泻心汤主之。

蚀于下部则咽干，下部阴伤则火逆，故咽干。苦参汤洗之。

蚀于肛者，雄黄熏之。

按：狐惑者，虫病也。有谓即牙疳、下疳之古名，言亦近理。治法宜与蛔虫参看。

甘草泻心汤

甘草四钱，炙 黄芩 干姜 人参各三钱 半夏四钱 黄连一钱 大枣八枚

水煎，温服。

喉伤声嗄虫蚀上，治宜甘草泻心汤。大枣人参兼半夏，黄芩黄连与干姜。

苦参洗方

苦参一两，水煎，去滓熏洗，日三。

---

① 嗄：赵本作“喝，一作嗄”。

雄黄熏法

雄黄一味为末，筒瓦二枚合之，烧向肛熏之。

◎阴阳毒

阳毒之为病，面赤斑斑如锦纹，咽喉痛，吐[①]脓血，五日可治，七日不可治，七日传经已尽而再行，故不可治。升麻鳖甲汤主之。

阴毒之为病，面目青，身痛如被杖，咽喉痛，五日可治，七日不可治，升麻鳖甲汤去雄黄、蜀椒主之。

病者脉数，无热，微烦，默默但欲卧，汗出，初得之三四日，目赤如鸠眼，肝火上逆。七八日目四眦黑。若能食者，脓已成也，赤豆当归散[②]主之。

按：阴阳二毒，致死甚速。其中人之阳也，阳气独盛，则阴暴绝，故咽痛吐脓血；其中人之阴也，阴气独盛，则阳暴绝，故身痛如被杖。赵献可[③]云：此阴阳一毒，是感天地疫疠非常之气，沿家传染，所谓时疫证也。观方内老小再服可见，大抵此病内外急迫如此，实为疫毒之最恶者。常闻某处瘟疫，染其症数刻即死，此非毒气深入脏腑，一发莫救而何？治法：钱院使有阴毒用《本事》[④]还阳、退阴二散，阳毒用《得效》[⑤]黑奴丸。《活人》云：阳毒及坏伤寒，医所不治，精魂已竭，心

---

① 吐：赵本作“唾”。

② 赤豆当归散：赵本作“赤小豆当归散”。

③ 赵献可：（1573—1664年），字养葵，自号医巫闾子，鄞县（今浙江省宁波市）人。著有《医贯》《内经钞》《素问钞》《经络考》等。

④ 《本事》：即《普济本事方》。

⑤ 《得效》：即《世医得效方》，元代危亦林撰。

下尚暖，挖开其口，灌此药下咽即活。若不大渴不可与。其治阴毒又有熨脐法。治阳毒，丹溪有水渍法亦效。至病者脉数无热，初得之目赤如鸠眼，尤在泾[①]谓湿热之毒内蕴，积而为痈。以目赤如鸠眼观之，知肝脏血热上注于目，毒已内发，脓成毒化，始能食，以赤豆当归，乃排脓血、除湿热之良剂。在泾此论，视各注家目为狐惑病者较确。盖此症为感阳毒之轻者，其不发于外而吐脓血等症，因蓄于肠脏而为痈，则为疫毒，非狐惑明矣。特移于后，再俟高明质之。

升麻鳖甲汤

升麻 当归 甘草各二钱 蜀椒炒去汗，一钱 鳖甲手指大一片，炙 雄黄五分，研

水煎服，老小再服，取汗，阴毒去雄黄、蜀椒。《肘后》[②]《千金方》：阳毒用升麻汤，无鳖甲，有桂；阴毒用甘草汤，无雄黄。

升麻鳖甲治阳毒，归草椒雄六味服。阴症椒雄当去之，吐血身痛辨宜熟。

还阳散

即硫黄末，每服二钱，新汲水调下，良久寒热不出，再服之，汗出愈。

退阴散

即炮变色川乌、微炒干姜等分为末，每服一钱，盐汤滚数

---

① 尤在泾：尤怡（？—1749年），字在泾，号拙吾，别号饲鹤山人，清代吴县（今江苏省苏州市）人。著有《金匮要略心典》《金匮翼》《伤寒贯珠集》《医学读书记》《静香楼医案》等。

② 《肘后》：即《肘后备急方》，东晋葛洪撰。

沸服。四肢不温，可三服，即温。热服若吐，冷服。

黑奴丸

黄芩 麻黄 芒硝 大黄 釜底媒 灶突[①]烟 梁上尘 小麦奴各等分

均为末，蜜丸重四钱，新汲水下。服后若渴，饮冷水者，令恣意饮之，须臾自当寒振，汗出，腹响微利而解也。若不渴者，恐是阴极似阳，服之反为害事。

阴毒还阳硫黄末，退阴炮乌干姜均。阳毒黑奴小麦疸，芩麻黄硝烟煤尘。

熨脐法

治阴毒危急，体冷无脉，气息欲绝，或不省人事。大葱白切去叶，杵饼四五枚，先将麝香、硫黄各少许填脐内，放葱饼于脐上，以熨斗火熨之。如饼烂，再换新饼又熨之，以葱气入腹为效，手足温，有汗即差。或炙脐下数十壮亦可。更服四逆汤，见伤寒。以温其内。如熨后手足指尚冷，甲下肉黑者死。

水渍法

治阳毒大热发狂，不能制伏，凡遇发狂，最忌炙法，不可不知。用绿豆煮汤一锅，稍温，用青布数重，蘸汤搭于胸膈，冷则再蘸汤搭之。日数十易，被盖覆得汗而愈。绿豆青布性凉，能退热故也。

赤小豆当归散

赤小豆浸令芽出，曝干 当归

二味杵为散，浆水日三服。

目赤如同鸠眼睛，赤豆当归治可行。四眦色黑若能食，痈毒内发脓已成。

---

① 突（shēn 身）：烟囱。

◎疟疾

师曰：疟脉自弦，弦数者多热，弦迟者多寒。弦小紧者下之差，弦小紧似数，而微有力，病在里，宜下之。弦迟者可温之，弦紧者可发汗、针灸也，浮大者可吐之，浮大邪在上，可用吐法。弦数者风发也，以饮食消息止之。又恐热盛伤胃津，故以饮食消息之。

病疟，以月一日发，十五日愈[①]；设不差，当月尽解；如其不差，当云何？师曰：此结为癥瘕，名曰疟母，当急治之[②]，宜鳖甲煎丸。

师曰：阴气孤绝，阳气独发，则热而少气烦冤，手足热而欲呕，名曰瘅疟。若但热不寒者，邪气内藏于心，外舍分肉之间，令人消烁肌肉[③]。

温疟者，其脉如平，如平，如平常脉，非温热之脉，当舍脉从症。身无寒但热，或先热后寒。骨节烦疼[④]，时呕，白虎加桂枝汤主之。

疟多寒者，名曰牝疟，蜀漆散主之。

按：《经》云，夏伤于暑，秋必病疟。由汗出水浴，寒伏皮肤，及秋伤风，其病乃发。其脉弦，头痛干呕，口苦耳聋，寒热作止有时。有一日一发者，有二日一发者，有三日一发者，大约邪愈深，而发愈迟也。徐忠可[⑤]云：疟邪在半表半里之间，入与阴争则寒，出与阳争则热，此少阳之象也。陈修园

---

① 十五日愈：赵本作“当以十五日愈”。

② 当急治之：赵本作“急治之”。

③ 肌肉：赵本作“脱肉”，《医统正脉全书》本作“肌肉”。

④ 烦疼：赵本作“疼烦”。

⑤ 徐忠可：徐彬，字忠可，明末清初浙江嘉兴人。著有《金匮要略论注》《伤寒一百十三方发明》等。

谓：小柴胡汤为少阳主方，初起宜合二陈汤、平胃散，加青皮以和之。但柴胡一味，少则用四钱，多则用八钱，切不可少，数服自愈。若寒多者，属阴盛，为牝疟，宜小柴胡加入桂枝三钱，生姜倍用之，或再加吴萸三钱。单寒不热者亦仿此，或去黄芩，再合四逆汤治之均效。陈又谓：仲景蜀漆散中，云母一味，近无真者，未能取效，借用桂枝去芍药加蜀漆龙骨牡蛎救逆汤如神。尤在泾云：宋孙奇等用牡蛎汤，亦蜀漆散之意，而外攻之力较猛。赵氏[①]云：牡蛎软坚消结，麻黄非独散寒，且可发越阳气，使通于外，结散阳通，其病自愈也。若热多者，属阳盛，为瘅疟，宜以小柴胡加入知母、贝母各三钱。如汗多，大渴大热，可加石膏五钱，麦冬二钱，粳米四钱。单热不寒者亦仿此。或以竹叶石膏汤、五汁饮合治之。但仲景瘅疟无方，惟"饮食消息"数字，非用甘寒柔润重胃气而何？此疟之偏寒偏热治法也。

然疟之兼症不一，脉弦浮者兼风，弦迟者兼寒，弦滑者兼湿兼痰，弦实者兼食积，弦数者兼暑热，虚弱者因劳而发为劳疟，脉乍大乍小者遇邪而发为鬼疟。又有疟久不愈，暑湿之邪与下焦气血混处，累及他脏，是以各经兼有之，其脉亦不仅弦也。余治夏月之疟，多见暑脉，余可类推矣。治法用小柴胡去人参，加扁豆三钱，厚朴一钱五分，六一散三钱，屡效。凡疟口渴者，俱去半夏，加瓜蒌根，此定法也。若兼外感有汗，以小柴胡加桂枝；无汗，加麻黄。若病家惑于浅人之说而不敢用，可以苏叶、杏仁、防风各三钱代之。又有受岚瘴而成疟，

---

① 赵氏：赵良仁（1304—1373年），字以德，号云居，浦江县人。著有《金匮方衍义》。

当合藿香正气散。若因食积，当合平胃散。鬼疟，宜加入天麻、藿香二味，取正能胜邪也。又有脉左弦，暮热早凉，汗解渴饮热，偏于热重者，治以青蒿鳖甲汤。此因暑热伤阴，故用芳香逐秽，兼护阴通阳。方中丹皮、桑叶，能清少阳气血之热，宗柴胡之法，而药味变通之。此叶氏之变用古法也。

又有舌白渴饮，咳嗽频仍，寒从背起，伏暑所致，此名肺疟。盖肺离少阳半表半里之界尚远，不得用小柴胡引邪深入，当以杏仁汤轻宣肺气，无使邪聚。至若热多昏狂，谵语烦渴，舌赤中黄，脉弱而数，名为心疟，此邪始受在肺，逆传心包络，名为心疟。当以加减银翘散清肺与膈之热，领邪出卫。若受之重者，舌浊口气重，乃邪闭心包之窍，则致有闭脱之危，当以牛黄丸，清宫城而安君主也。又有湿甚为热，疟邪痞结心下，舌白口渴，烦躁自利，初则身痛，继则心下亦痛，当用泻心汤治之。

又有疮家湿疟，忌用发散，当以苍术白虎汤加草果治之。又有背寒胸中痞结，疟来日晏，邪渐入阴，自子至午为阳，自午至子为阴。当用草果知母汤。此即吴又可[①]达原饮加减，以之治中焦热结阳陷之症，最为合拍。又有疟伤胃阳，气逆不降，热劫胃液，不饥不饱，不食不便，渴不欲饮，味变酸浊，加减人参泻心汤治之。又有疟伤胃阴，不饥、不饱、不便，潮热，得食则烦热愈加，津液不复者，治以麦冬麻仁汤。又有太阴脾疟，寒起四末，不渴多呕，热聚心胸，治以黄连白芍汤。烦躁甚者，宜另服牛黄丸。又有太阴脾疟，脉濡，寒热，疟来日迟，

① 吴又可：吴有性（1582—1652年），字又可，江苏吴县（今江苏省苏州市）人，明末清初温病学家。著有《温疫论》。

腹满，四肢不暖，宜服露姜饮。又有太阴脾疟，脉弦而缓，寒战，甚则呕吐噫气，腹鸣溏泄，苦辛寒法不中与也。苦辛温法，加味露姜饮治之。又有久疟寒热不止，气虚留邪，治法以补脾为主。土为万物之母，五脏六腑皆受荫焉。当以补中益气汤、六君子汤常服，或兼吞桂附八味丸自愈。久疟不愈，灸命门五七壮，其效甚速。又有舌白，脘闷，寒起四末，渴喜热饮，湿蕴之故，名曰湿疟，厚朴草果汤治之。

又有疟邪久羁，因疟成劳，谓之劳疟，络虚而痛，阳虚而胀，胁有疟母，邪留正伤，加味异功汤治之。又有疟久不解，胁下成块，谓之疟母，鳖甲煎丸之外，鳖甲饮亦妙。又有太阴三疟，腹胀不渴呕水，此乃脾胃之寒，治以温脾汤，温降渗湿而养正。方中蜀漆乃常山之苗，其性急走疟邪，导以桂枝，外达太阳也。又有太阴三疟，久而不愈，形寒嗜卧，舌淡脉微，发时不渴，气血两虚，急以扶阳汤，峻补八脉，佐以蜀漆，急提难出之疟邪。又有厥阴三疟，日久不已，劳则发热，或有痞结，气逆欲呕者，厥阴犯阳明，而阳明之阳将惫，当以乌梅丸法，刚柔并用。柔以救阴，而顺厥阴刚脏之体；刚以救阳，而充阳明阳腑之体也。又有截疟之法，俟三发后，加当归、白术、常山三钱于小柴胡汤中，再加穿山甲、金银花，通达经络。疟期，五鼓时一服，再煎一服于未发前二时，屡效。惟疟病必服药于未发前者，若发时服药，则寒药助寒，热药助热，反增其病。又治疟药，古法必露一宿，以疟为暑邪，暑气得露而消也。《种福堂》[①]又有香圆[②]雄黄散、斑蝥截疟丹、常山草

---

① 《种福堂》：即《种福堂公选良方》，清代叶桂原著，华岫云编。
② 香圆：即香橼，下同。

果散、椒雄贴脐丸、桂麝椒雄膏，俱截疟极效之方，均可随意择用。

考：疟邪居半表半里之界，不离少阳一经，治法总以小柴胡汤为主。如脉浮兼表，与伤寒门参看，兼暑与暑门参看，兼湿与湿门参看，兼温与温门参看，一切按症参酌，仿古人复方之法，自无不效之理。然无痰不成疟，方中宜加痰药，但寒热酌用可也。若有疟痢交作，亦以小柴胡汤疏少阳之气，则陷者自举；加花粉三钱，滋阳明之液，则滞者自通，或即以此汤送香连丸一钱五分；挟虚者以补中益气汤倍柴胡，煎送香连丸二钱。此薛立斋之心法也。又有治疟灵丹，此方得自都中，初以药味平淡，不以为奇，后值疟痰盛行，屡试屡效，愿同志者，每年于端节日午时，如法制合分送，则福有攸归，幸勿轻而忽之。

鳖甲煎丸

鳖甲炙，十二分 乌扇烧，即射干，三分 黄芩三分 柴胡六分 鼠妇熬，三分 干姜 大黄 桂枝 石韦去毛 厚朴 紫葳即凌霄 半夏 阿胶 芍药 牡丹 䗪虫各五分 葶苈 人参各一分 瞿麦二分 蜂窠炙，四分 赤硝十二分 蜣螂熬，六分 桃仁二分

上二十三味为末，取煅灶下灰一升，清酒一升五合，浸灰，俟酒尽一半，着鳖甲中，煮令泛烂如胶漆，绞取汁，内诸药煎，为丸，如梧子大，空心服七丸，日三服。《千金方》用鳖甲十二片，又有海藻、大戟，无鼠妇、赤硝二味。

鳖甲煎丸芩桂枝，柴乌参鼠芍姜施。葶黄胶夏蜣蜂䗪，瞿朴桃硝韦牡葳。

疟久伤元成胁块，经方守服病堪追。酒灰浸煮均如法，绞汁为丸七粒宜。

白虎加桂枝汤即白虎汤内加桂枝三钱。

蜀漆散

蜀漆烧去腥 云母烧二日夜 龙骨各等分

三味共杵为散，未发前以浆水服。

蜀漆散中用云母，龙骨三味等分杵。疟未发时先服之，法在通阳不在吐。

小柴胡汤见伤寒

二陈汤

半夏二钱 陈皮一钱 茯苓三钱 甘草八分 姜一片

水煎服。

二陈汤用夏和陈，益以茯苓甘草臣。利气调中兼去湿，诸凡痰饮此为珍。

平胃散

苍术泔浸，三钱 厚朴姜汁炒 陈皮 甘草炙，各一钱

姜、枣同煎服。

平胃散用朴陈皮，苍草合成四味宜。除湿宽胸驱瘴疠，姜枣调和此方施。

四逆汤见伤寒

桂枝去芍药加蜀漆龙骨牡蛎救逆汤

桂枝 炙草 蜀漆 龙骨 牡蛎 生姜 红枣

水煎，温服。

桂枝去芍加蜀龙，牡蛎甘草合为功。少热多寒名牝疟，姜枣煎同妙无穷。

牡蛎汤

牡蛎 麻黄各四钱 甘草 蜀漆各二钱

上四味，先煮蜀漆、麻黄，去上沫，内诸药，温分服。若

吐，勿服。

牡蛎汤方内麻黄，甘草蜀漆四味尝。如法水煎须分服，饮内邪结可通阳。

竹叶石膏汤见痉症

五汁饮

梨汁 荸荠汁 鲜苇根汁 麦冬汁 藕汁或用蔗浆

斟酌多少，和匀凉服。或重汤炖，温服。

五汁饮食梨麦藕，荸荠苇根捣汁同。或以蔗浆易藕汁，甘寒救液著奇功。

六一散见暑症

藿香正气散见暑症

青蒿鳖甲汤

青蒿三钱 知母二钱 桑叶二钱 鳖甲五钱 丹皮二钱 花粉二钱

水煎，疟来前分二次温服。

热重青蒿鳖甲汤，天花知母牡丹桑。早凉暮热脉弦左，入络搜邪主少阳。

杏仁汤

杏仁三钱 黄芩一钱五分 连翘一钱五分 滑石三钱 桑叶一钱五分 茯苓块三钱 白蔻仁八分 梨皮二钱

水煎，日再服。

杏仁汤滑茯桑翘，芩蔻梨皮肺疟标。舌白咳频寒背起，渴因伏暑症昭昭。

加减银翘散

银花八分 连翘十分 元参五分 麦冬五分，不去心 犀角五分 竹叶三分

共为粗末，每服五钱，煎成去滓，点荷叶汁二三茶匙，日三服。

加减银翘参麦犀，更添竹叶渴烦宜。昏狂谵语名心疟，舌赤中黄弱数弱数言脉。窥。

牛黄丸见暑症

泻心汤即湿症半夏泻心去参姜草枣加枳姜方。

苍术白虎加草果汤即暑症白虎苍术汤加草果。

草果知母汤

草果一钱五分 知母二钱 半夏三钱 厚朴二钱 黄芩一钱五分 乌梅一钱五分 花粉一钱五分 姜汁五匙，冲

水煎，分二次温服。

草知汤夏朴芩梅，姜汁天花费酌裁。胸痞背寒疟日晏，病邪渐觉入阴来。

加减人参泻心汤

人参二钱 黄连一钱五分 枳实一钱 干姜一钱五分 生姜二钱 牡蛎二钱

水煎，分二次温服。

加减人参泻心汤，黄连牡蛎枳双姜。疟伤胃气变酸浊，食便饱饥俱若忌。

麦冬麻仁汤

麦冬五钱，连心 火麻仁四钱 生白芍四钱 首乌三钱 知母二钱 乌梅肉二钱

水煎，分三次温服。

麦冬麻仁生芍知，首乌梅肉六般施。得食愈烦津不复，胃除疟损急扶持。

黄连白芍汤

黄连二钱 黄芩一钱 半夏三钱 枳实一钱五分 白芍三钱 姜汁五匙，冲

水煎，分三次温服。

黄连白芍枳黄芩，姜夏同煎主太阴。寒起四肢呕不渴，心胸热聚疟邪侵。

露姜饮

人参一钱 生姜一钱

水煎成一杯，露一宿，重汤温服。

太阴脾疟服何良，宿露参姜号露姜。寒热脉濡疟日晏，腹中微满四肢凉。

加味露姜饮

人参一钱 半夏二钱 草果一钱 生姜二钱 广皮一钱 青皮一钱，醋炒

水煎成一杯，滴荷露三匙，温服。渣再煎服。

参半青陈草果姜，滴荷加味露姜汤。脉弦而缓因寒战，溏泄腹鸣呕噫当。

补中益气汤见伤寒

六君子汤

人参 茯苓 白术各二钱 甘草一钱，炙 陈皮一钱 半夏二钱，制 生姜二片 大枣三枚

水煎，温服。加木香、砂仁，又名香砂六君汤。

苓术参甘四味同，方名君子取谦冲。增夹陈夏痰涎涤，再入香砂痞满通。

桂附八味丸此方无桂、附，名六味地黄丸。

山茱肉 怀山药又名薯蓣 丹皮 泽泻 白茯苓各三两 熟地黄八两 肉桂一两 附子一大枚，炮

炼蜜丸，每服二钱，淡盐汤送下。又号肾气丸。

六味滋阴益肾肝，茱薯即山药丹泽地苓丸。再加桂附扶真火，八味功同九转丹。

厚朴草果汤

厚朴一钱五分 杏仁一钱五分 草果一钱 半夏二钱，制 茯苓三钱 广皮一钱

水煎，分二次温服。

朴果汤苓杏夏陈，寒生四末湿之因。舌苔见白脘中闷，渴喜热兮湿疟真。

加味异功汤五味异功散无当归、肉桂二味。

人参三钱 当归一钱五分 肉桂一钱五分 炙甘草二钱 茯苓三钱 于术三钱，炒焦 生姜三钱 大枣二枚，去核 广皮二钱

水煎，渣再煎，分三次服。

加味异功参桂归，术苓姜枣炙甘皮。疟劳痛胀因成母，正败邪留服最宜。

鳖甲饮

鳖甲三钱，醋炒 白术土炒 槟榔 生黄芪 川芎 草果煨 陈皮各一钱 乌梅一枚 厚朴一钱 生姜三片 大枣三枚，去核 白芍酒炒 甘草各一钱

水煎服。

鳖甲白术槟榔芪，川芎白芍草果皮。乌梅厚朴甘草入，生姜三片枣三枚。

温脾汤

草果二钱 桂枝三钱 生姜五钱 茯苓五钱 蜀漆三钱，炒 厚朴三钱

水煎，分二次服。

太阴三疟主温脾，果桂苓姜漆朴随。腹胀脾寒因不渴，胃寒呕水服之宜。

扶阳汤

鹿茸五钱，生，锉末，先用黄酒煎待 熟附子三钱 人参二钱 当归二钱 粗桂枝三钱 蜀漆三钱，炒黑

加入鹿茸，酒水煎，日三服。

扶阳茸附桂归参，蜀漆同煎入少阴。久疟双虚舌不渴，形寒嗜卧脉微寻。

乌梅丸见伤寒

截疟柴胡汤

当归 白术 常山各三钱 人参一钱 柴胡三钱 黄芩一钱五分 甘草七分 半夏二钱 穿山甲一钱 金银花一钱 生姜二片 大枣三枚

水煎，或露一宿，疟期五鼓时温服，再煎一剂，于疟未发前二时服之。若吐，令其吐出痰，疟自止。

截疟柴胡归术常，参芩半夏甘枣姜。银花山甲通经络，病未发时预先尝。

香圆雄黄散

陈香圆一个，去顶皮，取大者，每只加透明雄黄三钱，研细末糁入香圆内，炭火中煅存性，再研极细末，每服七分，用软腐衣作六七包咽下，此日不可吃汤水，任其呕去顽痰。

斑蝥截疟丹

斑蝥 巴豆肉 朱砂各一钱 麝香二钱 雄黄一钱五分 蟾酥五分

上用红枣三枚，捣丸如绿豆大，贴眉心一周时，揭下，投长流水中。

又方

斑蝥五钱，去头足 辰砂三钱 麝香三分 巴豆霜六钱

共研极细末，收入磁瓶内，用时取无论何等膏药一块，如青铜钱大，将药末少许安膏药中心，贴上病人眉心。当疟未发时，早贴自愈。妊妇忌用。照此料末，可开膏药二千块。若寒多之疟，诚极灵极验，历试多多矣。此方得人秘授，想系由前方套出，故列于后。若能制合分送，造福无涯。

截疟斑蝥巴豆霜，辰砂麝香共一方。又有加入雄酥者，末用膏枣贴眉端。

常山草果散

常山 草果 川乌 草乌 陈皮 甘草各一钱，研末

用绢袋盛贮，闻于鼻间，疟即止，不可煎服。

常山草果散真奇，川草二乌共陈皮。甘草研末绢袋贮，向鼻闻之疟即治。

椒雄贴脐丸

胡椒 雄精各等份

研末，将饭研烂，为丸，如桐子大，外以朱砂为衣。将一丸放在脐中，外以膏药贴上，疟即止。

胡椒雄精用饭粘，一同研烂合为丸。朱砂为衣放脐内，外以膏药贴即安。

桂麝椒雄膏

桂心一分 麝香三厘 雄黄七厘 川椒七枚

共研极细末，纳脐中，外以膏药贴之，宜于虚寒疟。孕妇忌贴。

桂麝椒雄治虚寒，共研细末纳脐端。孕妇当知切勿用，外贴膏药疟可安。

香连丸

黄连二十两，吴茱萸十两同炒，去茱萸用 木香四两八钱，不见火。同研

醋糊丸，米饮下。一方等分蜜丸。一方加甘草八两，黄连用蜜水拌，蒸晒九次，入木香为丸。一方用黄连六两，吴茱萸一两，名茱萸丸，又名左金丸，乃治肝脏实火，左胁下痛，或吐酸水者。

茱连六一左金丸，肝郁胁疼吞吐酸。更有痢门通用剂，香连丸子服之安。

治疟灵丹

真川贝去心，六两，研细末 生半夏四两，另研细末

五月五日午时合和，铜锅微火炒至嫩黄色，冷定，装入磁

瓶内，勿令泄气。每服一分五厘，生姜汁二三匙和药，隔热水炖，在疟未来先一时服下，即愈，屡试屡效。重者再服一次。愈后戒发物，及南瓜、鸡蛋、芋艿等二三月，不致再发。此方得自异人，不可轻视。煎姜汤冲服亦佳。

贝六夏四生研末，每届端阳午时合。姜汁炖服分五厘，此方奇效难忖度。

◎中风

夫风之为病，当半身不遂，或但臂不遂者，此为痹。脉微而数，脉微，正气虚，则外邪易入。中风使然。言风与痹，不可混治。

寸口脉浮而紧，紧则为寒，浮则为虚，寒虚相搏，邪在皮肤。浮者血虚，络脉空虚，贼邪不泻，或左或右，邪乘经络空虚而入，留于左则病左，留于右则病右。邪气反缓，正气即急。正急[①]引邪，㖞僻不遂。口眼㖞斜也。

邪在于络，络邪病表。肌肤不仁；麻木不仁。邪在于经，经邪病里。即重不胜；即肢体偏重不遂。邪入于腑，即不识人；邪塞内窍。邪入于脏，舌即难言，舌喑不能言也。口吐涎。此言中经、中络、中脏、中腑，其症各有浅深之殊也。

侯氏黑散，治大风，四肢烦重，心中恶寒不足者。心中恶寒，邪渐凌心。

寸口脉迟而缓，迟则为寒，缓则为虚。营缓则为亡血，卫缓则为中风。邪气中经，则身痒而瘾疹；心气不足，邪气入

---

① 急：赵本作“气”。

中，则胸满而短气。此言中风之形象，大抵风无不因虚而中。但风为阳邪，久郁则成热。热少者，宜补虚熄风；热重者，则清热熄风，当于侯氏黑散、风引汤二方加意求之。

风引汤，除热瘫痫。

防己地黄汤，治病如狂状，妄行独语不休，无热[①]，其脉浮。二方俱风迸入心之治法。陈氏[②]谓：如不胜任者，宜黄连阿胶汤，从少阴之本以救之；余热不除，虚羸少气近于痿者，以竹叶石膏汤清补之。二方如神。

按：中风一症，诸家各立一说，议论甚繁。李东垣主气虚，谓元气不足，则邪凑之，令人猝倒僵仆如风状。大法以六君子汤加黄芪、竹沥、姜汁，或补中益气汤治之。猝倒遗尿，必重用白术、人参、黄芪，加益智仁。又有恼怒气逆而厥，面青，脉大，如中风象，宜景岳[③]解肝煎，虚者六君子汤加乌药、青皮主之。刘河间主火盛，谓五志过极，动火而卒中。大法以白虎汤、三黄汤沃之，所以治实火也；以逍遥散疏之，所以治郁火也；以通圣、凉膈二散双解之，所以治表里之邪火也；以六味丸滋之，所以壮水之主以制阳光也；以八味丸引之，所谓从治之法，引火归原也。

又地黄饮子，治舌喑不能言、足废不能行极效。徐灵胎云：此方治少阴气厥之方，庸医不察，竟以之治一切中风之症，轻则永无愈期，重则益其病而致死，医者、病家终身不误

---

① 无热：赵本作“无寒热”。

② 陈氏：指清代医家陈修园，引文见其著作《金匮要略浅注》。

③ 景岳：张景岳，本名介宾，字会卿，号景岳，别号通一子，绍兴山阴（今浙江省绍兴市）人，明代医家。著有《类经》《类经图翼》《类经附翼》《景岳全书》等。

也。陈氏心典[①]谓舌喑不能言，有上焦为痰火阻塞者，宜转舌膏；有中风脾缓，舌强不语者，宜资寿解语汤。惟有少阴脉萦舌本，气厥不至，名曰风痱，风痱，身无痛痒，四肢不收。故宜用地黄饮子温之。喻氏[②]用资寿解语汤，去羌、防，加熟地、何首乌、枸杞子、甘菊花、黑芝麻、天门冬治之。

朱丹溪主湿痰，谓东南气温多湿，有病风者，非风也，由湿生痰，痰生热，热生风，二陈汤加沙参、苍术、白术、竹沥、姜汁主之。或单用半夏六钱，煎半钟[③]，入生姜汁二滴，风化硝二钱，先治其标。或间服滚痰丸。亦名痰中，可用吐法，后理脾胃，先调经络，以竹沥汤治之。以上数端，均非仲景真中治法，故别以类中名之，免与真中外风混淆。

张景岳于真、类之外，又立一非风之名，似头绪愈多，使学者之心思愈乱，究不若尤在泾所著《金匮》书[④]中风总论，采集各说，颇为详晰。言真中者，贼风邪气所致；言类中者，由痰火食气所致。但其人亦必旧有肝风而后然。此本《内经》"诸风掉眩，皆属于肝"之旨也。然人之赋禀有厚薄，则病有浅深，故中经、中络、中脏、中腑，各自不同。中络则口眼㖞斜，中经则手足瘫痪，中腑则语言错乱。然中经、络之症，皆能令人扑倒。似在经者则神清，在腑者则神昏不识人也。惟中脏为最重。若见耳聋失音，口开，为心绝。手散，为脾绝。眼合，为

① 陈氏心典：陈心典为陈修园之孙，曾整理陈修园《医学从众录》并加按语。

② 喻氏：喻嘉言，明末清初医家。著有《寓意草》《尚论篇》《尚论后篇》《医门法律》等。

③ 钟：通"盅"。

④ 《金匮》书：即《金匮要略心典》。

肝绝。遗尿，为肾绝。鼻声如鼾，为肺绝。皆五脏气绝之症，均属险候。

又有经、腑、脏之兼证者，治有八法。一曰开关。病见口噤目开，痰涎上壅，两拳握固，此属痰闭，宜白矾、稀涎二散治之。二曰固脱。其人若目合口开，遗尿自汗，此属脱症，当无论有邪无邪，急宜参附汤，以固阳为主。三曰泄大邪。若外有六经之形证，当以小续命汤，按症加减治之；若内有二便之阻隔，当以三化汤下之，勿以克伐为忌也。四曰转大气。若其人还大气不转者，当以顺气、匀气二散择用，使气顺痰消，以复其神明。五曰涤痰涎。若中风必见痰涎阵阵，宜用清心涤痰汤，平其水逆而开壅塞也。六曰除风热。但风郁则生热，若风火为患，宜用竹沥汤，仿柔润熄风之法。七曰通经隧。若症见风痰互结，神昏脉绝者，宜于苏合香丸、至宝丹择用，通窍自愈。八曰灸腧穴。灸五脏腧穴，由肺俞次第灸之。此恐丸散汤药功缓，难于急效，当灸此穴，以求神速也。知此八者，庶几于此症得其大略矣。

再黄氏元御[①]论中风之证，因于水寒土湿，外袭风邪，肝脏血而左升，肺脏气而右降。气分偏虚，则病于右；血分偏虚，则病于左。经络之燥盛，则筋脉急挛，肢节拳缩而不伸，痹而不仁也。脏腑之湿盛，则化生败浊，堵塞清道，神迷言拙，顽昧不灵也。郁其筋节之燥，故成瘫痪；郁其心肺之湿，故作痴喑。根本既拔，枝叶必瘁，非尽关风邪之为害也。治法有桂枝

---

① 黄氏元御：黄元御，名玉璐，号研农，别号玉楸子，清代医家。著有《素灵微蕴》《四圣心源》《长沙药解》《伤寒说意》《玉楸药解》《伤寒悬解》《金匮悬解》《四圣悬枢》等。

乌苓汤、黄芪姜苓汤，于后并附熨法。

陈氏又以中血脉言之。中血脉者，外无六经之形症，内无便溺之阻隔，非表非里，邪无定居，或偏于左，或偏于右，口眼㖞斜，半身不遂。治之之法，汗下俱戒，惟润药以滋其燥，静药以养其血，则风自除，宜大秦艽汤主之。或于偏右者，以六君子汤加竹沥、姜汁，以补气行痰祛风；偏于左者，以四物汤加桃仁、红花、竹沥、姜汁、天麻、羚羊角，以补血行血，化痰祛风。气血两虚者，以八珍汤，或十全大补汤加钩藤、竹沥、姜汁，以峻补之。至中风痰声漉漉，是一身之津血将渐化为痰而死也。人若于此等脱症，不遵薛氏[①]用三生饮法而急救之，反以胆南星、石菖蒲及涤痰驱风等药投之，如入井而下以石也，可不慎欤？

再风火交煽之症，喻氏嘉言用祛风至宝膏极妙。中经、中络、中腑俱可用之。若邪深入于脏，务防归迸入心，又当用仲景填塞之法。若中风痱，身体不能自收持，口不能言，冒昧不知痛处，或拘急不得转侧，当以《古今录验》[②]续命汤主之。又有中风手足拘急，百节疼痛，烦热心乱，恶寒，经日不欲饮食者，治以《千金》三黄汤。此亦常有之症，皆不可少，故附录之。若病愈后，虚在何经，当照善后法调理，惟补气、补血药中，俱宜加麦冬、干桑叶、竹沥等类，柔润熄风为要。

---

① 薛氏：薛己（1487—1559年），字新甫，号立斋，明代医家。著有《外科枢要》《内科摘要》《女科撮要》《疠疡机要》《正体类要》《口齿类要》等。

② 《古今录验》：即《古今录验方》，又称《录验方》，首载于《旧唐书·经籍志》，凡五十卷，是唐初较有影响的一部大型方书。

侯氏黑散

菊花四十分 白术 防风各十分 桔梗八分 黄芩五分 细辛 干姜 人参 茯苓 当归 川芎 牡蛎 矾石 桂枝各三分

上十四味，杵为散，酒服方寸匕，日一服。初服二十日，温酒调服，禁一切鱼肉、大蒜，当宜冷食，六十日止。即药积腹中不下也，热食即下矣，冷食自能助药力。

喻嘉言曰：方中取用矾石以固涩诸药，使之积留不散，以渐填空窍，必服之日久，风自以渐而息。所以初服二十日，不得不用温酒调下，以开其痹着，以后则禁诸热食，惟冷食。如此再四十日，则药积腹中不下，而空窍塞矣。空窍填，则旧风尽出，新风不受矣。盖矾惟得冷即止，得热即行。故嘱云热[①]食即下矣，冷食自能助药力，抑何用意之微耶？

侯氏黑散菊术防，桔芩芎归辛干姜。参苓桂枝兼牡蛎，矾能塞窍酒调尝。

风引汤

大黄 干姜各二两 龙骨四两 桂枝 甘草 牡蛎各四两 滑石 寒水石 石膏 赤石脂 白石脂 紫石英各六两

上十二味，杵，粗筛，以韦囊盛之，取三指撮，井花水三升，煮三沸，温服一升。治大人风引，小儿惊痫瘛疭，日数发，医所不疗，除热方。

徐忠可云：风邪内并，则火热内生，五脏亢甚，迸归入心，故以甘、桂、龙、牡通阳，安心肾为君。然厥阴风木，与少阳相火同居，火发必风生，风生必挟木势，侮其脾土，故脾

① 热：后原衍“矣”字，据《医门法律》删。

气不行，聚液成痰，流注四末，因成瘫痪。故用大黄以荡涤风火湿热之邪为臣，随用干姜之止而不行者以补之为反佐，又取滑石、石膏清金以伐其木，赤、白石脂厚土以除其湿，寒水石以助肾水之阴，紫石英以补心神之虚为使。故大人、小儿风引惊痫皆主之。何后世以为石药过多而不用，反用脑、麝以散真气，花、蛇以增恶毒耶？

风引大黄龙桂枝，干姜蛎草赤白脂。寒滑石膏紫英共，除风清热不宜迟。

防己地黄汤此方表里兼治，后人祛风至宝膏从此方悟出。

防己 甘草各一分 桂枝 防风各三分

上四味，以酒一杯渍之，绞取汁。生地黄二斤，㕮咀，蒸之如斗米饭久。以铜器盛药汁，更绞地黄汁，和分再服。

防己地黄绞汁蒸，风迸入心血热清。甘草桂枝防风入，如法服之狂自平。

地黄饮子方

肉桂 附子 肉苁蓉 熟地黄 茯苓 麦冬 五味子 山茱萸 远志 菖蒲 巴戟天各五分 薄荷叶七片 石斛五分

水煎服。

地黄饮子少阴方，桂附蓉苓并地黄。麦味远蒲萸戟斛，薄荷加入煮须详。

加味转舌膏

即连翘一钱五分，大黄酒浸，芒硝、甘草各一钱，栀子、黄芩、薄荷各五分，竹叶七片，生蜜一匙，名凉膈散，加远志、菖蒲、防风、桔梗、犀角、川芎、柿霜，蜜炼丸弹子大，朱砂为衣。

痰火阻塞转舌膏，薄草硝黄栀芩翘。远蒲桔防犀芎柿，朱砂为衣蜜丸高。

资寿解语汤

羌活五分 羚羊角 防风 附子 天麻 酸枣仁各一钱 肉桂八分 甘草炙，五分

水煎，入竹沥五钱，生姜汁二钱调服。喻氏治肾气不萦于舌本，加枸杞、首乌、天冬、菊花、石菖蒲、元参。

资寿特名解语汤，专需竹沥佐些姜。羌防桂附羚羊角，酸枣麻甘十味详。

黄连阿胶汤见痉症

竹叶石膏汤见痉症

竹沥汤

竹沥二酒盏 生葛汁一酒盏 生姜汁一汤匙

相合，作二服。

竹沥生葛与生姜，二汁相合与同尝。湿痰生热风由发，经络调和用此方。

白矾散

白矾二两，生 生姜一两，连皮捣水二升，先煎一升二合

上二味，合研，滤，分三服。旋旋灌之，须臾吐出痰毒，眼开风退，方可服诸汤散救治。若气衰力弱，不宜吐之。

二两生矾一两姜，煎成滤服中风方。看他痰吐商汤药，人若衰时切勿尝。

救急稀涎散

猪牙皂角四挺，肥实不蛀者，去黑皮 晋矾一两，光明

研末，轻者半钱，重者一钱匕，温水调灌，不大吐，但微出冷涎，便得醒。次缓缓诊治，大服恐过伤人。

明矾皂角细研匀，重者钱多调灌频。但吐冷涎当便醒，临

时斟酌勿伤人。

参附汤

人参六分 附子四分

水煎服。

参附汤治虚中藏，唇缓涎出不语言。昏不知人身偏废，五脱证见倍参煎。

小续命汤

防风一钱一分 桂枝 麻黄 人参 酒芍 杏仁 川芎 黄芩 防己 甘草各八分 附子四分

生姜、大枣同煎服。如中风无汗恶寒，依本方麻黄、杏仁、防风各加一倍；如中风有汗恶风，依本方桂枝、芍药、杏仁各加一倍。以上二症，皆太阳经中风也。

如中风有汗，身热不恶寒，依本方加石膏、知母各二钱，甘草再加一倍，去附子；如中风有汗，身热不恶风，依本方加葛根、桂枝、黄芩再加一倍。以上二症，皆阳明经中风也。

如中风无汗身凉，依本方加附子一倍，干姜加二倍，此太阴经之中风也。如中风有汗无热，依本方桂枝、附子、甘草各加一倍。此少阴经中风也。

如无此四证，六经混淆，系于少阳、厥阴，或肢节挛痛，或麻木不仁，依本方加羌活、连翘于内，均宜明辨，勿混治也。

小续命汤桂附芎，麻黄参芍杏防风。黄芩防己兼甘草，风中诸经以此通。

三化汤

厚朴 枳实 大黄 羌活各等分

剉细，每服三两，水煎，终日服之，以微利为度。

便多阻隔病三阳，下法还宜三化汤。朴实羌黄各等分，微微泻利亦无妨。

顺气散

人参 白术 茯苓 陈皮 青皮 乌药 白芷各一两 甘草五钱

每服三钱，水煎，温服。

一两参苓芷术宜，青皮乌药与陈皮。再加甘草五钱好，尤氏[①]方传顺气奇。

匀气散

白术 乌药 人参 天麻各一钱 沉香 白芷 木瓜 紫苏 青皮 甘草各五分

姜三片，水煎服。

参术天麻乌药施，一钱酌用入青皮。木瓜苏芷沉香外，甘草五分姜亦宜。

涤痰汤

南星制 半夏泡，七分 枳实麸炒 茯苓各二钱 橘红一钱五分 人参一钱 石菖蒲一钱 竹茹七分

加姜煎。

橘红钱半逐痰涎，星夏枳苓各二钱。平水逆行开壅塞，参菖各一七茹煎。

苏合香丸

苏合香油五钱，入安息香内 安息香一两，另为末，用无灰酒半斤熬膏 丁香 青木香 白檀香 沉香 荜拨 香附子 诃子煨，取肉 乌犀镑 朱砂水飞，各一两 薰陆香 片脑研，各五钱 麝香七钱五分

① 尤氏：即尤在泾。

上为细末，入安息香膏，炼蜜和剂，圆如芡实大，每四丸，空心用沸汤化下，温酒下亦得。徐氏[①]云：此辟邪驱秽之圣方，惟冰、麝太多，宜减大半。

苏油丁沉青木檀，香附薰陆麝并安。更加诃荜犀砂脑，依法为末炼蜜丸。

至宝丹见湿症

桂枝乌苓汤

桂枝 白芍 首乌 茯苓各三钱 甘草二钱 砂仁一钱[②]

水煎，温服。治左半偏枯者，中下寒，加干姜、附子。

黄芪姜苓汤

黄芪 人参 茯苓 半夏 生姜各三钱 甘草二钱

水煎，温服。

治右半偏枯者，中下寒，加干姜、附子。病重者，黄芪、生姜可用一二两。如左右并病，则二方合用。其大便结燥，加阿胶、苁蓉，清风润燥，以滑大肠。结甚者，重用苁蓉，滋其枯槁。龟板、地黄、天冬之类，滋阴伐阳，慎不可用。其鼻口偏斜，可以解表，用茯苓、桂枝、甘草、生姜、浮萍，略受微汗，偏斜即止。此外，羌、独、艽、防驱风之法，切不可服。其痰涎胶塞，迷惑不清者，用葶苈散：葶苈三钱，白芥子三钱，甘遂一钱。研细，每服五分，宿痰即从便下矣。黄氏[③]议论虽超，其中亦有偏处，各法俱附入，以备采择。

血虚风中左偏枯，桂草砂苓与芍乌。右气芪参苓夏草，四

---

① 徐氏：即徐大椿。

② 钱：原脱，据黄元御《四圣心源》补。

③ 黄氏：即黄元御。

肢并病两方俱。

大秦艽汤

秦艽 石膏生用，各一钱半 甘草 川芎 当归 羌活 独活 防风 黄芩 白芍酒炒 白芷 白术 生地 熟地 茯苓各一钱 北细辛

水煎服。

大秦艽汤虚中络，喎斜偏废用术苓。芎归二地膏草芍，羌独防芷细辛芩。

加味六君汤

嘉言云：若四肢不举，属于脾土虚者，须用此方以治其本，不可加入风药。如口渴，去半夏，加葳蕤、石膏；虚甚不热者，加附子，或为善后调理之法俱可。

人参 白术土炒 茯苓各三钱 甘草炙，一钱 半夏制，三钱 陈皮一钱 竹沥

姜汁后加，先内大枣煎。

加味六君参术苓，甘草陈皮夏枣并。竹沥姜汁对药服，补气行痰风自平。

加味四物汤

熟地二钱 当归酒洗，二钱 川芎 白芍各一钱 桃仁 红花各七分 竹沥 姜汁各一匙 天麻一钱五分 羚羊角五分

水煎，竹沥、姜汁后入，温服。

熟地当归芎芍花，桃仁竹沥姜汁麻。羚羊少许同加入，血行痰消风自瘥。

十全大补汤

八珍汤

川芎 当归酒洗 白芍 熟地黄 人参 白术炒 茯苓 甘草炙

水煎，温服。再加黄芪、肉桂，名十全大补汤。

四物地芍与归芎，参术苓草八珍中。气血双疗功独擅，十全芪桂补方雄。

三生饮

陈氏谓：近时附子俱以盐腌过，乌头非川产者无力。不如用熟附子一两，干姜五钱，炙草四钱，分三服，第三次加人参三钱，极效。

生南星一两 生川乌 生附子各去皮，五钱 木香二钱

水煎，温服。薛立斋每服一两，加参一两。

三生饮用附乌星，香入些微是引经。参汁对调宗薛氏，风痰卒倒效神灵。

祛风至宝膏

即防风二两半，白术一两半，芍药二两半，当归二两半，黄芩一两，甘草二两，大黄五钱，连翘五钱，川芎三两半，麻黄五钱，芒硝五钱，生石膏一两，滑石三两，栀子五钱，荆芥五钱，薄荷五钱，桔梗一两，名防风通圣散。加黄柏五钱，羌活一两，全蝎五钱，细辛五钱，黄连五钱，独活一两，人参一两，熟地一两，共二十五味为末，炼蜜丸弹子大，每服一丸，细嚼，茶酒任下，临卧服。《医宗金鉴》无人参、熟地，加白附、僵蚕，俱可任人择用也。

祛风至宝中风热，浮数面赤热而烦。通圣详在伤寒加蝎天麻细，白附羌独连柏蚕。

熨法

右半偏枯，用黄芪、茯苓、生姜、附子；左半偏枯，用首乌、茯苓、桂枝、附子，研末，布包热熨病处。若左右并病，两方分熨。关节药气透彻，则寒湿消散，筋脉和柔，拳曲自松。药用布巾缚住，外以火炉温之，三四次后，气味稍减，另易新者。

久而经络温畅，发出臭汗一身，气息非常，胶粘如饴，则肢体活软，屈曲如意矣。又《千金方》用蚕沙两石熟蒸，分作直袋三枚，热盛一袋，着患处，如冷换热者，数易之。瘥后，须羊肚酿粳米、葱白、姜、椒、豉等，烂煮热吃，日食一具，十日止。徐灵胎谓此法熨痹症亦良。若口角㖞斜，用鳝鱼血加入麝香少许，左㖞涂右，右㖞涂左。《灵枢》马膏、白酒和桂，桑枝钩钩之，有用淳酒入椒、姜，绵絮熨三十遍而止者。又有治头风摩散，用大附子一枚，盐等分，二味为散，沐了以方寸匕摩头上，令药力行。皆外治法也，特于此推论之。

《古今录验》续命汤

麻黄 桂枝 人参 甘草 干姜 石膏 当归各三钱 川芎一钱五分 杏仁十粒

水煎，分温服。当小汗，薄覆脊，凭几坐，汗出则愈。不汗更服，无所禁，勿当风。并治但伏不得卧，咳逆上气，面目浮肿。陈氏元犀[①]云：风，阳邪也，气通于肝；痱，闭也，风入闭塞其毛窍，阻滞荣卫不行也。盖风多挟寒，初中时由皮肤而入，以渐而深。入于内，郁久则化热，热则伤阴，阴伤内无以养其脏腑，外不能充于形骸。此即身体不能自收持，口不能言，冒昧不知痛处，所由来也。

姜归参桂草膏麻，三钱均匀切莫差。十枚杏仁芎钱半，《古今录验》主风邪。

《千金》三黄汤

麻黄五分 独活四分 细辛二分 黄芪二分 黄芩三分

水煎，分温三服，一服小汗，二服大汗。心热，加大黄二分；腹满，加枳实一枚；气逆，加人参三分；悸，加牡蛎

---

① 陈氏元犀：陈元犀，号灵石。陈修园次子。

三分；渴，加瓜蒌根三分；先有寒，加附子一枚。此方治风中太、少，通护阴阳，驱邪之方也。足太阴属脾，主四肢，手足拘急恶寒，经日不欲饮食者，脾不运也。手少阴属心，主神，心病则神昏，故心乱发烦热也。足少阴属肾，主筋骨，病则百节疼痛也。方用麻黄、黄芪入太阴，而宣阳发表，净脾中之邪，以黄芩清其心热以止烦。又用细辛、独活入肾，穿筋骨，以散肾邪，此主治之大法也。

风乘火势乱心中，节痛肢拘络不通。二分芪辛四分独，黄芩三分五麻攻。

通关散

用细辛、皂角等分，为极细末。卒中者，先以少许吹入鼻内，有嚏者，可治；无嚏者，为肺气已绝，则难救。特留于后，以备试用。

◎历节

寸口脉沉而弱，沉即主骨，弱即主筋，沉即为肾，弱即为肝。肾主骨，其脉沉，为肾虚；肝藏血，其脉弱，为血虚。汗出入水中[①]，汗出时，水中沐浴，致水从毛窍而入。如水伤心，汗为心液，水入阻其汗，则伤心，然水汗相搏，聚而为湿。历节痛，黄汗出[②]，湿久则成热，湿热伤心则为黄汗，伤筋骨为历节。故曰历节。

趺阳胃脉脉浮而滑，滑则谷气实，浮则汗自出。

少阴肾。脉浮而弱，弱则血不足，浮则为风，风血相搏，风

---

① 汗出入水中：原作“出入汗水中”，据赵本改。

② 历节痛，黄汗出：赵本作“历节黄汗出”。

乘少阴之虚，而入与血相搏。即疼痛如掣。肾主骨，故肢体掣痛也。

盛人，肥盛之人。脉涩小，短气，形脉不盛。自汗出，历节疼不可屈伸，审其人而察其病。此皆饮酒汗出当风所致。此由饮酒汗出伤风而成历节也。

诸肢节疼痛，身体尪[①]羸，既成历节，身体日衰。脚肿如脱，气绝于下。头眩，短气，气绝于上。温温欲吐，气逆于中，此三焦气血两虚。桂枝芍药知母汤主之。

味酸则伤筋，筋伤则缓，肝主筋，味过酸则伤筋，筋伤则缓不收持。名曰泄。咸则伤骨，骨伤则痿，肾主骨，味过咸则伤骨，骨伤则痿不能立。名曰枯。枯泄相搏，名曰断泄。营[②]气不通，卫不独行，营卫俱微，三焦无所御，四属断绝，荣卫气血俱虚，故三焦失职，精不四布，四属亦为之绝。身体羸瘦，独足肿大，黄汗出，湿胜发于中。胫冷，肝肾之阳亏。假令发热，便为历节也。此非水湿当风，不致成历节而发热。若发热则属风，亦为历节。

病历节不可屈伸，疼痛，乌头汤主之。当以此驱风寒湿之邪。

按：历节风，及四肢百节走痛，《内经》名为贼风，俗呼为痛风，有遍身疼痛，昼静夜剧，如虎之啮，因又呼为白虎历节风。当分虚实新久而施治，不外风、寒、湿三气，杂感而成。若因风者，宜小续命汤加减；因寒湿者，宜五积散；因湿痰者，宜二术二陈汤，佐以竹沥、姜汁。朱丹溪治筋骨疼痛，因湿热者，以二妙散加味。有麻木不遂，或半身痛者，宜龙虎丹。或一身及两胁走痛，挟死血者，其痛如刺。宜控涎丹。若痛久郁而为热，当加入酒炒黄芩、黄柏少许。若热痰，制南星、瓜

---

① 尪：赵本作“魁”。

② 营：赵本作“荣”。下同。

蒌根、半夏、贝母，在所必需。若痛久入络，金银花、木通、红花、钩藤、刺蒺藜之类，在所必用。若血虚者，以四物汤，加生黄芪、防风、桂枝、秦艽、桑枝、红花、炙甘草主之，为治风先治血，血行风自灭也。若痛久不愈，必大补气血以为胜邪之本，切不可徒用风药，宜十全大补汤，诸药一钱，加桑寄生三钱为君，再加附子、虎骨、防风、竹沥、姜汁为使。又有痛风，痛有常处，赤肿灼热，或浑身壮热，此乃风毒欲成，宜败毒散散之。此非历节症也。

考：又有类历节风，肢节疼痛之症，皆由风湿与痰饮流注经络，亦有虚实寒热之分。治法亦与历节相类，不外驱风行痰、补气养血。

桂枝与芍药知母汤

桂枝四钱 芍药三钱 甘草 麻黄 附子各二钱 白术 知母 防风各四钱 生姜五钱

水煎，温服，日三服。

方用桂枝与芍知，姜草麻防术附施。专治湿邪关节注，若经日久重黄芪。

乌头汤

麻黄 芍药 黄芪 甘草各三钱，炙 乌头五枚，㕮咀，以蜜煎，即出乌头。大附子亦可

水煎，去滓，内蜜再煎，先服七成，不知尽服。

乌头汤用麻黄先，芍芪甘草各三钱。乌头五枚须斟酌，蜜水煮去入药煎。

小续命汤见中风

五积散

当归 麻黄 苍术 陈皮各一钱 干姜 白芍 枳壳各八分 半夏 白芷各七

分 桔梗 炙草 茯苓 人参一本无此味 肉桂各五分 川芎四分

生姜三片，葱白二根，水煎服。

局方五积散神奇，归芍参芎用更宜。桔芷夏苓姜桂草，麻苍枳壳与陈皮。

二术二陈汤见湿症

二妙散

黄柏炒 苍术米泔浸，炒

各等分，为末，入姜汁调服。二物皆有雄壮之气，表实气实者，加酒少许佐之。有气虚可加补气药[①]，血虚可加补血药。痛甚加生姜汁，热辣服之。

二妙散即黄柏苍，两物其气皆雄强。表实还须添酒煎，按症加味又何妨。

龙虎丹考：酵，音教，发酵，即今之酒饼也。

草乌 苍术 白芷各一两，碾粗末许，发酵合过入后药 乳香 没药各二钱，另研 当归 牛膝各五钱

为末，酒糊丸，如弹大，每服一丸，温酒化下。

龙虎丹用草乌苍，没药白芷合乳香。当归牛膝七味共，分开研末用酒藏。

控涎丹见暑症

四物汤见中风

十全大补汤见中风

败毒散本方加荆芥、防风，又名荆防败毒散。

人参 茯苓 枳壳 桔梗 柴胡 前胡 羌活 独活 川芎各一钱 甘草五分

---

① 有气虚可加补气药：原作“有气可加气药”，据《丹溪心法》改。

加姜，水煎服。烦热口干，加黄芩。

人参败毒草苓芎，羌独柴前枳桔同。瘟毒伤寒噤口痢，托邪扶正有奇功。

◎蛔虫

问曰：病腹痛有虫，其脉何以别之？师曰：腹中痛，邪正相搏。其脉当沉。若弦，反洪大，此非正受外邪为病，乃蛔动而气亦动也。故有蛔虫。亦当于外症验之。

蛔虫之为病，令人吐涎，心痛，《经》云：饮食皆入于胃，胃中有热则虫动，虫动则胃缓，胃缓则涎出。发作有时，虫动而发，虫伏而静。毒药不止者，毒药即锡粉、雷丸等杀虫之药。甘草粉蜜汤主之。白粉即铅。白粉能杀三虫，而杂于甘草、白蜜之中，诱使虫食，甘味既尽，毒性旋发，而虫患乃除。此医药之巧也。

蛔厥者，蛔动而手足冷。其人当吐蛔[①]。今病者静，不吐蛔。而复时烦，此为脏寒，考《金鉴》[②]，此字当是“非”字。蛔上入膈，故烦，须臾复止，得食而呕，又烦者，蛔闻食臭出，其人当[③]自吐蛔。

蛔厥者，乌梅丸主之。原附小儿疳虫蚀齿方，用雄黄、葶苈为末，取腊月猪脂熔，以槐枝棉裹头四五枝，点药烙之。

按：虫五脏俱有，名目不一。丹溪云：湿热郁积则生虫，脏腑虚则侵蚀。孙真人云：劳则生热，热则生虫，心虫曰蛔，脾虫曰寸白，肾虫如刀截丝缕，肝虫如烂杏，肺虫如蚕。惟肺

---

① 其人当吐蛔：赵本作“当吐蛔”。

② 《金鉴》：即《医宗金鉴》，清代吴谦等编撰。

③ 当：赵本作“常”。

虫居肺叶，蚀肺系，药所不到，成瘵疾，为难治。又有人每言语时，或喉中，或腹中，有物作声相应，名曰应声虫，雷丸、青黛可治。雷丸杀虫，用水浸去皮，焙干为末，每服一钱，米饮调之。青黛为末和水服，使腹中虫能化水。《内经》云：虫贯心则杀人。《脉经》谓：关上脉紧而滑者，为蛔毒；沉而滑者，为寸白虫。其腹有块，或有一条梗起，痛不可忍，食则呕烦，或吐黄绿水，出涎沫，或吐虫，发有休止，唇红，舌上多白花点。大抵用药忌甘，虫闻酸则静，见苦则安，得辛则伏，仲景乌梅丸可用。张景岳扫虫煎、治䘌[①]桃仁汤均可治之，第量人之体气虚实，酌用可也。《医鉴》[②]谓：昔王经略赴粤，沾岚瘴，腹胀满，百药无效，遇一道人付药服之，下一虫如蛇乃愈，因名遇仙丹。又《本草》：李道念因食白瀹[③]鸡子过多，褚澄[④]取蒜一把，令煮食，吐一物大如升，外有涎裹，开之似鸡雏，羽足俱全。又有一人患腰痛牵心，气似欲绝。徐文伯[⑤]视之，曰发瘕也，以油投之，即吐物如蛇，长二尺，高悬滴尽，仍一发也。张子和云：杨仲臣病心痛，常好酒，每初饮二三杯，必反复走，令其酒散，方能复席。每醉初呕青黄水，后如鱼腥臭。戴人[⑥]曰：酒虫也，宜涌之。吐出虫长六寸如蛇形而愈。历观诸病，多由起居饮食失

---

① 䘌（nì 匿）：小虫。

② 《医鉴》：即《古今医鉴》，明代龚信纂辑，龚廷贤续编。

③ 瀹（yuè 月）：煮。

④ 褚澄：字彦道，阳翟（今河南省禹州市）人。据《南齐书·褚澄传》载，褚澄医术高明。著有《杂药方》及《褚氏遗书》。

⑤ 徐文伯：字德秀，南北朝北齐医家。徐道度子，世精医术。仕齐为东莞、太山、兰陵三郡太守。

⑥ 戴人：张从正，字子和，号戴人，金代医家。著有《儒门事亲》等。

宜所致，故惟养身可以延年，人不可以不讲究。李东垣曰：安淡薄，少思欲，省语以养气，不妄作劳以养形，虚心以养神。苟能如此，其中自有无限真趣，一切穷通得丧，不能挠其真宰，而血气自然谐和，邪无所容，病无可发。其于养身之道，庶几近焉，又何致以湿热而患虫病哉?

再蛔虫，小儿多患此症，其由喜食肥甘生冷，留积于胃，脾胃虚弱，不能运化，积而为虫。其症面白唇红，六脉洪大，时喜食茶叶、泥土、火炭，并一切甜物，余症同上。是其候也。以上各方，均可治之。又有槟榔丸一方，为杀虫峻剂，近服二三十丸，五更时以苦楝根皮煎汤下，极验。查苦楝根皮为打虫第一神方，须取每年结子者为母树，方合用。其根浮在上面者有毒，不可食。专取其土中之根，净洗泥土，刮去红皮，只取白皮，或独用五六钱煎浓汁饮之，皆效。须先食油煎鸡蛋，以引其虫头向上，其味不可令病者闻之。若闻其味，则虫潜伏。大凡杀虫药皆然。若服药后，人或困倦，俟虫下净则精神复矣，后以六君子汤等健其脾胃，以为善后之计，庶几虫患永除矣。

考《道藏》经中载：诸虫头皆向下行，每月初一至初五，则头向上。故服药多取月前，过期不效。

甘草粉蜜汤

白粉一钱 白蜜四钱 甘草二钱

水煎甘草，去滓，内粉、蜜，煎如薄饼，温服，差即止。

蛔虫心痛吐涎多，毒药频攻痛不瘥。一粉二甘四白蜜，煮分先后取融和。

乌梅丸见伤寒

扫虫煎见胸痹心痛

遇仙丹

黑牵牛子四两，半生半炒，取头末 三棱 蓬术 茵陈 槟榔各五钱

上为末，每药末四两，白面一两，皂角五钱，浸柔[1]汁煮糊为丸，梧子大，每用三钱，五更清茶送下。病浅者一服见效，病深者再服，必候恶物下尽为度。

遇仙丹治腹积虫，牵牛生炒各半同。棱术茵榔加面皂，为丸茶送五更中。

治䘌桃仁汤

桃仁 槐子 艾叶

加枣，水煎服。

此方通治狐惑病，治䘌桃仁汤可用。槐子艾叶大枣兼，任凭分两加轻重。

槟榔丸

小槟榔一两 南木香五钱 鹤虱子五钱 光贯众 广锡灰各五钱 陈漆渣烧灰，五钱 正轻粉 白雷丸各二钱 巴豆霜一钱

共研末，醋煮，面糊为丸，麻子大，每服二十丸，五更时苦楝根皮煎汤下。

槟榔丸用南木香，鹤虱贯众锡灰尝。陈漆烧灰轻粉共，白雷丸兼巴豆霜。

《拾慧集》卷二终

① 柔：通“揉”。

《拾慧集》卷三　长沙杂病原文

岭南后学　何德藻芙卿辑增

◎血痹

问曰：血痹之病从何得之？师曰：夫尊荣之人[1]，骨弱肌肤盛，重因疲劳汗出，卧不时动摇，尊荣即富贵之家，素来安逸，故体弱，外盛内虚，疲劳则汗出，而卧亦不安也。加被微风，遂得之。虽受些小之风，亦易入与血相搏，而成血痹之病。但以脉自微涩，在寸口、关上小紧，痹，闭也。闭则血不能通流，故脉见微涩。若寸口关上小紧，亦风寒应得之脉。宜针引阳气，令脉和紧去则愈。

血痹，阴阳俱微，寸口关上微，尺中小紧，脉紧在尺，则邪留阴分而不去。外症身体不仁，如风痹状，黄芪桂枝五物汤主之。

按：闭而不通之谓痹。人若形体素弱，即小受微邪，荣卫亦为阻滞，大抵不仁者为邪轻，痛者为邪重，不痛者邪更重。黄芪桂枝五物汤为治血痹之总方。然有素来湿热，复加微风，两膝痹痛，宜虎骨牛膝薏苡汤治之。但下焦之病，均属血分。若痹痛多日，久郁生热，当以钩藤丹皮汤，通经络以清营分。

① 夫尊荣之人：赵本作“夫尊荣人”。

若痛偏于左，入夜更甚，血中气滞，亦名血痹，宜以桑枝蒺藜汤主之。又有精血亏损，形类血痹，痹痛在下，重着不移，但左脉搏数，经月遗泄三四，痛处无形，虽非六淫邪聚，然隧道深远，药饵未易奏功，宜先以艾灸取效，系灸所痛之处。复用虎麋二胶丸，固补下焦。但血痹之症，本属阴虚，特附此丸，以为愈后调理均可。

黄芪桂枝五物汤

黄芪 芍药 桂枝各三钱 生姜六钱 大枣六枚

水煎，温服。一方有人参。

血痹如风体不仁，桂枝各三芍芪均。大枣生姜数各六，须令阳通效自神。

虎骨牛膝薏苡汤

生虎骨一钱五分 牛膝二钱 薏苡仁三钱 柏子仁一钱五分 萆薢一钱 茯苓一钱五分 钩藤一钱

水煎服。

虎骨牛膝薏柏仁，萆薢茯苓合钩藤。湿热兼风伤血分，两膝痹痛功独能。

钩藤丹皮汤

钩藤二钱 丹皮一钱 当归三钱 柏子仁一钱五分 沙苑二钱 石斛一钱

水煎服。

钩藤当归及丹皮，柏仁沙苑石斛随。久郁生热痹痛甚，驱风凉血此方宜。

桑枝蒺藜汤

桑枝一钱五分 白蒺藜 归须各二钱 苡仁三钱 姜黄六分 防己一钱

水煎服。

桑枝归须白蒺藜，姜黄防己苡仁随。痛偏于左夜更甚，血中气滞最相宜。

虎麋二胶丸

枸杞子四钱 虎骨胶五钱 麋角胶八钱 杜仲盐水炒，一两 茯苓四钱 肉苁蓉四钱 桑椹子七钱 沙苑六钱 天门冬三钱

研末，溶胶为丸，盐水服四钱。

虎麋二胶肉苁蓉，枸杞桑葚天门冬。杜仲茯苓同沙苑，填补下焦此为宗。

◎虚劳

夫男子平人，脉大为劳，平时无病之人，应得平和之脉。今六脉虚大，知为劳役所伤也。脉极虚亦为劳。六脉极虚，知其精血内损，恐成虚劳之症，当宜急治。

男子面色薄[①]，主渴，面色薄而不足，故主津液不足而渴。及亡血，卒喘悸，脉浮者，里虚也。脉浮重按无根，里之真阴虚极，孤阳上浮也。

男子脉虚沉弦，无寒热，无外感寒热。短气里急，小便不利，面色白，时目瞑，兼衄，少腹满，此为劳使之然。此言虚劳之病证。

劳之为病，其脉浮大，手足烦，即五心烦热。春夏剧，秋冬瘥，阴寒精自出，酸削不能行。阴虚不固，精自遗泄，骨亦渐痿而不能行矣。

男子脉浮弱而涩，为无子，精气清冷。脉弱涩，精冷，安得有子。

夫失精家，少腹弦急，阴头寒，目眩，发落，脉极虚芤迟，为清谷，下利清谷。亡血，失精。脉得诸芤动微紧，男子失

① 男子面色薄：赵本作“男子面色薄者”。

精，女子梦交，桂枝加龙骨牡蛎汤主之。此汤调阴阳，和荣卫，兼固涩精液也。

男子平人，脉虚弱细微者，喜盗汗也。阴虚不守，睡熟故汗出。

人年五六十，其病脉大者，痹侠背行，肠鸣[①]，马刀侠瘿者，皆为劳得之。人年五六十，其脉反大，气血虚则痹而不行，故腋下生马刀，颈旁下生侠瘿，皆亦因劳而得也。

脉沉小迟，名脱气，其人疾行则喘喝，手足逆寒，腹满，甚则溏泄，食不消化也。因得此极虚之脉，现种种虚寒之症。

脉弦而大，弦则为减，大则为芤，减则为寒，芤则为虚，虚寒相搏，此名为革。反复推求，无非欲现明革脉形象，可见昔贤教人苦心。妇人则半产、漏下，男子则亡血、失精。此言得革脉之病症。

虚劳里急，悸，衄，腹中痛，梦失精，四肢酸疼，手足烦热，咽干口燥，小建中汤主之。此汤调阴阳，和荣卫，补中气，为一切阳虚症治方，即《内经》“劳者温之”之义。

虚劳里急，诸不足，即上文悸眩、喘喝、腹痛、失精、亡血诸证。黄芪建中汤主之。

黄芪建中汤方，即小建中汤内加黄芪一两半，余依上法。气短胸满者，加生姜；腹满者，去枣，加茯苓一两半；及疗肺虚损不足，补气，加半夏三两。于六君汤细审，便知半夏补气之意[②]。

虚劳腰痛，小[③]腹拘急，小便不利者，八味肾气丸主之。腰痛为肾虚，小便不利乃膀胱之气不化。八味丸为温肾化气之方，小便多者，实为禁剂。

虚劳诸不足，风气百疾，薯蓣丸主之。

---

① 肠鸣：赵本作“苦肠鸣”。

② 此条条文为《金匮要略》注文的改编。

③ 小：赵本作“少”。

虚劳虚烦不得眠，酸枣仁汤主之。

五劳虚极羸瘦，腹满不能饮食，食伤、忧伤、饮伤、房室伤、饥伤、劳伤、经络营卫气伤，内有干血，肌肤甲错，两目黯黑，劳热煎熬，致内有干血，肌肤枯如甲错，两目亦黑黯不明。缓中补虚，大黄䗪虫丸主之。

按：虚者，百脉之空虚；劳者，五脏损伤而为劳也。古有五劳之分。人若喜怒不常，大便苦难，口痛生疮，名为心劳；短气面肿，鼻不闻香，咳嗽多痰，两胁胀痹，喘息不定，为肺劳；面目干黑，精神彷彿，不能独卧，目视不明，频频下泪，为肝劳；口苦舌强，呕逆醋心，气胀唇焦，为脾劳；小便黄赤，兼有余沥，腰痛耳鸣，夜睡多梦，为肾劳。五劳已成，即生六极。如症见转筋，十指爪甲皆痛，为筋极；牙齿摇动，手足疼痛，不能久立，为骨极；面无颜色，头发堕落，为血极；身上常如鼠走，体色干黑，为肉极；气少无力，身无膏泽，翕翕羸瘦，目无精光，立不能定，身体若痒，搔之生疮，为精极；胸胁逆满，恒欲大怒，气少不能言，为气极。六极之外，又有七伤，即食伤、忧伤、饮伤、房室伤、经络营卫气伤之七伤也。

治之之法，不外虚者补之。但自宋元诸家，或以先天后天立论，或以元阴元阳主治，阴虚补阴，阳虚补阳，徒遵呆补之法，恐终鲜效。窃以古法五劳分论，理宜五脏分补。计自岐黄以下，论虚劳者，莫如扁鹊，余遵其旨，屡有成效，兹详论之。

一曰损其肺者，益其气。肺属阴，为娇脏。若肺家之津液不藏，叶就枯槁，而肺劳诸病生焉，宜于独参汤、生脉散二方择用。此生津即所以益肺气也。

二曰损其心者，调其荣卫。心属荣，主血，全赖后天之水谷以资生。水谷食入于胃，其清者为荣，浊者为卫。营气不营，则上热而血溢；卫气不卫，则下寒而精亡。治心之法，贵调和荣卫为主。营卫和，则三焦各司其职，而火自归根，热自不热，寒自不寒。宜于小建中汤、复脉汤、桂枝龙骨牡蛎汤，三法按症用之，其效如神。

三曰损其脾者，调其饮食，适其寒温。以脾胃之饮食，当投以寒温之适宜。如脾属阴，喜燥而恶湿，宜术附汤、理中汤、四君子汤之类，投其所好。若胃属阳，恶燥而喜润。倘胃虚少纳谷，土不生金，音低气馁者，当必淡以养阴为主，宜叶氏养胃汤治之。

四曰损其肝者，缓其中。夫肝属阴而藏血，又为风脏，其性刚，故补用辛，缓用甘，补肝散最为合法。因能挟木势而害土，古人故有治肝不应，独取阳明之说。是以脾胃之药，大可借助于他山。

五曰损其肾者，益其精。然治有二法，有肾中之阳虚，非温不纳，宜天雄散、四逆、白通等汤主之。若肾中之阴虚，人或肌肉日削，岂草木可能奏效？贵以益精为主。益精之法，当赖血肉有情而充养之，宜以三髓汤、四斤丸加味主之。

此五脏分治之大法也。故仲景统以建立中宫为主，以土为万物之母，养脾胃即所以输精及肾，实为三焦合补之法。细味其旨，便得其中真趣。至因咳而成劳，因劳而吐血，仲景已另立一门，当于各症参看。后贤多混入论治，以致后人每遇咳嗽、吐血、发热各症，不知外感居多，皆视为虚劳，误于药者，不知凡几。兹仍不列入，以免笼统治病之弊，似于虚劳一症，更觉显然矣。至十精丸、七宝美髯丹、无比山药丸、还少丹、羊肾丸、黑地黄丸、元精丹、饵术方、玉霜圆，均虚家补益可取之方，并附于后，以备采择。

桂枝龙骨牡蛎汤

桂枝 芍药 生姜各三钱 甘草二钱 大枣三枚 龙骨 牡蛎各三钱

水煎，温服。《小品》[①]云：虚弱浮热汗出者，除桂，加白薇一钱五分，附子一钱，名曰二加龙骨汤。

男子失精女梦交，坎离救治在中爻。桂枝汤内加龙牡，每各三钱要细敲。

天雄散

天雄三钱，炮 白术八钱 桂枝六钱 龙骨三钱

四味共杵为散，酒服半钱匕，日三服。不知，稍增之。

尤在泾云：此疑后人所附，为补阳摄阴之用也。陈修园曰：《金匮》于桂枝龙骨牡蛎汤后，突出天雄一方，与前后文不相连贯，论中并无一言及之，以致各注家，疑为后人所附，而不知此方绝大议论。方中白术，为补脾圣药，最得土旺生金，木源不竭，纳谷者昌，精生于谷之义。且又得桂枝化太阳之水腑，天雄温少阴之水脏。水哉水哉，其体本静，而川流不息者，气之动，火之用也。更佐以龙骨者，盖以龙属阳，而宅于水，同气相求，可以敛纳散漫之火而归根，以成阴阳平秘之道。《金匮》于虚劳证，穷到阴阳之总根，而归之于肾，曰腰痛，曰小腹拘急，曰小便不利，略拈数证，以为一隅之举，恐八味肾气丸之力量不及，又立此方，诚为炼石补天手段。其证治方旨，俱未发明者，即《内经》禁方之意，重其道而不轻泄也欤？

---

① 《小品》：即《小品方》，又名《经方小品》，东晋陈延之撰。

阴精不固本之阳，龙骨天雄三钱匡。六钱桂枝八钱术，酒调钱匕日三尝。

小建中汤见伤寒，加当归又名当归建中汤。

黄芪建中汤

即小建中汤，加黄芪一钱五分。气短胸满者，加生姜；腹中满者，去枣，加茯苓一钱五分；及疗肺虚损不足，补气，加半夏。

薯蓣丸

薯蓣二十分，即怀山 人参七分 白术六分 茯苓五分 甘草二十分 当归十分 芍药六分 芎䓖六分 干地黄十分 麦冬六分 阿胶七分 干姜三分 大枣百枚为膏 桔梗五分 杏仁六分 桂枝十分 豆黄卷十分 神曲十分 柴胡五分 白敛二分 防风六分

共二十一味，末之，炼蜜和丸，如弹子大，空腹酒服一丸，一百丸为剂。

三十薯蓣二十草，三姜二敛百枚枣。桔茯柴胡五分匀，人参阿胶七分讨。更有六分不参差，芎芍杏防麦术好。豆卷地归曲桂枝，均宜十分和药捣。蜜丸弹大酒服之，尽一百丸功可造。风气百疾并诸虚，调剂阴阳为至宝。

酸枣仁汤

酸枣仁二合，炒 甘草一钱 知母二钱 茯苓二钱 芎䓖一钱

先煮酸枣仁，后内诸药煎，温服。

酸枣二合先煮汤，茯知二钱佐之良。芎甘各一相调剂，服后帖然足睡[①]乡。

---

① 睡：原作“肿”字，误，参《金匮方歌括》改。

大黄䗪虫丸

大黄十分，蒸 黄芩二两 甘草二两 桃仁一升 杏仁一升 芍药四两 干漆一两 虻虫一升 䗪虫半升 蛴螬百枚 水蛭百枚 干地黄十两

共十二味，末之，炼蜜和丸，小豆大，酒服五丸，日三服。

尤在泾云：风气不去，则足以贼正气，而生长不荣，薯蓣丸为要方；干血不去，则足以留新血，而渗灌不周，此丸为上剂。

干血致劳穷源委，缓中补虚治大旨。螬蛭百个䗪半升，桃仁虻虫一升止。一两干漆十地黄，更用大黄十分已。三甘四芍二黄芩，五劳要证须用此。此方世医勿惊疑，起死回生大可恃。

独参汤

人参二两 大枣六枚

水煎浓汁，分温服。

益气原来宜津融，独参加入大枣中。虚则补之急须治，养阴扶阳一方同。

生脉散见暑症

复脉汤见痉症

理中汤见伤寒

四君子汤

人参 白术炒 茯苓各二钱 甘草一钱，炙

姜、枣同煎，温服。

面白言微外症真，气分虚弱脉无神。苓参术草调脾胃，药性平和是四君。

术附汤

白术一两，熟附子五钱。湿温症内之术附汤，即由此加味。

养胃汤按：补养胃阴之法，用四君子汤，或加黄芪煮，去头煎，不用再煮二

煎，服之，取其性甘淡不燥，妙极。

麦冬 玉竹 甘草 生扁豆 桑叶 沙参

燥加甘蔗汁，又生谷芽、陈皮、白怀山、石斛、乌梅，均可随症加入。

食少音低并气馁，养胃当遵叶氏规。扁沙玉麦冬桑叶，调和甘草亦难离。

滑氏补肝散

酸枣仁四钱，炒 熟地 白术土炒 当归酒洗 山茱肉 山药 川芎 木瓜各一钱五分 五味子 独活各三分

为末，每服五钱，水煎服。

肝虚胁痛补肝施，钱半归芎瓜药茱。术地再添酸枣四，三分味独助筋舒。

四逆汤见伤寒

白通汤见伤寒

三髓汤

牛骨髓 羊骨髓 猪脊髓 茯神 酒当归 枸杞子 湖莲去心 芡实

水煎，温服。

三髓芡莲归枸苓，叶氏着意在填精。肾脏虚空急宜补，当知血肉是有情。

加减四斤丸

菟丝子 杜仲盐水炒 熟地 苁蓉各一两 木瓜一小个，蒸熟 牛膝酒浸，一两五钱 鹿茸去毛切片酥炙，五钱

共为末，以猪脊髓为小丸，早晚盐汤服三钱。若脚膝痿弱，即木瓜膏和酒为丸，虎胫骨亦可加入。

四斤菟杜地苁蓉，木瓜牛膝合鹿茸。加减无非治肝肾，筋骨痿弱潮热同。

十精丸《元和纪用经》[①]又名保真丸。

菟丝子人精，长阴发阳。酒浸一宿，湿捣 甘菊花月精。二味春加一倍 五加皮草精。益去肌皮用 柏子仁木精，明目通气。二味夏加 人参药精，镇心疗惊痫。二味秋加 石斛山精，治筋骨。如金钗者，酥炙 鹿茸血精，止腰痛，益精。酥炙 巴戟天精，治清冷，益智。紫色者去心，酒浸一宿。四味冬加 白术日精，长肌肉 肉蓉地精，破癥消食。酒浸一宿蒸用

十味等分，随四季各加分两，为末，炼蜜丸，梧桐子大，空心温酒或盐汤下二十五粒至三十粒，忌牛肉、生葱。徐灵胎云：此世所谓丹药也。

十精又号为保真，菟菊加皮柏子仁。参术斛茸苁巴戟，俗呼丹药可回春。

七宝美髯丹出邵应节[②]，乃补肾血，乌须发，延年益寿之方。

何首乌赤白雌雄各一斤 牛膝八两。以何首乌先用米泔水浸一日夜，以竹刀刮去粗皮，切作大片，用黑豆铺甑中一层，隙铺何首乌一层，每铺豆一层，隙铺牛膝一层。重重相间，上铺豆覆之。以豆熟为度，去豆晒干。次日如前，用生豆蒸。如法蒸七次，去豆用 破故纸半斤，酒浸，洗净，用黑芝麻同炒，无声为度，去芝麻 当归半斤，去头尾，用酒洗 白茯苓半斤，用人乳拌，浸透，晒干蒸 赤茯苓半斤，黑牛乳浸，晒干蒸 菟丝子半斤，酒浸一宿，洗，晒干，蒸晒三次 枸杞子半斤，去蒂、枯者

共为末，蜜丸，龙眼大，日空心嚼二三丸，温酒或米汤、白盐汤皆可下。制法不可犯铁器。

七宝美髯若灵丹，首乌牛膝二苓餐。故纸当归菟丝枸，人能长服保平安。

---

① 《元和纪用经》：托名唐代王冰的一部中医基础理论类著作。

② 邵应节：明代方士。

无比山药丸出孙真人，治丈夫久虚百损，五劳七伤，头痛目眩肢厥，或烦热，或脾疼，腰髋不随，饮食不生肌肉，或少食而胀满，体无光泽，阳气衰绝，阴气不行。

熟地酒浸 赤石脂 巴戟去心 茯苓 牛膝酒浸 山茱萸肉 泽泻各三两 干山药二两 五味子六两 肉苁蓉酒浸，四两 杜仲炒 菟丝子各三两

炼蜜丸，桐子大，每服二十丸至三十丸，食前温酒或米饮下，服七日后，令人身健体润，面光音响为验。此药通中入脑，鼻必酸痛，勿怪。徐氏云：此收摄肾气之方，最为稳当。

无此山药《千金》书，地戟苓膝泽泻萸。赤脂五味苁菟杜，收摄肾气有谁如。

还少丹能大补心肾，脾胃虚寒，饮食少思，发热盗汗，遗精白浊，及真气亏损，肌体羸瘦，肢节倦怠等症。

山药 牛膝 远志 山茱萸 五味子 楮实子 茯苓 巴戟酒浸，去心 肉苁蓉酒浸一宿 石菖蒲 杜仲姜汁、酒同拌，炒 茴香各一两 枸杞子 熟地各二两

共为细末，炼蜜同枣肉为丸，梧子大，每服三十丸，温酒或盐汤下，日三服。

杨氏[①]传来还少丹，茱菝苓地杜牛餐。苁蓉楮实茴巴枸，远志菖蒲味枣丸。

羊肾丸治肾劳虚寒，面肿垢黑，腰脊引痛，屈伸不利，梦寐惊悸，小便不利。

熟地 杜仲 菟丝子另研 石斛 黄芪 续断 肉桂 牛膝 磁石煅，醋淬 沉香 山药 五加皮炒，各一两

上为末，雄羊肾两对，以葱、椒、酒煮烂，入少酒糊杵丸，梧子大，每服七十丸，空心盐汤送下。徐氏谓：此降纳肾

① 杨氏：杨倓，字子靖。辑有《杨氏家藏方》。

气之方。

羊肾丸地杜牛嘉，肉桂续断菟斛加。山药芪沉煅磁石，葱椒酒制益虚家。

黑地黄丸治阳盛阴衰，脾胃不足，房室虚损，形瘦无力，面多青黄而无常色，此补肾益胃之剂也。

苍术一斤，酒浸 熟地一斤 五味子半斤 干姜秋冬一两，夏五钱，春七钱

上为末，枣肉丸梧子大，食前米饮服百丸，治血虚、久痔甚妙。徐氏云：此乃治脱血脾寒之圣药，姜当泡淡炒黑用。

补肾益胃黑地黄，苍术五味泡干姜。枣肉为丸梧子大，血虚久痔俱堪尝。

元精丹此方黑气入通于肾，开窍于二阴，藏精于肾，味咸，其类水，其病在骨，此药主之。

血余自己发，及父子一本者，及少壮男女发，拣去黄白色者，用灰汤洗二三次，以大皂角四两，捶碎煮水洗净，务期无油气为佳。将发扯断晒干。每洗发一斤，用川椒四两，拣去梗核，于大锅内发一层、椒一层和匀，以中锅盖盖，盐泥封固，勿令泄气。桑柴火慢煮三炷香，即退火，待冷取出，约重四两有余，于无风处研为末 何首乌制法如前七宝美髯丹法，取净末一斤 黑芝麻九蒸九晒，取净末八两 女贞实四两 破故纸炒，取净末，四两 生地酒浸，杵膏入药 熟地同上制，各八两 旱莲草 桑葚各取净汁，熬膏，各四两 胡桃仁二两，研膏 胶枣二两，研膏 槐角子入牛胆内百日，四两

以药末和诸膏，和匀，加炼蜜一斤，入石臼杵千余下，为丸梧子大，每服六十丸，空心用首乌酿酒二三杯送下，日三服。徐氏云：诸品皆色黑之药，专补肾血，并治便后脱血之神方也。

元精丹重制血余，首乌芝二纸地胥。女贞旱葚槐角子，胡桃胶枣共踌躇。

饵术方

生野术削去皮，炭火急炙令熟，空肚饱食之，全无药气，可以当食，不假山粮，得饮水，神秘之勿传，方出《千金》。

又方用苍术、泔澜水浸净，去皮，切片，一斤，以黑芝麻杵汁，三两，饭上蒸，晒干为末，蜜丸，绿豆大，久服延年。昔一老人常服，至八十余，精神尤健。

玉霜圆

《局方》[1]治真气虚惫，下焦伤竭，脐腹弦急，腰脚疼痛，精神困倦，面色枯槁，或亡血盗汗，遗沥失精，二便滑数，肌消阳痿，久服续骨疗筋，秘精坚髓，安魂定魄，轻身壮阳。

白龙骨一斤，细捣罗研，水飞三次，晒干，用黑豆一斗，蒸一伏时，以夹袋盛，晒干用之 牡蛎火煅成粉 紫霄花如无，以木贼代之，各三两 牛膝酒浸透，炙干秤 磁石醋淬七次 紫巴戟穿心者 泽泻酒浸一宿，炙 石斛炙，如金钗 朱砂研飞 肉苁蓉去皮，酒浸一宿，炙干，各二两 茴香微炒，勿焦 肉桂去皮，各一两 菟丝子酒浸一伏时，蒸，杵为末 鹿茸半两，酒浸一伏时，慢火炙脆 韭子微炒，五两 天雄十两，酒浸七日，掘一地坑，以炭烧赤，速去火，令净，以醋二升沃于坑，候干，乘热便投天雄在内，以盆合土拥之，经宿后取出，去皮脐

共为细末，炼酒、蜜各半，和圆，如桐子大，每服三十丸，空心，晚食前温酒下。徐氏云：此药涩精纳气，肾中阳虚者最宜，亦丹药也。

真气虚惫玉霜圆，龙牡紫霄牛磁连。巴泽斛朱苁茴桂，菟茸雄韭共和研。

---

① 《局方》：即《太平惠民和剂局方》，宋代官方编修的一部方书。

◎肺痿

问曰：热在上焦者，因咳为肺痿，肺痿之病，从何得之？师曰：或从汗出，或从呕吐，或从消渴，小便利数，或从便难，又被快药下利，重亡津液，故得之。肺主津液，津伤则清肃之令不行，水精不能四布，此肺痿之所由得也。

曰[①]：寸口脉数，其人咳，口中反有浊唾涎沫者何？师曰：为肺痿之病。寸口六脉皆数，内热猖獗，精不布化，贮于胸中，得热煎熬，变为涎沫，侵肺作咳，唾之不已，故干者自干，唾者自唾，愈唾愈干，痿病成矣。若口中辟辟燥，咳即胸中隐隐痛，脉反滑数，此为肺痈。咳唾脓血。口中辟辟有声而作咳嗽，触动内痛，故胸中隐痛，脉数而滑，此为肺痈，久则脓溃，必唾脓血。

脉数虚者为肺痿，数实者为肺痈。实即滑也，此辨肺痿、肺痈虚实之不同。

肺痿，吐涎沫而不咳者，其人不渴，必遗尿，小便数。所以然者，以上虚不能制下故也。吐涎沫、不咳、不渴，非肺中之虚热，乃肺中之虚寒，为上焦之阳，上焦阳虚不能制下，故遗尿、小便数也。此为肺中冷，必眩，多涎唾，肺中之冷饮上逆，必头眩；下焦之水上泛，多唾涎沫。甘草干姜汤以温之。若服汤渴者[②]，属消渴。能服温药而渴不止，非肺冷明矣，又当按消渴例求之。

喻昌曰：肺痿者，其积渐已非一日，其寒热不止一端，总由胃中津液不输于肺，肺失所养，转枯转槁，而后成之。盖肺金之生水，其精华四布者，全藉胃土津液之富，上供罔

---

① 曰：赵本作“问曰”。
② 若服汤渴者：赵本作“若服汤已渴者”。

缺。若粗工不知爱护，使上供之津液坐耗，于是肺火日炽，肺热日深，肺之小管日塞，咳声以渐不扬。胸中脂膜日干，行动数武，气即喘鸣，冲击连声，痰始一应。《金匮》治法非不彰明，然混在肺痈一门，总难解其精意。大要缓而图之，生胃津，润肺燥，下逆气，开积痰，止浊唾，补真气，以通肺之小管；散火热，以复肺之清肃。如半身痿废，及手足痿软，治之得法，亦能复起。而肺近在胸中，呼吸所关，可不致力乎？肺痈属在有形之血，血结宜骤攻；肺痿属在无形之气，气伤宜徐理。故痈为实，误以肺痿治之，是为实实；痿为虚，误以肺痈治之，是为虚虚。此辨证用药之大略也。

按：土为金母，子全仗母气以生养之。若胃之津液受伤，不能上输于肺，而肺叶就痿，痿者，萎也，如草木之萎而不荣。虚火日炽，始则干咳，继则胸中之精液反从热化，为涎沫而出矣。然愈唾愈干，愈干愈唾，《千金》以甘草汤缓其急。若咳沫咽燥而闷，宜生姜甘草汤主之。以姜之辛温，上行为君，合之参、枣入胃生津，回其枯槁。若涎沫上壅不已，宜桂枝去芍药加皂荚汤。但皂荚入胸如棘针四射，不令涎沫壅竭，则营卫通行，而肺气不壅也。若咳而吐涎多，心中温温液液者，《外台》[①]用炙甘草汤治之，取[②]其益肺气之虚，润肺金之燥，无出其外。或谓桂枝辛热不宜，而不知其能通荣卫，致津液。荣卫通，津液致，则肺气转输，浊沫以渐而下，用于甘润之中，更为得法。若不咳、不渴，而小便数者，为肺中之冷。冷，即虚寒也，况肺喜温而恶寒，仲景治以甘草干姜汤，诚不贰之法也。

---

① 《外台》：即《外台秘要》，又名《外台秘要方》，唐代王焘辑。
② 取：原当“败”，当误。

甘草干姜汤

甘草四钱，炙 干姜二钱，炮

水煎，温服。

二钱干姜四炙甘，姜须炮透旨须探。《伤寒》《金匮》各方中，只此一方用炮。肺中津涸方成痿，气到津随得指南。

甘草汤

甘草一味，水煎，分温三服。此方出《千金翼》。喻氏云：实从[①]长桑君以后相传之神方也，历代内府御院，莫不珍之。盖和其偏，缓其急，化其毒，卓然奉之为先务。然后以他药匡其不逮，可得收功捷效耳。

《千金》一味甘草汤，自古传来是神方。性甘缓急能化毒，历代内府共珍藏。

生姜甘草汤

生姜五钱 人参三钱 甘草四钱 大枣一两五钱

水煎，分温服。喻氏云：此方即从前甘草一味方中而广其法，以治肺痿胃中津液上竭，肺燥已极，胸咽之间，干槁无耐之证。

生姜甘草汤人参，大枣生姜亦共珍。胃液上竭肺燥极，咽干无耐急宜斟。

桂枝去芍药加皂荚汤

桂枝三钱 生姜三钱 甘草二钱 大枣三枚 皂荚三钱，去皮，子炙焦

微微火煎，温分服。尤在泾云：各方俱云吐涎沫多不止，则非无津液也，乃有津液，而不能收摄分布，故非辛甘温药不

① 从：原作“征”，据《医门法律》卷六改。

可。加皂荚者，兼有浊痰也。

桂枝去芍加皂汤，甘草大枣和生姜。辛甘温药微微煎，胸有浊痰急当尝。

炙甘草汤见痉症

此方仲景伤寒门内，邪少虚多、脉结代之圣方，《外台》用之以治肺痿，更有《外台》炙甘草汤之名。

◎肺痈

问曰：病咳逆，脉之何以知此为肺痈？当有脓血，吐之则死，其脉何类？师曰：寸口脉微而数，寸口肺脉微，浮而数。微则为风，浮本风脉。数则为热，数本热脉。微则汗出，数则恶寒。风热外搏皮毛则荣卫受病，故汗出而恶寒。风中于卫，呼气不入；热过于营[①]，吸而不出。由营卫伤则呼吸不顺。风伤皮毛，热伤血脉。风舍于肺，其人则咳，口干喘满，咽噪[②]不渴，热在血，故不渴。多[③]唾浊沫，肺液热逼上行。时时振寒，内热盛反格寒于外。热之所过，血为之凝滞，畜结痈脓，吐如米粥。始萌可救，脓成则死。

肺痈，喘不得卧，葶苈大枣泻肺汤主之。若口燥、胸痛、脉数实，而更加喘不得卧，乃邪尽壅于肺。当乘此将成未成之时，用大苦大寒以泻之，迟则脓成无救矣。

肺痈，胸满胀，一身面目浮肿，鼻塞清涕出，不闻香臭酸辛，咳逆上气，喘鸣迫塞，葶苈大枣泻肺汤主之。

---

① 营：赵本作“荣”。
② 噪：赵本作“燥”。
③ 多：赵本作“时”。

咳而胸满，振寒脉数，咽干不渴，时出浊唾腥臭，久久吐脓如米粥者，为肺痈，桔梗汤主之。唾浊至于腥臭，其毒内溃无疑，久则吐脓如米粥，犹痈之轻者，急以桔梗、甘草解毒排脓，尚属可救。

喻昌曰：人身之气，禀命于肺。肺气清肃，则周身之气，莫不服从而顺行；肺气壅浊，则周身之气，易致横逆而犯上。故肺痈者，肺气壅而不通也。此由五脏蕴郁之火，与胃中停蓄之热，上乘乎肺。肺受火热熏灼，即血为之凝。血凝即痰为之裹，遂成小痈。所结之形日长，则肺日胀，胸骨日昂，乃至咳声频频，浊痰如胶，发热畏寒，日晡尤甚，面红鼻燥，胸生甲错。始即能辨其脉证，属表属里，极力开提攻下，无不愈者。奈何医学无传，尔我形骸，视等隔垣。但知见咳治咳，或用牛黄、犀角，冀以解热；或用膏子油粘，冀以润燥；或朝进补阴丸；或夜服清胃散。千蹊万径，无往非杀人之算。病者亦自以为虚劳尸瘵，莫可奈何。迨至血化为脓，肺叶朽，倾囊吐出，始识其证，十死不救，嗟无及矣！间有痈小气壮，胃强善食，其脓不从口出，或顺趋肛门，或旁穿胁肋，仍得生，然不过十之二三耳。《金匮》治法最精，用力全在未成脓之先。今人施之于既成脓之后，其有济乎？

按：肺痈一症，或因腠理不密，外邪所乘；或烟酒炙煿，内蕴积热，熏蒸而成。其证恶寒发热，咳嗽声重，胸膈隐痛，甚至胀满，呼吸不利。始则咳唾浊痰，久则渐至腥秽，迟则毒溃，脓血上壅矣。其脉未溃之先，或浮紧而数，或洪大而数；既溃之后，或芤大而数，或弦细而数。初起宜黑豆汤，或佐以桔梗，开提解毒。若咳有微热，烦满，胸中甲错，宜用《千金》苇茎汤治之。方中桃仁行血，不令成脓，合苇茎、薏仁、瓜瓣，清热排脓，行浊清润，燥瘀开痰，其法颇善。若咳而胸满，振寒脉数，咽干不渴，时出浊唾腥臭，久久吐脓，形如米粥，《外台》用桔梗白散，因势而利导之，分其毒由大肠而出，诚先着也。薛立斋云：此症由脾土亏损，不能生肺金，肺金不能生肾水，故始成则可救，脓成则多死。苟能补脾滋肾，庶有生者。余昔治一人，毒溃吐脓血，盈盆盈斗，以养荣汤合八味地黄丸服数十剂而愈。愈后亦常以此为丸调理，似亦尚有可救。若专攻其疮，则脾胃益虚，鲜有不误者矣。此大概已溃为内虚，非同未溃为邪实而可攻也。

再，尤在泾曰：葶苈大枣泻肺汤，原治肺痈喘不得卧，若兼面目浮肿，鼻塞清涕，则肺有表邪宜散，当先服小青龙汤一剂乃进。可见有外邪，宜先从表散。故咳嗽上气，列于肺痿、肺痈之后。若照原文浑同论治，恐学者不识其奥义，特分门类，阅者体会其全旨可也。

葶苈大枣泻肺汤

葶苈熬令黄色，捣丸如鸡子大 大枣十二枚

先以水三碗，煮枣，取二碗，去枣，内葶苈，煮一碗，顿服。

喘而不卧肺痈成，口燥胸疼数实呈。葶苈一丸十二枣，雄军直入夺初萌。

桔梗汤

即伤寒证内甘草桔梗汤，用水煎。再服，则脓血吐出也。

黑豆汤

黑豆二钱 甘草四钱

水煎，温服。

血热内结恐成痈，初起咳浊似相同。脉数当清兼解毒，黑豆甘草法当宗。

《千金》苇茎汤

苇茎一合 薏苡仁八钱 桃仁十枚 瓜瓣八钱

先以水煎苇茎，去渣，内诸药，煎。再服，当吐如脓。

咳热烦满胸甲错，脓成难医清宜多。苇茎一合薏瓜八，桃仁十枚此汤和。

《外台》桔梗白散

此方即仲景三物白散，方见伤寒症内。因《外台》以之治肺痈，又有《外台》桔梗白散之名。

小青龙汤见伤寒

人参养荣汤

肉桂研，冲 炙北芪治痈初，宜生用 人参 白术土炒 结云苓 炙甘草治痈初，生用 酒当归 白芍炒 制熟地 远志肉炙 五味子 陈皮

水煎，温服。此症宜用熟地炭、杜仲、枸杞、巴戟等类，俱可加入。

桂芪加入八珍煎，大补功同号十全。再益志陈五味子，去芎辛烈养荣专。

八味地黄丸见疟疾

◎咳嗽上气即哮喘

上气，面浮肿，肩息，肩息，抬肩出息，喘之象也。其脉浮大，不治。又加下利①，尤甚。咳逆上气，面目浮肿而喘，其脉浮虚而大，知为阳脱于上。又加下利，乃阴阳两脱，故尤甚。

① 又加下利：赵本作“又下利”。

上气，喘而躁者，属肺胀，欲作风水，发其汗则愈[①]。风郁于外，水逆于中，故作风水，发汗则愈。

咳而上气，喉中水鸡声，射干麻黄汤主之。水鸡声者，水与气相触之声在喉中连连不绝。徐氏谓：痰为火吸，不得下，非苦辛泻肺邪不可。

咳逆上气，时时吐浊，但坐不得眠，皂荚丸主之。吐时浊痰如胶，宣壅导滞，皂荚为上。

咳而脉浮者，厚朴麻黄汤主之。

咳而脉沉者[②]，泽漆汤主之。咳而上气，脉浮，宜散外之风寒；脉沉，宜逐内之饮邪。

火[③]逆上气，咽喉不利，止逆下气[④]，麦门冬汤主之。无咳逆、水鸡声，但咽喉有物相碍不爽利者，止逆下气宜此汤。

咳而上气，此为肺胀，其人喘，目如脱状，脉浮大者，越婢加半夏汤主之。邪壅于肺，喘急甚，则目突如脱状，但脉浮为风，大为邪实，风火挟水饮为害，因加半夏于辛寒队中。

肺胀，咳而上气，烦躁而喘，脉浮者，心下有水，小青龙加石膏汤主之。此亦外邪内饮相搏之证，而兼烦躁，故麻、桂药中必用石膏，如大青龙之例。

按：《难经》云，形寒饮冷则伤肺。盖肺主气，故气逆上行。其张口抬肩者，喘咳也。倘外邪内饮壅盛，则肺窍塞，而治节不行，肺为之胀，气更为之急。其目突如脱状，喘极之象也。然喘有虚实之分。大抵咳嗽上气，属喘之实者。想肺痈

---

① 发其汗则愈：赵本作“发汗则愈”。

② 咳而脉沉者：赵本作“脉沉者”。

③ 火：赵本作“大”。

④ 止逆下气：赵本作“止逆下气者”。

初起有是症，故仲景列入一门，可谓无微不至。治法祛风寒，以散其外；除痰饮，平火逆，以安其内。若寻常感冒，风寒内郁，肺胀逆而为喘，宜金沸草散；若伤风、咳嗽上气、喘急、痰壅、涕唾稠粘，宜麻黄散主之；若因内有水饮，宜以小半夏汤；若饮停上焦，攻肺喘满不得卧，面身水肿，小便不利，宜用苏葶定喘丸；若咳逆上气，痰涎不利，以东垣加减三奇汤主之；若痰盛者，宜千缗导痰汤；若兼寒热往来，宜丹溪紫苏半夏汤；又有诸气膹郁，诸痿喘呕者，宜喻氏清燥救肺汤；若肺经积热上喘，胸膈胀满，痰多，大便秘涩，宜用人参泻肺汤治之。以上各症，俱以内外实邪论治。至虚喘各法，另立一门，以免混入，治时兼看为要。

再咳逆上气，喉中如水鸡声者，乃肺俞之寒气，肺与膜之浊痰，狼狈相依，窒塞关隘，不容呼吸，故作是声，即俗所谓哮证也。每遇风、寒、暑、湿、燥、火、劳役便发，此非寻常药所能治。仲景前论，射干麻黄汤下一方，无有出其右者。后圣济射干丸，仍亦从此套出，服之屡奏奇效。若病深者，必须兼灸肺俞穴两三壮，方能断其根株，不致再发。

射干麻黄汤

射干三钱 麻黄 生姜各四钱 细辛 紫菀 款冬花各三钱 大枣七枚 半夏五钱 五味子五钱

先煮麻黄，去上沫，内诸药，分温三服。

喉中咳逆水鸡声，三钱干辛款菀行。夏味各五枣七粒，姜麻四钱破坚城。

皂荚丸

皂荚八两，刮去皮酥炙

蜜丸，如梧子大，以枣膏和汤，服三丸，日三夜一服。

浊痰上气坐难眠，痈势将成壅又坚。皂荚蜜丸调枣下，绸缪须在雨之前。

厚朴麻黄汤

厚朴五钱 麻黄四钱 石膏如弹子大 杏仁五钱 半夏四钱 干姜 细辛各二钱 小麦一两 五味子五钱

先煮小麦，熟，去滓，内诸药，分温三服。

杏仁半夏五味量，小麦麻黄厚朴良。干姜细辛膏弹大，脉浮咳喘此方当。

泽漆汤

半夏五钱 泽漆一两五钱，以东流水先煮 紫参一本作紫菀 生姜 白前各五钱 甘草 黄芩 人参 桂枝各三钱

诸药共入泽漆汤中煮，分次至夜服尽。

紫参生姜和白前，两半泽漆法先煎。桂枝黄芩人参草，半夏去痰涤饮专。

麦门冬汤

麦门冬七两 半夏一两 人参 甘草各二钱 粳米三钱 大枣十二枚

水煎，日三服，夜一服。

火逆上气碍喉咙，人参半夏麦门冬。甘草大枣兼粳米，止逆当以此为宗。

越婢加半夏汤

麻黄六钱 石膏八钱 生姜三钱 大枣十二枚 甘草二钱 半夏五钱

先煮麻黄，去上沫，内诸药煎，分温三服。

风水多兮气亦多，水风相搏治如何。麻黄石膏生姜枣，甘草半夏奠巨波。

小青龙加石膏汤即《伤寒》小青龙汤加石膏二钱。

金沸草散

荆芥穗二钱 麻黄一钱 前胡一钱五分 赤茯苓一钱 旋覆花一钱五分 半夏七分 细辛三分 甘草三分 生姜三片 大枣二钱

水煎，温服。

金沸草散荆麻黄，前胡赤苓半夏藏。细辛甘草生姜枣，风寒喘咳服之良。

麻黄散

麻黄二钱 桂枝一钱二分 甘草一钱 款冬花一钱 杏仁去皮尖，六分 细茶一钱 诃子皮一钱

水煎服。

麻黄散桂加款冬，甘草诃子杏仁从。细茶共末水煎服，伤风咳嗽喘自松。

苏葶定喘丸

苦葶苈子 南苏子并研泥

各等分，均用枣肉为小丸，阴干瓷罐收之，恐渗去油性，便减药力。每服三钱，于夜三更时，白汤下，以利四五次为度。利多则减服之，利少则增服之。次日身软，则隔一日，或二日服之。形气弱者，先减半服之，俟可渐加。戒盐酱服之，即奏奇功。如不严戒一切咸物，即对证用药，万无一生。

苏葶定喘古方传，枣肉同加用作丸[①]。利便消停通水肿，上焦诸病并安痊。

小半夏汤见湿症

加减三奇汤

半夏二钱 桔梗 陈皮 青皮 人参 桑白皮 紫苏叶 杏仁 五味子各

① 丸：原作“元”，误。

一钱 甘草五分，效

姜三片，水煎，温服。

加减三奇半夏随，桔梗青陈桑白皮。人参紫苏五味子，杏草生姜气逆宜。

千缗[1]导痰汤

半夏七枚，炮，切作四片 南星 陈皮 赤茯苓 枳壳各一钱 皂角炙 甘草炙，各一寸 生姜五片

水煎服。

千缗导痰半南星，枳壳陈皮赤茯苓。甘草生姜皂角炙，上气喘急服之灵。

紫苏半夏汤

桑白皮二钱 杏仁去皮尖，一钱五分 半夏 陈皮 苏叶 五味子 紫菀各一钱

生姜一片，水煎，温服。

紫苏半夏汤杏仁，五味紫菀桑白陈。生姜一片为引用，喘咳寒热见功真。

清燥救肺汤

桑叶三钱，经霜者 石膏煨，二钱五分 阿胶八分 黑芝麻炒，研 甘草各一钱 人参 杏仁去皮尖，各七分 麦冬一钱二分 枇杷叶一片，去毛，蜜炙

水煎，温服。痰多，加贝母；血枯，加生地；热甚，加犀角或牛黄。

救肺汤中参草麻，石膏胶杏麦枇杷。经霜收下干桑叶，解郁滋干效可夸。

---

① 缗（mín 民）：成串的铜钱，每串一千文。

人参泻肺汤

人参 黄芩 桑皮 栀子 枳壳 大黄 薄荷 甘草 桔梗 连翘 杏仁各等分

水煎服。

人参泻肺用黄芩，甘桔栀翘并杏仁。枳薄桑皮同入用，大黄利便效如神。

圣济射干丸

射干 半夏各一两 陈皮 百部 款冬花 贝母 细辛 干姜 茯苓 五味子 郁李仁 皂荚去皮，子炙，各五钱

共为末，蜜丸，桐子大，空心米饮下三四十丸，一日两服。

圣济射干夏两匀，款冬百部贝陈辛。姜苓五味均须半，皂荚还同郁李仁。

◎奔豚

师曰：病有奔豚，有吐脓，有惊怖，有火邪，此四部病，皆从惊发得之。惊伤心，心伤不特肾之水气上凌而发奔豚，凡四部病皆由此而得也。师曰：奔豚病，从少腹起，上冲咽喉，发作欲死，复还止，皆从惊恐得之。奔豚者，其病从少腹上冲咽喉，有如豚窜奔突之状。发则肾气上乘于心而欲死，止则气衰，复还于肾也。

奔豚，气上冲胸，上逆之气皆从肝出，况肝肾相连，乙癸同源。腹痛，往来寒热，奔豚汤主之。腹痛者，木克脾土也。但厥阴与少阳同居者，更有寒热往来之象，故用奔豚汤以去其邪。

发汗后，烧针令其汗，针处被寒，核起而赤者，必发奔

豚，气从少腹[1]上至心，灸其核上各一壮，核因寒而起，故以灸消之。与桂枝加桂汤主之。桂枝能散外寒，内伐肾邪。

发汗后，悸者[2]，欲作奔豚，茯苓桂枝甘草大枣汤主之。周扬俊[3]曰：汗本心之液，发汗而脐下病悸者，心气虚而肾气动也，欲作将作，未作之状，故以此方补火土而伐水邪。

按：奔豚者，其病势如江豚之奔冲也，故名。此病皆由真气内虚，水结不散，气与之搏，上冲心胸，纵有发表攻里之证，汗下不可，宜以理中汤去术，加肉桂、茯苓治之。此丹溪法也。若奔豚上冲，小腹引痛，宜《局方》夺命丹；若痛不可忍者，胡芦巴丸均效。大约心肾相交，心虚则肾气乘之，故气动自脐下，俗呼为肾气。《难经》云：肾之积在脐下。又名为肾积，奔豚实五积之一。各注家与积聚并论，详审自知。

再，黄坤载谓：奔豚已结，气块坚硬，本属寒积，但阴邪已盛，稍服附子温下，奔豚必发。以邪深药微，非附子之过也。不治，则半年一载之间，必至殇命。此宜温燥脾胃，去其中焦寒湿，土燥阳回，力能制水。然后以龙珠膏贴之，寒块消化，悉从大便而出，滑白粘连，状如凝脂，浊瘀后泄，少腹松软，然后重用附子暖水乃受。

桂枝加桂汤即《伤寒》桂枝汤加重桂枝。

奔豚汤

甘草 芎䓖 当归各二钱 黄芩二钱 生葛五钱 半夏四钱 芍药二钱 生姜

---

① 少腹：赵本作“小腹”。

② 悸者：赵本作“脐下悸者”。

③ 周扬俊：字禹载，苏州府（今江苏省苏州市）人，清代著名医家。著有《温热暑疫全书》《伤寒论三注》《金匮玉函经二注》等。

四钱 甘李根白皮一两

水煎，分五次服，日三夜二。

奔豚汤夏归芩芍，李根皮芎姜草葛。气冲腹痛兼寒热，厥阴少阳邪可却。

茯苓桂枝甘草大枣汤

茯苓八钱 桂枝四钱 甘草二钱，炙 大枣十五枚

先以甘澜水煮茯苓，后内诸药，去滓，日分三次服。

茯苓桂枝兼甘枣，甘澜之水苓煮早。此补火土伐水邪，欲作奔豚三服好。

理中汤去术加肉桂茯苓汤

炮干姜 甘草炙 上肉桂去皮，研末 人参 赤茯苓

水煎，去滓，入桂末，温服。

理中去术加桂苓，参姜炙草并效灵。奔豚已发此汤服，法取丹溪一卷经。

夺命丹

吴茱萸肉一斤，用酒浸四两，用醋浸四两，用白汤浸四两，用童便浸四两，并焙干，和泽泻二两，共为细末，酒曲糊丸，如梧子大，盐水下五七十丸。兼治疝气最效。

夺命丹中斤吴萸，汤便酒醋四两俱。焙干和泽加酒曲，奔豚上冲此堪驱。

胡芦巴丸

小茴香炒，三两 白丑头末二两 川乌炮 巴戟天 吴茱萸各一两五钱 川楝子 胡芦巴各一两

共为细末，酒糊丸，如梧子大，酒下二三十丸。

胡芦巴丸川楝子，川乌丑茴萸戟是。共为细末用酒糊，奔豚痛剧须吞此。

龙珠膏

川椒 附子 乌头 桂枝 牡蛎 鳖甲各五钱 巴豆三钱，研，去油 茯苓八分

用麻油、黄丹熬膏，加麝香、阿魏研细，布摊贴病块。

牡鳖乌巴桂茯椒，附子同和丹油熬。麝魏研贴消寒块，此名黄氏龙珠膏。

◎胸痹心痛短气附胃脘诸痛

师曰：夫脉当取太过不及，阳微阴弦，即胸痹而痛。所以然者，责其极虚也。今阳虚知在上焦，所以胸痹、心痛者，以其阴弦故也。脉弦为阴邪乘上焦之虚，上逆而为痹痛。

平人无寒热，无外感之寒热。短气不足以息者，实也。无故忽短气不足以息，乃阴邪隔塞胸中，呼吸不利。非虚也，实也。

胸痹之病，喘息咳唾，胸背痛，短气，寸口脉沉而迟，关上小紧数，瓜蒌薤白白酒汤主之。寸口脉沉而迟，沉为在里，迟为脏寒，主上焦之虚寒也。虚则阴邪乘之，故关上小紧数。小则为虚，紧则为寒。胸背痛，短气，中焦之寒气凝滞无疑，故以辛温开胸痹，以行阳气。

胸痹，不得卧，心痛彻背者，瓜蒌薤白半夏汤主之。《经》云：胃不和则卧不安。必有痰饮以为之援。心痛彻背者，是气闭塞而前后不通也。

胸痹，心中痞，留气结在胸，胸满，胁下逆抢心，胸痹而满，连及胁下，气逆撞心。枳实薤白桂枝汤主之，因其症实，宜破气降逆。人参汤亦主之。若虚者，又应温中补气，是在审其病之新久与气之虚实而决之。

胸痹，胸中气塞，短气，茯苓杏仁甘草汤主之，胸中邪气阻

塞，致肺气升降不能自如，故宜降气导湿。枳实生姜汤[①]亦主之。若土湿，寒浊阴气以挟外邪上逆，又应下浊散邪。

胸痹缓急者，言胸中痹痛，时缓时急。薏苡附子散主之。魏荔彤[②]曰：薏苡下气宽胸，附子温中散邪，为邪盛甚而阳微亦甚者立法也。

心中痞，由痰饮客邪壅塞。诸逆心悬痛，桂枝生姜枳实汤主之。

心痛彻背，背痛彻心，此乃阴邪僭于阳位，痛无休止。乌头赤石脂丸主之。用此大辛大热以急救之，非薤白瓜蒌所能活。

按：痛而不满为痹，满而不痛为痞。二症俱胸中病，形似而实不同。观《伤寒》三泻心汤治法，乃知三阳之邪内郁，壅结心下之谓痞。若夫痹者，由阴邪上踞阳位，闭塞胸中，气结而痛，治宜宣通阳气，必分其虚实以施治。仲景前论极详，学者宜细玩之。至心为君主之官，不能受邪。若受邪而痛，手足青至节不治。凡名心痛者，似非真心痛，实胃脘痛也。一云系包络痛，以丹参饮治之。前贤分别九种治法，兹细辨以附之。

一曰气痛，其脉沉而涩，由诸气郁滞，及七情过用所致，宜二陈汤加沉香、乌药、百合治之。七气散、荔香散俱可择用。

二曰血痛，其脉浮沉俱涩，其痛如刺，不可按扪，或寒热往来，大便黑，宜醋汤送下失笑散。若挟热者，加栀子三钱，高良姜一钱，煎汤送下；若寒者，以肉桂一钱煎汤送下。

三曰痰痛，又名饮痛，其脉滑，咳嗽，痛处游走无定，宜二陈汤加干薤白五钱，瓜蒌皮二钱治之。

四曰火痛，又名热痛，其脉数而实，口渴面赤，身热便

---

① 枳实生姜汤：赵本作“橘枳姜汤”。

② 魏荔彤：字赓虞，号念庭，又字淡庵，号怀舫，直隶柏乡（今河北省邢台柏乡县）人。著有《伤寒论本义》《金匮要略方论本义》等。

闭，其痛或作或止，宜金铃子散。如火盛者，用栀子二钱，川楝子去核，黄连、良姜、泽泻、丹参各一钱，香附一钱五分，水煎服。

五曰冷痛，又名寒痛，其脉迟而微细，手足俱冷，其痛绵绵不休，喜用热手按者，宜桂附理中汤加当归二钱以济其刚，木通一钱以通其络，因痛久则入络也。

六曰虚痛，又名悸痛，其脉浮而小细，或沉而短涩，痛处重轻相间，多日不愈。心悸最喜摩按，得食小愈，饥则更痛，宜用归脾汤加石菖蒲一钱，木香五分治之。

七曰注痛，又名邪痛，因入山林、古庙、古墓，及感一切异气而痛。其人语言错乱，其脉乍大乍小，左右手若出两人，宜平胃散加藿香二钱，入些少麝香服之。

八曰虫痛，脉如平人，其痛忽来忽止，闻肥甘之味更痛，按摩稍止，唇红，舌上有白花点，年力壮者，以景岳扫虫煎；若虚弱者，以理中汤去甘草，加乌梅二枚，川椒一钱五分，吴茱萸、黄连、肉桂各一钱，当归二钱治之。

九曰食痛，因食积停滞，嗳腐吞酸，恶食腹满，其痛或有一条扛起者，脉实而滑，右关更实，宜平胃散加山楂、麦芽、半夏各二钱；胀甚者，更加莱菔子，生研，一钱，水煎服。如初病食尚在胃，服此汤，即以手探吐之。

以上各法，俱治心口胃脘之间，即俗所谓心痛者也。余每于胃脘疼痛不已，用草果元胡散；心头痛，欲死不可忍者，以灵脂厚朴散；若胃寒兼呕者，以黑枣胡椒散。三方屡试屡验，故并录之。唐人有九痛丸，一方通治九种心痛，虽未试用，因以古方存之。

瓜蒌薤白白酒汤

瓜蒌实一枚，捣 薤白五钱 白酒七两

同煮，分温服，方中瓜蒌开胸痹，薤白通心阳，白酒开痹通阳，兼而有之，故其效速。

胸为阳位似天空，阴气弥沦痹不通。薤白五钱蒌一个，七两白酒奏奇功。

瓜蒌薤白半夏汤

瓜蒌实一枚，捣 薤白三钱 半夏五钱 白酒十两

同煎，分温三服。

胸背牵疼不卧时，五钱半夏一蒌施。薤因性湿三钱入，白酒同煎涤饮奇。

枳实瓜蒌薤白桂枝汤

枳实四枚 薤白五钱 桂枝一钱 厚朴四钱 瓜蒌实一枚，捣

以水先煎枳、朴，去滓，入诸药，再煮数沸，分温再服。

痞连胸胁逆攻心，薤白五钱四朴寻。桂一钱兮蒌一个，四枚枳实撤浮阴。

人参汤

桂枝 甘草 干姜 白术 人参

水煎，温服。即仲景《伤寒论》桂枝人参汤。

理中加桂人参汤，阳复阴邪不散藏。休讶补攻分两道，道消道长细推详。

茯苓杏仁甘草汤

茯苓三钱 杏仁五十个，去皮尖 甘草一钱

水煎，温服。不瘥，再服。

痹而短气孰堪医，甘一苓三淡泄之。更有杏仁五十粒，水行气顺不求奇。

橘皮枳实生姜汤

橘皮一两六钱 枳实三钱 生姜八钱

水煎，分温服。

痹而气塞又何施，枳实辛香三钱宜。橘用两六姜减半，气开结散勿迟疑。

薏苡附子散

薏苡仁一两五钱 大附子十枚，炮

共杵为散，服方寸匕，日三服。

痹来缓急属阳微，附子十枚切莫违。更有薏仁一两五，筋资阴养得阳归。

桂枝生姜枳实汤

桂枝 生姜各三钱 枳实五钱

水煎，分温三服。

心悬而痛痞相连，痰饮上弥客气填。姜桂三钱枳实五，祛寒散逆并攻坚。

乌头赤石脂丸

乌头一钱，炮 蜀椒 干姜各一两 附子五钱 赤石脂一两

共为末，蜜丸，如桐子大，先食服一丸，日三服，不知，稍加服。

喻嘉言曰：前后牵连痛楚，气血疆界俱乱，若用气分诸药，转益其痛，势必危殆。仲景用椒、乌一派辛辣，以温散除邪，然恐胸背既乱之气难安，而即于温药队中，取用干姜之守，赤石脂之涩，以填塞厥气所横冲之新队。俾胸之气，自行于胸；背之气，自行于背。各不相犯，其患乃除。此炼石补天之精义也。今人知有温气、补行、行气、散气诸法，亦知有堵塞邪气攻冲之诀，令胸背阴阳二气，并行不悖也哉！

彻背彻胸痛不休，阳光欲熄实堪忧。乌头一钱附子五，赤石椒姜一两求。

丹参饮

丹参一两 白檀香 砂仁各一钱五分

水煎服。

心胃疼痛有妙方，丹参为主义当详。檀砂佐使皆遵法，入药咸知效验彰。

二陈加沉香乌药百合汤

半夏 乌药 茯苓各二钱 炙草七分 陈皮一钱 沉香五分 百合五钱或一两 生姜三片

水煎，温服。修园曰：百合合众瓣而成，有百脉一宗之象，其色白而入肺，肺主气，肺气降，则诸气俱调。此医书所不载，得之海外奇人，屡试屡效。如无真沉香，可用紫苏叶一钱代之。

半夏苓甘唤二陈，行气沉香用五分。百合最多为两五，二钱乌药不须云。

七气散

茯苓三钱 半夏 厚朴各二钱 紫苏叶一钱

加生姜三片，水煎服。香附、川芎等药，均可加入。

一苏二朴夏苓三，七气汤能祛疾烦。因怒再加芎附贝，人人共解不须谭。

荔香散

荔枝核一两二钱，炒 木香七钱，不见火

共研末，米汤，或开水，或酒下二钱。此方治心痛，妇人尤效，服数次可以除根。

荔核为君佐木香，七钱两二数相当。共研细末水调服，每服二钱有定章。

失笑散

五灵脂 蒲黄各等分

研末，每服三钱。热加栀子、高良姜，寒加肉桂。

灵脂为主佐蒲黄，热加栀子共良姜。寒加玉桂均研末，先服三钱再酌量。

二陈薤白瓜蒌汤

即二陈汤加干薤白五钱，瓜蒌皮二钱。

二陈薤白瓜蒌汤，半陈苓草六般尝。痰饮流注痛无定，脉滑咳嗽此最良。

金铃子散金铃子，即苦楝子，名川楝。

元胡索 金铃子各等分

酒调服，二钱。

金铃子散妙如神，须辨诸痛作止频。胡索金铃调酒下，制方原是远温辛。

火痛方

栀子二钱 川楝子去核 黄连 良姜 丹参 泽泻各一钱 香附一钱五分

水煎服。

火痛丹参楝黄连，泽泻良姜各一钱。香附钱半栀子二，脉数口渴热症燃。

桂附理中加当归木通汤

熟附片 肉桂 人参 白术土炒 干姜 甘草炙 当归酒洗 木通

水煎，温服。

术草参姜正理中，更加桂附命名同。痛见脉迟手足冷，添入当归与木通。

归脾汤

白术土炒 北芪炙 茯神各一钱 人参二钱 远志 木香各五分 甘草炙，一

钱 当归酒洗 酸枣仁炒，各二钱 龙眼肉五枚

水煎，温服。薛氏加山栀、丹皮各一钱，名加味归脾汤，治脾虚发热颇效。

归脾汤内术芪神，参志香甘与枣仁。龙眼当归十味外，若加熟地失其真。有云加熟地名黑归脾汤，实失此方真面矣。

平胃散见疟疾

理中加味去甘草汤

人参 白术 干姜 乌梅 川椒 吴茱萸 黄连 肉桂 当归

水煎服。

理中加味去甘草，参术干姜乌梅好。川椒黄连吴茱萸，肉桂当归服宜早。

景岳扫虫煎

青皮 吴萸 茴香各一钱 槟榔 乌药各一钱五分 细榧肉三钱 乌梅二枚 甘草八分 朱砂 雄黄各五分

水煎，入雄黄、朱砂末调服。

扫虫青皮茴槟榔，乌药吴萸梅雄黄。甘草朱砂细榧肉，先啖肉脯再当尝。

草果元胡散

草果 元胡索 五灵脂醋炒 没药炒，各三钱

研末，酒调下三钱。

散用草果元胡索，五灵醋炒炒没药。研末三钱用酒吞，胃脘疼痛是奇着。

灵脂厚朴散

灵脂 良姜 厚朴姜汁炒

各等分，为末，每服一钱，醋汤下即止。

心头疼痛不可当，灵脂厚朴散最良。良姜为末醋汤下，小

小汤剂治法强。

黑枣胡椒散

用大黑枣去核，每个中间入胡椒七粒，仍将枣包好，炭火上煅焦黑存性，研末，每服四分，陈酒下，三四服必愈。加木香、枳壳、红花、当归、五灵脂少许更妙。

九痛丸

一虫、二注、三风、四悸、五食、六饮、七冷、八热、九去来痛是也。而以一方治之者，岂痛虽于九，其因于积冷结气者多耶。

附子三两，炮 生狼牙 巴豆去皮，熬，研如膏 干姜 吴茱萸 人参各一两

上六味，末之，炼蜜丸，如梧桐子大，酒下，强人初服三丸，日三服，弱者二丸。兼治卒中恶，腹胀，口不能言。又治连年积冷流注，心胸痛，并冷冲上气，落马坠车，血疾等症皆主之。

九种心疼治不难，狼萸姜豆附参安。附须三两余皆一，攻补同行仔细看。

◎腹满痛

趺阳脉微弦，趺阳为胃脉，弦为肝脉，乃阴脉见阳位。法当腹满，木盛土虚，应当腹满。不满者必便难，两胠疼痛，脾不虚，木不盛，故腹不满，便难。胠痛者，肝木自郁，而因失其条达之象，本经自病也。此虚寒欲[1]下上也，

① 欲：赵本作“从”。

以温药服之[①]。此非肝之郁热，乃内之虚寒从下而上也，当以温药温之。

病者腹满，按之不痛为虚，腹满按之不痛为脾虚，宜温不宜下。痛者为实，可下之。腹满按之痛为胃实，宜下不宜温。舌黄，为胃实之据。未下者，下之黄自去。

腹满时减，复如故，此为寒，当与温药。

病者痿黄，面色痿黄，脾胃病也。燥[②]而不渴，渴为热，不渴为寒。胸中寒实，寒实者不下利，若下利是虚寒。而利不止者，死。今下利不禁，则脾气衰绝，故死。

寸口脉弦者，弦为肝脉，为寒，为痛。即胁下拘急而痛，肝脉循胁，里寒主收引，故拘急而痛。其人啬啬恶寒也。由寒胜于内，而阳气不行于外故也。

夫中寒家，喜欠，欠者，呵欠也。夫人欲睡喜欠者，阴引阳入也；睡觉喜欠者，阳引阴出也；今中寒喜欠，是阳盛引阴也。其人清涕出，年老之人清涕出者，是阳虚也；遇寒之人清涕出者，是寒盛也。今中寒而清涕出者，是阳气虚寒也。发热，色和者，善嚏。发热，色和，非为中寒也，乃为外感所搏，虽有清涕出，亦因善嚏而出也。

中寒，其人下利，以里虚[③]，欲嚏不能，盖嚏者，雷气之义也。阴盛则伤伏阳，一得气奋发而为嚏也。今欲嚏而不能，是阳欲出而复留阴气盛也。此人腹[④]中寒。

夫瘦人绕脐痛，必有风冷，谷气不行，瘦人体弱，难御外邪。绕脐痛，必有风冷外入，谷气留滞不行，当以温药温之。而反下之，其气必冲。不

---

① 以温药服之：赵本作"当以温药服之"。
② 燥：赵本作"躁"。
③ 以里虚：赵本作"以里虚也"。
④ 腹：赵本作"肚"。

冲者，心下则痞[1]。今医不用温，而反以寒药下之，正乃益虚，邪乃无制犯上，其气上冲，在中则痞结心下。

病腹满，发热腹满里症，发热表证。十日，脉浮而数，日虽久，表症尚在。饮食如故，胃气未伤。厚朴七物汤主之。法宜表里而解。

腹中寒气，雷鸣切痛，寒盛则切痛，气逆则雷鸣。胸胁逆满，呕吐，寒气横行肠胃。附子粳米汤主之。

痛而闭者，腹满痛、便闭为实。厚朴三物汤主之。

按之心下满痛者，此为实也，凡痛而拒按，皆属有形之实邪。当下之，宜大柴胡汤。

腹满不减，此为实。减不足言，若腹满时减，则非实症，不在此例。倘不减者。当下之[2]，宜大承气汤。

心胸中大寒痛，呕寒气盛，上逆则呕。不能饮食，腹中满[3]，寒甚格拒于中，故不能食而作满。上冲皮起，出见有头足，上下痛寒甚坚聚而见于外。而不可触近者，较之拒按尤甚，此虚症而有实象。大建中汤主之。

胁下偏痛，发热，其脉紧弦，此寒也，胁痛、脉紧乃阴寒成聚，虽有发热，亦是阳气被郁所致，故非温不能已其寒，非下不能去其结。以温药下之，宜大黄附子汤。

寒气厥逆，阳气不顺接而厥，阴气冲满而逆。赤丸主之。

按：腹痛一症，《内经》有“痛而闭不通”之旨，后人莫不以“痛则不通，通则不痛”为治痛之秘。不知《举痛篇》此条，专指热留小肠而言。可见腹中包藏脏腑，必宜分其部位施治。但寒热虚实，皆能致病，温清消补，发表攻里，皆莫不可

---

① 心下则痞：赵本作“心下则痞也”。

② 当下之：赵本作“当须下之”。

③ 满：赵本作“寒”。

以止痛也。在《金匮》治法精详，医学真传，部位层次亦甚明白，故录之，为认证捷径。

盖心脉之上，则为胸膈。胸膈痛，乃上焦失职，不能如雾之溉，则胸痹而痛，薤白、蒌仁、贝母、豆蔻之药，可以开胸痹而止痛也。两乳之间，则为膺胸。膺胸痛者，乃肝血内虚，气不充于期门，致冲任之血，不能从膺胸而散则痛，当归、白芍、红花、银花、续断、木香之类，可和气血而止痛也。而中脘作痛，手不可近者，夫手不可近，乃内外不和。外则寒气凝于皮毛，内则垢浊停于中脘，当审其体之虚实而施治。莫若以灯草当痛处燎十余点，则寒结去，而内外通，便不痛矣。或灸中脘十数壮亦可。中脘之下，当阳明胃脉之间，时痛时止者，乃中土虚而胃气不和。倘行血消泄之剂服之过多，便宜温补。但以手重按之，则痛稍止，此中土内虚，虚而且寒之明验也，宜香砂理中汤治之。乳下两旁，胸骨尽处痛者，乃上下阴阳不和，少阳枢转不利也。伤寒病中，每多此痛，当助其枢转，和其气血，上下通调则愈矣，宜小柴胡汤加味治之。若大腹痛者，乃太阴脾土之部。痛在内而缓，坤土虚寒也。痛兼内外而急，脾络不通也。盖脾之大络，名曰大包，从经隧而外出于络脉。今脾络滞而不行，则内外皆痛。《太阳篇》云：伤寒阳脉涩，阴脉弦，法当腹中急痛，先与小建中汤；不差者，与小柴胡汤。此先补益于内，而后枢转于外也。若脐旁左右痛者，乃冲脉病。冲脉当脐左右，若为寒气所凝，其冲脉之血不能上行外达，则当脐左右而痛，当用血分之药，使胞中之血通达肌表。若用气药无裨也，宜当归四逆汤加吴茱萸、生姜治之。若脐下痛者，乃少阴水脏、太阳水腑不得阳热之气以施化，致阴寒凝结而痛。少阴虚寒，当用附子、肉桂以温之；太阳水府虚寒，亦当用附子、桂枝以温之。盖太阳与少阴相为表里，互为中见者也。亦有火逼膀胱，不通而痛者。小腹两旁，谓之少腹。少腹痛者，乃厥阴肝脏之部，又为胞中之血海。盖胞中之水，主于少阴；胞中之血，主于厥阴也。痛者，厥阴肝气不合胞中之血而上行也。肝脏不虚者，当疏通以使之上；肝脏虚者，当补益以助其下。盖厥阴不从标本，从中见少阳之气，使厥阴上合乎少阳，则不痛矣。有两旁季胁痛者，肝气虚也，宜暖肝煎；两胁之上痛者，少阳之气不和也，宜小柴胡汤去参、枣，加牡蛎、青皮之类治之。景岳云：肾虚羸弱之人，多胸胁间隐隐作痛，此肝肾精虚不能化气，气虚不能生血而然。凡人之气血犹源泉也，盛则疏通，少则壅滞，使不知培补气血，但以行滞通经，则愈行愈虚，鲜不殆矣。

又高士宗[①]云：所痛之部，有气血阴阳之不同，若以行气消导为治，漫云通则不痛。夫通则不痛，理也，但通之之法，各有不同。调气以和血，调血以和气，通也；下逆者使之上行，中结者使之旁达，亦通也；虚者助之使通，寒者温之使通，无非通之之法也。若必以下泄为通，则妄矣。

厚朴七物汤

厚朴八钱 甘草 大黄各三钱 大枣十枚 枳实五枚 桂枝二钱 生姜五钱

水煎，温服。呕者，加半夏五钱；下利，去大黄；寒多者，加姜八钱。

满而便闭脉兼浮，三钱甘黄八朴投。二桂五姜十个枣，五枚枳实效优优。

① 高士宗：高世栻，字士宗，浙江钱塘（今浙江省杭州市）人，清代著名医家。著有《黄帝内经素问直解》《医学真传》等。

附子粳米汤

附子一枚，炮 半夏 粳米各五钱 甘草一钱 大枣十枚

水煮，米熟汤成，去滓，分温服。

腹中切痛作雷鸣，胸胁皆膨呕吐成。附子一枚枣十个，五钱粳夏一甘烹。

厚朴三物汤

厚朴八钱，大黄四钱，枳实五枚，水先煎二味，内大黄煎，分温服，以利为度。即《伤寒》小承气汤，此以厚朴为君也。

大柴胡汤见伤寒

大建中汤

蜀椒二钱，炒 干姜四钱 人参二钱

先以三味煎，去渣，内胶饴一两，微火煎，温服之后，可饮粥再服。

痛呕食艰属大寒，腹冲头足触之难。干姜四钱蜀椒二，参二饴一食粥安。

大黄附子汤

大黄三钱 附子三钱 细辛二钱

水煎，分温三服，服后如人行四五里，进一服。

胁下偏疼脉紧弦，若非温下恐迁延。大黄三钱三枚附，二钱细辛可补天。

赤丸

乌头二两，炮 茯苓四两 细辛一两 半夏四两

为末，内真朱为色，炼蜜为丸，如麻子大。先食饮酒下三丸，日再夜一服。不知，稍增，以知为度。

寒而厥逆孰为珍，四两夏苓一两辛。中有乌头二两炮，蜜

丸朱色妙通神。

香砂理中汤见伤寒理中汤，加木香、砂仁。

小柴胡汤见伤寒

小建中汤见伤寒

当归四逆汤见伤寒

暖肝煎

小茴香 沉香研，冲服 干姜 肉桂 乌药 枸杞 茯苓 当归酒洗

水煎，温服。如肝虚胁痛，加入桃仁、防风、细辛、山茱萸。此方可治疝气之虚者。

暖肝乌药杞苓归，小茴沉香姜肉桂。肝肾虚寒胁腹痛，更有疝气服几剂。

◎寒疝附各疝

腹痛，脉弦而紧，弦则卫气不行，即恶寒；紧则不欲食，弦、紧皆阴也。阴入而痹其胃之阳，卫阳与胃阳并衰，内外之寒交盛，故恶寒不欲食也。邪正相搏，即为寒疝。

寒疝绕脐痛，若发则白津[①]出，白津，汗淡而不咸之名。手足厥冷，若病发绕脐少腹急痛，汗出手足厥冷，皆寒疝应有之症。脉沉紧者[②]，沉为在里，紧则为寒，阴寒结聚，急宜辛甘温之品散结救阳。大乌头汤[③]主之。

寒疝腹中痛，及胁痛里急者，当归生姜羊肉汤主之。李彣曰：疝属肝痛，肝藏血，其经布胁肋，腹胁并痛者，血气寒而凝涩也，当归通经活血，

---

① 白津：赵本作“白汗”。

② 脉沉紧者：赵本作“其脉沉弦者”。

③ 大乌头汤：赵本作“大乌头煎”。

生姜温中散寒。里急者，内虚也，用羊肉补之。《内经》云："形不足者，温之以气；精不足者，补之以味。"是也。

寒疝腹中痛，逆冷，手足不仁，此乃寒重，则阳气外痹。身体疼痛[1]，加以身痛，营卫不和。灸刺诸药不能治，抵当能抵当其病者。乌头桂枝汤主之。

其脉数而紧乃弦，状如弓弦，按之不移。脉数弦者，当下其寒；脉紧大而迟者，必心下坚；脉大而紧者，阳中有阴，可下之。紧为寒疝之脉，数、弦、大、紧俱阳中有阴，为寒疝脉之变。当下者，乃下其寒，如大黄附子汤之类。

阴狐疝气者，偏有小大，凡痛连少腹，皆谓之疝。古有七疝，狐居其一。此因睾丸肿大，或偏于左，或偏于右，举动如狐，故名曰狐疝。时时上下，病发则下坠，病止则上收。蜘蛛散主之。或用牡蛎六两，盐泥封，炭三斤煅，火尽取二两。干姜一两焙为末，水调，涂患处，二便利愈。

按：《内经》疝脉多滑，其症少腹急痛，睾丸肿大，俗谓小肠气，似亦有之，大约任病、肝病俱多。《难经》云：任之为病，其内苦[2]结，男子七疝，女子瘕聚。张子和云：七疝者，一寒疝，囊冷结硬如石，阴茎不举，或控睾丸而痛，得之坐卧湿地砖石。小儿坐卧湿地为蚓、蚁吹者，脬囊肿，而非胎病者，可用蝉蜕五钱，煎汤洗数次，服五苓散自愈。二水疝，肾囊肿痛，阴汗出，或囊肿如水晶，或搔痒出黄水，或小腹按之作水声，得之饮水醉酒，因劳汗出遇风，寒湿之象，聚于囊中。三筋疝，阴茎肿胀，或溃而为脓，里急筋缩，或茎中作痛，痛极则痒，或挺纵不收，或出白物如精，随溲而下，得之于房室劳伤，邪术所使。四血疝，

---

① 身体疼痛：赵本作"若身疼痛"。

② 苦：原作"若"，据《难经》改。

状如黄瓜，在小腹两旁，横骨两端约中，俗名便痈，得于春夏大燠，劳役所使，气血流溢，渗入脬囊，结成痈肿，脓少血多。五曰气疝，其状上连肾俞，下及阴囊，多得于号哭忿怒，气郁而胀，号哭怒罢，即气散是也。小儿亦有此，俗云偏气，乃胎病不治。六曰狐疝，其状如仰瓦，卧则入小腹，行立则出小腹，入囊中，如狐昼出穴而尿，夜入穴而不尿。此疝出入往来上下，正与狐同类也，亦多得之忿怒而成。七曰㿗疝，阴囊大如升斗，不痒不痛，得之于地气卑湿，故江淮之间多有之。

惟此症名目虽多，俱不必泥。张景岳认定一"气"字，颇得其秘。其书云：病名疝气，以治疝必先调气，盖寒有寒气，热有热气，湿有湿气，逆有逆气，陷有陷气，俱当兼用气药，统用五苓散方，加入小茴香、金铃子、木香、木通治之。或合二陈汤并用，意在调膀胱之气，使诸气俱调也。若痛甚不可忍者，恐瘀血为脓致溃，必须加金银花、桃仁、红花、乳香、没药；筋缩，重加苡仁，少佐木瓜；麻木者，加川芎、槟榔；考阴囊胀大，麻木坚硬者，名木肾，苦楝子丸均可治之。痒，加刺蒺藜；若气上冲，去白术，加肉桂、吴茱萸、当归；小便如膏，加石菖蒲、萆薢；热极，加黄柏、知母；寒甚，加附子、干姜；数年后如升如斗者，加桃仁、附子、荜拔、沙参、蒺藜；肿久不得消，加入荔枝散末，冲服。按症递加，无不速效。又有肾囊一边肿大，或偏坠而痛不可忍者，古名卵㿗。《入门》[1]云：偏左多瘀血，偏右多湿痰，宜金铃子丸。若暴感寒湿，寒热往来，脉弦反数，舌白滑，或无苔，不渴，当脐痛，或胁下痛，椒桂汤主

① 《入门》：即《医学入门》，明代李梴著。

之。若久患不愈，俱宜苦楝子丸，及三层茴香散治之。若暴痛若死，宜以《千金》《锦囊》[①]二方洗之。徐灵胎云：诸疝惟㿗[②]疝最大而坚，冲起犯心，即能杀人，非硫黄不治，切记之。考㿗，即𤹾[③]。

以上治法，大要以调气疏利为先。症虽因肾虚邪聚，不可以虚骤补。《经》云：邪之所凑，其气必虚。留而不去，其病即实。若不先涤去所蓄之邪，病何由愈？倘或姑息补住，使大、小府开而不通，邪气入腹冲心，危殆必矣。善治者必先以祛邪为急务也。《内经》冲、狐、㿗、厥、瘕、𤹾、癃七疝。

再，疝病不宜骤补，诚非虚语。昔有通政尉，久疝不愈，医以尉老，每发必用人参，故留邪在络，缠绵不已，坚结肛门，坐卧不安，胀痛不可忍，汗如雨下，七日不大便。鞠通曰：疝本寒邪，凡坚结牢固，皆属金象，况今病势甚急，非温下不可。即用天台乌药散加巴豆霜，下三次始通，通后痛渐定，复调以倭硫黄丸见湿症。兼蜘蛛散。病虽渐次化净，而人受累匪轻矣，特附此案，以为喜补者鉴。

大乌头煎

乌头大者五枚，熬，去皮，不必咀

水煎，去滓，内蜜二两煎，令水气尽。强人多服，弱人少服。不差，明日更服，不可一日更服。

沉紧而弦痛绕脐，白津厥逆冷凄凄。乌头五个煮添蜜，顷刻颠危快挈提。

① 《锦囊》：即《冯氏锦囊秘录》。

② 㿗（tuí 颓）：阴病。

③ 𤹾（tuí 颓）：阴病。

当归生姜羊肉汤

当归三两 生姜五两 羊肉一斤

水煮，温服。若寒多者，加生姜；痛而呕者，加橘皮二两，白术一两。

腹痛胁疼急不堪，羊斤姜五并归三。于今豆蔻香妙法，可笑依盲授指南。

乌头桂枝汤

乌头五枚

以蜜二两煎，去滓，以桂枝汤溶化。初服半剂，不知，再服。若知者，如醉状，得吐者，为中病。

腹痛身疼肢不仁，药攻刺灸治非真。桂枝汤照原方煮，蜜煎乌头合用神。

蜘蛛散

蜘蛛十四枚，熬煎 桂枝五钱

为散，和饮服，日再服，蜜丸亦可。

阴狐疝气久难医，大小攸偏上下时。熬杵蜘蛛十四个，桂枝半两恰相宜。

五苓散见伤寒

二陈汤见痉疾

荔枝散

用大荔枝核十二三个，煅灰存性，以火酒调如糊，吃下即消。若消，连吃三四服。

金铃子丸

用川楝子肉五两，作五份，一用斑蝥十个同炒，去蝥；二用茴香三钱，盐五分同炒，去盐留茴香；三用黑丑三钱同炒，去黑丑；四用破故纸三钱同炒，去故纸；五用萝卜子一钱同炒，去萝卜子。上为末，酒糊丸梧子大，温酒下三五十丸。

椒桂汤

川椒六钱，炒黑 桂枝六钱 良姜三钱 柴胡六钱 小茴四钱 广皮三钱 吴茱萸四钱，泡淡 青皮三钱

急流水煎，温分三次服，覆被令微汗佳。不汗再服二次，接饮生姜汤促之。得汗次早服三次，不覆被再令汗。

椒桂姜柴青广萸，小茴堪疗痛当脐。胁痛寒热脉弦数，舌白无苔不渴兮。

苦楝子丸

川楝子 茴香各二两 附子一两

三味用酒二升同煮，酒干为度，焙干为末，每药末一两，入元胡索、三钱，一作五钱。全蝎、十八个，炒。丁香，十八粒。共为末，酒炼丸如桐子大，温酒下五十丸，空心服。如痛甚，煎当归，酒下。

酒煮茴香楝附先，数当五两共同研。丁香十八兼全蝎，胡索三钱酒炼圆。

三层茴香丸

大茴香五钱，同盐五钱炒，和盐秤一两 川楝子净肉 沙参 木香各一两

共为末，炼蜜丸，如桐子大，每服三钱，空心温酒下，或盐汤下。才服尽，接第二料，照前方加荜拔一两，槟榔五钱，共五两半，依前丸服法。若未愈，再服第三料，照前两方加茯苓四两，附子炮一两，共前八味，重十两，丸服如前，但每服三钱。虽三十年之久，大如栲栳，皆可消散，神效。

初层茴楝木沙参，荜拔槟榔第二层。茯苓附子三层尽，照前酒服在空心。

《千金翼》[1]洗阴肿核痛方

雄黄末 矾石研，各一两 甘草一尺

水一斗，煮二升洗之，如神。

雄黄白矾两和匀，煎同甘草洗如神。以治肿阴成核痛，《千金翼》法说来真。

《锦囊》秘方

川椒 麦冬炒焦 地肤子

连须葱白头十一根，不洗，去土用。煎汤，淋洗囊上良久，次日再洗，以消为度，极效。

地肤川椒及麦冬，不洗连须十一葱。阴肿核成兼作痛，照方煎洗有奇功。

天台乌药散

乌药五钱 木香五钱 小茴香五钱 良姜五钱，炒 青皮五钱 川楝子十枚 巴豆七十二粒 槟榔五钱

先以巴豆微打破，加麸数合，炒川楝子，以巴豆黑透为度，去巴豆、麸子不用，但以前药为极细末，黄酒和服一钱，不能饮者，姜汤代之，重者日再服，痛不可忍者日三服。或巴豆另研，照积聚法，分三次后加入，此见症酌量也。

天台乌药楝槟姜，巴豆青皮茴木香。少腹脐旁寒疝聚，掣腰掣胁痛难当。

① 《千金翼》：即《千金翼方》，唐代孙思邈撰。

◎宿食

问曰：人夜有宿食[①]，宿食，即伤食也。食入隔宿不化，腹满而痛。何以别之？师曰：寸口脉浮而大，按之反涩，按之且大，且涩，且有力也。尺中亦微而涩，故知有宿食，关上、尺中亦然，大、涩、有力为实，而不利故知有宿食也。大承气汤主之。

脉数而滑者，实也，此有宿食，下之愈，宜大承气汤。腹满痛，脉兼数滑，为实，当下。

下利，是初下利。不欲饮[②]者，此有宿食[③]，伤食则恶食，因有宿食故。当下之，宜大承气汤。

宿食在上脘，当吐之，宜瓜蒂散。胃有三脘，宿食在上脘者，膈间痛而吐，可吐不可下也；在中脘者，心中痛而吐，或痛，不吐，可吐可下也；在下脘者，脐上痛而不吐，不可吐，可下也。

脉紧如转索无常者，宿食[④]也。转索无常，紧脉之状也。若浮紧，伤寒；沉紧，冷痛，合犯胃脘，谷气不行，故曰有宿食也。

脉紧，头痛，风寒，腹中有宿食不化也。脉紧，头痛，是外伤风寒病也；脉紧，腹中痛，是内伤宿食病也。

按：宿食者，食停于胃脘，隔宿不消化也。症见吞酸嗳腐，甚则发热，胸满不食，当分轻重治之，轻则内消，重则除下。若因积食所伤，脾胃转运不及，宜以平胃散，加山楂、麦芽、神曲、莱菔子治之。若脾胃素虚者，宜香砂理中汤加味。

---

① 人夜有宿食：赵本作“人病有宿食”。

② 不欲饮：赵本作“不欲食”。

③ 此有宿食：赵本作“有宿食也”。

④ 宿食：赵本作“有宿食”。

若初食，尚在上膈，当以手探吐之，亦可用吐剂。《经》所谓“在上者，因而越之”也。若伤之既久，胸满拒按，以玄明粉一味，化水服之，甚则于三承气汤择用。由大便而下，取咸能软坚之意也。李东垣云：吐下之药，指瓜蒂、承气。不可过剂，过其剂反伤脾胃。故《五常政大论》云：大毒治病，十去其六；小毒治病，十去其七。凡毒治病，不可过之。此圣人之深戒也。若有夹饮伤寒，头痛发热，当照外感例治之。误服消导等剂，必引邪陷入，为害不浅，观喻嘉言论袁仲卿儿症可知。

再《千金》云：凡治积食，视食何物所伤，仍以此物烧灰煎服，无不立愈。此亦解铃须用系铃法也。

大承气汤见伤寒

瓜蒂散

瓜蒂一分，熬黄 赤小豆三分，煮

二味杵为散，以香豉七钱取汁，和散一钱匕温服之，不吐者少加之，以快吐为度而止。

胸中痞硬寸微浮，气上冲兮热汗流。小豆匀平瓜蒂散，稀糜承载出咽喉。

平胃散见疟疾

香砂理中汤见腹满痛

◎《拾慧集》卷三终

《拾慧集》卷四 长沙杂病原文

岭南后学　何德藻芙卿辑增

◎五脏风寒

肺中风者，口燥而喘，肺者，皮毛之合，风邪伤肺，气壅则津结不行，故口燥、气逆、喘咳。身运而重，头运身重也。冒而肿胀。因冒风得风水之症。

肺中寒，寒气闭于肺窍，胸中之阳不宣，故津液聚而不行。吐浊涕。吐浊涎如涕。

肺死脏，浮之虚，按之弱如葱叶，下无根者，死。此言肺脏之死脉。

肝中风者，头目瞤，风性动摇。两胁痛，胁乃肝部，故痛。行常伛，风伤筋，故行常伛偻也。令人嗜甘。肝苦急，欲甘缓之。

肝中寒者，两臂不举，乃筋拘急。舌本燥，肝气上逆。善[1]太息，气滞不舒。胸中痛，不得转侧，食则吐而汗出也。土受木克之故。

肝死脏，浮之弱，按之如索不来，如索弦紧之象，不来去则不能复返也。或曲如蛇行者，死。曲如蛇行，乃弦脉之变，主死。

肝着，其人常欲蹈其胸上，肝气着而不行，胸痞塞而不快，其人故常欲

---

① 善：赵本作“喜”。

按摩其胸，以疏通其气。未先[①]苦时，但欲饮热，痞塞未苦时思热饮，以散其寒。旋覆花汤主之。

心中风者，翕翕发热，不能起，心中饥，食即呕吐。食入即吐是有火也，火盛则易饥。

心中寒者，寒为阴邪，外束则火内郁。其人苦病心如噉[②]蒜状，心如噉蒜，辛辣刺心之状。剧者心痛彻背，背痛彻心，譬如虫[③]注。剧者心背相应而痛，如虫之往来交注。其脉浮者，脉浮，寒邪有上越之象。自吐乃愈。令其自吐而愈也。

心伤者，其人劳倦，即头面赤而下重，劳则伤心，心虚阳浮于上，故面赤下重而两足无力也。心中痛而自烦，发热，心虚则烦。当脐跳，累及于肾。其脉弦，此为心脏伤所致也。

心死脏，浮之实如麻豆，《难经》云：心脉浮大而散，若浮之实如麻豆。按之益躁疾者，死。按之躁疾乱动，阴气已绝，故死。

邪哭使魂魄不安者，血气少也。心伤则神自不守，无故而哭，由之心无血养。血气少者，属于心，心气虚者，其人则畏，心气不足，其人善惊怯。合目欲眠，梦远行而精神离散，魂魄妄行。心失所养，精气神均无所依赖。阴气衰者为癫，阳气衰者为狂。心之血，阴也，阴过衰则阳盛，阳盛则能病狂；心之气，阳也，阳过衰则阴盛，阴盛则能病癫。原本与经文不合，癫狂二字想颠倒之误。

脾中风[④]，翕翕发热，形如醉人，腹中烦重，皮目瞤瞤而短气。腹中不快而烦，身重气短，一切皆属脾病也。

---

① 未先：赵本作“先未”。
② 噉（dàn 但）：吃。
③ 虫：赵本作“蛊”。
④ 脾中风：赵本作“脾中风者”。

脾死脏，浮之大坚，浮大且坚，胃气已绝。按之如覆杯洁洁，状如摇者，死。按如覆杯之空。洁洁者，洁净无有之象。虽有力，如动摇者死。

趺阳脉浮而涩，浮则胃气强，胃脉涩而不浮，脾阴虚也，则胃气不强，不堪下矣；浮而兼涩，胃阳实也，则为胃气强，脾阴亦虚也。涩则小便数，脾阴虚，不能为胃上输精气，水独下行，故小便数也。浮涩相搏，大便则坚，其脾为约，麻仁丸①主之。胃气强，约束其脾，不化津液，故大便难也。以此汤养液润燥，清热通幽，不敢恣行承气者，盖因脉涩，终是虚邪也。

肾着之病，其人身体重，腰中冷，如坐水中，肾着者，肾为寒湿所伤，着而不行，故体重腰冷如水。形如水状，反不渴，小便自利，形如水肿之状，反不渴而小便自利，非水也，乃湿也。饮食如故，病属下焦，饮食如常不减，因属下焦，病非中焦脾病。身劳汗出，衣里冷湿，久久得之，腰以下冷痛，腹重如带五千钱，腰下冷痛，寒胜也。腹重则湿胜也。甘姜苓术汤主之。补土制水，散寒渗湿。

肾死脏，浮之坚，与《内经》"辟辟如弹石曰肾死"同意。按之乱如转丸，益下入尺中者，死。此阴阳离决之状，故死。

问曰：三焦竭部，竭部者，谓三焦因虚竭而不各归其部，不相为用也。上焦竭善噫，何谓也？上焦②受中焦气未和，不能消谷，故能噫耳。上焦受气于中焦，下焦生气于中焦，互相为用，则为和也。若中焦虚竭，不能消化水谷，谷气不受，则上焦不相为用而失和也。失和则谷气郁而不宣，故善噫也。下焦竭，即遗溺失便，其气不和，不能自禁制，不须治，久则愈。下焦虚竭，不能供升生之气于中焦，则失和也，失和则肾气独沉，自不能禁，故前遗溺，而后失便。此虽下焦病，可不须治，应益补中焦，久则脾胃健自愈也。

师曰：热在上焦者，因咳为肺痿；热在中焦者，则为坚；脾

① 麻仁丸：赵本作"麻子仁丸"。

② 上焦：赵本此前有"师曰"二字。

胃有热，必腹满坚硬。热在下焦者，则尿血，亦令淋秘不通。皆由膀胱有热。大肠有寒者，多鹜[1]溏；即便溏泻也。有热者，便肠垢。即利脓血也。小肠有寒者，其人下重便血。即阴结便血也。有热者，必痔。流于大肠，蓄于肛门也。

按：外邪深入，则内受之，治不如法，五脏损，三焦竭，而死脉见，虽元华复起，莫可挽回矣。各部俱无立方，似可于《伤寒论》，推而广之。惟肝着，为独异之症，非中风家正病；脾约，为脾不化液，应宜润燥，非承气等可推荡；肾着，由冷湿不在肾之中脏，而在肾之外腑，宜辛温甘淡，不可泥于治肾。灸关元穴亦可。故独出三方，见圣贤之用心，如斯其慎。

旋覆花汤

旋覆花三钱，即金沸草 葱十四茎 新绛少许

水煎服。

肝着之人欲蹈胸，热汤一饮便轻松。覆花三钱葱十四，新绛通行少许从。

麻仁丸见伤寒

甘姜苓术汤

甘草 白术各二钱 干姜 茯苓各四钱

水煎，三服，腰即温。又名肾着汤。

腰疼如带五千钱，肾着汤方岂偶然。甘草茯苓姜与术，长沙老儿谱新编。

---

① 鹜（wù 勿）溏：指大便水粪相杂，色青黑如同鸭粪。

◎积聚

问曰：病有积、有聚、有槃气，何谓也？师曰：积者，脏病也，终不移；聚者，腑病也，发作有时，展转痛移，为可治；槃气者，食气也。胁下痛，食积本阴，敦阜之气抑遏肝气，故胁痛。按之则愈，按之食化气行，痛暂止。复发为槃气。若饮食不节，又发为槃气。

诸积大法，脉来细而附骨者，乃积也。大法当以诊候，脉来沉伏附骨而细，乃诸积之诊也。寸口，积在胸中；微出寸口，积在喉中；关上，积在脐旁；上关上，积在心下；似[①]下关，积在少腹；尺中，积在气冲。脉出左，积在左；脉出右，积在右；脉两出，谓沉细不起之脉，左右俱见。积在中央。各以其部处之。各以其部位之处诊积之所在。

按：积聚病属有形，似多由痰、食、血凝结而成。《灵枢》云：肠胃络伤，则血溢肠外，肠外有寒汁沫，与血相搏，则并合凝积不散，因而成积。又云：肠胃之间，寒温不次，邪气稍至，蓄积留止，大聚乃起。《难经》谓：积者，阴气也。其始发有常处，其痛不离其部，上下有所终始，左右有所穷处。聚者，阳气也。其始发无根，本上下无所留止，其痛无常处。治法当分别病之新久，以察其虚实。若新病体气健，则易治；久病体气弱，则难医。故《经》言：大积大聚，消其大半而止，药过剂则死。李东垣曰：治积当察其所痛，以知其病，有余不足，可补可泻，无逆天时。详脏腑之高下，如高者越之，结者散之，客者除之，坚者削之，强者夺之，咸者软之，

① 似：赵本作“微”。

苦以泻之，全真气药补之，随所利而行之，节饮食，慎起居，和其中外，可使必已。若新病果能用疏散者，即用五积散；新病果能消导攻下者，即用备急丸。倘攻药过剂，大下积血，气弱自汗，宜进参附汤，以固元气。或当归补血汤加附子亦可。

余治此病，一切用攻补兼施，以加味八珍丸，早晚空心姜汤二三钱，多效。但方中攻补各药，审其虚实，酌量加减可也。若久病或体虚者，先以八珍汤，服十数剂，再加味为丸服。但积名有五，药亦各有减添，俱宜详记。肝在左胁，其脉弦长而细，如覆杯，或如鳖，或呕逆，或痛在两胁，牵引小腹，足寒转筋，久则如疟，名肥气，宜加柴胡、鳖甲、莪术、青皮。心在脐上，其脉数而实，大如臂，上至心下，腹热，咽干，心烦，甚则吐血，名伏梁，宜去术，加肉桂、黄连、石菖蒲、莪术。脾在胃脘，其脉大而虚，腹大如杯盘，痞塞不通，背痛心疼，饥减饱见，腹满吐泄，足肿肉消，久则四肢不收，名痞气，照原方不增减。肺在右胁，其脉数而浮，大如杯，气逆背痛，或少气喜忘，目瞑肤寒，皮中时痛，如风缘针刺，久则咳喘，名息賁，宜加蔻仁、半夏、桑白、杏仁、郁金。肾在脐下小腹，其脉沉而急，上冲心而痛，久不愈，令人喘逆，骨痿少气，名奔豚，已另立一门，照前法施治。又有因酒而成积者，加葛花；因水而成积者，加桑白皮、赤小豆；因血而成积者，加红花、桃仁。热加凉药，寒加热药，随所利而行，全在指下分明，细审虚实，不可太过，不可不及，乃为中病。

再癥、瘕、痃①、癖②，皆腹中病也。即积聚别名。癥者，征

---

① 痃（xuán 玄）：腹中痞块。

② 癖（pǐ 匹）：指潜匿在两胁间的积块。

也，言有物而可征也；瘕者，假也，言假物而成形也；痃者，弦也，言如指臂弓弦之象也；癖者，僻也，言偏僻在两胁之间也。四者名虽异而实同。如痞块即名癥块之类。《千金》云：治法同积聚。可想其义矣。《正传》[①]以癥瘕独见脐下，为下焦病，谓常得于妇人。余见男子亦有之。吴鞠通经治一人，年逾五十，脐左有块，坚大如盘，隐隐微痛，大便闭结，先延外科治之，以承气下三四次不通，按之坚冷如石，面色青黄，脉短涩而迟，先尚能食，屡下之后，糜粥不进，计不大便已四十九日矣。吴曰：此癥也，金气之所结也。以肝木抑郁，又感秋金燥气，小邪中里，久而结成，愈久愈坚，非下不可。然寒下非其治也。以天台乌药散二钱，加巴豆霜一分，姜汤和服，设三伏以待之。如不通，第二次加巴豆霜半分；再不通，第三次加巴豆霜二分。服至三次后，始下黑亮球四十九枚，坚莫能破，继以苦温甘辛之法调理，渐次能食。又十五日不大便，仍如前法，又下黑亮球十五枚，外以香油熬川椒熨其坚处，内服苦温芳香透络，月余化尽。于此证方知燥金之气，亦能伤人如此，而温下、寒下，法不容紊也，故并志之。又有化癥回生丹，治一切积块属于血分者，无论男、妇，用之甚效，但体弱者慎用。方载燥门。

五积散见历节风

备急丸

干姜 大黄各二两 巴豆一两，去皮，研如脂

和蜜丸，如豆大，密藏勿泄气。谅之体虚实，酌服三五丸。

---

① 《正传》：即《医学正传》，明代虞抟著。

姜豆大黄备急丸，专攻闭痛及停寒。兼疗中恶人昏倒，阴结垂危得此安。

参附汤见中风

当归补血汤

黄芪一两 当归二钱五分

水煎服。

血虚身热有奇方，古有当归补血汤。五倍黄芪归一分，真阴濡布主之阳。

加味八珍丸

人参 白术炒 茯苓 甘草炙 川芎 当归酒洗 白芍 熟地 萹蓄 瞿麦穗 厚朴 大麦芽 沉香 木香 广皮 香附制 大黄纸包，饭上蒸熟，切片

蜜丸，如绿豆大，日服二三钱，久则自愈。但药之轻重，谅病之新久，人之虚实酌用。又五积各有加减，均要细审加入。

攻剂加入在八珍，三香萹麦朴瞿陈。大黄荡涤邪随下，以医积聚妙如神。

八珍汤见中风

天台乌药散见疝症

化　回生丹见燥症

◎痰饮咳嗽

问曰：夫饮有四，何谓也？师曰：有痰饮，有悬饮，有溢饮，有支饮。四饮不外乎留饮之理，留饮留而不行，伏饮伏而不出，但因其流水之处，特分之为四耳。

问曰：四饮何以为异？师曰：其人素盛今瘦，水走肠间，素

盛今瘦，知其津液尽化痰饮，故不复外充形体，而反下走肠间也。沥沥有声，谓之痰饮；痰饮者，水饮走肠间不泻，水精留膈间不输，得阳煎熬成痰，得阴凝聚为饮。凡所在处有声，故在上则喉中有漉漉之声，在下则肠间有沥沥之声，即今之遇寒则发，过暖则止，久咳痰喘病也。饮后水流在胁下，咳唾引痛，谓之悬饮；悬饮者，饮后水留在胁下，不上不下，悬结不散，咳唾引痛，即今之胁下有水气停饮，胁痛病也。饮水流行，归于四肢，当汗出而不汗出，身体疼重，谓之溢饮；溢饮者，饮后水流行归于四肢，当汗出而不汗出，壅塞经表，身体疼重，即今之风水，水肿病也。咳逆倚息，不得卧[①]，其形如肿，谓之支饮。支饮者，饮后水停于胸，咳逆碍息，短气不得卧，其形如水状，即今之停饮，喘满不得卧之症也。

水在心，心下坚筑，短气，恶水不欲饮。

水在肺，吐涎沫，欲饮水。

水在脾，少气，身重。

水在肝，胁下支满，嚏而痛。

水在肾，心下悸。水盛凌心，脐下跳甚而为悸，此指五脏水之所在。

夫心下有留饮，其人背寒，冷如掌[②]大。若饮留心下而不去，则阻心阳，必背寒。

留饮者，胁下痛引缺盆，咳嗽则转甚。饮留胁下则碍肝气，必胁下痛引缺盆，咳嗽转甚。

胸中有留饮，其人短气而渴，四肢历节痛。饮留胸中，则肺气必壅而喘；留于身体，经络不通，四肢病历节也。脉沉者，有留饮。

膈上有病痰[③]，满喘咳吐，发内饮外邪，忽然吐发于外。则寒热，

① 不得卧：此前赵本有“短气”二字。

② 掌：赵本作“手”。

③ 膈上有病痰：赵本作“膈上病痰”。

背痛腰疼，目泣自出，咳甚则肺叶举，而目泣出。其人振振身瞤剧，喘甚则息摇肩而振振，身瞤如此剧者。必有伏饮。必饮留膈上，伏而不出，发作有时故也。

夫病人饮水多，饮水多，小便不利，为留饮病。必暴喘满。若水停上焦胸中，则肺气壅，不得降，故暴喘满。凡食少饮多，水停心下，甚者则悸，甚则水凌心，故病动不安。微者短气。饮虽微，亦碍肺，呼吸短气。

脉双弦者，寒也，皆大下后喜[①]虚。由下后伤中而至虚寒。脉偏弦者，饮也。

肺饮不弦，但苦喘，短气。

支饮亦喘而不能卧，加短气，其脉平也。支饮亦肺病，故俱见肺之本症、本脉也。

病痰饮者，当以温药和之。稠浊为痰，阳之盛也；稀清为饮，阴之盛也。有痰无饮，当以凉药治之；有饮无痰，当以热药温之；若痰而兼饮者，此不可纯凉，又不可纯热，故当以温药和之可也。

心下有痰饮，胸胁支满，乃痰饮停滞于中也。目眩，阳气阻遏不能上升也。苓桂术甘汤主之。主以补土制水之剂。

夫短气，有微饮，当从小便去之，苓桂术甘汤主之。肾气丸亦主之。若呼之气短，是心肺之阳有碍，用肾气丸以通其阳[②]，阳气通则小便之关开矣。

病者脉伏，脉伏为邪深。其人欲自利，利反快，留饮之人，欲自下利，利后通快，此所留之饮欲自去而愈。虽利，心下续坚满，此为留饮欲去故也，甘遂半夏汤主之。若虽利，反不快，心下续有坚满，乃所留之饮盘结，欲去不能尽去也，宜攻之以甘遂半夏汤。方中反佐甘草以激之，意在所向无前，即

---

① 喜：赵本作“善”。

② 阳：原作“阴”，据文义改。下同。

潜伏难攻水结，未有不破者。因自利，故又佐芍药以约束之，防胜后穷追不止也。

脉浮而细滑，伤饮。脉浮，其水在肺。

脉弦数，有寒饮，冬夏难治。脉弦甚，有寒饮之咳，冬夏难治，以夏阴极于内，冬阴极于外故也。

脉沉而弦者，悬饮内痛。

病悬饮者，十枣汤主之。悬饮结积在内，脉见沉弦，故以苦泄之，直达水饮窠囊之处。但恐峻利泄人真元，故加枣，补土亦可制水。

病溢饮者，当发其汗，大青龙汤主之，小青龙汤亦主之。水气流行，归于四肢，当汗出而不汗出，身体重痛，谓之溢饮。夫四肢阳也，在阴者宜利，在阳者宜汗。

膈间支饮，其人喘满，心下痞坚，支饮则喘满不得息，水在胸肺也，更兼心下痞坚，则水盘结连引膈间，故曰膈间支饮也。面色黧黑，面黑者，饮属北方水色也。其脉沉紧，沉为饮，紧为寒，水邪深结之脉。得之数十日，医吐下之不愈，吐下俱行，不愈，则阴阳之气俱虚。木防己汤主之。故以此开三焦水结，通上中下之气。方中用人参，以吐下后伤正也。虚者即愈，受补故即愈。实者三日复发，复与不愈者，宜木防己汤①去石膏加茯苓芒硝汤主之。实者，饮邪固结不解，故复发不愈，乃寒气凝聚未解，故去石膏，恐寒胃也，加茯苓以渗饮，芒硝咸以软坚。

心下有支饮，心下，膈下也。其人苦冒眩，泽泻汤主之。水饮之邪上乘清阳之位，则为冒眩。冒者，昏冒也，神不清，如有物冒蔽之也；眩者，目眩，转而乍见眩黑也。泽泻泄水气，白术补土气以胜水也。

支饮胸满者，厚朴大黄汤主之。胸满，疑作腹满。支饮多胸满，此何以独用下法？厚朴、大黄与小承气同设，非腹中痛而闭者，未可以此轻试也。

---

① 汤：赵本无此字。

支饮不得息，葶苈大枣泻肺汤主之。不得息，肺满而气闭也。葶苈入肺，通闭泄满；用大枣者，不使伤正也。

呕家本渴，渴者为欲解，呕吐胃必干燥，因伤津液而渴，当少少与饮之，和胃生津，为欲解也。今反不渴，心下有支饮故也，小半夏汤主之。呕而不渴，当散邪涤饮，则呕自止。

腹满，水聚于胃。口舌干燥，肠间[①]有水气，肠间有水气则湿渍中焦，津液不为灌溉，故口舌干燥。己椒苈黄丸主之。前后分攻，水结开豁，则腹满可除；水化津生，则口燥可滋矣。

卒呕吐，心下痞，膈间有水，眩悸者，眩者，是水阻阳气不升；悸者，是水凌心不安。小半夏加茯苓汤主之。非半夏所独治，必加茯苓以开水结，而阻可通也。

假令瘦人，脐下有悸，悸，跳动也。不在心下，而在脐下。吐涎沫水逆于中。而癫眩，水犯于上。此水也，五苓散主之。

咳家，其脉弦，为有水，咳见脉弦，既非外感，又非内伤，故知有水饮在中为患。十枣汤主之。攻之以防其逆。

夫有支饮家，水在膈之上下。咳烦胸中痛[②]，水乘肺则咳，水乘心则烦，水结胸则痛。若[③]不卒死，至一百日或一岁，宜十枣汤。若至一百日、一年不死，阳气未散，神魄未离可知。惟急去其邪，则可安其正，所以不嫌于峻攻也。

久咳数岁，年年举发，久咳不愈。其脉弱者，可治；久病气虚，其脉亦弱，症与脉合，故可治。实大数者，死；脉反实大而数，其邪犹盛，以犹盛之邪临已虚之气，其能久持乎？其脉虚者，必苦冒。脉虚，正不御邪，亦足以上蔽清

---

① 肠间：此前赵本有“此”字。
② 痛：此后赵本有“者”字。
③ 若：赵本无此字。

阳之气，故人必苦冒。其人本有支饮在胸中故也，治属饮家。此不必治咳，宜于痰饮家求治。

咳逆倚息不得卧，小青龙汤主之。咳逆，古咳嗽名也；倚息，今呼吸促也。咳嗽，呼吸气促不得卧，久病多属痰饮，新病每兼形寒，故汗之以散内饮外寒。

青龙汤下已，多唾口燥，小青龙辛温发散，若误施于不足之人，辛热则伤阴，故多唾口燥。寸脉沉，尺脉微，手足厥逆，伤阳则手足厥逆。气从小腹上冲胸咽，手足痹，其面翕热如醉状，面热如醉，阳外浮也。因复下流阴股，小便难，便难、气上冲，阴内竭也。时复冒者，虚之甚也。与茯苓桂枝五味甘草汤，治其气冲。先以此通阳和阴，俟上冲气平，再议他法。

冲气即低，而反更咳、胸满者，冲气下反更咳，胸满，寒饮贮于胸中也。用桂苓五味甘草汤去桂加干姜、细辛，以治其咳满。去桂，嫌其偏于走表；加辛温者，独胜胸中之寒饮也。

咳满即止，而更复渴，冲气复发者，以细辛、干姜为热药也。以辛、姜热药所动，故病复。服之当遂渴，而渴反止者，服之时遂渴，而未治其渴，而渴反自止者。为支饮也。其人定素有支饮。支饮者，法当冒，冒者必呕，因饮逆胸中作呕而冒，非阳虚，为饮所阻，不升之冒也。呕者，复内半夏以去其水。

水去呕止，其人形肿者，加杏仁主之。以降呕、咳上逆之余邪。其证应内麻黄，若其证不因呕咳面肿，为风邪所袭，因加麻黄。以其人遂痹，血虚手足痹。故不内之。若逆而内之者，必厥，必手足厥。所以然者，以其人血虚，麻黄发其阳故也。

若面热如醉，此为胃热上冲熏其面，加大黄以利之。即于前方加入，以利胃热。

先渴后呕，为水停心下，此属饮家，小半夏茯苓汤主之。因渴饮水，水多不下而反上逆也，故此属饮家，应用半夏止呕降逆，加茯苓以去其水。

高士宗曰：语云诸病易治，咳嗽难医。夫所以难医者，缘咳嗽根由甚多，不止于肺。今世遇有咳嗽，即曰肺病，随用发散消痰，清凉润肺之药，药日投而咳日甚。有病之经脉，未蒙其治；无病之经脉，徒受其殃。至一月不愈，则弱证将成；二月不愈，则弱证已成；延至百日，身命虽未告殂，而此人已归不治之证矣。余因推本而约言之。《素问·咳论》云：五脏六腑皆令人咳，非独肺也。是以咳病初起，有起于肾者，有起于肝者，有起于脾者，有起于心包者，有起于胃者，有起于中、上二焦者，有起于肺者，治当察其原。察原之法，在乎审证。若喉痒而咳，是火热之气上冲也。火欲发而烟先起，烟起冲喉，故痒而咳。又有伤风初起，喉中一点作痒，咽热饮则少苏。此寒凝上焦，咽喉不利而咳也，或寒或热，治当和其上焦。其有胸中作痒，痒则为咳，此中焦津血内虚，或寒或热而为咳，法当和其中焦。此喉痒之咳，而属于上、中二焦也。若气上冲而咳，是肝肾虚也。夫心肺居上，肝肾居下，肾为水脏，合膀胱水府，随太阳之气，出皮毛以合肺。肺者，天也，水天一气，运行不息。今肾脏内虚，不能合水府而行皮毛，则肾气从中土以上冲，上冲则咳。此上冲之咳，而属于肾也。又肝藏血，而冲任血海之血，肝所主也。其血则内充肤腠，淡渗皮毛，卧则内归于肝。今肝脏内虚，不合冲任之血，出于肤腠，则肝气从心包以上冲，上冲则咳。此上冲之咳，而属于肝也。又有先吐血，后咳嗽者，吐血则足厥阴肝脏内伤，而手厥阴心包亦虚，致心包之火上克肺金。心包主血脉，血脉虚，夜则发热，日则咳嗽，甚则日夜皆热皆咳。此虚劳咳嗽，先伤其血，后伤其气，阴阳并竭，血气皆亏，服滋阴之药则相宜，服温补之药则不宜。如是之咳，百无一生，此咳之属于心包也。

又手太阴属肺金，天也；足太阴属脾土，地也。在运气则土生金，在脏腑则地天交。今脾土内虚，土不胜水，致痰涎上涌，先脾病，而地气不升，因而肺病，为天气不降，咳必兼喘，此咳之属于脾与肺也。又胃为水谷之海，气属阳明，足阳明主胃，手阳明主大肠，阳明之上，燥气治之，其气下行。今阳明之气不从下行，或过于燥而炎，或失其燥而停饮，咳出黄痰，胃燥热也；痰饮内积，胃虚寒也。此为肠胃之咳，咳虽不愈，不即殒躯，治宜消痰散饮。此咳之属于胃也。夫痰聚于胃，必从咳出。故《咳论》云：聚胃关肺。使不知咳嗽之原，而但以清肺消痰，疏风利气为治，适害己也。

外有伤风，咳嗽初起便服清散药，不能取效者，此为虚伤风也，最忌寒凉发散，投剂得宜，可以渐愈。又有冬时肾气不足，水不生木，致肝气内虚，洞涕不收，鼻窍不利，亦为虚伤风，亦忌发散，投剂得宜，至春天和冻解，洞涕始收，鼻窍始利。咳嗽大略，其义如是，得其意而引申之，其庶几乎。

又云：咳嗽俗名曰呛，连嗽不已，谓之顿呛。顿呛者，一气连呛二三十声，少则十数声。呛则头倾胸曲，甚则手足拘挛，痰从口出，涕泣相随，从膺胸而下，应于少腹。大人患此，如同哮喘；小儿患此，谓之时行顿呛，不服药，至一个月亦愈。所以然者，周身八万四千毛窍，太阳膀胱之气应之，以合于肺。毛窍之内，即有络脉之血，胞中血海之血应之，以合于肝。若毛窍受寒，致胞血凝，其涩血不能淡渗于皮毛络脉之间，气不煦而血不濡，则患顿呛。至一月则胞中之血一周环复，故一月可愈。若一月不愈，必至两月，不与之药，亦不丧身。若人过爱其子，频频服药，医者但治其气，不治其血；但理其肺，不理其肝，顿呛未已，又增他痛。或寒凉过多，而呕吐不食；或攻下过多，而腹满泻泄；或表散过多，而浮肿喘急，不应死而死者，不可胜计矣。

按：《经》云，五脏六腑皆令人咳，非独肺也。又云：皮毛者，肺之合也。皮毛先受邪气，邪气以从其合也。其寒饮食入胃，从肺脉上至于肺，则肺寒。肺寒内外合邪，因而客之，则为肺咳。五脏各以其时受病，非其时各传以与之。乘秋则肺先受邪，乘春则肝先受之，乘夏则心先受之，乘至阴则脾先受之，乘冬则肾先受之。肺咳之状，咳而喘息有声，甚则唾血；宜麻黄汤。心咳之状，咳则心痛，喉中吩吩如梗状，甚则咽肿喉痹；宜桔梗汤。肝咳之状，咳则两胁下痛，甚则不可以转，转则两胠下满；宜小柴胡汤。脾咳之状，咳则右胠下痛，隐隐引肩背，甚则不可以动，动则咳剧；宜升麻汤。肾咳之状，咳则腰背相引而痛，甚则咳涎。宜麻黄附子细辛汤。若五脏久咳，乃移于六腑。脾咳不已，则胃受之。胃咳之状，咳而呕甚，则长虫出。宜乌梅汤。肝咳不已，则胆受之。胆咳之状，咳呕胆汁。宜黄芩汤加半夏、生姜。肺咳不已，则大肠受之。大肠咳状，咳而遗矢。宜赤石脂禹余粮汤。心咳不已，则小肠受之。小肠咳状，咳而失气。宜芍药甘草汤。肾咳不已，则膀胱受之。膀胱咳状，咳而遗尿。宜茯苓甘草汤。久咳不已，则三焦受之。三焦咳状，咳而腹满，不欲饮食。此皆聚于胃，关于肺，使人多浊咳，而面浮肿、气逆也，宜钱氏①异功散。以上皆王海藏②治法，方载伤寒。故仲景以水饮入胃，周流灌溉，

① 钱氏：钱乙，字仲阳，东平郓州（今山东省郓城县）人，宋代医家。著有《小儿药证直诀》《钱氏小儿方》等。

② 王海藏：王好古，字进之，号海藏，赵州（今河北省赵县）人，元代医家。著有《此事难知》《阴证略例》《医垒元戎》《汤液本草》等。

无处不到，分别其名，各立治法，跟踪追捕，为千古不易之规。孙真人深得其秘，凡内外合邪，咳嗽头痛，发热恶寒，以小青龙汤加减，莫不应手取效。而方中妙在干姜、细辛、五味子三味，一开一合，相配得法，万不可离，修园曰：细辛温燥开通，利肺胃之壅阻，驱水饮而逐湿寒，润大肠而行小便，善降冲逆，专止咳嗽，故仲景用为主药。后世庸工，狃于邪说多用则气闭而死，用不过数分。岂知药不对证，即些少亦能杀人，非药之咎也。可按症加增。如外感轻者，可合二陈汤，加荆芥、防风、前胡、杏仁、苏梗。若兼面目浮肿，宜加桑白皮、葶苈子，微炒，研末调服。此方由《外台》得来。若伤湿，可合平胃散；伤暑，可合六一散；伤燥，可加入天冬、麦冬、阿胶、玉竹、枇杷叶、冬桑叶、地骨皮、杏仁；兼痰，加贝母、桑白；热甚，加黄芩、石膏。善能运用，莫不奏功。惟久咳劳伤，于吐血门参看。最为难治，惟有补土生金。若不受甘温，当于虚劳门养胃阴法求之。久年咳嗽，有方用扁柏叶阴干，加红枣七枚，煎浓汤代茶时饮。另用百合四两，冰糖四钱，早晚蒸服勿间，多则半月可愈。曾治一老人，咳三十余年，服此月余，脱然除根。《伤寒论》云：咳嗽者，去人参。大约以参多液助饮。若久嗽伤津肺燥，人参又为要药，不可执一而论，可合四君子汤，或六君子汤、理中汤于前三味中。肺虚者，可加阿胶、马兜铃、连皮胡桃肉、人参、麦冬；肾虚者，可加巴戟天、鹿角胶、枸杞子、蛤蚧；虚寒者，加附子、肉桂；若因咳嗽失音声哑，宜服清音丸；有久嗽不已，上气心胸烦热，或吐脓血者，宜蜜姜膏，此可治干咳。易老[1]云：无痰而嗽，宜以辛甘润肺也。丹溪云：此症极难，乃痰郁火邪，在肺先宜桔梗开之，再行滋阴降火，

---

① 易老：张元素（1131—1234年），字洁古，易州人（今河北省易县），易水学派创始人。

亦同一辛润之法。又以咳嗽必挟水饮为患，但当利其小便。《经》云：上焦如雾，中焦如沤，下焦如渎。若得三焦气化，水道通利，饮亦就而下行，源流俱清，咳嗽自愈。此当于仲景前论，会悟其旨可也。

苓桂术甘汤

茯苓 桂枝 白术 甘草

水煎服。

四味苓桂术甘汤，心下有饮服之良。总由脾弱不制水，胸满目眩害无常。

肾气丸见痃疾八味丸

甘遂半夏汤

甘遂大者三枚 半夏十二枚，水煎，去滓 芍药五枚 甘草如指大一枚，炙

四味以水二碗，煮取半碗，去滓，以蜜半碗和药汁煎，取大半碗顿服之。

满从利减续还来，甘遂三枚芍五枚。十二夏枚指大草，水煎加蜜法双该。

十枣汤见伤寒

喻氏云：咳嗽必因于痰饮，而五饮之中，独膈上支饮，取为咳嗽根底，外邪入而合之固嗽。即无外邪，而支饮渍入肺中，自令人咳嗽不已。况支饮久蓄膈上，其下焦之气，逆冲而上者，尤易上下合邪也。夫以支饮之故，而令外邪可内，下邪可上，不去支饮，其咳终无愈期矣。去支饮用十枣汤，不嫌其峻，岂但此病之初，即蓄病已久，亦不能舍此而别求良法。

大青龙汤见伤寒

小青龙汤见伤寒

木防已汤

木防已三钱 石膏二钱，原方如鸡子大二枚 桂枝二钱 人参四钱

水煎，二服。

喘满痞坚面色黧，已三桂二四参施。膏枚二个如鸡子，辛苦寒温各适宜。

木防已去石膏加茯苓芒硝汤

木防已三钱 桂枝二钱 茯苓 人参各四钱 芒硝三钱，原方三合

水煎，去滓，内芒硝再微煎，分温再服，微利则愈。

四钱苓加不用膏，芒硝三钱展奇韬。气行复聚知为实，以要磨坚自不劳。

泽泻汤

泽泻五钱 白术二钱

水煎，分温再服。

清阳之位饮邪乘，眩冒频频苦不胜。泽五为君二钱术，补脾制水有奇能。

厚朴大黄汤

厚朴一尺 大黄六钱 枳实四枚

水煎，分温[①]再服。

胸为阳位似天空，支饮填胸满不通。尺朴为君调气分，四枚枳实六黄攻。

葶苈大枣泻肺汤见肺痈

小半夏汤见湿症

① 温：原脱，据赵本补。

己椒苈黄丸

防己 椒目 葶苈 大黄各一两

为末，蜜丸，如梧子大，先食，饮服一丸，日三服。稍增，口中有津液。渴者，加芒硝五钱。

肠中有水口带干，腹里为肠按部观。椒己苈黄皆一两，蜜丸饮服日三餐。

小半夏加茯苓汤见湿症

五苓散见伤寒

茯苓桂枝五味甘草汤

桂枝 茯苓各四钱 五味二钱，原方半升 甘草三钱，炙

水煎，三服。

青龙却碍肾元亏，上逆下流又冒时。味用二钱苓桂四，甘三扶土镇冲宜。

桂苓五味甘草去桂加姜辛汤

茯苓四钱 甘草 干姜 细辛各三钱 五味一钱，原方半升

水煎，取三碗，去滓，温服半碗，日三服。

冲气低时咳满频，前方去桂益姜辛。姜辛三钱依原法，原法通微便出新。

苓甘五味姜辛半夏汤

茯苓四钱 甘草 细辛 干姜各三钱 半夏 五味各二钱，原方各半升

水煎三碗，服半碗，日三服。

咳满平时渴又加，旋而不渴饮余邪。冒而必呕二钱夏，增入前方效可夸。

苓甘五味姜辛半夏杏仁汤

茯苓四钱 甘草 干姜 细辛各三钱 五味 半夏 杏仁各二钱，原方各半升

水煎三碗，去滓，温服半碗，日三服。

咳轻呕止肿新增，面肿须知肺气凝。前剂杏加半升煮，可知一味亦规绳。

甘五味姜辛夏杏大黄汤

茯苓四钱 甘草 干姜 细辛各三钱 五味 半夏 杏仁各二钱，原方各半升 大黄三钱

水煎三碗，去滓，温服半碗，日三服。徐忠可云：以上数方，俱不去姜、辛，即面热如醉亦不去，何也？盖以二味最能泄满止咳，凡饮邪未去，须以二味刻刻预防也。

面热如醉火邪殃，前剂仍增二钱黄。驱饮辛温药一派，别能攻热制阳光。

二陈汤见痎疾

平胃散见痎疾

六一散见暑症

四君子汤见虚劳

六君子汤见痎疾

理中汤见伤寒

清音丸

桔梗 诃子各一两 甘草五分 硼砂 青黛各三钱 冰片三分

共为末，蜜丸，龙眼大，噙化一丸。又《医镜》[①]有方，用川贝二两，款冬花二两为末，胡桃肉十二两，去皮研烂，白蜜一斤，四味和匀，饭上蒸熟，水开服，名通音煎。并附于此，以备择用。

清音桔梗诃子硼，兼入甘草青黛冰。研末为丸龙眼大，咳嗽声哑斯堪称。

---

① 《医镜》：明代王肯堂撰，蒋仪校订。

蜜姜膏

苏子 鹿角胶炒 杏仁炒，各三两 姜汁一合 白蜜一盏 生地汁一合

将前三味捣令熟，入姜汁、地黄汁、蜜相和，慢火熬成膏，磁器中密封之。每服半匙许，温粥饮调下，日三四服。又方去鹿角胶，名苏子煎。

蜜姜苏杏鹿角胶，生地捣汁共熬膏。此方又号苏子煎，虚寒咳嗽上气高。

◎消渴

厥阴之为病，消渴，消渴者，水入不足以制火，而反为火所消也。气上冲心，心中疼热，饥而不欲食，食则[①]吐，下之不肯止。此病源总属厥阴，夫厥阴风木中见少阳相火，风郁火燔则病消渴。不同二阳结热得下则止也。

寸口脉浮而迟，浮即为虚，浮而有力为风，浮而无力为虚。迟即为劳；兼迟即为虚劳之诊。虚则卫气不足，劳则营[②]气竭。故主卫外营内虚竭也。

趺阳脉浮而数，浮即为气，数即[③]消谷而大坚；胃脉浮数为胃气热，热则火盛，故善消谷，而大便必坚。气盛则溲数，溲数即坚，坚数相搏，则为消渴。

男子消渴，小便反多，以饮一斗，小便亦[④]一斗，肾气丸主之。饮水多而小便少者，水消于上，故名上消；食谷多而大便坚者，食消于中，故名

---

① 则：赵本作“即”。

② 营：赵本作“荣”。

③ 即：此后赵本有“为”。

④ 亦：赵本无此字。

曰中消；饮水多而小便反多者，水消于下，故名下消也。上、中二消属热，惟下消寒热兼之，以肾为水火之脏也。饮一溲一，其中无热消耗可知矣，故与肾气丸从阴中温养其阳，使肾阴摄水则不直趋下源，肾气上蒸则能化生津液，何消渴之有耶？

脉浮，病生于外。小便不利，水停于中。微热，表邪不去。消渴[①]，水停不化津液，而成消渴也。宜利小便[②]，五苓散主之。

渴欲饮水，水入即吐[③]，名曰水逆，是里热微而水邪盛也。五苓散主之。

渴欲饮水不止者，宜生津止渴。文蛤散主之。

渴欲饮水，口干舌燥者，是肺胃之热邪盛也。白虎加人参汤主之。以此清热生津。

按：《经》云，心移热于肺，传为膈消。又曰：二阳结谓之消。二阳结，谓胃及大肠俱热结也。汪蕴谷[④]云：总由肾亏，龙火无所留恋，而游行于中上，在胃则善食易饥，在肺则口渴善饮，在下则肌肉尽削，白浊如膏，治法壮水生津制火。议论甚是，大抵口渴不止为上消，宜白虎人参汤；食入即饥为中消，宜丹溪黄连膏；饮一溲一为下消，宜仲景肾气丸。汪双池[⑤]亦极称善。惟王叔和治法，无附子、肉桂二味。而赵养葵之说尤妙。谓消症总以治肾为主，无分中上，惟以六味地黄丸，料一斤，入肉桂末一两，五味子一两，水煎六七碗，恣意冷饮，熟睡而渴如

---

① 消渴：此后赵本有“者”。

② 小便：此后赵本有“发汗”。

③ 水入即吐：赵本作“水入则吐者”。

④ 汪蕴谷：汪文绮，字蕴谷，新安休宁鹤山（今安徽省黄山市休宁县）人，清代医家。著有《杂症会心录》。

⑤ 汪双池：汪绂（1692—1759年），又名炬，字灿人，号双池，徽州婺源（今江西省）人。辑有《医林纂要探源》一书。

失。白虎、承气均非所宜也。然病虽属虚症，而脉最忌细小。若数大紧实，久亦可治。

惟症有先后、兼并之殊，用药亦宜变通。若饮水过多，亦有能消其火热者，而火热既消，反不能消水，转成大患者多有之。洁古有见于此，故立化水丹甚有深意。其方义少用川乌助火，合之牡蛎、蛤粉咸寒，共成消水之功也。

又有初得消中，食已如饥，手足烦热，背膊疼痛，小便白浊者，宜天门冬丸去赤石脂治之。

若因消中之后，胃热入肾，肾为胃关，关门大开，心之阳火亦得以直降，消烁肾脂，令肾枯燥，遂而两腿渐细，腰脚无力。《经》云：阳精所降其人夭。宜急用白茯苓丸加犀角，同黄连入肾，对治其下降之阳光。后再以六味地黄丸加犀角而收全效。此喻嘉言经验法也。

若消渴后遍身浮肿，心膈不利，宜用紫苏汤。但消症愈后，恐发痈疽者，宜先服忍冬丸以预防之。凡老弱虚人大渴，及病后，俱宜易老门冬饮子。此方酸甘润燥，治其本也。

肾气丸即疟疾附八味丸。

五苓散见伤寒

文蛤散

文蛤五两

上一味，杵为散，以沸汤五合，和服方寸匕。此方出《伤寒论》，消渴借用，取其能软坚利水彻热耳。

文蛤五两杵为散，沸汤和服无须爨。此方本载在《伤寒》，软坚彻热宜细玩。

人参白虎汤见痉症

黄连膏

黄连 花粉为末 生地汁 白花藕汁

二汁入上药末，和入牛乳、姜汁、白蜜，熬成浓汁，徐徐留于舌上，以白汤少少送下用。胃消，古人有用调胃承气，似无此方之善。

朱氏[①]名为黄连膏，地藕汁须预索绹。连粉为末和牛乳，还有姜蜜一同熬。

六味地黄丸见疟疾八味丸

化水丹

川乌脐大者四枚，炮，去皮 甘草炙，一两 牡蛎生，二两 蛤粉用厚者炮，四两

上为细末，醋浸，熬饼为丸，每服十五丸，新汲水下。心痛者，醋汤下，立愈；饮水一石者，一服愈。海藏云：此药能化停水。

化水川乌蛎草昭，蛤粉重用水能消。醋浸熬饼为丸服，新汲送下法真超。

天门冬丸

天门冬一两五钱 土瓜根干者一两五钱 瓜蒌根一两五钱 熟地黄一两五钱 知母焙，一两五钱 泽泻 鹿茸 肉苁蓉酒浸一宿切，干 五味子 赤石脂各一两五钱 鸡内金三具，炙 桑螵蛸十枚，炙 牡蛎煅，二两 苦参一两

共为细末，炼蜜为丸，如梧子大，每服二十丸，用粟米饮送下。

天门冬丸苁味脂，鹿泽二瓜螵蛎知。鸡地苦参如法合，饮

---

① 朱氏：即朱丹溪。

下二十勿迟疑。

白茯苓丸

白茯苓 覆盆子 黄连 瓜蒌根 萆薢 人参 熟地 蛇床子 石斛各七钱 鸡胜胵三十具，微炒

共为细末，蜜和捣三五百杵，丸如梧子大，每服三十丸，或用磁石煎汤送下。

白茯苓丸蒌盆连，萆参床地石斛全。鸡胜胵炒三十具，余药为末各七钱。

紫苏汤

苏紫茎叶一两 桑白皮一两 赤茯苓二两 郁李仁去皮，炒，二两 羚羊角镑，七钱五分 槟榔七钱五分 桂心五钱 枳壳麸炒，五钱 独活五钱 木香五钱

每服四钱，生姜煎服。

紫苏郁桂苓桑白，槟羚木香枳独拍。每服四钱加姜煎，外认症兮内审脉。

忍冬花丸

忍冬草根、茎、花、叶皆可用之，用酒于瓶内浸，糠火煨一宿，取出晒干，入甘草少许，为末，即以所浸酒煮糊为丸，如梧子大，每服五十丸至百丸，酒饮送下。

易老门冬饮子方

人参 枸杞子 白茯苓 甘草 五味子 麦门冬

水煎服。

易老门冬饮子参，五味枸苓草共斟。老弱虚人同病后，酸甘润燥立法深。

◎淋症

淋之为病，小便如粟状，溺出状如粟米，即今所谓石淋。小腹弦

急，痛引脐中。因病在肝肾，故小腹脐中急痛。

趺阳脉数，胃中有热，即消谷引饮[①]，大便必坚，小便则[②]数。趺阳，胃脉。言病淋由于胃热下注，而下焦病本于中焦而来也。

淋家不可发汗，淋家之膀胱津液先虚，故不可发汗。发汗则[③]便血。若发汗更夺其津液，则膀胱气竭，胞中并虚，故必小便溺血也。

按：《经》云，三焦者，决渎之官，水道出焉。膀胱者，州都之官，津液藏焉，气化则能出矣。淋者，由膀胱之气不化也。《医鉴》[④]云：其症小便滴沥涩痛，欲去不去，欲止不止，其名有五。劳淋遇劳即发，痛引气冲；穴名。血淋小便尿血，热结茎痛；气淋小便涩滞，常有余沥；石淋茎中割痛，下如沙石；膏淋尿浊如膏，浮凝如脂。诸淋皆属膀胱蓄热。《纲目》[⑤]谓：虽有冷淋，盖千百中之一也，治法总以利水为主，轻则用五淋散，重则用八正散。如石淋，宜合益元散，或更以上药煎吞石燕丸。或另以牛角烧灰，酒服二钱，日数服亦可。然有外治之法，用瓦上无根之草，名为瓦松，煎浓汤乘热薰洗小腹，约两时即通。又有用生葱头同生盐捣融，敷肚脐上，其砂自出。膏淋，宜上药煎吞鹿角霜丸。血淋，宜合牛膝膏。或用淡豆豉五钱，煎服。劳淋，宜合补中益气汤。气淋，宜加木香、槟榔、茴香末煎服。或用甘蔗上青草梢一两，酒煮服数次。然冷淋虽不多见，方不可以不备。其症窍中肿痛，必先寒慄而后便，或身体憎寒凛凛，时喜热饮，宜以八味肾气丸、木香汤择

① 饮：赵本作“食”。
② 则：赵本作“即”。
③ 则：此后赵本有“必”一字。
④ 《医鉴》：即《古今医鉴》，明代龚信纂辑，龚廷贤续编。
⑤ 《纲目》：即《医学纲目》，明代楼英编撰。

用。又有败精为淋，先宜用五淋散加萆薢、菟丝子、石菖蒲、远志以导之，后服六味地黄丸调理自愈。

五淋散见妇科妊娠

八正散

瞿麦 栀子 萹蓄 大黄 滑石 木通 车前 甘草各一钱

加灯心一钱，水煎服。

八正瞿麦栀萹黄，滑石木通车前尝。甘草灯心数各一，诸凡淋症此方良。

益元散见暑症六一散方

石燕丸

石燕子烧赤，醋淬三次，研，水飞，焙干 滑石 石韦各一两 瞿麦穗一两

上为末，糊丸梧子大，空心以瞿麦、灯心煎汤下三五十丸，日二服。

石燕丸内滑韦瞿，灯心汤下须会悟。砂淋用此当可通，或合上药吞即住。

鹿角霜丸

鹿角霜 白茯苓 秋石炼，各等分

共为末，面糊丸梧子大，空心米饮下五十丸。

鹿角霜兼白茯苓，秋石宜炼嘱叮咛。面糊丸合上药服，膏淋用此效神灵。

牛膝膏

桃仁去皮尖 归尾各一钱 牛膝四两，酒浸一宿 白芍 生地各一两五钱

微火煎，入麝香少许，四次空心服。如夏月，用凉水浸换，此膏不坏。

血淋宜用牛膝膏，桃仁归尾地芍熬。稍入麝香微火煎，或合上药服更高。

八味肾气丸即疟疾八味地黄丸。

木香汤

木通 木香 当归 白芍 青皮 茴香 槟榔 泽泻 陈皮 甘草各七分 肉桂三分

姜五片，水煎服。

木香汤用通芍皮，归茴青泽槟草随。肉桂三分姜五片，若系冷淋莫思维。

◎小便不利

小便不利者，膀胱之气不化。有水气，有水蓄于膀胱也。其人若渴，是中焦土弱，津液不能布散于上而转输于下，且上焦有热而干涸，其气化不达于州都也。瓜蒌瞿麦丸[①]主之。此补土生津利水，内用附子通阳，即肾气丸之变方。

小便不利，独见小便不利，而无口渴诸杂症。蒲灰散主之，滑石白鱼散、茯苓戎盐汤并主之。蒲灰、乱发，血分之药；滑石、白鱼，利水之药，想系水郁血分，故并三方主之，听人随症择用。

脉浮发热，若脉浮大，而肌肉上蒸蒸发热。渴欲饮水，胃热甚也。小便不利者，由热盛液干所致。猪苓汤主之。故以滋阴为主，与消渴条用五苓散之表里两解有别，须宜分辨。

按：小便点滴不通者，名为癃闭。即《宣明五气篇》曰：膀胱不利为癃。《经脉篇》又谓“足少阴实则闭癃”是也。症皆责之膀胱。初起不外以五苓、八正利水。若不效，胀闷欲死，宜加麻黄三四钱，杏仁十四粒于前二方中。因麻黄力猛

① 瓜蒌瞿麦丸：此前赵本有“用”字。

能通阳气，杏仁能降肺气也。如夏月不敢用麻黄，以苏叶、杏仁、防风代之。

又有用补中益气汤，服二时许，再煎服之，以手探吐。此开上窍以通下窍之法。如滴水之器闭其上，而倒悬之，点滴不能下，去其上之闭，而水自通流。此张隐庵[①]法也。林屋山人[②]谓：有种气闭小便不通，服车前等利水亦不效，宜用白归身一两，川芎五钱，柴胡、升麻各二钱五分，煎服。若孕妇加人参，即此意也。

又有用天冬、麦冬、桑白各五钱，人参、杏仁、紫菀各三钱，或加入五苓、八正中煎服，此从高原以导水之法也。

至阴虚热结膀胱，尺脉旺，宜滋肾丸；阳虚寒结膀胱，尺脉弱，宜肾气丸。二方之效，皆在桂能化气之故。

又有外治法甚多，极为简便。有用食盐炒热填脐眼上，以艾火灸四五壮者；有用公鼠粪，两头尖者即是。研末，酒调敷关元穴者；关元穴见穴图。有用田螺一枚，盐半匙，生捣敷关元穴者；此法虽腹胀如鼓，可治。有用甘遂末，水调敷关元穴，以甘草节煎汤饮之者；有用猪尿脬音胞。一个，以鹅毛管插入尿脬孔内，将线札定，用口吹气胀满，以手按住管口，将管口插在小便孔上，用手捻气透入孔中者，皆历历经验之法。至妇女转胞闭塞，仍用补中益气汤，服后探吐亦效。以及男子忍精不通，俱可用之，无不立愈。

瓜蒌瞿麦丸

薯蓣 茯苓各三两 瓜蒌根二两 附子炮 瞿麦一两

---

① 张隐庵：张志聪，字隐庵，钱塘（今浙江省杭州市）人，清代医家。著有《黄帝内经素问集注》《伤寒论集注》等。

② 林屋山人：王维德，字洪绪，一字林洪，号林屋散人，一号定定子，人尊称林屋先生，清代吴县洞庭西山人。著有《外科证治全生集》。

共为末，炼蜜丸，如梧子大，饮服二丸，日三服，不知增至七八丸，以小便利，腹中温为知。

小便不利渴斯成，水气留中液不生。三两蓣苓瞿一两，一枚附子二蒌行。

蒲灰散

蒲灰半分 滑石三分

二味杵为散，饮服方寸匕，日三服。

小便不利用蒲灰，平淡无奇理备该。半分蒲灰三分滑，能除湿热莫疑猜。

滑石白鱼散

滑石 乱发烧 白鱼各二分

三味杵为散，饮服方寸匕，日三服。

滑石余灰与白鱼，专司血分莫踌躇。药皆平等擂调饮，水自长流不用疏。

茯苓戎盐汤

茯苓半斤 白术二两 戎盐弹丸大，一枚

三味，先将茯苓、白术煎成，入戎盐再煎，分温三服。

一枚弹大取戎盐，茯用半斤火自潜。更有白术二两佐，源流不滞自濡霑。

猪苓汤见伤寒

五苓汤见伤寒

八正散见上

补中益气汤见伤寒

滋肾丸

黄柏 知母俱酒炒，二两 肉桂二钱

炼蜜丸，如桐子大，每服五十丸。又名通关丸。原方为肺痿、声嘶、喉痹、咳血、烦躁而设，李氏东垣借用以治癃闭喘胀。

溺癃不渴下焦疏，柏知佐桂功用居。丸号通关能利水，又名滋肾补阴虚。

◎水气病

师曰：病有风水、有皮水、有正水、有石水、有黄汗。此言水肿病有五，治各不同，须宜分辨。风水，得之内有水气。其脉自浮，浮脉为外感风邪，风从上肿，定面亦浮肿。外证骨节疼痛，恶风；皆风在经表之见症也。皮水，得之内有水气。其脉亦浮，皮与肺合，故脉亦浮。外证胕肿，按之没指，由皮受湿邪，湿则肿于下，按之没指，水在皮里也。不恶风，因邪去经而在皮，非风邪故也。其腹如鼓，其腹外实中空，如鼓肿在皮外。不渴，因水湿故不渴。当发其汗；其邪俱在外，当从汗而解也。正水，水之在上病也。其脉沉迟，水属阴，故脉沉迟。外证自喘；在上故喘，喘为此症之眼目。至于目窠如蚕，两胫肿，腹大如石水，证相同者不必言也。石水，水聚于下而不行。其脉自沉，因邪自在内故也。外证腹满不喘；在下则腹满不喘，不喘又为此症之眼目，与正水所同等症亦不必言。黄汗，汗出柏汁色，由水邪内郁。其脉沉迟，脏内有寒饮。身发热，经外有伏热。胸满，四肢头面肿，久不愈，必致痈脓。

脉浮而洪，浮则为风，洪则为气，风气相搏，风强则为瘾疹，若风强则气相搏为病，偏于营，故为瘾疹。身体为痒，痒者[①]为泄风，痒者肌虚，为风邪外薄故也，名曰风泄，即今之风燥疮是也。久则[②]为痂癞；久

① 者：赵本无此字。
② 则：赵本无此字。

不愈则成痂癞。痂癞，疥癣、疠癞之类。气强则为水，若气强于风，相搏为病，则偏于卫，故为水气。难以俯仰。如今之支饮喘满不得卧也。风气相击，身体以[①]肿，若风气两相强击为病，则为风水，故通身浮肿也。汗出乃愈。以上诸症，皆属肌表，故当发汗乃愈。恶风则虚，此为风水；若汗出恶风，则为表阳虚。不恶风者，小便通利，若不恶风，小便通利，非表阳有寒，乃上焦有寒也。上焦有寒，其口多涎，上焦有寒，惟兼病水者，其人口内必多生涎沫。此为黄汗。邪在上则伤心，汗内返而为湿，为黄汗。

寸口脉沉滑者，《内经》云：脉沉曰水，脉滑曰风。中有水气，面目肿大，面肿曰风，目肿如新卧起之状曰水。有热，风郁于经则热。名曰风水。视人之目窠上微肿，如蚕新卧起状，其颈脉动，颈脉，人迎脉也。按古人人迎、气口二脉有两说。一以肺在寸为人迎，脾在关为气口，因肺主皮毛，司腠理，凡风邪来，先犯皮毛也。一以左关前一分为人迎，以其位正当肝部，肝为风水之脏，故外伤于风者，内应风脏而人迎紧盛也；以右关前一分为气口，以其位正当脾部，脾为仓廪之官，故内伤于食者，内应食脏而气口紧盛也。观古人但曰人迎紧盛伤于风，气口紧盛伤于食，可知与六气、七情之病无涉也。此以颈脉动而验风水，似人迎在肺部更确。时咳[②]，水邪于上，则颈脉动。水之本在肾，水之标在肺，故时时咳也。按其手足上，陷而不起者，风水。以手按其腹，随手而起，此属水胀。如按水囊者，必随手而起。今风水搏于手足，胕属肌肉之间，按而散之，猝不能聚，故陷下而不起也。

太阳病，脉浮而紧，似伤寒也。法当骨节疼痛，反不疼，身体反重而酸，其人不渴，但见面目浮肿，非伤寒也。汗出即愈，发汗而愈。此为风水。恶寒者，若愈后而恶寒。此为极虚，发汗得之。此为过于发汗，极虚得之，当补表阳，自可愈也。

---

① 以：赵本作“洪”。
② 时咳：赵本作“时时咳”。

渴而不恶寒者，似传里也。此为皮水。皮水不在皮外，而在皮中，视风水为较深。

身肿而冷，状如周痹，此言皮水症状。周痹者，寒湿痹其阳也。胸中塞[①]，不能食，寒袭于外而气室于中。反聚痛，暮躁不得眠，热为寒郁，而寒甚于暮也。此为黄汗。寒湿外淫，必流关节，故曰此为黄汗。痛在骨节。

咳而喘，不渴者，不渴，水寒伤肺。此为肺胀，其状如肿，发汗则[②]愈。肺主皮毛，故发汗即愈。

然诸病此者，渴而下利，小便数者，邪已内入。皆不可发汗。则不可谓水气当汗而概发之也，此仲景虑人亡津液之意。

里水者，里水，水从里积，与风水不同。一身面目黄肿，其脉沉，其脉不浮而沉，而续于内者，必溢于外，故一身面目悉黄肿也。小便不利，水病小便当不利。故令病水。假令小便自利，此亡津液，故令渴[③]。若小便自利，水病虽藉而愈，惟津液消亡，渴病定起也。越婢加术汤主之。

趺阳脉胃脉。当伏，今反紧，紧为寒。本自有寒，疝瘕，腹中痛，医反下之，医者不识其为阴寒，乃以为水邪而误下之。即[④]胸满短气。水去寒留，更虚其中，故胸满短气也。

趺阳脉当伏，今反数，本自有热，消谷，小便数，既有热，应消谷。小便数，大便坚，如伤寒胃热之证。今反不利，此欲作水。乃湿热之邪无疑。

寸口脉浮而迟，徐忠可云：此段论正水所成之由也，谓人身中健运不息，所以成云行雨施之用。故人之汗，以天地之雨名之；人之气，以天地之疾风名之。故寸

---

① 塞：赵本作“室”。
② 则：赵本作“即”。
③ 渴：此后赵本有“也”一字。
④ 即：此前赵本有“下之”两字。

口脉主上，犹之天道必下济而光明，故曰阴生于阳；趺阳脉主下，犹之地轴必上出而旋运，故曰卫气起风于下焦。今寸口浮迟，而浮脉主热，乃又见迟，迟者元气潜于下也。浮脉则热，迟脉则潜，热潜相搏，名曰沉。既见热脉，又见潜脉，是热为虚热，而曰故潜真为潜，热潜相搏，名曰沉，言其所下济之元气沉而不复举，非沉脉之沉也。趺阳脉浮而数，脉浮即热，数脉即止，热止相搏，名曰伏。沉伏相搏，名曰水。人趺阳脉浮而数，浮主热，乃又见数，数者，卫气止于下也，既无热脉，又见止脉，是客气为热，而真气为止，故曰热止相搏，名曰伏，言其宜上出之卫气，伏而不能升，非伏脉之伏也。从上而下者，不返而终沉；从下而上者，停止而久伏，则旋运之气几乎熄矣。熄则阴水乘之，故曰沉伏相搏，名曰水，见非止客水也。沉则络脉虚，伏则小便难，虚难相搏，水走皮肤，即为水矣。恐人不明沉伏之义，故又曰络脉者，阴精阳气所往来也，寸口阳气沉而在下，则络脉虚。小便者，水道之从出也，趺阳真气止而在下，气有余即是火，火热甚则小便难。于是上不能运其水，下不能出其水，又焉能禁水之胡行乱走耶？故曰：虚难相搏，水走皮肤即为水矣。水者，即身中之阴气，合水饮而横溢也。沉伏二义，俱于浮脉见之，非真明天地升降阴阳之道者，其能道只字耶？此仲景所以为万世师也。

寸口脉弦而紧，紧为寒。弦则卫气不行，为寒所结。即恶寒，水不沾流，走于肠间。

少阴脉紧而沉，紧则为痛，沉则为水，小便即难。气化不速。

脉得诸沉，阴盛脉沉。当责有水，身体肿重。为水之据。水病脉出者死。正水脉应沉而陡，然暴出乃脉症相反，真气离根，故主死。

夫水病人，目下有卧蚕，沈明宗[①]曰：水外走则泛溢于皮肤肌肉，内逆则侵淫于脏腑，肠胃相随，胃脉上注于面，目下如卧蚕之状。面目鲜泽，水主明亮

---

① 沈明宗：字目南，号秋湄，清代槜李（今浙江省嘉兴市）人。著有《伤寒六经辨证治法》《伤寒六经纂注》《金匮要略编注》《虚劳内伤》《温热病论》《妇科附翼》等书。

而光润，故面鲜泽为水病之验也。脉伏，然水病因阳微阴盛，经隧不利，所以脉伏。其人消渴。而胃中津液水饮外溢皮肤肌肉，不溉喉舌，故作消渴，诚非真消渴也。病水腹大，小便不利，其脉沉绝者，无阳可知。有水，可下之。正水腹大脉实，可借用子和舟车、神佑以急救之。但脉沉绝，宜用真武汤，温补肾中之阳，坐镇北方以制水。又加木通、防己、川椒目以导之，守服十余剂，气化水行如江河之沛然莫御。修园曰：此论中方外之方也。

问曰：病下利后，渴饮水，病下利后则虚其土，伤其津也，土虚则水易妄行，津伤则必欲饮水。小便不利，若小便自利及汗出者，则何水精输布，何水之有？惟小便不利，则水无所从出，故必病水。腹满，病水者，脾必虚，不能制水，故腹满也。阴肿者，何也？肾必虚，不能主水，故阴肿也。答曰：法当[①]病水，由此推之，凡病后伤津，渴欲饮水，小便不利者，皆当防水病也。若小便自利及汗出者，自当愈。

心水者，心主脉，膻中是其部也，承邪干之，则名心水。其身重而少气，心经有水，四肢百骸皆可灌注，故身重；气为水邪所阻，故少气。不得卧，水邪逼处，神魂不安也。烦而躁，神明扰乱。其人阴肿。大抵心肾相交，故肿及于下也。

肝水者，水附肝，则肝水也。其腹大，不能自转侧，胁下腹痛，肝经有水，必存两胁，故腹大而胁下痛；少阳、阴阳往来之道路有邪窒碍，故不能自转侧。时时津液微生，小便续通。故时时津液微生，及上升而下降，小便不利者又续通，此水邪随肝木升降之气上下为患也。

肺水者，水附于肺则为肺水。其身肿，肺主气，气引水行，亦能使之周身浮肿。小便难，肺不肃则气化壅，故小便难。时时鸭溏。小便难则清浊不分，故便鸭溏也。

---

① 法当：此前赵本有“此”一字。

脾水者，脾主腹而气行四肢。其腹大，四肢苦重，由脾受水气也。津液不生，但苦少气，津气生于谷，谷气生于脾，脾湿不运，则津液不生而少气。小便难。湿不行也。

肾水者，水附于肾。其腹大，脐肿，肾者胃之关，关门不利，故令聚水而生病，是以有腹大脐肿之症。腰痛，腰者，肾之外候，故令痛。不得溺，膀胱者，肾之府，故不溺。阴下湿如牛鼻上汗，其足逆冷，面反瘦。以其不得溺，而水气不得泄，浸渎于睾囊，而为阴汗流入于下焦，而为足冷。夫肾为水状，又被水邪，则上焦之气血随水性而下趋，故其人面反瘦，非若风水、里水之面目浮肿也。

师曰：诸有水者，谓诸水病也。腰以下肿，当利小便；腰以上肿，当发汗乃愈。赵良仁曰：身半以上，天之分，阳也；身半以下，地之分，阴也。而身之腠理行天分之阳，小便通地分之阴，故水停于天者，开腠理而水从汗散；水停于地者，决其出关而水自出矣，即《内经》“开鬼门，洁净府”法也。

师曰：寸口上焦主气，诊之寸口。脉沉而迟，沉则为水，迟则为寒，寒水相搏。寒水相搏于胸中，则阳气不运。趺阳脉伏，故趺阳两关之脉伏而不起。水谷不化，脾气衰则鹜溏，胃气衰则身肿；少阳脉卑，少阳右尺脉陷下。少阴脉细，少阴左脉细小，亦因寒水太甚，命火受制。男子则小便不利，故男子水精不化，小便不利。妇人则经水不通，女子血化为水，经水为之不通。经为血，经血而曰经水者，以水为血之体也。血不利则为水，名曰血分。女子以血为主，故曰血分。

师曰：寸口脉沉而数，数则为出，沉则为入，出则为阳实，入则为阴结。趺阳脉微而弦，微则无胃气，弦则不得息。少阴脉沉而滑，沉则为在里，滑则为实，沉实[①]相搏，血结胞门，其瘕不泻，经络不通，名曰血分。尤在泾云：上条之结为血气虚少而行之不利也，此条之结为阴阳壅郁而欲行不能也。仲景并列于此，以见血分之病有全虚

① 实：赵本作“滑”。

者，有虚中之实者不同如此。

问曰：病有血分、水分，何也？师曰：经水前断，后病水，名曰血分，此病难治；先病水，后经水断，名曰水分，此病易治。何以故？去水，其经自下。在泾云：此复设问答以明血分、水分之异。血分者，因血而病为水也；水分者，因水而病及血也。血病深而难通，故曰难治；水病浅而易行，故曰易治。

问曰：病者苦水，面目身体四肢皆肿，小便不利，脉之，不言水，医脉之，而病者不言苦水。反言胸中痛，气上冲咽，状如炙肉，当微咳喘。审如师言，其脉何类？

师曰：寸口脉沉而紧，沉为水，紧为寒，沉紧相搏，结在关元，始时尚[①]微，指水与寒。年盛不觉，邪不胜正而不觉也。阳衰之后，营[②]卫相干，阳损阴盛，结寒微动，肾气上冲，咽喉[③]塞噎，胁下急痛。应以温肾祛寒之剂。医以为留饮而大下之，气击不去，药不中病，则病气击而不去也。其病不除。复[④]重吐之，徒伤其胃气。胃家虚烦，咽燥欲饮水，上虚则阴火乘之。小便不利，然火乘于上，阳虚于下，决渎亦失职矣。水谷不化，釜底又无薪矣。面目手足浮肿。以致水气日盛。又与葶苈丸下水。即跟踪治之。当时如小差，似肿势稍愈。食饮过度，肿复如前，胸胁苦满[⑤]，象若奔豚，其水扬溢，则[⑥]咳喘逆。当先攻击与桂苓五味甘草汤等类。冲气，令止，乃治咳；咳止，用苓甘五味姜辛汤等，令其咳止。其喘自差。先治新病，先治冲气咳喘之新病。

---

① 尚：赵本作“当”。
② 营：赵本作“荣”。
③ 咽喉：赵本作“喉咽”。
④ 复：赵本作“后”。
⑤ 满：赵本作“痛”。
⑥ 则：此后赵本有“浮”一字。

病当在后。而水气病深，何能即除，故当治在后。此节言正水因虚误治而成也。

风水，外风内水。脉浮，风也。身重，身重肿者，水也。汗出，表虚。恶风[①]，防己黄芪汤主之。此能固表，以散风水。腹痛者[②]加芍药。若腹痛加芍药、甘草以调中。

风水，恶风，风水之邪全在表，而不在里，故恶风。一身悉肿，脉浮，不渴，续自汗出，无大热，初本无汗，身无大热，续自汗出而不恶风寒，表不虚也。越婢汤主之。恶风，加附子。若恶风甚者，表阳虚也，加附子以温在表之阳。

皮水为病，四肢肿，风入于卫，阳气虚滞则四肢肿。《经》谓：结阳者肿四肢。即皮水也。水气在皮肤中，皮毛受风气虚而肿，所谓水气在皮肤中。四肢聂聂动者，邪正相搏，风虚内鼓，故四肢聂聂而动，是因表虚也。防己茯苓汤主之。盖三焦之气，同入膀胱而行决渎。今水不行，则当使小便利而病得除。故防己、茯苓除湿而利水，以黄芪补卫而实表，表实则邪不能容，甘草安土而制水邪，桂枝以和荣卫，又行阳化气而实四末，俾风从外出，水从内泄矣。

里水，乃风水深入肌肉，非脏腑之表里也。表虚有汗，前有防己茯苓汤矣。若表实无汗，有胃热者，当何如？越婢加术汤主之，以除其热。甘草麻黄汤亦主之。以发其汗。

水之为病，其脉沉小，属少阴。为石水。浮者为风，谓非少阴，是为风水也。无水虚胀者，为风[③]，是气不可发汗。水发其汗即已。虽水宜发汗，然汗亦有分别。脉沉者，水在少阴。宜麻黄附子汤；以温其经。浮者，水在皮毛。宜杏子汤。以通其肺。

厥而皮水者，水在皮肤，浸淫日久，必然腐溃而出水。蒲灰散主之。以

---

① 恶风：此后赵本有“者”一字。

② 者：赵本无此字。

③ 风：赵本作“气”。

此敷之，以燥水也。

问曰：黄汗之为病，身体肿，属风。发热汗出而渴，状如风水，谓面目浮肿。汗沾衣，色正黄如柏汁，脉自沉，何从得之？师曰：以汗出入水中浴，水从汗孔入得之，脾胃湿入生热，积热成黄也。宜黄芪芍药桂枝苦酒汤[①]主之。

黄汗之病，两胫自冷，因阳被郁而下不通。假令发热，此属历节。食已汗出，又身常暮[②]盗汗出者，此荣[③]气也。若汗出已，反发热者，久久其身必甲错；发热不止者，必生恶疮。

若身重，汗出已辄轻者，久久必身瞤，瞤即胸中痛，又从腰以上[④]汗出，下无汗，腰髋弛痛，如有物在皮中状，剧者不能食，身疼重，小便不利[⑤]，此为黄汗，桂枝加黄芪汤主之。此言黄汗变证不一，总由郁热不能外达，见方后温覆取微汗，不汗更服，数语可明其义矣。

师曰：寸口脉迟而涩，迟则为寒，涩为血不足。趺阳脉微而迟，微则为气，迟则为寒。寒气不足，即手足逆冷；手足逆冷，则营[⑥]卫不利；营卫不利，则腹满肠鸣由脏腑之中真气不充，而客气独胜之故。相逐，气转膀胱，营卫俱劳；相逐气转膀胱而下输也，营卫俱劳者，营卫俱乏竭也。阳气不通，即身冷，阳气温于表，不通即身冷。阴气不通，即骨疼；阴气荣于里，不通即骨疼。阳前通则恶寒，阳先行而阴不与俱行，则阴失阳而恶寒。阴前通则痹不仁；阴先行而阳不与俱行，则阳独滞而痹不仁也。阴阳相得，其气乃行，大气一转，其气乃散；阴阳气机相通，

---

① 黄芪芍药桂枝苦酒汤：赵本作“芪芍桂酒汤”。
② 暮：此后赵本有“卧”一字。
③ 荣：赵本作“劳”。
④ 上：此后赵本有“必”一字。
⑤ 小便不利：此前赵本有“烦躁”二字。
⑥ 营：赵本作“荣”。下同。

而邪不能容。实则失气，虚则遗溺[①]，失气遗尿，谓分虚实而散也。名曰气分。谓寒气乘阳之虚，而病于气也。

气分，心下坚，大如盘，边如旋杯[②]，桂甘姜枣麻辛附子汤[③]主之。

心下坚，大如盘，边如旋盘，水饮所作，枳术汤主之。

按：《经》云，诸湿肿满，皆属脾土。又云：三阴结谓之水。三阴者，太阴也，足太阴脾，手太阴肺。气结不行，即成水病，而水之源出自肾，故少阴肾亦司之。凡诸有水者，微肿先见于目下。岐伯曰：水者阴也。目下亦阴也，为至阴之所居，故水在腹者，必使目下肿也。仲景分五水而治之，实发《灵》《素》所未发，用之无不奇效。至十水之说，皆不足从。十水者，一先从左右胁肿起，根在肝，曰青水；二先从舌根肿起，根在心，曰赤水；三先从腰腹肿起，根在脾，曰黄水；四先从脚肿起，根在肺，曰白水；五先从外肾肿起，根在肾，曰黑水；六先从面肿起，根在外肾，曰玄水；七先从四肢肿起，根在骨，曰风水；八先从肾肿起，根在膀胱，曰石水；九先从小腹肿起，根在小肠，曰高水；十或盛或衰，根在大肠，曰气水。

《经》云：上肿宜汗，宜用荆防败毒散、麻黄甘草汤治之；下肿宜利，宜用四苓、五皮汤治之。或加防己、木通等煎服。如见喘急者，兼吞三仁丸，无不应手而愈。惟正水一症，正《内经》三阴结而成，观徐氏注便悉。惜乎唐宋诸家，均有论无方，致世之患此者，俱误于舟车、神佑等丸。故吴航[④]陈氏修园

---

① 溺：赵本作“尿”。

② 旋杯：此后赵本有“水饮所作”四字。

③ 桂甘姜枣麻辛附子汤：赵本作“桂枝去芍药加麻辛附子汤”。

④ 吴航：地名，今属福建省福州市长乐区吴航街道。

立消水圣愈一汤。据云两手脉浮而迟，足趺阳脉浮而数，诊法丝毫不错，一服验效，五服全愈。否则不可轻用，义详方论，诚秘旨也。

又有妇人经脉不利，化为水而流走四肢，悉皆肿满，名为血分。喻氏治以人参丸，屡用之颇见功效。若头面手足遍身水肿，如烂瓜之状，按而塌陷，胸腹喘满，不能转侧安睡，饮食不下，小便秘涩，溺出如割，或如豆汁而绝少，宜用导水茯苓汤，渐利而愈。

又有外治之法，亦举两方以备之。一用巴豆研去油四钱，水银粉二钱，生硫黄一钱，共研成饼，先用新绵一片布脐上，次以饼掩之，外用帛缚。如人行四五里许，自然泻下恶水。待下三五次后，去药食粥补住。此方即古人所谓丹房奇术也。又方用大田螺四个，大蒜五枚，车前子末三钱，上研成饼，贴脐中，以帕缚之，少时尿出如注即愈。余谓此方不特治水肿鼓胀，即可治小便闭涩不通也。再《内经》有结阳一症，结阳者，四肢肿也。此由湿热之邪渐盛，正气渐微，阳气渐衰，至不宣通，四维发肿，乃诸阳受气于四肢也。今人见手足关节肿痛，多作风治误矣。湿伏少阴肾经，舌白足肿，治详湿门。

考肿症有阴水、阳水之别。阳水者，其脉浮，宜香苏饮、荆防败毒散。畏风甚，表虚者，加生芪。浮而鼓指有力，宜杏子、越婢等汤。倘小便不利，宜加防己、猪苓、泽泻、知母等以利之。若阴水其脉沉而紧，宜麻黄附子甘草、麻黄附子细辛等汤。沉而微细，及小水多者，宜用肉桂、附子、干姜、人参、白术、川椒、木香等类温补之。若脉浮在皮外，如絮飘水面，及肿至肾囊者，多不治。掌肿无纹，以及男从下肿上，女从上肿下，均难治。

越婢加术汤

麻黄六钱 石膏八钱 生姜三钱 甘草二钱 大枣十二枚 白术四钱

先煮麻黄，去上沫，内诸药，分温三服。

里水脉沉面目黄，水风相搏湿为殃。专需越婢平风水，四钱白术去湿长。

防己黄芪汤见湿症

越婢汤

即前越婢加术汤去白术。恶风，加附子一枚。

一身悉肿属风多，水为风翻涌巨波。二草三姜十二枣，石膏八钱六麻和。

防己茯苓汤

防己 黄芪 桂枝各三钱 茯苓六钱 甘草二钱

水煎，分温三服。

四肢聂聂动无休，皮水情形以此求。己桂芪三甘草二，茯苓六钱砥中流。

甘草麻黄汤

甘草二钱 麻黄四钱

先煎麻黄，去上沫，分温三服，重覆微汗，不汗再服，慎风寒。

里水原来自内生，一身面目肿黄呈。甘须二钱麻黄四，气到因知水自行。

麻黄附子汤见伤寒

杏子汤原方缺，前人疑是《伤寒论》麻杏甘石汤。方载血症。

蒲灰散见消渴

黄芪芍药桂枝苦酒汤

黄芪五钱 芍药 桂枝各三钱

以苦酒一杯，水七杯，合煎，分温三服。当心烦，服至六七日乃解。若心烦不止者，以苦酒故也。

黄汗脉沉出汗黄，水伤心火郁成殃。黄芪五钱推方主，桂芍均三苦酒勷。

桂枝加黄芪汤即《伤寒》桂枝汤加黄芪三钱。

桂枝姜枣麻辛附子汤

桂枝 生姜各三钱 细辛 甘草 麻黄各二钱 附子一枚 大枣六枚

先煎麻黄，去上沫，内诸药煎，分温服，当汗出如虫行皮中即愈。

心下如盘边若杯，辛甘麻二附全枚。姜桂三钱大枣六，气分须从气转回。

枳术汤

枳实七枚 白术二钱

水煎，分温服，腹中软，即当散也。与前互服亦妙。

心下如盘大又坚，邪之结散验其边。术宜二钱枳枚七，苦泄专疗水饮愆。

荆防败毒散见历节风

四苓五皮汤

白术 苍术 泽泻 猪苓 车前子炒 陈皮 大腹皮 生姜皮 桑白皮 茯苓皮各一钱

水煎服，青皮、五加皮、地骨皮俱可加入。

四苓五皮二术宜，陈茯姜桑大腹皮。猪泽车前同加入，脾虚肤胀总称奇。

五皮饮

陈皮 大腹皮 生姜皮 桑白皮 茯苓皮

水煎服，或以五加皮易桑白皮。此方取其以皮治皮，气行湿行，而水自消，为治肿之总方。若上肿可加辛散，下肿可加轻利，无不见效，特另附于此。甚则非分五水不可。

五皮治水有奇功，陈腹姜苓桑白中。别立此方通用剂，加增进退法无穷。

三仁丸

郁李仁 杏仁 薏苡仁各一两

为末，糊丸，梧子大，米饮下四五十丸。

三仁郁李杏薏好，喘急便少服宜早。三物研末共为丸，饮吞五十方能保。

消水圣愈汤

天雄片一钱，制 牡桂二钱，去皮研，冲 细辛一钱 麻黄一钱五分 甘草一钱，炙 生姜二钱 大枣二枚 知母二钱，去皮

水二杯半，先煎麻黄，去上沫，次入诸药，煮八分服，日夜作三服，当汗出如虫行皮中即愈。水盛者，加防己二钱。天雄补上焦之阳，而下行入肾，犹天道下济而光明。而又恐下济之气潜而不返，故取细辛之一茎直上者以举之。牡桂暖下焦之水，而上通于心，尤地轴之上出而旋运。而又恐其上出之气止而不上，故取麻黄之走而不守者以鼓之。人生小天地，惟健运不息，所以有云行雨施之用。若潜而不返，则气不外濡而络脉虚，故用姜、枣、甘草化气生液，以补络脉。若止而不上，则气聚为火，而小便难，故以知母滋阴化阳，以通小便。且知母治肿，出自《神农本草经》，而仲景治历节风，脚肿如脱，与麻黄、附子并用，可以比例而明也。此方即仲景桂甘姜枣麻辛附子汤加知母一味，主治迥殊，可知经方之变化如龙也。

消水圣愈出陈氏，天雄桂辛麻黄是。甘草大枣同生姜，知母治肿载经旨。

人参丸

人参 当归 大黄湿纸裹，饭上蒸熟，去纸切用 桂心 瞿麦穗 赤芍药 茯苓各五钱 葶苈炒，另研，一钱

为末，炼蜜丸，如桐子大，每服十五丸，加至二三十丸，空心饮汤下。喻氏云：此方治血分之水，少用葶苈为使，不至耗气，殊可取用。

参桂当归苓大黄，瞿麦赤芍葶苈尝。功在能消血分水，初病先吞十五丸。

导水茯苓汤

泽泻 赤茯苓 麦冬 白术各三两 紫苏 桑白皮 槟榔 木瓜各一两 陈皮 大腹皮 砂仁 木香各七钱五分

每服一二两，水二杯，灯草三十根，煎八分，食前服。病重者可用五两，浓煎，五更服。

茯苓导水泽槟宜，桑橘皮兼大腹皮。术麦砂苏浓煮服，木香偏共木瓜施。

香苏饮见感冒

麻黄附子甘草汤即麻黄甘草汤加熟附子三钱五分。

麻黄附子细辛汤见伤寒

◎黄疸

寸口脉浮而缓，浮则为风，缓则为痹。痹非中风。言痹与中风，本属两途，不可混也。四肢苦烦，脾色必黄，瘀热以行。于湿郁热外行，肢体、面色尽黄而病疸也。

趺阳脉紧而数，数则为热，热则消谷，若胃脉数，是热胜于湿，则从胃阳化热，热则消谷，故能食，此谓之阳黄。紧则为寒，食即为满。若胃脉

紧，是湿胜于热，则从脾阴寒化，寒则不食，故食即满，此谓之阴黄。阳黄则为热疸、酒疸，阴黄则为女劳疸、谷疸也。尺脉浮为伤肾，趺阳脉紧为伤脾。若夫脉不沉而浮，则为伤肾；肾脉不缓而紧，则为伤脾。脾伤病疸，亦为谷疸也。风寒相搏，食谷即眩，谷气不消，胃中苦浊，谷疸，食即满而不消，浊气在胃，清气阻于上行，故头眩。浊气下流，小便不通，浊气流于膀胱，故小便亦闭涩也。阴被其寒，热流膀胱，身体悉[①]黄，名曰谷疸。

额上黑，女劳疸则额上黑，肾病色也。微汗出，湿不瘀也。手足中热，即五心热。薄暮即发，肾为阴热也。膀胱急，小便自利，下焦虚也。名曰女劳疸。腹如水状，乃脾肾两败。不治。

心中懊憹而热，不能食，时欲吐，名曰酒疸。酒疸不能食，小腹必满，小便不利，而亦见目青面黑也。

阳明病，脉迟[②]，脾脏寒。食难用饱，寒不化谷，所以虽饥欲食而难用饱。饱则发烦，胃中填塞，健运失常也。头眩，清者阻于上升。小便必难，浊者阻于下降。此欲作谷疸。虽下之，腹满如故，其证原从太阴寒湿郁黓而生，若误以为阳明热湿发黄下之，虽腹满暂减，顷复如故也。所以然者，脉迟故也。此发明欲作谷疸属脾阴寒化而不可下者也。

夫病酒家[③]黄疸，必小便不利，湿热留于胃而不去。其候心中热，足下热，是其证也。湿热上熏胃脘，则心中热；下行足胕，则足下热也。

酒黄疸者，或无热，或有心中无热。谵语[④]，小[⑤]腹满，欲吐，鼻燥，心中无热者，其邪注于阳明也。其脉浮者，邪在上。先吐之；沉弦

① 悉：赵本作“尽”。
② 迟：此后赵本有“者”一字。
③ 家：赵本无此字。
④ 谵语：赵本作“靖言了了”。
⑤ 小：赵本无此字。

者，邪近于下。先下之。当就证脉相参而善酌之。

酒疸，心中热，欲吐[①]者，乃胃中有烦乱懊憹之象。吐之愈。

酒疸，下之，谓心中热病在上，应吐不吐，而误以下法下之。久久为黑疸，乃阳明之邪乘虚而入少阴，久则肾亦伤矣。目青，肝亦受其害，由乙癸同源也。面黑，肾病本色。心中如噉[②]蒜齑状，温热之气盛而上熏。大便正黑，肾虚阴火熬血而为瘀。皮肤爪甲[③]不仁，血虚不荣于外。其脉浮弱，虽黑微黄，此再承上一语，谓面色虽黑，然有微黄之别，此肾伤而成黑疸，究因之误治贻害也。故知之。因见色而知。

师曰：病黄疸，湿热也。发热烦喘，胸满口燥者，湿淫于内，则烦喘胸满；热淫于内，则发热口燥。以病发时，火劫其汗，两热相搏[④]。然黄家所得，从湿得之。必得之湿热，瘀于脾土。一身尽发热而黄，正以明火劫之误。肚热，热在里，当下之。以去其湿热。

脉沉，主里也。渴欲饮水，热瘀也。小便不利者，湿郁也。皆发黄。

腹满，里证也。舌痿黄，必系身痿黄。躁不得睡，躁不能眠，瘀热外行，此发黄之渐。属黄家。

黄疸之病，当以十八日为期，疸病属脾，脾主土，土无定位，寄旺于四季之末各十八日，则之十八日者，土旺之日也。治之十日以上瘥，故治十日以上当瘥，而不逾十八日之外也。反剧为难治。若逾十八日不瘥而反剧者，则土衰矣，故曰难治。

疸而渴者，渴则津液内消，邪气独胜。其疸难治；疸而不渴者，不

---

① 吐：赵本作“呕”。

② 噉：赵本作“啖”。

③ 甲：赵本作“之”。

④ 搏：赵本作“得”。

渴则津液未竭，正气未衰。其疸可治。发于阴部，阴主里。其人必呕；湿胜于里则呕。发于[1]阳部，阳主表。其人振寒而发热也。热胜于表，则振寒发热也。

谷疸之为病，寒热，不食，未成谷疸之时，其人多病寒热，寒热作时则不能食。食即头眩，心胸不安，即或能食，然食后即头晕目眩，心烦不安，此为湿瘀热郁而内蒸，将作谷疸之征也。久久发黄为谷疸，茵陈蒿汤主之。使从大小二便而出之。

黄家，日晡所发热，而反恶寒，此为女劳得之；黄家日晡所本当发热，今发热而反恶寒者，此为女劳之疸也，热在胃浅，而肾深则先反恶寒也。膀胱急，少腹满，身尽黄，额上黑，足下热，皆肾热之征。因作黑疸，其腹胀如水状，大便必黑，时溏，此女劳之病，非水病[2]也。腹满者，证兼腹满，脾肾并伤。难治。硝石矾石散[3]主之。硝石咸寒除热，矾石除痼热在骨髓与肾，合用以清肾热也。大麦粥和服，恐伤肾也。

酒[4]疸，心中懊憹，或热痛，心中懊憹欲吐，自吐之而愈。此心中懊憹不欲吐，而心中热痛者，为此证中之更甚，似非吐之可愈，急宜下之。栀子大黄汤主之。

病[5]黄家，概系湿热交郁而成。但利其小便。小便为气化之主使，下窍气通，诸气自不能久郁矣。假令脉浮，则邪在表。当以汗解之，又应宜汗，徒利小便无益也。宜桂枝加黄芪汤主之。

诸黄，诸疸症有热久湿去而干燥者。猪膏发煎主之。

---

① 发于：赵本无此二字。

② 病：赵本无此字。

③ 硝石矾石散：赵本作“用硝矾散”。

④ 酒：此后赵本有“黄”一字。

⑤ 病：此前赵本有“诸”一字。

黄疸病，有应用表里两解者。茵陈五苓散主之。

黄疸，腹满，小便不利而赤，里实也。自汗出，表和也。此为表和里实，当下之，宜大黄硝石汤。

黄疸病，小便色不变，黄疸病小便当赤，今不赤而白，内无实热可知。欲自利，腹满而喘，是湿盛无热证，属阴黄。不可除热，不可以凉药除其热。热除必哕。若误用寒凉，则胃必寒而哕。哕者，小半夏汤主之。

诸黄，腹痛而呕者，由木克土也。宜柴胡汤。柴胡有大、小二汤，未指明者，想按证择用也。

男子黄，小便自利，知非湿热交郁之黄，而为土虚，其色外现之黄。当与虚劳小建中汤。

按：《内经》溺赤目黄者曰黄疸。李士材云：黄为中央戊己之色，多属太阴脾经，脾不能胜湿，复挟火热，则郁而转黄。譬之盦曲[①]相似，以湿物而当暑月，又加覆盖，湿热相搏，其黄乃成。古来名目虽多，究不离表、里、虚、实四字。

凡邪之郁在表者，其脉必浮。若水寒由表入荣，闭而不散，热结为黄而无汗，谓之表实，《千金》用麻黄醇酒汤以汗之。若因风气拂郁，不得泄而为热，腹内瘀结，烦渴引饮，面目色黄，病在营卫，宜用青龙汤以散之。若表虚自汗，汗虽出而邪不出者，致一身面目尽黄，故仲景以桂枝加黄芪汤以和之。此为病之属表者治法也。

苦湿热之邪，留于半表半里之间，而发黄疸。其脉弦，或热，或呕，仍以和其表里，宜用小柴胡加栀仁汤治之。又有肝血、肺气热邪交并，致病疸而发热，贵以轻剂和解，宜一清饮

① 盦（ān 安）曲：大豆发酵。

主之。此为病之属半表半里者治法也。

若疸病表里症兼见者，仲景以茵陈五苓汤以两解之。若病在上膈，脉浮，欲吐者，宜用瓜蒂散吐出黄水而愈之。又有伤寒当汗不发汗，而反下之，热不得越，因瘀于里，热邪上炎，但头汗出，余无汗之处，湿热薰蒸，身体发黄，小便不利。由水气上溢皮肤。此为心肺瘀热所伤，营卫不和，《伤寒论》以麻黄连翘赤小豆汤主之。使在皮肤之湿热，仍从汗解。又择味之酸苦、气之寒凉而能调和营卫者，兼除在里之瘀热也。此为病之属表属里两解者治法也。

又有太阳伤寒，头痛身热，法当汗解，反利小便，热瘀膀胱，则身黄脉沉，少腹硬满，小便自利，其人如狂，下焦有血也，《伤寒论》以抵当汤治之。此为病之属表中之里者治法也。

若在表之寒已解，而热不得越，肌肉发黄，宜用栀子柏皮汤，以除内烦外热。又有寒热呕吐，渴欲饮水，身体面目俱黄，小便不利，不食不卧，俱系邪热壅盛于胃，宜用茯苓渗湿汤主之。戴原礼[①]谓：酒疸者，乃饮酒即睡，酒毒薰肺，脾土生肺金，肺为脾之子，子移病而克于母，故黄。又肺主身之皮肤，肺为酒毒薰蒸，故外发于皮而黄。此二说当合脾肺两治，宜藿枇饮。又有足太阴寒湿，四肢乍冷，自利目黄，舌白滑，甚则灰，神倦不语，邪阻脾窍，舌蹇语重，宜四苓加木瓜草果厚朴汤。若其舌灰滑，中焦滞痞，用草果茵陈汤。若面目俱黄，四肢常厥，脉细，当于后方求之。宜用茵陈、附子、姜、草也。若

---

① 戴原礼：戴思恭，字原礼，号肃斋，浙江省诸暨市马剑镇马剑村人。明初官至太医院使。著有《推求师意》《本草摘抄》等。

脉沉细而数，四肢冷，小便涩，烦躁而渴者，宜韩氏[①]茵陈茯苓汤治之。此为病之属里者治法也。

又有阴黄之症，脉沉细而迟，肢体逆冷，或腰以上自汗，宜茵陈附子干姜甘草汤。若其脉沉细而迟，四肢及遍身冷者，宜用小茵陈汤。若服附子茵陈未退，而脉伏者，宜用茵陈茱萸汤。又有身黄，脉沉细而数，身热而手足寒，呕喘烦躁不渴者，宜韩氏茵陈橘皮汤。如烦躁而渴者，又宜前茵陈茯苓矣。又有肾气虚损，名女劳疸者，以小菟丝子丸治之。若病久脾胃虚弱，饮食少思，宜参术健脾汤。又有疸症，血虚热入血分，口淡咽干，倦怠发热微冷，宜当归秦艽散治之。若服寒凉药过多，致变阴黄者，宜用茵陈附子干姜汤。若胃中津虚，亡阳而发阴黄，其脉微弱伏结，不欲闻人言语，小便不利者，宜用秦艽汤。戴氏[②]云：又有阴黄汗染衣襟，涕唾俱黄，宜用蔓菁散。又云：病疟后多黄，盖疟谓之脾寒。脾受病，故色见于面，宜理脾为先，宜异功散加黄芪、扁豆服之。凡诸病后黄者，均宜仿此。又诸失血后，多令面黄。盖血为荣，面色红润者，血荣之也。血去则面见黄色，譬之草木春荣秋枯，润与燥不同也，宜养荣汤、十全大补汤。或照诸病后发黄施治亦可。此为病之属虚者治法也。

又有谷疸，阳明热盛，外达肌肤，小便不利，腹满，宜《伤寒论》茵陈蒿汤主之。至大黄硝石、栀子大黄等汤，俱为实症立法，详载前论。若农民因饱作劳，脾气不舒，而病黄

① 韩氏：韩祗和，北宋伤寒学家。著有《伤寒微旨论》。
② 戴氏：即戴原礼。

肿，宜杨法师胜金圆[①]。此为病之属实者治法也。

以上表、里、虚、实，不外阳黄之热疸、酒疸，阴黄之女劳疸、谷疸治法，如有遗义，仍于前论详审可也。

茵陈蒿汤

茵陈蒿六钱 栀子十四枚 大黄二钱

上三味，以水先煮茵陈，后内二味煮，去滓，三服。小便当利，尿如皂角汁状，色正赤，一宿腹减，黄从小便去也。

茵陈蒿汤栀大黄，阳明热甚用寒凉。小便不利腹满痛，药能对症异寻常。

硝石矾石散

硝石熬黄 矾石烧，各等分

二味为散，大麦粥汁和服方寸匕，日三服，病随大小便去。小便正黄，大便正黑，是其候也。徐忠可云：硝能散虚郁之热，为体轻脱，而寒不伤脾；矾能却水，而所到之处，邪不复侵，如纸既矾，即不受水渗也。以大麦粥调服，盖土以胜水，合而用之，则散郁热，解肾毒，其于气血阴阳、汗下补泻等法，毫不相涉，所以为佳。

身黄额黑足如烘，腹胀便溏晡热丛。等分矾硝和麦汁，女劳疸病夺天工。

栀子大黄汤

栀子十四枚 大黄二钱 枳实五枚 豆豉一合

---

① 杨法师胜金圆：本条出自明代戴原礼《证治要诀》，但该书并未列此方剂组成。丹波元坚称，“此方不审，先教谕曰：盖《本事》紫金丹之类”。本书后附的杨法师胜金圆药方，实即《太平惠民和剂局方》“宝庆新增方”中的胜金丸，功效在于截疟。

水煎，三服。

酒疸懊憹郁热蒸，大黄二钱豉宜斟。山栀十四枳枚五，上下分消要顺承。

桂枝加黄芪汤见水气症

猪膏发煎

猪膏半斤 乱发如鸡子大三枚

二味和膏中煎之，发消药成，分再服。病从小便出。《千金》云：太医校尉史脱家婢黄病，服此胃中燥粪下，便差，神验。

诸黄腹鼓大便坚，古有猪膏八两传。乱发三枚鸡子大，发消药熟始停煎。

茵陈五苓散即伤寒五苓散内重加茵陈。

瓜蒂散见伤寒

大黄硝石汤

大黄 黄柏 硝石各四钱 栀子十五枚

水煎，去滓，内硝更煮，分服。

自汗屎难腹满时，表和里实贵随宜。硝黄四钱柏同数，十二枚栀任指麾。

小半夏汤见痰饮

小柴胡汤见伤寒

小建中汤见伤寒

《千金》麻黄醇酒汤

麻黄三钱

以美酒顿服尽，冬月用酒，春日用水煮之。

黄疸病由郁热成，驱邪解表仗雄兵。美酒顿麻三钱服，春换水兮去酒烹。

青龙汤

干地黄 威灵仙 防风各二钱五分 荆芥穗一两 何首乌去黑皮，米泔浸一宿，木刀切，二钱五分

共为末，食后沸汤调下一钱，每日三服。

风气发黄用青龙，灵仙芥地与防风。首乌去皮同为末，一钱调下病不容。

小柴胡加栀子汤

即大剂小柴胡加栀子三十枚，柴胡、半夏各半斤，余各三两，大枣十二枚，分三服。

一清饮

柴胡三钱 赤茯苓二钱 桑白皮炒 川芎各一钱五分 甘草炙，一钱 生姜三片 红枣二枚

水煎，食前服。

肝肺俱病用一清，柴胡茯苓桑白行。川芎甘草生姜枣，食前数服黄自平。

麻黄连翘赤小豆汤

麻黄 连翘 赤小豆 梓白皮 杏仁 甘草 生姜 大枣

先煎麻黄，去上沫，内诸药煎，温服。

麻黄连翘赤小豆，梓皮杏仁甘草就。瘀热郁结在心肺，姜枣同行毋疑窦。

抵当汤见伤寒

栀子柏皮汤

栀子 柏皮 甘草

水煎服。

湿热发黄栀柏汤，甘草三味共成方。水煎服下能清里，阳明证本重寒凉。

茯苓渗湿汤

茵陈七分 白茯苓六分 木猪苓五分 泽泻五分 白术五分 橘皮五分 苍术米泔浸一宿，炒 黄连各五分 山栀炒，四两 秦艽四两 防己四两 葛根四两

水煎，温服。

茯苓渗湿用茵陈，猪泽橘连二术秦。加重山栀防已葛，急宜煎服勿因循。

藿枇饮

藿香叶 枇杷叶去毛 桑白皮 陈橘皮 粉干葛 白茯苓 枳椇子各等分

水煎服。

藿枇饮用桑白使，橘葛茯苓枳椇子。酒疸宜从戴氏规，脾肺两治须识此。

四苓加瓜朴草果汤

生白术三钱 猪苓一钱五分 泽泻一钱五分 赤苓块五钱 木瓜一钱 厚朴一钱 草果八分 半夏三钱

水煎服。阳素虚者，可加附子。

四苓加朴果夏瓜，肢乍冷兮自利加。目黄舌白甚灰滑，语重神昏服最佳。

草果茵陈汤

草果一钱 茵陈三钱 茯苓皮三钱 厚朴二钱 广皮一钱五分 猪苓二钱 大腹皮二钱 泽泻一钱五分

水煎服。

草果茵陈泽朴苓，三皮导湿本前型。中焦痞滞舌灰滑，开窍温通自守经。

韩氏茵陈茯苓汤

茯苓二两 桂枝二两 猪苓二两 滑石一两五钱 茵陈一两

共为末，每服五钱，水煎。如脉未出，加当归。

韩氏茵陈茯苓枝，猪滑同加理宜知。脉未出兮添归服，脉细而数病黄时。

茵陈附子干姜甘草汤

茵陈一两五分 附子二枚，各切八片，炮 干姜炮，二两五钱 甘草炙，六钱

共为粗末，水煎，分三服。又名茵陈四逆汤。

茵陈附子甘草姜，又名茵陈四逆汤。以治阴黄脉沉细，自汗肢冷急宜商。

小茵陈汤

茵陈二两 附子一枚，切八片，炮 甘草炙，一两

共为细末，水煎，分温三服。

小茵陈愈脉沉迟，遍身逆冷及四肢。附子切炮甘草炙，为末分服急扶持。

茵陈茱萸汤

吴茱萸一两 当归三分 附子二枚，各切八片，炮 木通一两 干姜炮，一两五分 茵陈一两五分

共为末，水煎，分三服。

茵陈茱萸附子通，干姜当归六味中。因服前方仍依旧，证兼脉伏斯为功。

韩氏茵陈橘皮汤

茵陈十两 橘皮一两 生姜一两 白术四钱 半夏五钱，制 茯苓五钱

共为末，煎，分四服。

茵陈橘皮遵韩氏，白术姜苓半夏是。脉沉细数手足寒，烦躁不渴方可恃。

小菟丝丸

石莲肉二两 茯苓蒸，一两 菟丝子酒浸，五两 山药二两

共为细末，用山药打糊为丸梧子大，每服五十丸，温酒、

盐汤下。

小菟丝丸山药临，茯神蒸熟一全斟。五劳成疸糊丸服，盐酒任吞法可钦。

参术健脾汤

人参 白术各一钱五分 白茯苓 陈皮 白芍药 当归各一钱 炙甘草七分 大枣二枚

水煎，食前服。色疸，加炙黄芪、扁豆。

参术健脾白茯苓，陈皮芍药归草馨。加入大枣食前服，虚添芪扁法宜听。

当归秦艽散

白术 茯苓 秦艽 当归 川芎 熟地黄 芍叶 半夏曲 陈皮 炙甘草各五分

生姜三片煎，食前服。《济生》[①]有肉桂。

当归秦艽白术陈，苓芎夏草芍地神。倦怠微冷加姜入，《济生》用桂亦有因。

茵陈附子干姜汤

附子炮，二钱 干姜炮，二钱 茵陈一钱二分 草豆蔻制，二两 白术四分 枳实麸炒，五分 半夏制，五分 泽泻五分 茯苓三分 橘红三分

上十味，㕮咀，以生姜五片，水煎，去渣，凉服。

茵陈附子干姜凑，白术枳实半夏蔻。凉药过多变阴黄，橘红泽茯须讲究。

秦艽汤

秦艽二两 旋覆花五钱 赤茯苓五钱 炙甘草五钱

① 《济生》：即《济生方》，南宋严用和编撰。

上㕮咀，每服四钱，以牛乳汁一盏，煎至六分，去滓，不拘时温服。

秦艽二两旋覆花，茯苓甘草五钱加。脉弱伏结阴黄用，小便不利洵堪夸。

蔓菁散

用蔓菁子为细末，平旦以井花水服一匙，日再加至两匙，以知为度。每夜小便中浸少许帛子，各书记日，色渐白则瘥，不过服五升而愈。

异功散即四君汤加陈皮，见疟疾。

养荣汤见肺痈

十全大补汤见中风

胜金圆

槟榔二两 常山酒浸，四钱

上为末，面糊丸，如梧子大。每服三十丸，临卧前用冷酒吞下便睡，至五更又用冷酒吞下十五丸，至上午方吃温粥，忌生冷油腻等物。此方能治疟，又名截疟丹。

杨法师制胜金圆，槟榔常山两味传。不仅农民黄肿服，此方截疟更安全。

《拾慧集》卷四终

《拾慧集》卷五 长沙杂病原文

岭南后学　何德藻芙卿辑增

◎惊悸

寸口脉动而弱，动即为惊，惊自外至，气乱则脉动。弱则为悸。悸自内惕，气怯则脉弱。

火邪者，凡邪之近于火者，如亡阳、惊狂等证。桂枝去芍药加蜀漆牡蛎龙骨救逆汤主之。特出一方，以俟人之自悟耳。

心下悸者，半夏麻黄丸主之。

徐忠可曰：惊似属神明边病。然仲景以此冠于吐衄下血及瘀血之上，可知此方重在治其瘀结，以复其阳，而无取乎镇坠，故治惊全以宣阳散结、宁心去逆为主。至于悸，则又专责之痰[①]，而以半夏、麻黄发其阳、化其痰为主。谓结邪不去，则惊无由安，而正阳不发，则悸邪不去也。

按：有惊悸，有惊恐，有惊妄，有惊怖，有惊惧，有惊骇，有怔忡，有心忡，有忪悸，有健忘，分而言之，名各不同，合而思之，病皆一类也。《经》云：东方青色，入通于

① 痰：原作“疾”字，据徐彬《金匮要略论注》改。

肝。其发病惊骇，故外触奇异，内动其心，心动则神摇，其人即惊。张子和谓：惊者平之，平常也，使人时时闻之，习熟自然不惊也。戴原礼云：气郁生涎，涎与气搏，遂生惊悸，皆由心虚胆怯所致，宜温胆汤。呕则以人参代竹茹。若多眠异梦，随即惊觉者，亦宜温胆汤，加枣仁、莲肉各一钱，以金银煎水下，或吞远志丸。

悸者，外无所触，内则心下跳动。《经》云：血不足则恐。亦悸也。又云：志伤则喜忘。前言志伤则肾伤，肾藏志故也，不外治在心肾，故皆治同一律也。高鼓峰[1]谓：其症有心包血虚火旺者，宜大剂归脾汤去木香，加黄连、生地以清之。若兼痰者，再加贝母。有肾水虚而不交于心者，亦宜前方去木香，加麦冬、五味子、枸杞，吞都气丸。亦有用八味丸加减。天师云：人之惊者，乃肾气不入于心，不寐乃心气不归于肾，宜用地、萸以补肾，则肾气有根，自然上通于心矣；肉桂补命门之火，则肾气既温，相火有权，则心气下行，君火相得，自然上下同心，君臣合德矣。胡念斋[2]谓：又有肾邪凌心者，似轻则可用小半夏汤，倍加茯苓以泄之，重则用桂枝大枣甘草汤以安之，再重则用真武汤以镇之。若心脏自虚，即以远志丸、归脾汤酌用。至于心下悸，欲作奔豚，当另于奔豚症内以求治法。若因痰饮，均于前论细审。虽病有万殊，然法可互参，神而明之，存乎人耳。真武汤见伤寒。

桂枝去芍加蜀龙牡蛎救逆汤

即伤寒桂枝汤去芍药，加蜀漆、龙骨、牡蛎。

---

① 高鼓峰：高斗魁（1623—1670年），字旦中，号鼓峰，鄞县（今浙江省宁波市鄞州区）人。著有《四明心法》《四明医案》等。

② 斋：原作“齐”，误。胡念斋，生平不详，陈修园《时方妙用》引录其观点。不过此处所引实为陈修园的按语。

半夏麻黄汤

半夏 麻黄各等分

共为末，炼蜜为丸，小豆大，饮服三丸，日三服。

心悸都缘饮气维，夏麻等分蜜丸医。一升一降存其意，神化原来不可知。

温胆汤

半夏制一钱 陈皮一钱五分 茯苓一钱 竹茹 枳实各一钱 甘草炙，七分 生姜五片 枣一枚

水煎，温服。

温胆汤方本二陈，竹茹枳实合和匀。心虚胆怯成惊悸，加减还将戴氏遵。

远志丸

远志去心，姜汁淹 石菖蒲各五分 茯神 茯苓 人参 龙齿各一两

共为末，蜜丸，梧子大，辰砂为衣，熟水送三钱。

远志原治心惊怯，菖参二茯龙齿恰。炼蜜为丸辰砂衣，三钱每服无缺乏。

归脾汤见胸痹心痛短气

都气丸即痎疾六味丸加五味一两。

小半夏加茯苓汤见暑症

桂枝大枣甘草汤见奔豚

◎吐血衄血

师曰：尺脉浮，肾有游火。目精晕黄，肝有蓄热。衄未止。衄为清道之血，从督脉由风府贯顶，下鼻中。若肝肾之郁热上逼，则出而不止也。晕黄去，目睛慧了，则肝肾之热已除。知衄今止。

又曰：从春至夏衄者，太阳；衄既为阳经清道，一总非阴经所主。手足少阳之脉不能入鼻，故不主衄。所主者，惟手足太阳、阳明四经。太阳行身之表，为开，春生夏长，阳气在表，有开之义，故春夏衄属太阳。从秋至冬衄者，阳明。阳明行身之里，为阖，秋收多藏阳气在里，有阖之义，故秋冬衄属阳明。

衄家不可汗，衄为亡血，不可重竭其阴。汗出必额上陷，脉紧急，乃为热所烁。直视不能眴[①]，目得血而能视，血亡目亦直，不能明视矣。不得眠。阴为亢阳所损。

病人面无色，气血衰。无寒热，无外感之病。脉沉弦者，衄；沉为肾脉，弦为肝脉，今两脉并见，是龙雷之火逼血上溢也。脉[②]浮弱，手按之绝者，此又阴阳两虚之脉。下血；阳不下交于阴，则阴入阳而脱陷。烦咳者，必吐血。此胸中之阳不宣，而阴火乘于心则烦，乘于肺则咳，咳则气上逆而血随之。

夫吐血，咳逆上气，血后咳，其症逆，难治。其脉数而有热，是阴虚而阳无所依附，凡虚劳吐血咳嗽之脉，最忌弦数。不得卧者，死。此乃孤阳独胜燎原之势，莫当必反复，待旦而不得眠，故定其必死。

夫酒客咳者，必致吐血，好酒之人热积于胃，必上熏于肺，肺为热伤，未有不咳。咳则击动络脉，故吐血也。此因极饮过度所致也。

寸口脉弦而大，弦则为减，大则为芤，减则为寒，芤则为虚，虚寒相搏，此名为[③]革，此重申革脉形象。妇人则半产漏下，男子则亡血。

亡血不可发其表，血亡阴亦亡矣，不可再表，再伤其阳。汗出不知者误以表药发其汗亡其阴。即寒慄而振。

吐血不止者，柏叶汤主之。是热伏阴分，必用温散之品宣发其热，则阴

① 眴（shùn，顺）：同瞚，以目示意。
② 脉：赵本无此字。
③ 为：赵本作“曰”。

分之血不为热所逼而自止。

心气不足，则阳独盛。吐血，其逼胞中血海之血出于浊道则吐。衄血，逼其胞中血海之血出于清道则衄。泻心汤主之。须以苦寒下瘀之药降其火，火降则血无沸腾之患。乃火下抽薪之法，诚秘旨也。

陈念祖曰：《金匮》所论血证，虽极精微，而血之原委尚未明示，致后人无从窥[①]测。余阅高士宗、张隐庵书，视各家大有根据，但行文滞晦繁冗，读者靡靡欲卧，今节录而修饰之，以补《金匮》所未及。

人身毛窍之内，则有孙络，孙络之内，则有横络，横络之内，则有经焉。经与络皆有血也。其孙络、横络之血，起于胞中之血海，乃冲任脉之所主。《经》云：冲脉于脐左右之动脉是也。脐之下为小腹，小腹两旁为少腹。少腹者，厥阴肝脏胞中血海之所居也。以血海居膀胱之外，名曰中胞，居血海之内，故曰膀胱者，胞之室也。其血则热肉充肤，淡渗皮毛。皮毛而外，肺气主之；皮毛之内，肝血主之。盖以冲任之血，为肝所主，即所谓血海之血也，行于络脉，男子络唇口而生髭须，女子月事以时下。此血或表邪迫其妄行，或肝火炽盛，或暴怒伤肝而吐者，以致胞中之血，不充于肤腠皮毛，反从气冲而上涌于胃脘。吐此血者，其吐必多。吐虽多而不死，盖以有余之散血也。其经脉之间，则手厥阴心包主之，乃中焦取汁，以奉生身之血也，行于经隧，内养其筋，外荣于脉，莫贵于此，必不可吐，吐多必死也。

《经》云：阳络伤则吐血，阴络伤则便血。此血海之血也。即上所言络血。一息不运，则机针穷；一丝不续，则霄壤判。

---

① 窥：原书脱。据陈念祖《金匮要略浅注》补。

此经脉之血也。营行脉中，如机针转环，一丝不续，乃四则不转，而霄壤判矣。是以有吐数口而即死者，非有伤于血，乃神续也。然高士宗以络血、经血分此证之轻重死生，可谓简括。第有从血海而流溢于中，冲脉与少阴之大络，起于肾，上循背里。心下夹脊多血，虽不可与精专者行于经隧，以奉生身之血并重，而视散于脉外，充于肤腠皮毛之血，贵贱不同。如留积于心下，胸中必胀，所吐亦多。而或有成块者，此因焦劳所致。若屡吐不止，或咳嗽而成劳怯，或伤肾脏之原，而后成虚脱，所谓下厥上竭，为难治也。喻嘉言《寓意草》以阿胶煮汤送下黑锡丹。

其有身体不劳，内无所损，卒于哈血数口，或紫或红，一哈便出者，为脾络之血。脾之大络，络于周身，络脉不与经脉和谐，则有此血。下不伤阴，内不伤经，此至轻至浅之血，不药亦愈。若不分轻重，概以吐血之法治之，如六味地黄汤，三才汤加藕节、白及、阿胶、黑栀子之类。致络血寒凝，变生怯弱、咳嗽等病，医之过也。

总而言之，治络之血，当调其营卫，营卫之气下合胞中，气归血附，即引血归经之法也。其经脉之血，心包主之，内包心，外通脉，下合肝。合肝者，肝与心包皆为厥阴同一气也。若房劳过度，思虑伤脾，则吐心包之血也。吐此血者，十死一生，惟药不妄投，大补心肾，重服人参，可于十中全其一二。若从血海流溢于心包而大吐，与心包之自伤而吐者有别。此由病络而涉于经，宜从治络血之法，引其归经可也。

又五脏有血，六腑无血。试观剖诸兽，腹中、心下、夹脊、包络中多血，肝内多血，心中有血，脾中有血，肺中有血，肾中有血，六腑无血。吐心脏之血者，一二口即死；吐肺脏之血者，形如血丝；吐肾脏之血者，形如赤豆，五七日必死；若吐肝脏之血，有生有死，贵乎病者自养，医者善调治尔；脾脏之血，若罗络，即前哈血是也。按此脾络血，非脾脏血也。有因腹满而便血唾者，为脾虚不能统摄也。凡吐血多者，乃胞中血海之血，医者学不明经，指称胃家之血。夫胃为仓廪之官，受承水谷，并未有血。谓胞中血海之血，为六淫七情所逼，上冲于胃脘而出则可；若谓胃中有血，则不可也。

又朱丹溪云：血随火而升降，凡治血症，以治火为先。然实火、虚火、灯烛之火、龙雷之火，不可以不辨。何谓实火？外受风寒，郁而不解，酝酿成热，以致大吐大衄，脉浮而洪，或带紧，宜用苏子降气汤加荆芥、茜草根、降真香、玉竹之类，以解散之。如风寒郁不解，以成内热，或阳脏之人，素有内火，及酒客蕴热，大吐大衄，脉洪而实，或沉而有力，宜犀角地黄汤、黄连解毒汤以凉泻之。四生丸虽是止血通套药，然止血之中，兼有去瘀生新之妙，所以可用。今人于此症，不敢用大苦大寒之品，而只以止血套药，如黑栀子、白及末、百草霜、三才汤加藕节之类，似若小心，其实姑息容奸，酿成大祸。用大苦大寒，必须有实症、实脉可凭，方可用之。盖此症火势燎原，车薪之火，非一杯之水所可救。芩、连、栀、柏及大黄之类，补偏救弊，正在此时。俟火势一平，即以平补、温补之药维之。所谓有胆由于有识也。凡此之类，俱宜釜下抽薪，而釜中之水，无沸腾之患矣。

何谓虚火？劳役饥饱过度，东垣谓之内伤，以补中益气汤主之。思虑伤脾，倦怠少食，肌肉瘦削，怔忡不寐，薛立斋以归脾汤主之。东垣云：火与元气不两立，元气进一分，则火退一分。所谓参、芪、甘草，为泻火之良药是也。甘温能泻大热。此症吐血、咳血，必积渐而来，以至盈盆盈斗，脉必洪大，而重按指下全空，必以前汤及当归补血汤，峻补其虚，虚回而血始止。况血脱益气，古训昭然。脱血至盈盆盈斗，若用柔润之药，凝滞经络，鲜克有济，必以气分大补之品，始可引其归经。此余屡试屡验之法也。又有脉细小而手足寒冷，腹痛便滑，此虚寒之症，《仁斋直指》[①]所谓“阳虚阴必走”是也。以理中汤加木香、当归主之。若泥于诸血属火之说，而用凉血止血套药，止而复来，必致不起，可不慎哉！

何谓灯烛之火？人身阴阳，曰水曰火，水火之宅，俱在两肾之中。如先天不足，肾水素虚，又兼色欲过度，以竭其精，水衰则火亢，必为咳嗽、吐血、咳血等症。其脉浮虚而数，或涩而芤，外症干咳骨蒸，口舌生疮，小便赤短，如灯烛之火，油尽而自焚。治之之法，忌用辛热，固不待言，即苦寒之品，亦须切戒。盖以肾居至阴之地，若用寒凉，则孤阴不生。而过苦之味，久而化火，俱非阴虚症所宜也，须用甘润至静之品，补阴配阳。赵养葵云：灯烛之火，杂一滴水则灭，指苦寒之物。唯以六味丸养之以膏油。余每于水虚火亢重症用大补阴丸，多收奇效。

何谓龙雷之火？肾中相火，肾火为相火，心火为君火。不安其位，以致烦热不宁，舌燥口渴，为吐血、咳血等症。其脉两寸洪大，过于两关；两关洪大，过于两尺；浮按洪大，重按濡弱如无，宜用景岳镇阴煎、冯氏[②]全真一气汤、七味丸、八味丸主之。盖龙雷之火，得雨而愈炽，惟桂、附辛热之药，可以引之

---

① 《仁斋直指》：即《仁斋直指方论》，又名《仁斋直指方》，宋代杨士瀛撰。

② 冯氏：冯兆张，字楚瞻，浙江海盐人，清代著名医家。著有《冯氏锦囊秘录》。

归原，所谓同气相求是也。余谓虚火下各方，须遵葛氏[1]止血后再进。若脉空峻补，恐瘀未行，止而复作也。

按：人身以气血为主，血随气行，自然之理，必周身日夜转运不息，人自安和。倘或外有所感，内有所伤，血不能随气常行故道，而布散于经络肌肤，则从气上涌，出于清道，为衄血；出于浊道，为吐血、咳血、咯血等症。治之之法，前论极详。兹再以虚实言之，实则不外六淫所伤，虚则无非劳损所致。治法无论脉症应补应攻，总兼行瘀为急务。若竟妄行止血，而不知速除其瘀，蕴蓄于中，定发热、咳嗽诸症蜂起，永无愈期矣。须知血无止法，去瘀即是止血。余于葛可久秘授之旨而会悟得之，治多见效。

至若实邪之中，当知表里之别；虚损之内，亦有阴阳之分。若外感吐血，仍从表解。如见头痛恶寒，发热脉浮，宜香苏饮加荆芥穗、丹皮、白芍等类。此风寒之轻者，可略取微汗而解。若重则恶寒发热，头项强痛，其脉浮紧，无汗，形如伤寒，仍遵仲景麻黄汤加侧柏炭、荷叶炭、炮干姜、炒丹皮等类治之。若发热恶风头痛，脉浮缓，自汗，仍遵用桂枝汤加侧柏炭、荷叶炭、荆芥炭、牡丹皮等治之。此书所未载。余治四弟菁士伤风，发热吐血，用桂枝汤加味取效而类推之也。又有已经嗽红，体气先虚，因时序冷热不匀，夹带寒邪致病，病见形寒暮热，咳嗽震动，头中、脘中、胁骨皆痛，脉得寸口独大，最忌温散，当即清解上焦，治以桑杏汤。若因风温上受，至病吐血，亦宜此方减苏梗、荆芥，加薄荷、连翘、石膏、甘草进

① 葛氏：葛可久，名乾孙，平江路（今江苏省吴中区）人，元代医家。著有《十药神书》。

服。若感受温热，六脉小涩，时欲凉饮，热阻气升血冒，宜三仁汤去蔻仁、薏仁、厚朴、半夏、麦冬，加栀皮、郁金汁、新荷叶汁治其上。若寒热久郁伤肺，邪盛上壅而咳吐脓血，音哑，宜麻杏甘石汤加苡仁、桃仁、紫菀治之。若夏月暑伤气分，胃弱冲逆失血，宜用扁豆茜草汤。叶天士云：夏月暑气吸入，首先犯肺，气热血涌，强降其血，血药皆属呆滞，而清空热气仍蒙闭于头髓空灵之所，诸窍痹塞，鼻窒瘜肉，当以气分轻扬法，无取外散，宜翘荷汤减绿豆皮、栀皮、桔梗、甘草，加牛蒡子、通草、桑叶、青菊叶等类。如以清寒直泄中下，仍与清空之恙无涉。若夏月不避暑热，或热邪迫血妄行，宜清营热为主，四生丸、清营汤、犀角地黄汤均可治之。凡温热吐粉红血水，为血液俱出，及脉数甚，面黑，皆不治，可勉用清络育阴法。若脉小数，舌绛，喉中痒，咳呛血，暑热入营络，震动而溢。或暑邪逆传膻中，俱宜加减清营汤。若暑温寒热，热伤于表。舌白不渴，湿伤于里，病在气分。吐血，气血皆病。为暑瘵，难治，宜清络饮，方见暑症。加杏仁、薏仁、滑石治之。若因客热伤阴，逢夏气泄吐血，下午火升咳嗽，液亏阴火自灼，宜六味地黄丸去丹皮、泽泻，加鳖甲、淡菜胶、五味子、建莲肉，蜜丸，绝欲静养。

若吐血真阴被伤，而人不知爱护，因房劳血症复发，下午火升呛咳，脉左数入尺，乃阴中阳浮，亦宜阿胶、淡菜、生扁豆、麦冬、炙草、茯神等类，保胃镇阴为要。又有思虑太过，心阳扰动，吸伤肾阴，时时茎举。此失血皆矫阳独升，夜不得寐，宜先服大补阴丸，仍须要归家谈笑，怡情可愈。又有木火升逆，扰动阳络，必血随咳逆，自左而升，当以生地丹皮汤，从少阳胆络治人。或耳目昏蒙，甚于午前，皆系少阳郁勃之升。呕恶痰血，亦系络热，治宜加减桑菊饮。然凡阳动失血，皆系阴亏。如心悸咽干咳嗽，都是阳浮上亢。凡面亮油光，亦由下虚少纳，俱宜都气丸加鳖板、人乳粉，蜜丸久进，填实脏阴，浮越自和矣。查《内经》分上下失血为阴络阳络，是腑络取胃，脏络论脾。倘饮食少思，柔腻之剂又宜从缓，上下交病，治在中焦。火至午升，烦咳，亦因血去阴伤，当以四君子汤加白芍、山药、扁豆等胃药，从中镇补，使生气自充。若咳嗽继以失血，喉痒失音，乃阴液无以上承，厥阳燔燎不已。阴虚肝风内动，自然之理。《经》言：三焦皆伤。得此奏效颇难，当以参麦汤镇胃制肝，亦阳和熄风之法。若人虚损数年，素有肛漏未愈，复加咳嗽失血。如《经》正旨，阴精不主上奉，阳气独自升降。但见血投凉，治嗽理肺，皆非治法。然胃困减食，明系下损及中，夫精生于谷，宜以二黄膏、参汤常服。如得中土运纳，则二气常存。久病以寝食为要，此不必汲汲论病。

若失血，血色浓厚，必自下先伤，胃减无力，气分亦损，宜用六味地黄丸减丹皮、泽泻、萸肉，加人参、建莲、芡实，于补阴之中，兼以扶胃，非沉滞清寒所宜。若失血易饥纳食，色苍脉数，此虚在胃阴，又当以天冬、扁豆、石斛、生地、柿饼炭、侧柏叶等类，甘凉养胃。时见咽干者，宜用穞豆皮、丹参、麦冬、川斛、藕汁等治之。若因暴怒肝阳大升，胃络血涌甚多，肝胃不和。此已失气下行为顺之旨。缪仲淳吐血三要有云：降气不必降火，宜服苏子汤。倘误投寒腻之药，定不饥不食矣。又有努力伤络，失血面黄，口中味甜，脘中烦闷，冲气，病在肝胃，宜以加减旋覆花赭石汤进服，勿以失血治以滋腻。若先有骨痛鼓慓，每至旬日必吐碗许，惟仅可仰卧，着右则咳逆不已，此因怒劳血痹致病，都是阳气过动，而消渴舌翳，仍纳谷如昔，应以白虎桃仁汤，两和厥阴、阳明之阳，非徒泛泛见血见咳为治。若劳伤身动失血，胁有瘕聚，亦因血络痹阻。因咳甚血来，当以降气为先，亦宜苏子汤减川斛、山楂、郁金，加苡仁、荆芥炭、牛膝炭、藕汁治之。瘕聚在右胁，故减郁金加苡仁。

若失血脉芤虚，寒热，前后心痛，以及惊悸怔忡，皆系络虚营伤，俱宜当归建中去姜，加枣仁、茯神、枸杞等类。若诵读静坐，痰血日久未已，胸胁痛引背部，脉小微涩，非欲伤阴火。此痛为络脉失和，络中气逆血上，宜宗仲淳气为血帅主治，亦用苏子汤减山栀、郁金、川斛、丹参，加桑叶、丹皮、苡仁、老韭白治之。若络痹，脉弦，失血，胁痛气逆，宜以苏子三仁汤。若吐血后不饥，胸背痛者，亦由络脉不和，亦宜用苏子汤去山楂、川斛、茯苓、丹参，加瓜蒌皮治之。又有阳明脉弦而空，失血后咽痹即呛，是纳食虽强，未得水谷精华之游溢，宜北沙参、生扁豆、杏仁、生甘草四味，用糯米汤煎服。若失血后咳嗽不饥，属胃虚者，宜以生脉散减五味子，加扁豆、茯神、川斛，从阳明主治。若妇人血后久咳，脘痛食减，经闭便溏，宜以苏子桃仁汤，疏泄肝气为治。至血后两虚，人参养荣汤、归脾汤二方加减最善。倘不是有血，少许带出，可用藕节、白及各二钱为末，以药冲服。或另以童便水煎亦可。因此二物能直入肺经而止血也。若其人瘀血下行，系为佳兆，如此而愈，必不复发，故以除瘀为贵也。

以上均治吐血妙法。不外因外感者，仍从伤寒太阳例；夹温者，从温症上焦例；余损伤者，宜分别阴阳治之。若能逐条细审，便得其中窍妙。何世之遇此者，竟不明其理，按症用药，动辄非凉即补，希图稳当，岂不反为误事哉。至失血之脉，芤微小涩，皆属元气大亏；数大浮洪，俱是真阴不足。若六淫所伤，或浮紧、浮缓，以及迟数等类，还须与症参确。惟弦紧疾急甚者，必死。若渐缓，渐有生意。此为定法。

再虚损吐血，葛可久遇至人传授心法，活人不下千万，天下仰之。叶天士能善用其方，亦名噪一时，实古今治吐血秘旨。其方各集中间有采择，一眼望过，多不介意，即有所见。或以识见不及，未敢据用，致得是症者，百不救一，余真目击心伤矣。其大要在之瘀字。凡治血症，能知去瘀，便得其中妙蒂。葛可久云：人之壮年，血气充聚，精液完足之际，不能守养，惟务酒色，岂分饥饱，日夜躭欲，无有休息，以致耗散精液，则呕血吐痰，骨蒸烦热。肾虚精竭，形羸颊红面白，口干咽燥，小便白浊，遗精盗汗，饮食难进，气力全无，斯因火乘金位，重则半年而毙，轻则一载而倾。况为医者不究其源，不通其治，或大寒大热之药妄投乱进，不能取效，殊不知大寒则愈虚其中，大热则愈竭其内。所以世之医者，无察其情。予师用药治劳，脉极虚为劳，极大亦为劳，其方亦须虚损方可用。如羿之射，无不中的。如呕血咳嗽者，先服十灰散揭住。十灰散去瘀止血。如不住，则五脏崩损，涌喷血成升斗，或血块壅塞咽喉，呕吐不出，迟则气闭而死。须以花蕊石散止之。花蕊石能化血为水。大抵血热则行，血冷则凝，见黑则止，此定理也。

止血之后，必疏解其体，用独参汤补之，如无人参，余每用当归补血汤药料半斤亦效。服下令其熟睡一觉，不要惊动，醒则病去六七矣。前二方去瘀以止血，止血后趁空虚之体服此方大剂，令其睡熟勿惊，则新血自生而所吐之血复原矣。惟参须俟血一止，多多可受。若迟日咳作，服参不惟无益，而且有害，切记。凡遇此病，遵用葛可久方，相信者无不见效；不信而误者，亦复不少。余近年至病家，或视症不的，心无所主，故不能立方即识透其症，用药人或见疑，余亦不敢劝服。凡人生死有命，病当愈不过借草木为援引，岂尽医者之功。若病不当愈，只可听其自然，逆之不祥。此等余经验甚多，知命者定知此言不谬矣。

若失血后，久嗽肺痿成瘘，宜服保和汤，以泻肺中之伏热，益下焦之化源。若虚弱骨蒸体虚，宜用保真汤。此方即十全大补汤加减，气血双补之中，佐以祛邪。若久嗽肺痿、肺痈，宜服太平丸，于食后临卧细嚼化下。此方润燥化痰养液，凡久嗽肺痿、肺痈，得此则火不克金，而金自受益矣。况咳嗽不离于肺。肺有二窍，一在鼻，一在喉。肺窍宜开不宜闭，喉窍宜闭不宜开。今鼻窍不通，则喉窍将启而为患。方中加麝香少许者，其香气最直，盛通于鼻窍而开之，则呼吸顺，而咳嗽之病根除矣。若热嗽壅盛，宜用沉香消化丸；久嗽肺燥、肺痿，宜用润肺膏。若一切久怯咳嗽，吐痰咯血发热，极虚惫者，宜用白凤膏，异类有情之物以补之。若久劳虚惫，髓干精竭，血枯气少，服煎药愈后，宜用补髓丹为善后之计。此亦虚劳穷极症回春之路也。

周氏[1]云：读此十方，俱出人意表，其间次第缓急，可为千百世法，即不必十方并用，要无能出其范围者矣。一方之中，自得肯綮，即不必全用其药，其可细推其理矣。乃今日之治血症者，辄用六味地黄增减，冀其收功，皆《医贯》入手，而未尝从《神书》[2]体会者也。彼之肾水衰则火炎为患，壮水之主可镇阳光。孰知人之患此病者，阴虚固多，而他因者亦复不少。假如从劳役饥饱而得者，其伤在足[3]太阴矣；从嗜饮而得者，其伤在手太阴也；从愤怒而得者，其伤又在足厥阴矣。此足致吐血、咳血、咯血等症，岂一壮水可以胜其任乎？总之人身之血，附气而行者也，一脏伤则气必不调，而血遂溢于外。

---

① 周氏：即周扬俊。周氏推崇《十药神书》，曾于清代康熙二十六年（1687）加注刊行。

② 《神书》：即《十药神书》。

③ 足：原作“手”字。据葛可久所撰《十药神书》之周扬俊注改。

故逆则上出，坠则下行，滞则阻痛，寒则凝，热则散，此自然之势也。后之君子，于诊视之际，闻问之余，斟酌而得其情否乎？果能于此着眼，视其病之所伤在何脏，脉之所伤在何部，时之所值在何季，思过半矣。曾治一咯血之人，平日极劳，每咯紫血色，俱成小块者，然必是饱食则多，少食则少，不食或少或无。余以韭汁、童便、制大黄治之，二服而安。后以补中益气汤加血药而愈。知者以为怪妄，予谓极平常。盖实《神书》究心，而置《医贯》为谈料者也。今人能于葛氏《神方》[1]坚信而研究之，亦即利己利人之一道也夫。

考：咳血者，系咳嗽痰内有血，其血出于肺，肺热有之，久嗽肺损亦有之。凡一切咳血、咯血似不必分，可于吐血各方酌用。因前人既有辨别，姑仍存其说，当知随症变通可也。若寸口脉搏指而劲，因外邪咳嗽，震动络血，宜以清营汤加减，清心营肺卫之热。若右脉大于左，宜桑白杏仁汤，以专清气分之热。若阳分不足，热轻者以枇杷杏仁汤，甘寒润降，以肃肺金；或用百花丸，临卧姜汤送下亦效。此热咳痰血，似较虚损者易治也。若脉左坚右弱，情志郁勃致伤，营液久耗，木火易燃，宜以生地阿胶汤以滋其阴。若阴虚诵读，久坐阳升，又宜加减养胃汤。凡劳伤者，宜用补肺汤加阿胶、白及；若兼气急，再加杏仁、桑白皮等类。枇杷膏一方，亦可常服。能治一切劳伤发热血症，虚者尤宜，久服奇效。并宜于咳嗽门参阅。咯血者，乃不嗽而咯出血也，即痰带血丝。其血出于肾，初宜白扁豆散加入生地黄、藕节煎服。若劳瘵咯血，宜七珍散加阿胶当归汤；或用钟乳粉一味，糯米饮调亦佳。此方

① 《神方》：即《十药神书》。

可治一切血症。有治咯血，用柳花焙干研末一钱，米汤调服，甚验。

查：衄血者，乃血上溢于脑，从鼻而出也。尤在泾云：血从阴经并冲任而出者，则为吐；从阳经并督脉而出者，则为衄。故衄病皆在阳经，但春夏阳气浮，则属太阳；秋冬阳气伏，则属阳明为异耳。所以然者，就阴阳言，则阳主外，阴主内；就三阳言，则太阳为开，阳明为阖。少阳之脉，不入鼻頞，故不主衄也。然衄亦有轻重。高士宗云：欲辨其重轻，须察衄之冷热。衄出觉热者，乃阳明络脉之血轻也，治宜冷血滋阴；衄出觉冷者，乃阳明经脉之血重也，治宜温经助阳。凉血，泻心汤；温经，黄土汤。但病之来路不一，戴原礼治法分别，亦甚明晰。言大衄不止者，宜用茅花汤调止衄散。或另以萝卜汁滴入鼻内。麻油亦可。若因头风才发，自衄不止者，宜芎附饮，间进一字散。若因虚致衄，此为上盛下虚，不宜过用凉剂，宜养正丹，及紫霞丹，仍佐以四物汤、芎归汤，磨沉香调服。若因伤湿而衄，宜肾着汤加川芎。若伤胃致衄者，名为酒食衄。攧扑致衄者，名为折伤衄。外喜怒忧思诸气皆能动血，以此致衄者，名为五脏衄。若上膈极热而衄者，金沸草散去麻黄、半夏，加茅花如荆芥数；或用黄芩芍药汤加茅花一撮。虚极者，茯苓补心汤。又有饮酒过多，及食热物而衄，先用茅花汤。衄愈甚，则用理中汤加干葛、川芎；或用川芎，不必干葛；或于理中汤去干姜、甘草二味。若攧而衄血不止，苏合香丸一圆；或以小乌沉汤一钱，白汤调下；或添入黑神散，亦得。仍蓦然，以水喷其面，便戴惊则止。若曾病衄愈后，血因旧路一月或三四衄，又有洗面而衄，日以为常，此即水不通，借路之意，并宜止衄散，茅花煎汤调下；或四物汤加石菖蒲、阿胶、蒲黄，煎熟，调火煅石膏末一匙，并进养正丹。倘前证服药不效，大衄不止者，养正丹多服，仍佐以苏子降气汤，使血随下行。若伏暑而衄者，茅花汤调五苓散。叶氏[①]云：又有遇冬衄血、痰血，交夏不病者，盖夏月藏阴，冬月藏阳，阳不潜伏，升则血溢，降则遗精，宜用三才汤去参加味治之。衄久不愈，宜地黄散。衄后头晕，四物汤或十全大补汤择用，并可于晕眩门参治法。凡一切血后，体恒惓惓然，心里烦躁，闷乱纷纷，颠倒不安，气血俱虚者，急于虚劳各方调理可也。

柏叶汤

柏叶 干姜各三钱 艾二钱

上三味，取马通汁一碗，合水煮，分温再服。《千金》加阿胶三钱，亦佳。徐忠可谓：有用柏叶一把，干姜三片，阿胶一挺合煮，入马通汁一碗服。无马通，以童便代之。马粪用水化开，以布滤汁澄清为马通水。

吐血频频不肯休，马通碗许溯源流。干姜三钱艾三把，柏叶行阴三钱求。

泻心汤

大黄二钱 黄连 黄芩各一钱

三味以水煮服。

火热上攻心气伤，清浊二道血洋洋。大黄二钱芩连一，釜下抽薪请细详。

黑锡丹

硫黄 黑锡各三两，同炒，研至无声为度 胡芦巴 沉香 熟附子 肉桂各五钱 茴香 破故纸 肉豆蔻 金铃子去核 木香各一两

① 叶氏：指叶天士。以下引文见《临证指南医案》卷二“潘二二”案。

研末，酒煮，面糊为丸，梧子大，阴干，以布袋擦令光莹，每服四十丸，姜汤下。喻嘉言曰：凡遇阴火逆冲，真阳暴脱，气喘痰鸣之急证，舍此丹别无方法。即痘疹各种坏症，服之无不回生，厥功历历可纪。

镇纳浮阳黑锡丹，硫黄入锡结成团。胡芦故纸茴沉木，桂附金铃肉蔻丸。

苏子降气汤

白苏子 半夏制 当归酒洗 化橘红 信前胡 陈皮 厚朴姜汁炒 甘草炙 生姜 沉香研末，冲服

水煎，温服。

降气汤中苏半归，橘前陈朴草姜依。风寒咳嗽痰涎喘，抱病何妨任指挥。

犀角地黄汤见温症

黄连解毒汤

黄连 黄柏 栀子各一钱五分 木香三分 犀角一钱，如无，以升麻代之

水煎服。又方无犀角、木香，有黄芩。

黄连解毒柏栀香，吐衄脉洪沉实强。皆由蕴热佐犀角，火症奚能却寒凉。

四生丸

生侧柏叶 生艾叶 生荷叶 生地黄

各等分，捣为丸，如鸡子大，每服一丸，滚汤化下。

四生丸用叶三般，艾柏鲜荷生地斑。共捣成团入水化，血随火降一时还。

三才汤见暍症

补中益气汤见伤寒

归脾汤见胸痹心痛短气

当归补血汤见积聚

理中汤见伤寒

六味丸见痃疾八味丸

大补阴丸

黄柏 知母各四两，俱用盐水炒 熟地黄酒润 龟板酥炙黄，各六两

为末，用猪脊髓蒸熟，和炼蜜为丸，桐子大，每服五六十丸，盐、姜汤、酒随意送下。

大补阴丸绝妙方，向盲问道诋他凉。地黄知柏滋兼降，龟板沉潜制亢阳。

景岳镇阴煎

熟地一二两 牛膝 泽泻各二钱 附子 肉桂研末，冲服 炙草各一钱

水煎，温服。如热甚，喉痹，以水浸服。此方主孤阳有归，则血自安。

景岳镇阴煎地牛，泽泻炙草桂附游。寸脉洪大过关尺，重按濡弱似萍浮。

冯氏全真一气汤

熟地一两 白术人乳拌，蒸晒，二三钱 麦冬三钱 附子 牛膝各二钱 五味八分 人参二三钱至七八钱，用开水另煎调入

水煎服。

全真一气术附参，冬地牛膝五味侵。肾火不安多烦热，脉洪面弱得甘霖。

八味丸见痃疾

香苏饮见感冒

麻黄汤见伤寒

桂枝汤见伤寒

减味桑杏汤

桑叶 杏仁去皮尖 象贝 苏梗 荆芥

水煎服。风温上受，吐血，减苏梗、荆芥，加薄荷、连翘、石膏、粉草。

减味桑杏贝苏荆，风温上受用斯更。曾已嗽红体气弱，复感时邪要分明。

三仁汤见湿症

麻杏甘石汤

麻黄 杏仁 甘草 石膏

水煎服。

麻杏甘石本伤寒，寒热郁肺语言难。音哑而咳兼脓血，邪盛上壅得此安。

扁豆茜草汤

扁豆 茯苓 三七 茜草

水煎服。

扁豆茜草三七苓，暑热伤气损胃经。固脾除湿兼行瘀，血止须知草木灵。

加减翘荷汤见燥症

清营汤见暍症

加减清营汤

鲜竹叶心 生地 连翘心 玄参 赤豆皮

水煎服。

加减清营地银花，竹翘用心玄豆嘉。脉小舌绛喉痒咳，暑热入营可驱邪。

生地丹皮汤

生地 丹皮 泽兰 茯苓 降香末 荷叶汁

水煎服。

生地丹皮茯苓兰，降香末入荷汁餐。火扰阳络血左逆，此病无须用辛酸。

加减桑菊饮

桑叶 丹皮 黑栀 连翘 鲜菊叶 蒌皮 川贝 橘皮

水煎服。

桑叶丹皮黑栀连，川贝蒌橘菊宜鲜。少阳络热呕痰血，耳目昏蒙甚午前。

都气丸见上

四君子汤见虚劳

参麦汤

北沙参 天冬 南枣 阿胶 淮小麦 茯苓

水煎服。

参麦汤内天门冬，南枣阿胶茯苓从。厥阳燎燔伤阴液，镇胃制肝法可宗。

二黄膏

生黄芪 黄精 诃子肉 白及 薏苡仁 南枣

淡水熬膏，不用蜜收，参汤送服五钱。

二黄白及诃子肉，南枣薏仁煮如粥。去渣取水收成膏，每用五钱参汤服。

苏子汤

炒苏子 降香汁 山栀 炒楂肉 野茯苓 郁金 川斛 丹参

水煎服。

苏子汤用降香汁，栀楂郁苓丹斛入。胃气不和失下行，暴怒阳升血涌急。

加减旋覆代赭汤

旋覆花 代赭石 半夏制 淡干姜 茯苓块 南枣肉

水煎，温服。

加减旋覆代赭汤，半夏枣苓淡干姜。络伤脘闷有冲气，病在肝胃效益彰。

白虎桃仁汤

石膏 生地 知母 丹皮 大黄酒洗 桃仁 牛膝

水煎服。

白虎桃仁生地膏，知丹牛膝大黄熬。消渴纳谷血痹病，两和阴阳实堪褒。

当归建中汤见虚劳

苏子三仁汤

苏子一钱 冬瓜仁 薏苡仁 枇杷叶去毛 桃仁各三钱 炒丹皮一钱 降香汁八分 牛膝炭一钱五分

水煎服。

苏子三仁冬薏桃，丹皮杷叶净去毛。牛膝炭兼降香汁，胁痛气逆脉弦高。

生脉散减五味加扁神石斛汤

甜北参 麦门冬 茯神 川斛 生扁豆

水煎服。

生脉散减五味尝，加入扁神斛名汤。血后咳嗽不欲食，病属胃虚以此方。

苏子桃仁汤

苏子 炒丹皮 桃仁 郁金 钩藤 白芍

水煎服。

苏子桃仁炒丹散，郁金钩藤白芍宜。妇人血后咳不食，脘痛经闭便溏奇。

人参养荣汤见肺痈

十灰散

大蓟 小蓟 荷叶 扁柏叶 茅根 茜根 山栀 大黄 牡丹皮 棕榈皮

各等分，烧灰存性，研极细末，用纸包，碗盖于地上一夕，出火毒。若未预制，临用烧灰，即碗盖地上候冷用亦可。用时将白藕捣汁，或萝卜汁磨墨半碗，调服五钱，食后服下。如病势轻，用此立止；如血出成升斗者，用后药止之。

十灰大小蓟大黄，栀子茅根茜草香。侧柏叶同荷叶等，棕榈皮并牡丹尝。

花蕊石散

花蕊石火煅存性，研末

用童便一钟炖温，调末三钱，甚者五钱，食后服下。男子用酒一半，女人用醋一半，与童便和药服，使瘀血化为黄水，服后再以药调补。

花蕊石须火煅研，炖分酒醋和童便。功能化瘀为黄水，轻用三钱重五钱。

独参汤

方已载虚劳症，即野山人参二两，去芦，加大红枣五枚，隔水炖浓汁，服后熟睡一觉，后服诸药除根。注云：凡失血后，不免精神怯弱，神思散乱。前方虽有止血之功，而无补益之力，故有形之阴，不能即复，而几微之气，不当急固乎？顿使独参汤，不但脱血益气，亦且阳生阴长。令熟睡一觉，使神安气和，则烦除而自静。盖人之精神由静而生，亦由静而复也。奈何今之医者，遇吐血家，乃视参如毒耶！

保和汤

知母 贝母 天门冬 款冬花各三钱 花粉 苡仁 杏仁去皮尖 五味子各二钱 甘草 兜铃 紫菀 百合 桔梗 阿胶 当归 地黄 紫苏 薄荷 百部各一钱五分

加生姜三片，水煎，入饴糖一匙调服，每日三服，食后各进一钟，与保和汤相间服。血盛，加炒蒲黄、茜根、藕节、大蓟、小蓟、茅花、当归；痰盛，加南星、半夏、陈皮、茯苓、枳实壳；喘盛，加桑白皮、陈皮、萝卜子、葶苈子、苏子；热甚，加栀子、黄连、黄芩、黄柏、连翘、大黄、款冬花；风甚，加荆芥、防风、菊花、细辛、香附子、旋覆花；寒甚，加人参、桂枝、蜡片、芍药。

知贝款天冬各三，二钱杏薏味天花。钱五二百阿归地，紫菀兜苏薄桔甘。

保真汤

当归 生地黄 白术 黄芪 人参各三钱 赤茯苓 陈皮 赤芍药 甘草 茯苓 厚朴各一钱五分 天冬 麦冬 白芍 知母 黄柏 柴胡 五味子 熟地 地骨皮各一钱

姜三片，枣五枚煎，与保和汤间服，每日一服。惊悸，加茯神、远志、柏子仁、酸枣仁；淋浊，加萆薢、乌药、猪苓、泽泻；便涩，加石苇、萹蓄、木通、赤苓；遗精，加龙骨、牡蛎、莲心、莲须；燥热，加石膏、滑石、鳖甲、青蒿；盗汗，加浮小麦、牡蛎、黄芪、麻黄根。

参芪归地术三钱，赤白茯苓朴草兼。赤芍陈皮钱半等，味柴白芍二冬编。骨皮熟地和知柏，各一钱加姜枣煎。

太平丸

天门冬 麦门冬 知母 贝母 款冬花各二钱 杏仁去皮尖 当归 熟

地 阿胶珠 生地 黄连各一两五钱 蒲黄 京墨 桔梗 薄荷各一两 白蜜四两 麝香

为细末和匀，用银石器，先下白蜜炼熟，后下诸药末，搅匀，再上火，入麝香略熬二三沸，丸如弹子大。每日三食后，细嚼一丸，薄荷煎汤缓缓化下。临卧时如痰盛，先用饴糖拌消化丸吞下，却啥嚼此丸。人卧使药流入肺窍，则肺清润，其嗽退除，服七日病痊。凡咳嗽只服此药，立愈。

二两三冬二母如，归连二地杏阿珠。各需两五余皆两，京墨蒲黄薄桔俱。

沉香消化丸

青礞石 明矾飞，研细 猪牙皂角 生南星 生半夏 白茯苓 陈皮各二两 枳壳 枳实各一两五钱 黄芩 薄荷各一两 沉香五钱

共为末，和匀，姜汁浸神曲为丸，梧桐子大。每服一百丸，每夜临卧饴糖拌吞，嚼啥太平丸。二药攻痰嗽除根。

南星皂半茯苓陈，礞石明矾二两均。枳实壳皆需两五，薄芩一两五钱沉。

润肺膏

羊肺一具 杏仁研 柿霜 真酥 真粉各一两 白蜜二两

先将羊肺洗净，次将五味入水搅黏，灌入肺中，白水煮熟。如常服，食前将药相间服之亦佳。

真粉真酥并柿霜，杏仁净研两平当。蜜加二两调黏用，灌入肺中水煮尝。

白凤膏

黑嘴白鸭一只 大京枣一升 参苓平胃散一升 陈酒一瓶

将鸭缚定脚，量患人饮酒多少，随量以酒烫温，将鸭项割开，滴血入酒，搅匀饮之，直入肺经，润补其肺。却将鸭干挦

去毛，于胁边开一孔，取去肠杂拭干，次将枣子去核，每个中实纳参苓平胃散末，填满鸭肚中，用麻扎定，以砂瓶二个，置鸭在内，四围用火慢煨，将陈酒煮，作三次添入，煮干为度，然后食。枣子阴干，随意用参汤化下。后服补髓丹，则补髓生精，和血顺气。

参苓平胃散一升，京枣二升酒一瓶。黑嘴白毛肥鸭一，照方如法制来斟。

补髓丹

猪脊膂一条 羊脊膂一条 团鱼一枚 乌鸡一只

四味制净，去骨存肉，用酒一大碗，于沙瓮内煮熟，擂细，再用后药。

大山药五条 莲肉半斤 京枣一百枚 霜柿十个

四味修制净，用井花水一大瓶，于沙瓮内煮，擂细，与前熟肉一处用慢火熬之。却下：

明胶四两 黄蜡三两

二味逐渐下，与前八味和一处，研成膏子，和平胃散末、四君子汤末，并知母、黄柏末各一两，共一十两，搜和成剂。如十分坚硬，入白蜜同熬，取起放青石上，用水槌打如泥，丸如梧子大，每服一百丸，不拘时服，枣汤下。

猪羊脊膂鸡团鱼，乌煮擂宜先去骨。霜柿十枚京枣百，建莲八两五条薯。

熟和前味熬文火，黄蜡明胶渐入诸。知柏四君平胃末，各加一两制丸茹。

桑白杏仁汤

桑白皮 杏仁去皮尖 山栀皮 花粉 石膏

水煎服。

桑白杏仁山栀皮，花粉石膏切莫遗。咳嗽痰血右脉大，热清气分不须疑。

枇杷杏仁汤

鲜枇杷叶去毛 甜杏仁去皮尖 南沙参 川贝母 甜水梨 甘蔗浆

水煎服。

鲜枇杷叶甜杏仁，沙参贝母梨蔗新。阳分不足热微浅，甘寒清润保肺津。

百花丸

款冬花 百合 百部蒸焙

各等分为末，蜜丸，龙眼大。每卧时姜汤下一丸，亦可熬膏服。

百花丸内百合部，款冬三物等分数。临卧姜汤下几钱，咳嗽痰血久自愈。

生地阿胶汤

生地黄 真阿胶蛤粉炒珠 麦冬去心 北沙参 木茯苓 金钗石斛

水煎服。

生地阿胶金石斛，沙参麦冬茯神木。营液久耗情志伤，左坚右弱脉宜服。

加减养胃汤

桑叶 生扁豆 北沙参 麦冬 茯苓 生甘草 金钗石斛 苡仁米

水煎服。

加减养胃扁豆参，桑麦斛苓共固阴。甘草苡仁八味服，阳升久坐是良箴。

补肺汤

钟乳碎如米粒 桑白皮 麦门冬去心，各三两 人参 白石英 五味子 肉桂 款冬花 紫菀洗去心，各二两每服四钱，姜五片，枣一枚，粳米三十粒，水煎服。

补肺钟乳味桑皮，白石款冬参麦随。紫菀肉桂生姜枣，粳米同加共扶持。

枇杷膏

枇杷叶五六十斤，新鲜更佳，洗净毛 大梨二个，深脐者佳，去皮心，切片用 大枣半斤，或黑枣、徽枣俱可 白蜜半钟，先熬滴水成珠，大便干燥者多加，大便溏泄者勿用，以白糖代之 建莲肉四两，不去皮

先将枇杷叶放铜锅内，砂锅亦可，以河水煎，去浓汤，用绸沥清汁，去叶与渣不用。复将梨、枣、莲、蜜和入煎熬，以莲肉融烂为止，用磁瓶收贮，随意温热食之。《时方》云：此方最益脾肺，治咳嗽应效如神。痰多者，加川贝母一两，研极细末，俟煮熟时入内，稍煎一二沸取起。若一切吐血症，用藕节二十一个，捣汁同煎，过夏月随煮随食，非同冬月之能久留也。

杷叶枣梨河水热，建莲白蜜合成膏。川贝因痰血藕节，咳伤脾肺若醒醪。

白扁豆散

扁豆 人参 白术炒 半夏制 枇杷叶去毛，炙 生姜

入槟榔二分半，水煎服。

白扁豆散术人参，半夏枇杷与为林。生姜槟榔随药入，体虚咯血此方斟。

七珍散加归汤

人参 黄芪炙 白术炒 茯苓 甘草炙 山药炒 粟米 阿胶炒 当归酒洗

加姜，水煎服。

七珍参芪白术苓，甘草山药粟姜馨。阿胶当归同入内，劳伤咯血是芳型。

芎附饮

川芎一钱 香附二钱

研末，茶汤调下。

芎附研末茶汤调，头风才发衄又飘。若逢是症用是药，立法须知古人超。

一字散

雄黄 细辛各五钱 川乌生，五枚

为末，每服一字，姜汁、芽茶煎汤调服。

一字散雄辛川乌，姜汁芽茶汤调餔。头风发后衄难止，芎附先行接履趋。

养正丹

水银 铅锡 朱砂另末 硫黄各一两

上以铁瓢溶化铅锡，入水银，将柳木槌研匀，次下朱砂，研不见星子，待少时方入硫黄末，急研成汁。如有焰，以醋洒之。候冷取出细研，糯米糊丸，如绿豆大，每服二十丸，食前盐汤或枣汤任下。

养正银铅朱硫黄，糯米糊丸细酌量。每将二十盐汤下，衄因虚发最为强。

紫霞丹

硫黄 针砂各四两 五倍子二两

上用砂锅水煮一时，放冷。先拣去五倍子，次掏去针砂。次将硫黄以皮纸于灰上渗干，团作一块，用荷叶裹，安地上，大火炼，候药红即去火。经宿，研极细，饭膏丸如皂角子大。阴干，白汤下。

紫霞硫黄共针砂，五倍为丸实足夸。上盛下虚因致衄，佐以养血净无瑕。

四物汤见中风

肾着汤见五脏风寒

金沸草散见咳嗽上气

黄芩芍药汤见伤寒

茯苓补心汤即伤寒参苏饮合四物汤并用。

茅花汤即茅花五钱，水煎，温服。

理中汤见伤寒

苏合香丸见中风

小乌沉汤

香附子二两 乌药一两 甘草二钱

共为末，每服一钱，沸汤调服。凡五窍血均可治。

小乌沉汤香附子，甘草乌药三物使。共末沸汤服一钱，举凡血症皆可恃。

黑神散

黑豆炒 熟地 当归 蒲黄 肉桂 白芍药 干姜 甘草

为末，每服二钱，酒、童便各半盏，调服。此为行瘀之温剂。

黑神散豆归地芍，蒲黄肉桂草姜著。合为细末用二钱，酒便半盏同吞落。

止衄散

黄芪 赤茯苓 当归 生地 阿胶 白芍药

为末，每服二钱。

止衄黄芪地阿胶，茯苓归芍共推敲。血因旧路时常发，汤用茅花病即抛。

三才去参加味汤

生地 熟地 天冬 麦冬 秋石 龙骨 远志 龟腹甲心

水煎服。

三才去参加味汤，二地二冬龟甲藏。秋石龙骨加远志，遇冬衄血寿而康。

地黄散

生地 熟地 地骨皮 枸杞子

等分，焙干为末，蜜汤调下。

地黄散本生熟地，骨皮枸杞等分备。焙干为末蜜水调，久衄不愈元戎意。

十全大补汤见中风

◎下血

下血，即大便血也。先便后血，血在粪后。此远血也，黄土汤主之。尤氏云：下血先便后血者，以脾虚气寒失其统御之权，以致胞中血海之血不从冲脉而上行外达渗漏于下而失守也。脾去肛门远，故曰远血。

下血，先血后便，血在粪前。此近血也，赤豆[1]当归散主之。下血，先血后便者，由大肠伤于湿热，热气太盛，以致胞中血海之血不从冲脉而上行渗漏于下而奔注也。大肠与肛门近，故曰近血。

高士宗云：大便下血，或在粪前，或在粪后，但粪从肠内出，血从肠外出。肠外出者，从肛门之宗眼出也。此胞中血海之血，不从冲脉而上行外达，反渗漏于下，用力大便，血随便出矣。

按：大便下血，有痔漏，有肠癖，有肠痈，有肠风，有

① 赤豆：赵本作“赤小豆”。

脏毒等名。俱同一便血，而治法迥殊。各症分门别类，务宜明辨。惟肠风、脏毒，即于远近血中分之。血清而色鲜者为肠风，浊而暗者为脏毒。戴氏云：脏毒者，蕴积气久而始见；肠风者，邪气从外入，随感随见，其血出于肠脏间，或在粪前，或在粪后。此因登圊粪中有血，却与泻血不同，并宜米饮汤调枳壳散，或酒下乌梅圆。又有用黑神散，米饮调服，三方须按症择用。粪前后有血，皆效。色瘀尤宜。如血色清鲜者，或以瓦松烧灰，存性研末，米饮调下；或以五苓散去桂，加茅花。如血色淡浊者，用胃风汤，或棕灰散，再以香附末米饮调服。倘日久不已，面色痿黄，渐成虚惫，下元衰弱者，四君汤加黄芪，下断红圆，或十全大补汤。诸般肠风、脏毒，并宜生银杏四十九粒，去壳膜，研烂，入百药煎末，圆如弹子大，每两三丸，空心细嚼，米饮下，甚妙。又有日久不已，多食易饥，腹不痛，里不急者，宜猪脏丸。大人小儿均可用。徐灵胎云：此方妇人血崩亦良。妇人血崩用惜红煎加减最妙。如不愈，宜大温大补，黄芪、白术每可用二三两，附子亦用至五六钱方效。前方银杏，即俗名白果。考下血，寒热瘀分清，无不易治。若见火盛者，以苦参子九粒，或十四粒，去壳取仁勿破，以龙眼肉包好，开水送下；或以地榆、槐花、黄芩等类，入煎药同服。虚寒者，用圣术煎加黑干姜。或用归脾汤减黄芪、木香，加莲肉、怀山、干姜。或常服黑地黄丸，均效。

黄土汤

甘草 干地黄 白术 附子炮 阿胶 黄芩各三钱 灶中黄土又名伏龙肝，八钱

水煎，三服。陈氏云：此方治吐衄血崩，均可以灶心土易赤石脂一两，附子易炮干姜二钱更妙，或加侧柏叶四钱。络

热，加鲜竹茹八钱。

远血先便血续来，八钱黄土莫徘徊。术胶附地芩甘草，三数同行血证该。

赤小豆当归散见阴阳毒

枳壳散

防风 川芎 细辛 枳壳 桔梗 干葛 甘草

加姜，水煎服。

枳壳细辛姜防风，桔梗甘草葛芎劳。一同研末米饮下，便血肠风可奏功。

乌梅丸见伤寒

黑神散见上

五苓散见伤寒

胃风汤

白术 人参 茯苓 川芎 白芍 当归 肉桂

入粟米一撮，水煎服。

胃风汤术参芍苓，肉桂川芎当归停。粟米一撮煎水服，血色淡浊得延龄。

棕灰散

即败棕不拘多少，烧灰存性，空心酒调二钱，米饮下亦可。

四君汤见虚劳

断红圆

侧柏叶 川续断酒浸 鹿茸去毛，醋炙 附子炮 阿胶蛤粉炒珠 黄芪 当归酒洗，各一两 枯矾五钱

为末，醋煮，米糊丸，如梧桐子大，每服七十丸，米饮下。

断红侧柏川续断，芪附鹿茸性俱暖。当归阿胶共枯矾，醋米糊丸吞勿缓。

十全大补汤见中风

猪脏丸

先用海螵蛸炙黄，去皮，白者为末，木贼草煎汤调下，三日后效。后用黄连二两，嫩猪脏二尺，去肥，以黄连塞满猪脏，扎两头，煮十分烂，研细，添糕糊丸梧子大。每服三五十丸，食前米饮送下。又方用桂圆肉二两，鲜白扁豆花四两，糯米拌和，入雄猪脏内，砂锅炖，用酱油蘸吃。

圣术煎

白术土炒，五钱或一两 干姜炒 肉桂各一二钱 陈皮少用或不用

水煎，温服。张景岳云：以治寒湿泻痢呕吐，尤为圣药。

圣术干姜肉桂皮，泻利呕吐俱难离。此方传自张景岳，便血虚寒亦称奇。

黑地黄丸见虚劳

归脾汤见胸痹心痛短气

惜红煎

白术 怀山 甘草 地榆 续断 芍药各等分 五味子十四粒 荆芥穗炒黑 乌梅一钱

水煎，食远服。张氏[①]云：治妇人经血不固，崩漏不止，肠风下血等证。

惜红煎术地榆梅，甘草怀山续断堆。芍药荆芥五味子，妇人血漏并能推。

---

① 张氏：即张景岳。

◎胸满瘀血

病人胸满，血瘀则气为之不利。唇痿舌青，唇舌血华之处也，血病不荣，故痿痹色变。口燥，但欲漱水不欲咽，因瘀久热郁而口干燥也。无寒热，无外感寒热。脉微大来迟，因瘀积经隧，故脉亦不流利。腹不满，其人言我满，外无形而内有形，知为血积而非气滞。为有瘀血。

病者如有[①]热状，烦满，口干燥而渴，其脉反无热，口干燥渴，外现热症，应得热脉。脉反不数疾，知为血瘀，内无实热也。此为阴伏，是瘀血也，当下之。因瘀属有形之病。

按：瘀之为害甚大。举凡失血，多因瘀久而后发。若不去其根株，徒以泛泛之药，止血为事，其有济乎？故仲景以瘀血停滞，必为发热咳嗽，皮肉甲错，致成干血劳，用大黄䗪虫丸治之。方见虚劳。后人俱畏其竣而不敢用，实不识古人之奥义耳。夫瘀血在上，必先胸痛，血色或紫或黑，而成片块，脉必滞涩，大法用四物汤，加醋炒大黄、桃仁、丹皮、香附等以行之。如瘀血在下，必小腹疼痛拒按，可用黑神散以温之。但下瘀已于下血各症分别详载矣。若紫血尽，鲜血见，非所宜也。高鼓峰谓：瘀血吐尽，鲜血见者，当用六君子汤加当归，和其气血。又云：凡七情、饥饱、劳力吐血，必见恶心，以一味固元汤治之。方用人参、炙芪、归身、甘草、煨姜、大枣、白芍，水煎服。若有瘀血，则不宜。胡念斋深服之，言方中可加桂、附、炮姜温药。故葛氏独参汤用于十灰散之后，可想其义矣。若因饥饱劳力，气逆血瘀，胸痛频吐，此液耗阳升，上逆不已，致血无止期，可用苏子汤减楂肉、郁金、川斛，加韭白汁，降气通调。若阳明脉动，血吐瘀黑，此络中离位之血未净，切勿以止涩为事，宜以生地丹皮汤去泽兰、茯苓、荷叶

---

① 有：赵本无此字。

汁，加丹参、桃仁、韭汁、牛膝、童便。若怒劳动肝，血溢紫块，先宜降气导血，亦用苏子汤减楂肉、茯苓、丹参、郁金，加桃仁、制大黄治之。又有左乳傍胁中，常似针刺，汗出，心嘈能食。此少阳络脉，阳气燔灼，都因谋虑致伤，将有络血上涌之势，宜以生地丹皮汤去茯苓、荷叶汁，加桃仁、郁金、琥珀末，清络宣通，勿令瘀着。若服通络方，瘀血得下，新血受伤，嘈杂善饥，阳亢燔灼，由营阴不得涵护，又当用阿胶鸡子黄汤去黄连、黄芩，加生地、甘草，和阳熄风方法。凡瘀去后，当知见症用药，尤贵变通，能于此中究心，便得葛、叶薪传也。《金匮》凡惊悸、吐血、衄血、下血、胸满、瘀血并论，兹虽分类，读者当知领会为要。

四物汤见中风

黑神散见上

六君子汤见疟疾

生地丹皮汤见上

苏子汤见上

黄连阿胶鸡子黄汤见痉症

◎呕吐哕附反胃

夫呕家有痈脓，痈溃则为脓，脓上出必令呕。不可治呕，脓尽自愈。

先呕却渴者，此为欲解。为呕后而胃无津液，得水和之即愈。先渴却呕者，本渴而饮，水之停胃中作呕也。此[①]属饮家。

呕家本渴，呕病之人津液已伤，本应渴。今反不渴者，以心下有支

① 此：此前赵本有“为水停心下”五字。

饮故也，此属支饮。高世栻治以小半夏汤。

问曰：病人脉数，数为热，当消谷引饮[①]，而反吐者，何也？师曰：以发其汗，令阳微，膈气虚，脉乃数，数为客热，非胃热。不能消谷，胃中虚冷故也。

脉弦者，弦为肝邪。虚也。土虚因受木克。胃气无余，朝食暮吐，变为胃反。寒在于上，医反下之，今脉反弦，故名曰虚。

寸口脉微而数，微则无气，脉微，卫气虚。无气则荣虚，荣随卫而俱虚。荣虚则血不足，血不足则胸中冷。

趺阳脉浮而涩，浮以候胃，涩以候脾。浮则为虚，浮而无力为胃虚。涩则为伤脾，涩而无力为伤脾。脾伤则不磨，胃虚脾伤，则不能消磨水谷。朝食暮吐，暮食朝吐，宿谷不化，所吐俱属不化之宿食。名曰胃反。脉紧而涩，为邪盛正衰。其病难治。

病人欲吐者，不可下之。《经》云：在上者越之，在下者竭之。今病欲吐者，不可强之使下。

哕胃气上逆，冲而为哕。而腹满，为邪气实。视其前后，审大小便调与不调。知何部不利，利之即愈。前部不利者，水邪之逆也，当利其小便而哕愈；后部不利者，热邪实也，当利其大便而哕愈。

呕而胸满者，胸中气虚，客寒邪气得以留连。吴茱萸汤主之。以茱萸驱浊阴为君，人参补虚为佐，而以姜、枣宣发上焦之正气。

干呕，吐涎沫，上焦有寒，其口多涎。头痛者，上焦既有寒，格阳在上，故致头痛。吴茱萸汤主之。以此入厥阴经温散寒邪。

呕而肠鸣，阳虚而寒也。心下痞者，此热邪乘虚而客于心下。半夏泻心汤主之。此乃下寒上热，肠虚胃实之症。

---

① 饮：赵本作“食”。

干呕俱属胃气上逆。而利者，若下利清澈，乃肠中寒；今下利浊黏，是肠中热也。黄芩加半夏姜[①]汤主之。魏荔彤曰：此呕为热逆之呕，利为挟热之利。

诸呕吐，谷不得下者，赵良仁曰：呕吐，谷不得下者，有寒有热，不可概论也。食入即吐，热也；朝食暮吐，寒也。此则非寒非热，由中焦停饮气结而逆。小半夏汤主之。

呕吐而病在膈上，后思水者，解，即《论》中所言先呕后渴，此为欲解之义也。急与之。思水者，若未曾呕吐而思水，即《论》中所言先渴却呕之证也，是水停心下，应治其支饮而渴立愈。猪苓散主之。利水补土以治湿邪，治渴即以治上逆之呕吐也。

呕而脉弱，正气虚也。小便复利，中寒盛也。身有微热，见厥者，此为寒盛格热于外，非呕而仍发热也。难治，四逆汤主之。

呕而发热者，是有表也。小柴胡汤主之。和表止呕。

胃反，呕吐者，胃主纳谷，其脉本下行，今反挟冲脉之气而上逆，名曰胃反。大半夏汤主之。《千金》以之治胃反不受食，《外台》治呕，心下痞硬，俱称神妙。

食已即吐者，《经》云：诸逆冲上，皆属于火。食即吐，是胃热上逆，而不能容食，与胃反寒呕不同。大黄甘草汤主之。

胃反，吐而渴欲饮水者，茯苓泽泻汤主之。此治胃反因于水饮之方。

吐后，渴欲得水而贪饮者，饮水多则淫溢，上焦必有溢饮之患。文蛤汤主之。用此以散水饮。惟方中皆辛甘发散之药。兼主微风，脉紧，头痛。

干呕，吐逆，胃中气逆。吐涎沫，上焦寒。半夏干姜散主之。

病人胸中似喘不喘，似呕不呕，似哕不哕，彻心中愦愦[②]无

---

① 姜：赵本作“生姜”。

② 愦愦：此后赵本有“然”一字。

奈者，生姜半夏汤主之。以此散寒治饮。

干呕，哕，若手足厥者，橘皮汤主之。气闭不达于四肢，以此方通气止哕。

哕逆者，哕即干呕也，因其有哕哕之声，而无他物，不曰干呕，而曰哕逆，属胃虚气上逆为病也。橘皮竹茹汤主之。

按：呕者，声与物同呕出也；吐者，无声有物而吐出也；哕者，但喉间有声而无物，即俗云干呕也，其病皆属脾胃。故程林谓：中焦不和，则气逆于上而作呕。朱丹溪又以上逆之气皆从肝出，所以厥阴、少阳病兼有之。脉寸口浮大，脉或小涩，或手足厥逆，以及吐出如菜色者，俱难治。余见吐如菜色者多不治。三症均属气病，治当和其中焦。但症有虚、实、寒、热之分。

若寒症，必脉迟而畏寒，治以香砂二陈汤。若虚者，宜合入理中汤。寒甚，可加熟附子。若呕吐涎沫，宜合入前论吴茱萸汤。若因宿食所伤，吞酸嗳腐，或每晨吐清酸水者，宜合入平胃散，加神曲、麦芽等消导之药。若因火衰，中焦不运，再加炒干姜、川椒，以丁香易藿香治之。若痛从少腹上冲，为呕，为胀，是厥阴秽浊致患，宜合入韭白吴茱萸汤，辛以通之。凡有参药不受，皆下焦浊阴在上，阻塞气机，见效最难，宜勉用白通加人尿猪胆汤，通阳泄浊。

若热症，其脉必洪数，食已即吐，乃上焦有火，故食入两热相冲，不能停留，宜用辛以通阳，苦以清降，仍以香砂二陈汤加黄连、黄芩、沙参。兼大便秘结，宜合入大黄甘草汤。若有声无物而作干呕，皆由寒热错乱使然，宜合入加减旋覆代赭汤，更添人参、竹茹。若厥阴症，呕吐酸水，胁痛，宜合入左金丸。若呕而胁痛，为少阳症，宜合入小柴胡汤。但能寒热分明，按症合治，无有不效。

至于反胃，乃朝食暮吐，或隔数日而吐出，食物不化。病属脾胃虚寒，中焦无火，故食入不消，不为糟粕而入大肠，必随气逆上，仍从口出。其人胸膈多为冷气所痞，久病得此多难治。宜以香砂二陈汤，以丁香易藿香，加枳壳等治之。若胃寒甚，附子粳米汤加丁香、砂仁。大便秘结者，更加枳壳。若胸膈痞甚，宜五膈宽中散加生附，或丁沉透膈散。仍以来复丹升降其阴阳，通其隧道。半硫丸亦可通之。隧道久不通，名结肠翻胃，半硫丸尤宜。一法用胡椒，醋久浸，晒干碾末，醋糊为丸，淡醋汤下十丸，加至三四十丸，甚效。虚甚者，附子理中汤、香砂六君子汤加干姜。张公曰：大吐之后，津液已干，必使脾胃气健而后津液能生。若以润药，则脾胃恶湿，反足伤其真气，故用燥药以投其所好。或间服八味地黄丸，多效。但此症食入后而反出，即呕吐之最剧者，本与噎膈食不下咽稍别，各注家虽多反胃、噎膈并论，究治法仍有区别也。

吴茱萸汤见伤寒

半夏泻心汤见伤寒

黄芩加半夏生姜汤即伤寒黄芩芍药汤加半夏、生姜。

小半夏汤见湿症

猪苓散

猪苓 茯苓 白术

各等分，杵为散，饮服方寸匕，日三服。

呕余思水与之佳，过与须防饮气乖。猪术茯苓等分捣，饮调寸匕自皆谐。

四逆汤见伤寒

小柴胡汤见伤寒

大半夏汤

半夏二合 人参三钱 白蜜一合

三味，水和蜜扬二百四十遍，煎分服。

从来胃反责冲乘，夏二蜜一不用升。三钱人参劳水煮，纳冲养液有奇能。

大黄甘草汤

大黄四钱 甘草二钱

水煎，二服。

食方未久吐相随，两热冲来自不支。四钱大黄二钱草，上从下取法神奇。

茯苓泽泻汤

茯苓八钱 泽泻四钱 甘草 桂枝各二钱 白术三钱 生姜四钱

先煎，后内泽泻煎，分服。《外》[1]治消渴，脉绝，胃反，有小麦一合。

吐方未已渴频加，苓八生姜四钱夸。二钱桂甘三钱术，泽须四钱后煎佳。

文蛤汤

文蛤 石膏各五钱 麻黄 甘草 生姜各三钱 杏仁去皮尖，二十五粒，原方五十 大枣六枚，原方十二

水煎，分服，汗出愈。

吐而贪饮证宜详，文蛤石膏五钱量。六枚红枣杏甘五，麻甘三钱等生姜。

① 《外》：即《外台秘要》。

半夏干姜汤

半夏 干姜

各等分，杵为散，取方寸匕，浆水顿服。考浆水甘酸，能调中引气，止呕哕。

吐而干呕涎沫多，胃腑虚寒气不和。姜夏等磨浆水煮，数方相类颇分科。

生姜半夏汤即生姜、半夏水煎服。

橘皮汤即陈皮四钱，生姜八钱，水煎服。

橘皮三两三钱 竹茹二合 大枣十五枚，原方三十 生姜八钱 甘草五钱 人参一钱

水煎，分三服。

哕逆因虚热气乘，一参五草八姜胜。枣枚十五三二橘，生竹青皮独称能。

香砂二陈汤即二陈汤加藿香、砂仁。

理中汤见伤寒

平胃散见疟疾

韭白吴茱萸汤

韭白根 淡吴萸 小茴香 桂枝木 两头尖 茯苓

水煎服。

叶氏韭白吴萸汤，茯苓桂木小茴香。两头尖即公鼠粪，少腹胀痛呕吐良。

白通加猪胆汤见伤寒

左金丸见疟疾香连丸

加减旋覆代赭汤见吐血

附子粳米汤见腹满痛

丁香透膈散

白术二两 香附炒 砂仁 人参各一两 丁香 麦芽 木香 肉豆蔻 白蔻 青皮 沉香 厚朴姜制 藿香 陈皮各七钱五分 甘草炙，一两五钱 半夏制 神曲炒 草果各二钱五分

共为粗末，每服四钱，姜三片，枣二枚，煎服。

丁香透膈散参术，藿附沉木香一律。二蔻二皮果甘芽，曲夏砂朴功无匹。

五膈宽中散

厚朴 香附 青皮 陈皮 白豆蔻 砂仁 木香 丁香 甘草

为末，姜三片，盐少许，煎服二钱。

五膈宽中散厚朴，草蔻青陈香附合。丁香木香并砂仁，姜盐煎水冲末服。

来复丹见暍症

半硫丸见湿症

附子理中汤见伤寒

香砂六君子汤见疟疾

八味地黄丸见疟疾

◎下利

夫六腑气绝于外者，气绝非脱绝，乃谓虚绝也。手足寒，上气，脚缩；六腑之气，阳也。阳气虚，不温于外，则手足寒缩；阳虚则阴盛上逆，故呕吐哕也。五脏气绝于内者，利不禁，五脏之气，阴也。阴气虚，不固于中，则下利不禁。下甚者，手足不仁。利甚则中脱形衰，故手足不仁，此发明呕吐、下利原委也。

下利，脉沉弦者，沉主里，弦主急。下重；后重也。脉大者，为邪

盛，又为病进。为未止；脉微弱数者，为邪衰。欲[1]自止，虽发热，不死。由此观之，脉大身热者必死。

下利，手足厥冷，无脉者，有阴无阳之脉症也。灸之，虽用理中、四逆辈，恐其缓不及事，急灸脐下以复其归。不温。若脉不还，灸之不特手足不温，而且绝脉不来。反微喘者，死。阳气上脱。少阴负趺阳者，肾与胃脉如背负相合有神。为顺也。

下利，有微热而渴，热为阳，而渴亦阳，应得阳脉。今不见阳脉，而且热微，定渴亦微，热渴俱微，则邪气去矣。脉弱者，今自愈。故邪去脉弱自愈。

下利，脉数，内热利也。有微热，汗出，其邪衰矣。今自愈；设脉紧，是表未衰。为未解。

下利，脉数而渴者，下利以阳气有余为吉。今自愈；设不差，则阳太盛成热邪。必圊脓血，以有热故也。

下利，脉反弦，下利为脾病，弦为肝脉，脾病不应见肝脉，故曰脉反弦也。发热，表证也，身汗者，愈[2]。表与里和。

下利，气者，尤氏云：气随利失，即所谓气利也。当利其小便。利其渗漓之窍，气宣而利止。若久利气陷于大肠而不止，又当于升补中兼利小便也。

下利，下利属寒，脉应沉迟。寸脉反浮数，为热有余。尺中自涩者，为血不足。必圊脓血。则挟热而便脓血。

下利清谷，里寒已甚。不可攻其表，汗出必胀满。误汗伤阳，阳虚则气不化而成胀满。

下利，脉沉而迟，其人面少赤，身有微热，阴盛阳虚，虚则气浮于上。下利清谷者，阴寒于下，当以温药。必郁冒，汗出而解，病人必微厥。所以然者，其面戴阳，戴阳者，面赤也，阳虚气浮于上而不下行。下

---

① 欲：此前赵本有“为”一字。
② 愈：此前赵本有“自”一字。

虚故也。此为下虚，当用附子以复其阳，不得以面赤为热症。

下利后，脉绝，手足厥冷，晬时一日夜循环一周。脉还，手足温者，生；胃气复。脉不还者，死。胃气绝。

下利后[①]，腹胀满，里有寒。身体疼痛者，表亦有寒，同时并举。先温其里，乃攻其表。温里宜四逆汤，攻表宜桂枝汤。

下利，三部脉皆平，时尚未形于脉。按之心下坚者，坚为有形之实邪，应宜从症。急下之，宜大承气汤。

下利，脉迟而滑者，实也，尤氏云：脉迟为寒，然与滑俱见，则不为寒，而反为实，以中实有物，能阻其脉迟行，其利因实而致者。利未欲止，实不去则利不止。急下之，宜大承气汤。

下利，脉反滑者，《经》云：滑为有宿食。当有所去，下乃愈，宜大承气汤。

下利已差，至其年月日时复发者，以病不尽故也，此宿食积病，攻之不尽。当下之，饮食强者，当攻其不尽。宜大承气汤。

下利，本里虚证。谵语者，乃里实证。燥[②]屎也，小承气汤主之。

下利，便脓血者，桃花汤主之。初病下利，便脓血者，大承气汤或芍药汤下之；热盛者，白头翁汤清之；若日久滑脱，则当以桃花汤养肠固脱可也。

热利，下重者，热利脓血，里急后重，积热已深。白头翁汤主之。此大苦大寒之药，大抵寒能胜热，苦能燥湿，湿热去，下重自除矣。

下利后，更烦，利后水液竭，则火热上盛。按之心下濡者，为虚烦也，栀子豉汤主之。

下利清谷，里寒外热，汗出而厥[③]，通脉四逆汤主之。

---

① 后：赵本无此字。

② 燥：此前赵本有“有”一字。

③ 厥：此后赵本有“者”一字。

下利，肺痛，赵氏云：大肠病，而气塞于肺则痛。肺有积亦痛。紫参汤主之。痛必通，用紫参通九窍，利大小肠气，通则病自愈，积去则利自止。

气利，诃梨勒散主之。沈目南云：气利，前云当利小便，此以诃梨勒，味涩，性温，反固肺与大肠之气，何也？盖欲大肠之气不从后泄，则肺旺木平，气走膀胱，使小便自利，正为此通则彼塞，不用淡渗药，而小便自利之妙法也。

按：下利，有脓血，有泻泄二症，治法迥殊。《内经》云：春伤于风，夏生飧泄。又谓：水谷之寒湿，感则害人六腑。此指泻泄而言也，宜平胃散、五苓散。二方合用，名胃苓汤。使湿从小便去，而泻自止也。兼外感发热，方中有桂枝，均效。若寒甚，下利清谷，宜以附子理中汤，或合吴茱萸汤。若脉微弱，而无清谷者，可去附子，名理中汤。若兼外感，仍加桂枝。《伤寒论》名桂枝人参汤，治太阳症未解，医反下之，心下痞硬，协热而利，脉微弱者。若因食积所伤，宜加焦楂肉、神曲、麦芽等类。又有五更后依时作泻，为脾肾俱虚，宜四神丸，合入理中汤，五更鸡鸣，虽天之阴，但阴中之阳也。阳气当至而未至，虚邪得以留而不去，故作泻于黎明。亦由脾虚不能制水，肾虚不能行水也。甚则加罂粟壳等以固涩之。凡久泻不止，俱宜仿此。又有湿热下利黄水，其人或渴或热，即《师传篇》所云：脐以上皮热，肠中热，则出黄如糜也。此宜于平胃、五苓散中去桂枝，加葛根、黄连、黄芩。《伤寒论》有葛根黄连黄芩汤，治桂枝症医反下之，利遂不止，其脉促，喘而汗出者。若夏月感暑，发热泻泄，又宜用六一散加厚朴、扁豆、茯苓、通草之类。又有太阳病不解，并入阳明，阴阳舛错，而为干呕下利，宜用《外台》黄芩汤。寒温并进，使之入胃以和阴阳，俾中枢转运，上下交通，而呕利止矣。重则日夜百数十次，名为霍乱，见《续集》。凡溏泄者，皆属湿病，但能分其寒热，治以上法，无不立愈也。暑泻，余用六一散加味，甚则再加白术，立愈。若全下稀水，名热结旁流，详温症。

再大便脓血，即今所谓下痢，《内经》名为肠澼。《太阴阳明论》有云：食饮不节，起居不时者，阴受之入五脏，则填满闭塞，下为飧泄，久为肠澼。然治法与下血不同，须宜分辨。其症由夏月多食瓜果冷物，胃则有寒。久酿成热。久则寒郁化热，渐渐流入大肠。及秋起居饮食失节，或再感燥气，或再受外感，或再伤食积，引动伏邪，引动寒热之邪。里急后重，小腹疼痛，脓血赤白，寒盛于热则白，热盛于寒则赤。欲便不便，轻则日夜数次，重则十数次，甚则胃脘闭塞，邪气太盛。噤口绝食矣。治法病初发于三日，前便赤白，而无外感寒热者，宜用芍药汤，行气和血，荡涤大肠之伏邪，无不立愈。或间用陈皮水送下香连丸更妙。若受外感，或作寒发热，如太阳症者，宜人参败毒散、桂枝汤。寒甚，宜当归四逆汤治之。误治危笃，人参败毒散亦可挽回。若发热呕吐，胸胁满，如少阳症者，宜小柴胡汤。发热亦多经络不和，故和解最为合法。如阳明症者，宜葛根汤。若无三阳见症，服芍药汤后而痢不止，宜用理中汤，以温胃中伏寒，加大黄以泄大肠伏热。红多者加地榆，白多者加木香，最为神妙。又有当归枳壳汤，亦甚有深意。方中重用油当归以滑大肠，枳壳推荡伏邪，不许稍有积蓄。红多者加黄连，以清伏热；白多者加干姜，以温伏寒。若噤口不食，白加炒谷芽，红加石斛，法亦周密。总之腑病宜通，故痢无止法，与泻泄治法本殊。果见脉细肢冷，确是虚寒症，亦宜理中，重加灶土，温其脾胃。病无呆法，能于此中究心，便变化不穷矣。倘医者不知而误用寒凉，必咽痛，语言无序，半日则死，亦用理中以急救之。寒甚加附子。刘河间云：久下血痢，脾胃虚损，亦宜滋养脾胃则愈，宜香砂六君子汤、补中益气汤之类。张石顽用红枣、乌梅煎服。若果虚脱不禁，宜真人养脏汤以固涩之。

又有绝食烦呕，名为噤口痢。朱丹溪用人参、石莲肉、黄连煎汤，入生姜汁，徐徐饮之。又有用砂糖、白蜜、莱菔汁等分蒸服。若脉盛口渴，下奔鲜血，为火症，此宜白头翁汤。虚人产后，可加阿胶、甘草。亦有下鲜血而非火症者，不得以血色分之。余经治久患血痢，时见口渴，嘱食雪梨而愈，想梨能清肺热，肺与大肠相表里之义也。若非热症，俱在禁例。冯氏[①]谓：有种毒痢，诸药不效，当于和血行气药中，加忍冬花、炙乳香、黄连之属，以解其毒。

若久痢流连不愈，愈而又作，名为休息痢。是堵墙太早，余邪未尽之故。宜用羊脂四钱，白腊三钱，黄连末三钱，白蜜八钱，乌梅肉炒研二钱，血余灰三钱，煎搅为丸，以米饮送下三十粒，日三服。此孙真人法也。石顽云：久不愈，服脾胃药反时下鲜紫血块者，此为久风成飧泄，风气通于肝，肝伤不能藏血之故，宜生芪、羌活、葛根、升麻、柴胡、枳壳、防风。但寒热分明，药有次序，自无误治之害，愿临症者，勿以寻常病忽诸。此名三奇散，宜重用防风。

考：有名奇恒痢。奇恒者，异乎恒常痢也。其脉缓小迟涩，或饮食如常，身有微热，但忽交寅午之时，音哑谵语，或状如见鬼，片刻即止。见此病情，其人至酉戌时必死。此《内经》所谓三阳并至，三阴莫当，九窍皆塞症也。邪气深入脏腑。然而阳气偏剧，阴受其害，故脉应小涩，发如疾风，急宜用大承气汤，泄阳养阴，尚可挽回。若迟疑莫决，稍缓不救矣。有色如猪肺中血，发亮油光，红沫鲜明者，皆脏腑败坏不治。

① 冯氏：即冯兆张。

四逆汤见伤寒

桂枝汤见伤寒

大承气汤见痉症

小承气汤见伤寒

桃花汤见伤寒

白头翁汤

白头翁二钱 秦皮 黄柏各三钱

水煎服。

白头翁汤热痢希，秦皮连柏切莫违。火灼阴分欲凉解，下重口渴是范围。

栀子豉汤见伤寒

通脉四逆汤见伤寒

紫参汤

紫参八钱 甘草三钱

先煎紫参，内甘草，再煎，分服。

利而肺痛是何伤，浊气上干责胃肠。八钱紫参三钱草，通因通用细推详。

诃梨勒散

诃梨勒十枚

上一味为散，粥饮和，顿服。

诃梨勒散涩肠便，气利还须固后天。十个诃梨煨研末，调和米饮不须煎。

平胃散见疟疾

五苓散见伤寒

附子理中汤见伤寒

吴茱萸汤见伤寒

四神丸

破故纸四两，酒浸，炒 吴茱萸一两，盐水炒 肉豆蔻二两，面裹煨 五味子三两，炒

用红枣四十九枚，生姜四两同煎。枣烂去姜，捣枣肉为丸。临卧盐水下，不可早服，恐难敌一夜之阴寒也。

四神故纸与吴萸，肉蔻除油五味须。大枣须同姜煮烂，五更肾泻火衰扶。

葛根黄连黄芩汤

葛根 黄连 黄芩 粉草

水煎服。

葛根黄连黄芩草，泻出如麻热可考。更有误下脉促凭，当于《伤寒论》中讨。

六一散见暍症

《外台》黄芩汤

黄芩 人参 干姜各三钱 桂枝一钱 大枣四枚，原方十二 半夏一钱五分，原方半升

水煎，日三服。

干呕利兮责三阳，参芩三钱等干姜。桂枝一钱钱半夏，红枣四枚转运良。

芍药汤

生白芍三钱 黄芩 黄连 当归各八分 肉桂三分 甘草 槟榔 木香各五分

水煎服。若痢不减，再加大黄。此方妙在行血则便脓自愈，调气则后重自除也。

初痢多宗芍药汤，芩连槟草归桂香。须知调气兼行血，后重便脓得此良。

香连丸见疟疾

人参败毒汤见历节风

当归四逆汤见伤寒

小柴胡汤见伤寒

葛根汤见伤寒

理中汤见伤寒

当归枳壳汤

油当归一两 枳壳三分

水煎服。红痢，加黄连一钱；白痢，加干姜三分；噤口红痢，加鲜石斛三钱；噤口白痢，加炒谷芽八钱，多服神效。

枳壳三分归一两，红痢加连效如响。些少干姜白痢加，若遇噤口细思想。

香砂六君子汤见疟疾

补中益气汤见感冒

真人养脏汤

诃子肉面裹煨，一两二钱 罂粟壳去蒂，蜜炙，三两六钱 木香二两四钱 肉豆蔻面裹煨，五钱 当归六钱 白术炒，六钱 生甘草一两八钱 白芍酒炒，六钱 人参六钱 肉桂八钱

每服四钱，或共研粗末亦可。脏寒甚，加附子。一方无当归，一方加干姜。并治脱肛最妙。此方乃罗谦甫所出。

真人养脏木香诃，粟壳当归肉蔻科。术芍桂参甘草共，脱肛久痢即安和。

◎趺蹶手指臂肿

师曰：病趺蹶，蹶，跳也。其人但能前，不能却，却，退后也。

刺腨[①]入二寸，腨，足肚也，名曰腨肠穴。本属阳明经，乃因太阳经络所过之道路，故刺之。此太阳经伤也。虽刺阳明而伤太阳也。

病人常以手指臂肿动，肿则为湿，动则为风。此人身体瞤瞤者，湿盛生痰，定有风痰在膈也。藜芦甘草汤主之。

按：足不肿，但能前步，而不能后却，当刺阳明之腨肠穴，以利太阳经脉，使气血贯通，步履如意矣。若手指臂肿动，此为风湿所伤，非同趺蹶，可用刺法。况手之五指，乃心、肺、包络、大小肠之所属。若臂外则属三阳，臂内则属三阴，各有分别，应于驱风逐痰去湿药中，加以引经，肿自消矣。而藜芦甘草汤，实为初起风痰盛者之涌剂，此方未载，想只二味也。

◎转筋

转筋之为病，其人臂、臂，同背。脚直，不能屈伸。脉上下行，微弦。脉长而微弦，不和之象也。转筋入腹者，转筋甚，则牵连少腹。鸡屎白散主之。

按：转筋者，足背强直，难以屈伸如意，甚则牵连少腹，拘急而痛，由肝主筋，肝邪乘虚，直攻脾脏，多有是症。凡轻者，可于各药中，加入木瓜、苡仁等类。此用鸡屎白散，亦取其去风下气、消积安脾之功也。方本出《内经》，每以之治鼓胀，真称神效。

---

① 腨（shuàn 涮）：小腿肚。

鸡屎白散

鸡屎白为散，取方寸匕，水六合，和，温服。

转筋入腹脉为弦，肝气凌脾岂偶然。木畜为鸡其屎土，研来同类妙周旋。

《拾慧集》卷五终

《拾慧集》卷六 长沙妇科原文

岭南后学　何德藻芙卿辑增

◎妇人杂病

妇人中风七八日，病已除。续来寒热，发作和[①]时，经水适断者，此为热入血室，其血必结，结于冲任厥阴之经脉内，未入脏，外不在表，而在表里之间，乃属少阳。故使如疟状，发作有时，小柴胡汤主之。解其热邪，而结血自行。

妇人伤寒，发热，经水适来，昼日明了，暮则谵语，如见鬼状者，此为热入血室，治之无犯胃气及上二焦，必自愈。热虽入而血未结，不可妄下、妄汗，俟其经尽自愈。

妇人中风，发热恶寒，外证方盛。经水适来，得之七八日，热除，脉迟，身凉和，无外证矣。胸胁满，如结胸状，谵语者，此为热入血室也，当刺期门，随其实而取之。《伤寒论》甚详。

阳明病，下血，谵语者，此为热入血室，但头汗出，随[②]其实而泻之，濈然汗出者愈。亦详《伤寒》阳明篇。

---

① 和：赵本作“有”。

② 随：此前赵本有“当刺期门”四字。

妇人咽中如有炙脔，咽中每噎塞嗽不出，即俗称梅核，多得于七情郁气，痰凝气阻。半夏厚朴汤主之。

妇人脏躁，脏，心脏也。心静则神藏。若为七情所伤，则心不得静，而神躁扰不安也。悲衷欲哭[①]，是神不能主情也。象如神灵所作，是心不能神明也，即今之失志癫狂病。数欠伸，喝欠顿闷，心之病也。甘麦大枣汤主之。

妇人吐涎沫，上焦有寒饮。医反下之，不与温散。心下即痞，则寒内入而成痞。当先治其吐涎沫，小青龙汤主之。涎沫止，乃治痞，泻心汤主之。

妇人之病，因虚、积冷、结气，女子以经调为无病，如此三者，一有所感，经不调则变症百出矣。为诸经水断绝，至有历年，血寒积结，胞门寒伤，致血凝气结而不行。经络凝坚。

在上，上焦胸肺受病。呕吐涎唾，久成肺痈，若其人上焦素热，寒同其化热，伤其肺，故成肺痈。形体损分。在中盘结，绕脐寒疝；或两胁疼痛，与脏相连；或结热中，结热于中，而不能为寒疝。痛在关元，脉数，无疮，肌若鱼鳞，皮肤失润，肌粗也。时着男子，非止女身。不特妇人有此病。在下未多，经候不匀，血不多下。冷阴掣痛，邪侵胞中。少腹恶寒；或引腰脊，下根气街，气冲急痛，膝胫疼烦。皆胞中冲任为病所必然也。奄忽眩冒，状如厥癫；痛甚之状。或有忧惨，悲伤多嗔，不乐之状。此皆带下，凡此胞中冲任血病，皆能病带。非有鬼神。

久则羸瘦，谚云：十女九带。然带下病久，津液必伤，形必羸瘦。脉虚，多寒。诊其脉而知其寒。三十六病，千变万端，审脉阴阳，虚实紧弦，行其针药，治危得安，其虽同病，脉各异源，子当辨记，勿谓不然。此言妇人病异于男子者，全在经也。

---

① 悲衷欲哭：赵本作“喜悲伤欲哭”。

问曰：妇人年五十所，妇人七七四十九而天癸绝，地道不通矣。病下利，数十日不止，此宿瘀也。暮即发热，少腹里急，腹满，胞中有寒，瘀不行也。手掌烦热，唇口干燥，何也？师曰：此病属带下，何以故？曾经半产，瘀血在少腹不去。何以知之？盖以瘀血不去，则新血不生，津液不布。其证唇口干燥，故知之，当以温经汤主之。此方生新去瘀，暖子宫，补冲任也。

带下，胞中病也。胞中有宿瘀，从气分，或寒化，则为白带；从血分，或热化，则为赤带；从气血寒热错杂之化，则为杂色之带也。经水不利，少腹满痛，有瘀血故也。经一月再见者，其经至期不见。土瓜根散主之。

寸口脉弦而大，弦则为减，大则为芤，减则为寒，芤则为虚，寒虚相搏，此名曰革，见前论。妇人半产漏下，旋覆花汤主之。

妇人陷经，漏下，陷经者，谓经血下陷，即今之漏下崩中病也。黑不解，瘀血不去。胶姜汤主之。

妇人少腹满，如敦状，敦，大也。少腹，胞之室也。胞为血海，有满大之象，是血蓄也。小便微难而渴[①]，水亦蓄也。生后者，此为水与血俱结在血室也，大黄甘遂汤主之。故用水血并攻之法。

妇人经水不利下，抵当汤主之。

妇人经水闭不利，脏坚癖不止，子脏干血凝成癖而不去，干血不去，新血不荣，至经闭不利矣。中于[②]干血，下白物，化血成滞。矾石丸主之。

妇人六十二种风，腹[③]中血气刺痛，红蓝花酒主之。

妇人腹中诸疾痛，当归芍药散主之。

---

① 渴：赵本作“不渴”。
② 于：赵本作“有”。
③ 腹：此前赵本有“及”一字。

妇人腹痛[①]，小建中汤主之。若木盛土衰，虚急痛者，用此补虚缓中定痛。

问曰：妇人病，饮食如故，病不在胃。烦热不得卧，而反倚息者，水不下行。何也？师曰：此名转胞，不得溺也，以胞系了戾，故致此病，赵氏曰：然转胞之病，亦不仅下焦肾虚气不化出所致，或中焦脾虚不能散精归于胞，及上焦肺虚不能下临布于胞，或胎重压其胞，或忍溺入房，皆能成病，必求其所因以治之。但当[②]利小便则愈，肾气丸[③]主之。

妇人阴寒，前阴寒也。温寒[④]中坐药，蛇床子散主之。蛇床子性温热，能壮阳，纳之阴中以助阳驱阴。

少阴脉滑而数者，阴中即前阴。即生疮，阴中蚀疮烂者，乃湿热不洁而生䘌。狼牙汤洗之。

胃气下泄，阴吹而正喧，其气不从大便，从前阴连续不绝，喧然有声。此谷气之实也，由大便结而不通，使阳明下行之气不从其故道，别走旁窍也。以膏发煎主之[⑤]。

按：妇人病与男子同，惟经产另有治法。是妇人以血为主。其血起于胞中，又名血海，冲任脉之所居。《经》云：女子二七天癸至，任脉通，太冲脉盛，月事以时下，故能有子。盖时者，满三旬之期而一下，以月盈则亏，故下不失期，又名月信。但血生于精，属太阴统之。若脾胃和，则血气流通，月不失信，按时而下。倘或前或后，或多或少，俱谓之不调，

① 痛：此前赵本有“中”一字。
② 当：赵本无此字。
③ 肾气丸：此前赵本有“宜”一字。
④ 寒：赵本作“阴”。
⑤ 以膏发煎主之：赵本作“膏发煎导之”。

而为病也。然亦有非病者，平素两月一行，谓之并月；三月一行，谓之居经；一年一行，谓之避年；一生不行，能孕育者，谓之暗经。此由人之赋禀不同，与人无伤，可不须治。又有经期吐血、衄血，或耳目出血，谓之倒经逆行；有受胎之后，月月行经，而产子者，谓之胎盛；有受胎数月，其血忽下，而胎不堕者，谓之垢胎。此虽经水异常，即患此病，亦不为害。然则经之不调，或因六淫所伤，或因七情所感，莫不因病而后失其信。《经》云：天地温和，则经水安；天寒地冻，则经水凝；天暑地热，则经水沸溢；卒风暴起，则经水波涌而陇起。故萧慎斋[①]谓：调经莫先于去病，病去则经自调。

若因经不行，而后生病，当先调经，经调则病自除。若经行而不调，统以四物汤为主，最为简捷。凡未及一月而行，为之先期，多属血热。而血热之中，当分虚实。若下血多，色深红而浊者，为有余之热，宜加入黄连、黄芩以凉之。若下血少，色浅淡而清者，为不足之热，宜加入地骨皮、丹皮、黄柏、知母等以清之。若下血多而因虚者，宜加入阿胶、艾叶以止之。若血多因热者，宜加黄芩、白术以和之。若血多瘀块，宜加入桃仁、红花等以破之。此经水先期治法也。

若过一月以行，为之退后。凡后行，多属血滞。而血滞之中，亦分虚实。若血少，而色浅淡，腹不胀痛，为气虚不能摄血，宜合入当归补血汤以补之。若血少，其色紫赤，或成片块，其腹胀痛，属气实而血瘀滞，宜加羌黄、黄芩、丹皮、延胡索、香附以行之。瘀甚，更佐以抵当、桃仁承气。此经水后

① 萧慎斋：萧埙，字赓六，号慎斋，檇李（今浙江省嘉兴市）人，清代医家。著有《医学经纶》《女科经纶》。

行治法也。

又有经行发热、潮热之症。若在经前，则为血热之热，宜加入丹皮、地骨皮、胡连。若在血后，则为血虚之热，宜加入黄芪、地骨皮。若脾虚肝热，宜用逍遥散，理脾而平肝。若非前症，而为外感客邪之热，当照海藏法，有汗加桂枝、甘草，无汗加麻黄，咳加细辛。若经行身体疼痛，有表症者，亦宜仿此。然经行身痛，多因血脉壅阻，而非表症者，亦可加桂枝、羌活，疏通经络。若经行后，血去过多而身痛，此乃血虚不荣之故，又宜黄芪建中补之。此经行发热身痛之治法也。

又有经行腹痛之症。若痛在经后，必去血过多，因虚所致，宜用当归建中汤。若痛在经前，其腹胀，乃血气凝滞也。倘胀过于痛，是气滞其血，宜以加味乌药汤；若痛过于胀，是血凝碍气也，宜琥珀散破之。又有经水来多，胞虚受寒，过期不行，小腹冷痛者，宜用前温经汤。温经汤一方，无论阴阳虚实，闭塞崩漏，老少善用之，无不应手取效，诚调经圣剂。此经行腹痛之治法也。

至经水不通，逆行而为吐为衄，亦宜四物汤加牛膝、泽兰、韭汁、童便以治之。兼服四乌鲗骨一芦茹丸。若腹中素有痞，饮食满闷者，除地黄，加枳实、半夏。凡经水色紫者，风也，加荆、防、白芷。深红，为热；黑者，热甚也，加芩、连、丹皮、地骨皮。淡白者，虚也，有挟痰停水以混之，加参、芪、陈、半。色烟尘，水如屋漏水者，宜二陈汤，再加防风、秦艽、苍术。如豆汁者，加芩、连。或带黄混浊者，湿痰也；或成块作片，血不变者，气滞也，加元胡、枳实、陈皮。色变紫黑而明者，属热；色变紫黑而暗者，属寒。若五色杂见，如脓如血者，此乃脏腑腐败，多属难治，亦须与脉症相参，乃为妥适。

以上治经行不调之大概如此。然妇人亦有经闭而不通者。《经》云：二阳之病发心脾，有不得隐曲，女子不月，马元台[①]云：二阳，阳明胃脉也，为仓廪之官，主纳水谷，乃不能纳受者，何也？此由心脾所发耳，有以女子有不得隐曲之事郁之于心，故心不能生血，血不能养脾始焉。胃有[②]所受，脾不运化，而继则渐不能纳受，故胃病发于心脾也。由是水谷衰少，无以化精微之气，而血脉遂枯，月事不时下矣。其传为风消，肌肉消瘦，如风之消物。其传为息奔者，息奔者，喘也。至骨蒸、盗汗、咳嗽等疾不待言矣。死不治，可勉用归脾汤，加鹿茸、麦门冬连服二三十剂，亦有愈者。二阳，胃也。胃热甚，烁其血，血海干枯。亦有不月，可于前方去鹿茸，加地骨皮、芍药、栀子、丹皮治之。若息奔胃气上逆，用麦门冬汤。若系妇人七七四十九岁，天癸而复来，余无他症，此血有余，不得用药止之。若因血热，宜用黄芩心末二两，醋丸，温酒送下。若去血过多，热随血去，冲任虚损，其血不固者，宜用十全大补汤。如肝伤不能藏血，脾虚不能摄血，病久脾伤，中气下陷，不能载血，又宜逍遥散、归脾汤、补中益气汤治之矣。若系室女、寡妇经闭，多有气血凝结，当以大黄䗪虫丸破血行气，其经自通。其人若虚弱不任下，则用泽兰汤，兼服柏子仁丸。若虚甚，仍用前归脾汤加鹿茸、麦冬治之，久服则血自行。至于寡居经闭，多属郁热，逍遥散和肝理脾，清心开郁，是为上剂。此经闭之大概治法也。

至若经水淋漓不断，名为经漏；大下不止，名为经崩，崩则用惜红煎，或四物加艾叶、阿胶。若其色紫黑成块，腹胁胀痛，属热瘀，宜以四物汤加知母、黄柏、丹皮之类。瘀甚血

---

① 马元台：马莳，字玄台、元台，会稽（今浙江省绍兴市）人，明代医家。著有《黄帝内经素问注证发微》《黄帝内经灵枢注证发微》。

② 有：原作“正”，据萧埙《女科经纶》改。

滞，加桃仁、红花、香附等以行之。即经漏涩少血滞，均宜仿此。至于肝伤脾虚，均以上法。

若妇女带下，均由劳伤冲任，六淫之邪，入于胞中，属湿热、湿寒所化，故有青、黄、赤、白、黑五色之分。虽有辨别，总之脾虚受湿所致，统以二术二陈汤加苡仁、泽泻等类治之。有热加黄柏、连翘，有寒加干姜、附子、肉桂。若色青属肝，加柴胡、山栀；黄属脾，加石斛、荷叶、陈米；赤属心，加丹参、当归；白属肺，加苡仁；黑属肾，加杜仲、续断。若日久滑脱，加升麻、柴胡以举之，或用龙骨、牡蛎、赤石脂以涩之。此治带下之大概法也。

至于癥瘕，均状如怀子。癥属气病，则月事通；瘕属血病，则月事闭。皆由经行时风冷外袭，邪正相搏，结于胞中，至有是疾，治与积聚同法也。阴门各症增补于后。

小柴胡汤见伤寒

半夏厚朴汤

半夏二钱，原方一升 厚朴三钱 茯苓四钱 生姜五钱 苏叶二钱

水煎，可四服。

状如炙脔贴咽中，却是痰凝气不通。半夏二钱茯苓四，五姜三朴二苏攻。

甘麦大枣汤

甘草三钱 小麦三钱，原方一升 大枣十枚

水煎服。亦补脾气。

妇人脏躁欲悲伤，如有神灵太息长。小麦三钱同甘草，十枚大枣力相当。

小青龙汤见伤寒

泻心汤见吐血

温经汤

吴茱萸 当归 芎䓖 芍药 人参 桂枝 阿胶 丹皮 甘草 生姜各二钱 半夏一钱五分，原方半升 麦冬三钱，原本一升

水煎，三服。亦主妇人少腹寒，久不受胎。兼治崩中去血，或月水来多，及至期不来，胞受风寒等症。

温经芎芍草归人，胶桂丹皮二钱均。半夏钱半麦倍用，姜萸各三对君陈。

土瓜根散

土瓜根 芍药 桂枝 䗪虫各三分

四味杵为散，酒服方寸匕，日三服。治前经既未畅行，不及待后月正期而至，一见而再见，是谓一见再见也。

带下端由瘀血停，月间再见不循经。䗪瓜桂芍均相等，调协阴阳病自宁。

旋覆花汤见五脏风寒

胶姜汤

方缺。或云即是干姜、阿胶二味，又有云胶艾汤。

大黄甘遂汤

大黄四钱 甘遂 阿胶各二钱

水煎，顿服，其血当下。

小腹敦形小水难，水同瘀血两弥漫。大黄四钱遂胶二，顿服瘀行病自安。

抵当汤见伤寒

矾石丸

矾石三分，烧 杏仁一分

炼蜜丸，枣核大，内脏中。剧者再内之。

经凝成癖闭而坚，白物时流岂偶然。矾石用三一分杏，纳

时病去不迁延。

红蓝花酒

用红蓝花一两，贮酒一升，煎，先服一半，未止再服。

小建中汤见虚劳

肾气丸见痃疾八味丸

蛇床子散并治阴挺下脱如蛇，合乌梅煎洗。洗则不用研末和白粉矣。

用蛇床子一味末之，以白粉少许，和合相得如枣大，绵裹内之，自然温。

狼牙汤

用狼牙三钱，水煎，以绵缠筋如茧，浸汤沥阴中，日四遍。

膏发煎见黄疸

四物汤见中风

当归补血汤见积聚

桃仁承气汤见伤寒

逍遥散

生白芍 当归酒洗 白术土炒，各一钱 甘草炙，五分 柴胡 茯苓各一钱

加煨姜、薄荷，水煎服。方中加丹皮、栀子，又名八味逍遥散，治肝伤血少经枯。

逍遥散内芍当归，术草柴苓慎勿违。散郁除蒸功最捷，丹栀加入有元机。

黄芪建中汤见虚劳

当归建中汤见虚劳

加味乌药汤

乌药 砂仁 木香 香附制 延胡索 甘草 槟榔各等分

研粗末，每服七钱，生姜三片，水煎服。

加味乌药砂延胡，二香甘草槟榔图。胀过于痛气滞血，生姜加入是良谟。

琥珀散

三棱 莪术 赤芍 当归 刘寄奴 熟地 肉桂 乌药 丹皮 延胡索各一两

上前五味，同乌豆一升，生姜半斤切片，米醋四斤同煮，豆烂为度，焙干，入后五味，同为末，每服二钱，温酒调下，空心食前服。

琥珀散莪棱丹皮，归芍寄奴熟地遗。乌药肉桂延胡索，醋兼姜豆共思维。

《内经》四乌鲗骨一芦茹丸

乌鲗鱼骨四两，去甲。陈氏①谓：以雀卵丸，如小豆大，食前以鲍鱼汁送下五丸，今酌增为二钱。后人用白毛黑骨雄鸡一只，去毛、肠，不见水擦干，用当归二两，川芎一两，入前药于鸡腹内，加酒二碗，童便一碗，蒸到汁干。活鸡取净肉，药和晒焙为末，加炒香附米四两，茯神、人参各一两，为末，炼蜜为丸，如梧子大，酒送下，或用米汤送下。

二陈汤见痞疾

归脾汤见胸满心痛短气，加伏龙肝可治交接出血。

麦门冬汤见咳嗽上气

十全大补汤见中风

补中益气汤见感冒

大黄䗪虫丸见虚劳

① 陈氏：指陈蔚，陈修园长子。此段文字见于陈修园《女科要旨》中的陈蔚按语。

泽兰汤

泽兰叶三两 当归 白芍各一两 甘草五钱

共为粗末，每服五钱，温服。

泽兰汤内全当归，白芍生甘共相依。粗末研成煎温服，体虚经闭仰春晖。

柏子仁丸

柏子仁 牛膝酒洗 卷柏叶各五钱 泽兰叶 续断各二两 熟地三两五钱，酒浸半日，石臼内杵成膏

为末，炼蜜丸，如梧子大，米饮下三十丸。

柏子仁丸效若神，卷柏泽兰续断申。熟地牛膝丸用蜜，体虚经闭同回春。

二术二陈汤

即二陈汤加苍术、白术，见湿症。

◎妇人妊娠

师曰：妇人得平脉，经断有孕后而得平和之脉。阴脉关后为阴。小弱，其人渴，阴火上壅，非上焦有热。不能食，非胃家病，乃妊娠恶阻之渐也。无寒热，外无表邪。名妊娠，既妊娠，无可施治。桂枝汤主之。惟宜此方调和阴阳而已。徐氏云：桂枝汤外证得之，为解肌和荣卫；内证得之，为化气调阴阳也。于法六十日当有此证，设有医治逆者，设医不知是孕，而治逆其法。却一月即有此证。加吐下者，则绝之。如吐下则宜绝止医药，听其自愈。

妇人宿有癥病，妇人行经时或遇风冷邪气，冲断其经，余血停留凝聚成块，结于胞中，名为癥病。病不在子宫，故仍行经而受孕。经断未及三月，而得漏下不止，血不止，无以养胎。胎动在脐上者，脐下动，胎欲落也，今动在脐

上。此[①]为癥痼害。妊娠六月动者，统前三月而合为六月。前三月经水利时，前三月而无前后参差者。胎也。其经断即可必其为胎也。下血者，后断三月衃也。如前三月其经期迟早不定，而今下血者，乃知后三月所积之血成衃，而非胎也。所以血不止者，其癥不去故也，因旧血未去，则新血不能入胞养胎，而下走不止也。当下其癥，桂枝茯苓丸主之。

妇人怀妊[②]六七月，脉弦，发热，似表证。其胎愈胀，腹痛，恶寒，而无头痛身痛，则非表证也。少腹如扇，其恶寒如扇风之侵袭。所以然者，子脏开故也，其人阳虚子脏开，故寒邪得以深入。当以附子汤温其脏。

师曰：妇人有漏下者，漏下者，妊娠经来，《脉经》以阳不足谓之激经。有半产后五六月堕胎谓之半产。因续下血都不绝者，堕胎伤其血海。有妊娠下血者。如前之癥病。假令妊娠，而无下血之疾。腹中痛，为胞阻，胞中气血不和而阻其化育。胶艾汤主之。尤氏云：妇人经水淋漓，及胎产前后下血不止者，皆冲任脉虚，而阴气不能守也，是惟胶艾汤能补而固之。

妇人怀孕[③]，腹中㽲痛，㽲痛者，绵绵而痛，不若寒疝之绞痛，血气之刺痛也。当归芍药汤[④]主之。

妊娠，小便难，饮食如故，小便难而饮食如故，则病不由中焦出，而又无腹满、身痛等症，则更非水气不行，知其血虚热郁而津液涩少也。当归贝母苦参丸[⑤]主之。

妊娠，有水气，有水气则浮肿。身重，水盛贮于肌肤，故身重。小便

---

① 此：赵本无此字。

② 妊：赵本作"娠"。

③ 孕：赵本作"妊"。

④ 汤：赵本作"散"。

⑤ 当归贝母苦参丸：赵本作"归母苦参丸"。

不利，内有水气，则小便不利，洒淅恶寒，起即头眩，水盛阻遏阳气上升。葵子茯苓散主之。专以通窍利水为之也。

妇人妊娠，宜常服当归散主之。黄芩、白术为安胎圣药。

妊娠，肥白有寒，当以温药。养胎，白术散主之。

妇人伤胎，胎伤而病也。怀身，腹满，不得小便，从腰以下重，如有水[①]状，怀身七月，太阴当养不养，此心气实，当刺泻劳宫及关元，小便微利则愈。徐氏云：仲景《妊娠篇》凡十方，而丸散居七，汤居三，盖汤者荡也。妊娠当以安胎为主，则攻补皆不宜骤，故缓以图之耳。若药品无大寒热，亦不取泥膈之药，盖安胎以养阴调气为急也。

按：王海藏云安胎之法有二，如母病以致动胎者，但疗母，则胎自安；或胎气不固，或有触动，以致母病者，宜安胎，则母自愈。汪石山[②]谓：胎前总以养血健脾、清热疏气为主。想健脾则脾旺，气血易生；疏气则气顺，气血调和。兼以清热养血，故胎自安。保产无忧散，以及尊生安胎饮、万全神应散、泰山磐石散，可每月择服三五剂，自无堕胎难产之患。但孕妇有三禁，禁汗、禁下、禁利小便也。盖恐过汗亡阳，过下亡阴，过利小便亡津液也。有病必须按症审治，体察虚实。

凡受孕之后，虚者有呕吐不食，名为恶阻，宜六君子汤。若胃热，宜温胆汤加竹茹、黄芩。俗指半夏碍胎，多所疑忌，而不知仲景惯用之妙品。高鼓峰谓：合参、术用之，实为安胎止呕进食上药。为于伤寒发热，恶寒头痛，脉浮自汗，为表虚，海藏于四物汤内加桂枝、地骨皮；若伤寒，头痛身热，

---

① 水：此后赵本有“气”一字。

② 汪石山：汪机，字省之，别号石山居士，徽州祁门（今安徽省祁门县）人，明代医家。著有《汪石山医书八种》。

无汗，脉紧，为表实，加入麻黄、细辛；若寒热胁痛，心烦喜呕，口苦脉弦，为少阳症，加入柴胡、黄芩；若大热烦渴，脉大而长，为阳明症，加入石膏、知母等类，名为六合汤。论之详矣，难以尽述。

若外感之轻者，参苏饮一方，似尚稳当。若妊妇头痛，因血虚有火者，用四物汤加减。若偏正头风，宜川芎茶调散治之。若心腹胃脘疼痛拒按者，多属停滞，宜香砂理中加减；按之不痛，乃属脾胃受伤，以六君子汤治之。

有不时腹痛，名曰胎痛。有血虚、气滞之分。因血虚者，以四物加香附、紫苏；因气滞者，减熟地，加人参、陈皮、大腹皮。若少腹痛，因胞中受寒者，亦宜四物减白芍，加人参、吴萸、阿胶、艾叶、炙草。若小腹近下处肿胀，浮薄发光，此乃孕痈也，宜《千金》托里散，或以薏苡仁煎汁饮之。

若妊娠腰痛，或因肾虚，痛甚为堕胎。或因劳力任重致伤，胞系欲脱，俱宜用遵生安胎饮。凡背脊痛均属气滞，宜照前腹痛气滞法。若腰腹痛，小便涩少，点滴不通，热在膀胱，名为子淋，宜四物汤去川芎，合五淋散。如腿足转筋，小便不利，急用八味丸，迟则不救。

凡妊娠目赤咽痛，口鼻唇舌疮痛，俱用凉膈散加减。若妊娠负重跌蹼，凝血作痛，只用黑糖熬枯，入陈酒、童便调服，细嚼连皮胡桃过口。倘为跌蹼所伤，胎死者当下，生者其痛即止，是为妙法。然子死腹中，乃孕妇口觉秽气，其面必赤，其舌必青，宜用平胃散加芒硝，或佛手散下其胎。若面舌俱青，口吐沫，则母子俱亡矣。若双胎一生一死，必腹中半边热，半边冷，此为定法。

又有妊娠胎气不和，浊气举胎上逼，重则胀满，谓之子悬，宜治紫苏饮。即腹痛气滞，四物加减之方。如临月胎上逼心，呕哕欲死，急用童便灌之即下。或用乌梅十个，去核，研烂，入生姜三片，煎服。

若妊娠七情六淫所伤，皆足致吐血之症，多由所热，以气血壅养胎元；或有所感，则气逆而火上乘，心烦满闷，血随而溢，甚则或致堕胎。但火有虚实之分，实火清热养血，虚火滋阴补水，则血安胎固矣。若妄用行血去瘀之剂，胎必堕，而祸不旋踵。如肝伤不藏血，仍用加味逍遥散；脾虚不摄血，仍用归脾汤；脾伤气虚下陷，不能载血，仍用补中益气汤去升麻。

所谓子肿者，妊娠面目虚浮，多因脾胃气虚，治宜六君子汤加腹皮，或合五皮饮。又有名子气者，妊娠自三月成胎之后，足肿至膝，或腰以下肿，以致喘闷不安。若水气壮甚，至脚指流出黄水。盖脾主四肢，脾气虚弱，不能制水，肺金少母气滋养，而气促满闷，宜用补中益气汤加茯苓。至若八九个月，胫腿俱肿，不可以水气治之。凡有此，必易产，因胞脏中水血俱多，不致胎燥也。

又有所谓子满者，妊娠至五六个月，胸腹急胀，腹大异常，或遍身浮肿，胸胁不分，气逆不安，小便艰涩。又为胎水不利，若不早治，生子手足软短，甚则胎死，宜服导水茯苓汤治其水。如脾虚不运，清浊不分，佐以四君五皮汤。又有妊娠心惊胆怯，烦闷不安，名为子烦。大抵为心肺虚热缭乱，或积痰于中所致，宜竹叶安胎饮，或《千金》竹沥汤。若五心烦热，口干，俱属热乘心脾，津液枯燥，宜以生脉散加味。又有妊娠转胞，乃脐下急痛，小便不通，皆由饱食忍尿，使水气上逆，气逼于胞，故屈戾不得舒张所致。此非小肠、膀胱受病，不用利药，法当治其气则愈，宜用补中益气汤。服后探吐，以提其气自通；通后即以参、芪大补，恐胎堕也。亦可令老妪用香油涂手，自产户托起其胎，溺自出而胀急解，后亦大补。

若妊娠咳嗽，谓之子嗽。多由火盛克金，宜以宁肺止嗽散。不止，当培养脾肺，久则自愈。若妊娠子痫，乃为恶候。冯氏云：孕妇忽然僵仆，涎痰壅盛，不省人事，乃是血虚而阴火炙上，鼓动其痰。左脉微数，右脉滑大者，宜四物养血，酒芩清热，二陈化痰理气。或加竹沥、姜汁、钩藤、僵蚕。治法仍以安胎为主，勿过用风药。

又有妊娠有言无声，谓之子瘖。《经》云：妇人身重，九月而瘖者，胞之络脉绝也。绝阻也，因儿体脉道阻绝不通。无须治，十月分娩后自能言也。

又有妊娠腹内儿哭，声如钟鸣者，因腹中脐带上疙瘩，儿含口中，妊娠或登高举臂，脱出儿口，故作此声。即散钱于地，令妊妇曲腰就地拾之；或令作男子拜揖状，一二刻间，其疙瘩仍入儿口，即止。亦有用四物加茯苓、白术，有谓胎热以黄连煎服。

至于妊妇过月不产，竟有十数月，或二十余月不等，俱属气不足，怀胎难长故耳。凡十月之后未产者，当用十全大补及养荣汤，竣补其气血，久服而子母皆安。

至若孕妇出痘，但热能动胎，外用细软之帛，紧兜肚上。若初起发热，宜参苏饮发之。若痘既出，宜多服安胎饮保之。若口渴者，用四君汤以生津液。泄泻，宜合入黄芩芍药汤，再加诃子治之，务要以安胎为主。至碍胎之药，一概勿犯。若因胎落，气血衰败，或原来体弱，致色灰白，不能起发灌浆，总以十全大补汤去肉桂服之。若恶露未尽，宜用四物汤去白芍，加干姜、桂心、木香、黑豆。若有寒战发热，腹胀不渴，系属内虚，以当归补血汤加熟附子、木香。若产后十数日适逢出痘，亦宜大补。若痘出多者，则加连翘、粘子之类。若大便自利，用四君子加肉果、炮姜。余皆照常一例而治。至若滑泻不止，腹胀足冷，痘色灰白，脉细无力，以及孕妇正灌浆而胎落，致成五虚之证，必死无救矣。若妊娠麻疹初起，人必壮热，先以升麻葛根汤，轻扬托表，则疹自出，如出不快，可合白虎汤，加牛蒡子、元参之类；倘胎气上冲，急用苎根、艾叶煎汤，磨槟榔服之。再以四物汤加黄芩、艾叶，滋阴清热，方为合法。或谓胎宜清热，疹宜清凉，开手便用苦寒，则疹难出，内热愈深，反致有误。若腰腹酸痛不止，仍以安胎法。以上均胎前用药之大概如此，善治者务须随症变通。至碍胎之药，当知禁避。余症于上集各门，斟酌调治可也。

桂枝汤见伤寒

桂枝茯苓丸

桂枝 茯苓 丹皮 桃仁去皮尖，熬 芍药各等分

共为末，炼蜜丸，如兔屎大。每日食前服一丸，不知加至三丸。

癥痼未除恐害安，胎癥去痼悟新栽。桂苓丹芍桃同等，气血阴阳本末该。

附子汤见伤寒

胶艾汤

干地黄 川芎 阿胶 甘草各二钱 艾叶 当归各三钱 芍药四钱

以水五酒三合煮，去渣，内胶，令消尽，温服。不差，更作。

妊娠腹满阻胎胞，三钱芎劳草与胶。归艾各三四钱芍，地黄六钱去枝梢。

当归芍药散

当归 川芎各三钱 芍药一斤 茯苓 白术各四两 泽泻半斤

共杵为散，取方寸匕，酒和。日三服。

妊娠疞痛势绵绵，二两归芎润且宣。芍药一斤泽减半，术

苓四两妙盘旋。

干姜人参半夏丸

干姜 人参各一两 半夏二两

为末，以生姜汁糊丸，桐子大，饮服十丸，日三服。

呕吐迁延恶阻名，胃中寒饮苦相萦。姜参一两夏双两，姜汁糊丸古法精。

当归贝母苦参丸

当归 贝母 苦参各四两

蜜丸，小豆大。

饮食如常小水难，妊娠郁热液因干。苦参四两同归贝，饮服三丸至十丸。

葵子茯苓散

葵子 茯苓各三两

杵为散，饮服方寸匕，日二服，小便利则愈。葵子人畏其滑胎，不必用，《中藏经》[①]五皮饮加紫苏，水煎服，甚效。

头眩恶寒水气干，胎前身重小便难。一升葵子苓三两，水饮调和病即安。

当归散

当归 黄芩 芍药 川芎各一斤 白术半斤

杵为散，酒服方寸匕，日再服。妊娠当服即易产，胎无疾苦，产后百病悉主之。

万物原来自土生，土中涵湿遂生生。一斤芎芍归滋血，八术斤芩大化成。

---

① 《中藏经》：又名《华氏中藏经》，旧署华佗所作，具体成书年代不详。

白术散

白术 川芎 蜀椒各三分，去汗 牡蛎原无分两，徐氏云可用一分

上四味，杵为散，酒服一钱匕，日三服，夜一服。但苦痛，加芍药；心下毒痛，倍加芎䓖；心烦吐痛，不能饮食，加细辛一两，半夏大者二十枚。服之后，更以醋浆水服之。若呕，以醋浆水服之；复不解者，小麦汁服之；已后渴者，大麦粥服之。病虽愈，服之勿置。

胎由土载术之功，养血相资妙有䓖。阴气上凌椒摄下，蛎潜龙性法尊崇。

保产无忧散妇人胎前常服，或临产先服一二剂，自然易生；或遇横生倒产，甚至连日不生，速服一二剂，应手取效，专救孕妇难产之灾，常保母子全安之吉。

当归酒洗，一钱五分 川贝母一钱 黄芪八分 荆芥穗八分 菟丝子一钱四分 厚朴姜汁炒 艾叶各七分 枳壳面炒，六分 川芎一钱三分 羌活五分 甘草五分 生姜三片 白芍酒洗，一钱二分，冬月用一钱

水煎，空心温服。

保产无忧羌草善，菟丝归芍枳朴选。芪芎贝艾姜芥兼，功在胎前从古羡。

遵生安胎饮治血虚有火，曾三个月堕胎，宜服此方；预防五七月之堕，并治胎动、漏胎等症。

归身酒洗 白芍酒洗 熟地 生地 砂仁 阿胶炒珠，各一钱 杜仲盐水炒 白术土炒，各二钱 条芩一钱五分 川芎 陈皮 苏梗各五分 续断肉八分，酒制

水煎服。见血，加炒地榆、炒蒲黄各一钱；腹痛，或下坠，砂仁、白芍、熟地倍加分两服之，用枣肉为丸服亦可。

遵生安胎归芍药，二地杜术砂苏落。续断芎芩陈胶珠，加减还须细揣度。

安胎万全神应散跌损、胎动、腰腹胀痛一服即安；虽见红一二日，未离宫

者，加一剂即安。此方秘传多人矣。

当归酒洗 白术土炒 条芩酒炒，各一钱 熟地八分，姜汁再浸 白芍炒 杜仲盐水炒，去丝 阿胶蛤粉炒成珠 茯苓七分 川芎六分 嫩黄芪蜜炙，七分 砂仁五分，连壳碎 炙草三分

酒、水各半，煎服。如急痛，将铜锅煎一钟，即服立止；胸前作胀，加紫苏、陈皮各六分；白带或红多，加蒲黄、炒阿胶、炒地榆各一钱，艾叶七分；见红，加制续断肉一钱，糯米一百粒。

万全神应归芍芩，杜胶术地芪苓斟。芎草砂仁水酒半，胎前时服实堪钦。

泰山磐石散

人参 黄芪蜜炙 当归酒洗 川续断制 黄芩各一钱 白术土炒，二钱 川芎 白芍酒炒 熟地各八分 砂仁 炙草各五分 糯米一撮

水煎服。治妇人气血两虚，屡有堕胎之患。有热，倍黄芩；胃弱者，多用砂仁。或有孕，三五日常用一服，四月之后方无虞也。如伤五七月胎，即服过七月之后方妙。徐东皋曰：妇人凡怀胎二三个月，惯要堕落，名曰小产。此由体虚气血两弱，脏腑多火，血分受热而然。医家又谓安胎宜艾、附、砂仁，热补犹增祸患，而用速其堕矣。殊不知气血清和，无火煎灼，则胎自安而固。气虚则提不住，血热则溢妄行，欲其不堕得乎？香附虽云快气开郁，多用则损正气；砂仁快脾气，多用亦耗正气。况香燥之品，性伤气血，求以安胎，适又损胎而反堕也。今惟泰山磐石散、《千金》保孕丸，能夺化工之妙，百发百效，万无一失，故表出以为好生君子共知也。

泰山磐石古称奇，参术归芎芪地宜。续断砂芩芍糯米，体虚胎落莫迟疑。

六君子汤见疟疾

温胆汤见惊悸

四物汤见中风

参苏饮见感冒

川芎茶调散

川芎 白芷 羌活 防风 荆芥 薄荷 甘草炙，各一两 香附童便浸，炒，二两

共为末，茶清调服二钱，日三服。妇人产后，豆淋酒服，重者数服愈。

川芎茶调白芍羌，甘草防风薄芥藏。香附同加童便炒，妇人产后豆淋尝。

香砂理中汤

见宿食。此加厚朴、陈皮，或去干姜。

《千金》托里散见外科

五淋散

甘草梢一钱四分 栀子二钱 归尾一钱 生白芍二钱 赤茯苓三钱

加灯心，水煎服。

五淋散用草栀仁，归芍茯苓亦共珍。气化原由阴已育，调行水道妙通神。

八味丸见疟疾

凉膈散见中风加味转舌膏

平胃散见疟疾

佛手散即当归五钱，川芎三钱。加味者，加醋炙龟板末一大片，女头发一大团，瓦焙煎。

紫苏饮妊娠临月，浮肿喘胀，并子悬胎不安，上疠作痛，或临产气结不下等症。

当归酒洗 紫苏 川芎 芍药酒炒 陈皮 大腹皮黑豆水煮，制净，各一钱 人参 炙草各五分

加生姜三片，葱白七寸，水煎服。一方有香附，无人参。感冒风寒，去腹皮，加香豉；胎动不安，加炒黄芩、土炒白术；胎不运动，加木香、砂仁；肥盛气滞，加制半夏、厚朴。

紫苏饮内芍归芎，二皮人参炙草同。葱白生姜加减外，胎前各病此方雄。

加味逍遥散见上

归脾汤见胸痹心痛短气

补中益气汤见感冒

五皮饮见水肿

导水茯苓汤见水肿

竹叶安胎饮

人参 生地 枣仁炒，研 远志甘草水制，去骨，各一钱 当归酒洗 白术土炒，各二钱 麦冬去心 条芩 川芎各八分 陈皮 炙草各四分 竹叶十四片

生姜一片，大枣二枚，水煎服。渴加竹茹。

竹叶安胎参地仁，芎归术草麦冬陈。条芩远志生姜枣，胆怯心烦热有因。

《千金》竹沥汤

竹沥一盏 茯苓四钱 麦冬去心 防风 黄芩各三钱

水煎，分温服。

《千金》竹沥苓麦冬，加入黄芩合防风。孕妇子烦多为热，或因痰积贮于中。

生脉散见虚劳

宁肺止嗽散

麦冬去心，二钱 知母一钱 桔梗 紫苏各五分 杏仁去皮尖，十粒 桑白皮

六分 甘草四分

水煎服。有痰，加橘红、竹沥、姜汁；火嗽，加黄芩；虚嗽，加紫菀、款冬花、百合；寒甚，加麻黄，可于痰饮咳嗽门求治。

宁肺止咳麦桑苏，桔梗杏仁知草铺。孕妇咳嗽多属热，风寒加减亦无虞。

二陈汤见疟疾

十全大补汤见中风

人参养荣汤见肺痈

当归补血汤见积聚

升麻葛根汤见伤寒

白虎汤见暑症

◎妇人产后

问曰：新产妇人有三病，一者病痉，二者病郁冒，三者大便难。何谓也？师曰：新产血虚，多汗出，新产之妇畏其无汗，若无汗则荣卫不和。而有发热、无汗，似乎伤寒表病者，但舌无白胎可辨也。故喜其有汗。而又恐其汗过多表阳不固。喜中风，风邪易入。故令病痉；而为项强、腰背反张之痉病也。亡血，新产之妇畏血不行，若不行则血瘀于里。而有发热、腹痛，似乎伤寒里症者，但以舌无黄胎可辨也。故喜其血下。而又恐血下过多阴亡失守。复汗，寒多，故令郁冒；真阳上厥而为昏冒不省、令自汗出之血晕也。亡津液，胃燥，故大便难。胃藏津液，渗灌诸阳。亡津液胃燥，则大肠失其润而便难也。三者不同，其为亡血伤津则一也。

产妇郁冒，其脉微弱，为气血俱虚应得之脉。呕不能食，是胃气未和应得之候。大便反坚，是肠胃干枯应得之病。但头汗出。此皆郁冒应有之证。

所以然者，血虚而厥，血虚则阴虚，阴虚则阳气上厥。厥而必冒。冒家欲解，必大汗出。是阳气郁，得以外泄也。以血虚下厥，孤阳上出，故头汗出。所以产妇喜汗出者，亡阴，血虚，阳气独盛，故当汗出，血去阴虚，阳受邪气而独盛，汗出则邪去而阳弱，而后与阴相和，所谓损阳而就阴是也。阴阳乃复。大便坚，呕不能食，胆气逆也。小柴胡汤主之。此为邪少虚多之剂。

病解，能食，胃气强。七八日更发热者，然发热而不恶寒，便知其不在表而在里。因能食而更发热，便知其非虚病而为食复矣。此为胃实，大承气汤主之。大虚之后，当知亦有实症，若畏承气不用，恐因循致虚，病变百出。若非形气俱实而误用之，其害亦不胜言也。

产后腹中疞痛，暴然急痛，是产后虚寒。当归生姜羊肉汤主之；补虚散寒止痛。并治腹中寒疝，虚劳不足。

产后腹痛，然痛亦有非虚者。烦满不得卧，里实也，乃气结血凝而痛，与虚寒疞痛不同。枳实芍药散主之。

师曰：产后腹痛，法当以枳实芍药散，假令不愈者，此为腹中有干[1]血因热灼血干。着脐下，宜下瘀血汤主之。攻热以下其瘀血。亦主经水不利。经水不通，亦因热灼血干故也。

产后[2]，无太阳证，无发寒热表证。少腹坚痛，此恶露不尽。因其产后七八日有蓄血之里证。不大便，烦躁发热，切脉微实，更倍发热，日晡时烦躁者，此胃热之征，阳明本旺于申酉戌也。不食，则安然无事。食则谵语，此更有胃热之确据。至夜即愈，昼为阳，夜为阴，病在阳分，故昼重夜轻。宜大承气汤主之。热在里，结在膀胱也。实为胃实，非恶露不尽之血病也。

---

① 干：原作“瘀”，据赵开美本改。

② 产后：此后赵本有“七八日”三字。

产后风，续之续感风邪也。数十日不解，头微痛，恶寒，时时有热，时热汗出，表未解故。心下闷，干呕，汗出，虽久，虽久得此里症。阳旦证续在者，有桂枝症在，自应解表。可与阳旦汤。

产后中风，血虚多汗出，喜中风邪，故令病痉。发热，面正赤，未至背反张之甚。喘而头痛，亦风痉之渐也。竹叶汤主之。以风为阳邪，不解即变为热，热甚则灼筋而成痉，故于温散药中以竹叶而折其势。

妇人乳中虚，乳汁去多则阴血不足，而胃中亦虚。烦乱呕逆，《内经》云：阴者，中之守也。阴虚不能胜阳，而火上壅则烦，气上逆则呕，烦而乱则烦之甚也，呕而逆则呕之甚也。安中益气，竹皮大丸主之。中虚而至为呕、烦，则胆受邪。烦呕为主病，故君以竹茹除烦止呕。

产后下利，虚极，产后本虚，而下血利。白头翁加甘草阿胶汤主之。

按：朱丹溪云产后一切惟大补，火气风痰末治之。能于此语着想，便得医产大法矣。是产后气血皆亏，最易受邪，不得以常法一律论治，是为至要。

凡孕妇一产儿后，无论有病无病，即服生化汤二三剂，不问正产半产，俱宜用，则恶血自去，而新血自生，可免他病。此方实为产后圣药，善用之头头是道，孕家须预先备用。若胞衣不下，由产妇无力送出，时久或乘冷气，则血道凝涩而衣不落，亦有体弱血枯而衣停者，急宜进生化汤一二剂，兼服益母膏，次服鹿角灰，则血旺腹和，而衣自下。倘产后玉门不闭，产伤肿疼，或先用生化加入人参、白术、黄芪、熟地等类，后用十全大补，外用甘草水洗之。

若产后腹有血块，作痛，是余血所积，但多服生化汤，加以热衣暖腹，自然渐散。倘少腹作痛，名为儿枕，可用延胡索散。如块痛，用红花、生地、苏木、牛膝等类，未有不危。至若产后一二日内，块痛未止，忽脱晕汗多而厥，口气渐冷，即于生化汤中加人参、黄芪，以扶危急。若无急症，凡腹中痛块未止，皆属有瘀血未净，参、芪不得妄投。如块虽痛，得按揉而稍安，此仍属虚症，方可加参。

若产后七日内，因食冷物，血块凝结痛甚，亦于生化汤内加肉桂数分。至产后血崩、血晕，宜审血色之红紫，形色之虚实。如血紫有块，宜去其败血。若留之反作痛，不可以崩论。如鲜红之血大来，或因心伤不能生血，肝伤不能藏血，脾伤不能统血，当以崩治之，宜于生化汤中，加炒黑荆芥连服。若半月后崩来，宜滋荣益气汤升举之。

若有汗晕厥，牙关紧闭，昏乱将绝，先用韭菜数十茎，细切放酒壶内，以滚醋一碗泡入，将壶口盖紧，以壶小口对鼻孔熏之，急用生化汤加肉桂三分，黑枣一枚，水煎服。如气欲绝，药不能入口，即将鹅毛管插口内，用酒杯盛药灌之，灌下腹渐温暖，连服数剂可活。再用棉衣烘热，替换揉腹，方无他患。

若眼黑头眩，昏迷不省人事，即是血晕。其因有三，一因劳倦甚而气竭神昏，二因气大脱而气欲绝，三因痰火泛上而神不清。但用前法，内服生化汤加味，外用薰法自愈。人以为恶血冲心用散血等药，必误。若血晕形色俱脱，可于上方再加人参。如痰乘虚上泛而晕，于生化汤内加橘红四分。肥人多痰，再加竹沥一匙，姜汁半匙。凡虚甚，仍加参一二钱。

若手足厥冷，由产时过于用力，劳倦伤脾，孤脏不能自主，故手足冷而厥气上行。《经》云：阳气衰于下，则为寒厥是也。仍于生化汤中倍加人参，连服二三剂，则气血旺，厥症自止。若服药口渴，另用生脉散代茶，助津以救脏燥。若四肢逆冷泻痢，有类伤寒阴症，亦服生化汤倍加人参，酌添附子数分，生芪二钱，则可回阳止逆。《经》云：厥气上行，满脉去形，谓逆气上行，满于经络，则神气渐散矣。大抵手足厥冷，由于气血并竭，神将离而机欲息。仅此呼吸一线之留，设非大剂参芪，断难倚仗，此倪维枝数十年经验之法也。

至若产后发热，恶寒头痛，勿认为太阳症；寒热往来，胸满胁痛，勿认为少阳症。凡此皆因气血两虚，阴阳不和，有类外感，而实非外感也。即或偶冒风寒，当仍以表治之。仲景云：亡血家不可发汗。丹溪又云：产后万不可表。斯言尽之矣。况生化汤有芎、姜二味，亦寓发散之义，服之自愈。产后发热，原因气血两虚，或合当归补血汤亦可，须临症酌之。

若潮热自汗，谵语便闭，悉属阳虚，勿认为阳明症；口燥舌干咽痛，多由血竭，勿认为少阴症。然便闭更非热邪，非脾虚不运，即血虚液伤，宜服养正通幽汤以润之。更有气血暴竭，肢体无以濡养，忽然牙关紧闭，筋脉拘挛，两手搐搦，形类中风，或虚火上泛有痰，勿误用治风消痰之剂，以虚其虚，当以滋荣活络汤治之。若产后半月内外，寒热往来，发作有时，其形类疟，此由气血两竭，阳虚作寒，阴虚发热，当以人参养胃汤，并用人参、白术熬膏，日夜间服。此则不可用柴胡走表，芩、连清里以误人。

凡产后气血暴虚，神魂无所依倚，故有言语无伦，目多妄见，万勿认为鬼邪，信用符水。如块痛未除，先服安神汤；块痛已除，急用补元汤，培养气血自效。

至于产后气不相续，似喘非喘，有兼痰兼热之分。若或头痛发热恶寒，似外感者，勿以外感治，以生化益气汤主之。果真发喘，乃是产后第一危症。盖肺受脾禀，此时血亡气脱，肺不能运气生脉，以顺呼吸，而喘作矣。如气血犹未大竭，块痛未除，补剂稍缓，先服生化汤一二剂，行块定痛。若血崩，喘甚危急，难论块痛，应宜从权，于生化汤内加人参三四钱连服。俟喘稍定，接服生化益气汤、大黑枣、麻黄根，间有生者。

若产后七日内，偶感风寒，鼻塞咳嗽声重，于生化汤内加杏仁、苏子、陈皮以顺气化痰。最忌发表，兼忌凉药。

《内经》云：摇体劳苦，汗出于脾；惊而夺精，汗出于心；有所恐惧，汗出于肝。产后每多心慌自汗之症，惟块痛未除，参、术未可遽用，于生化汤内加炒枣仁二钱。若汗多亡阳，又当从权，于生化汤中倍用人参。不止，更以调胃参芪汤，可救十中之四。倘若睡熟汗出，觉则止，名为盗汗。症虽属阴虚，不可偏用阴药，宜服生化汤调牡蛎散。方中兼用参、芪，使阳生阴长，效如影响。

又有产后脾胃气虚，不能通调水道，下输膀胱，往往小便短涩，不可分利，当补以提之，益气生脉汤极验。有产后小便出粪，名大小肠交，由气血俱虚而失常道，宜补中调胃汤加黄芪、升麻，去黑姜。寻常患此同法，但接服五苓散而利之。如服前方不愈，虽产后亦宜用之。

若产后呕吐不食，非脾胃虚弱，即寒气所客，或饮食所伤，七日内块痛未除，宜服安胃行血汤；块痛已除，而呕不止，谷气不纳，服加减六和汤。呕止，后用补中调胃汤，而收全效。若兼见呕逆者，是土败木贼，大率难治。若食积所伤，必于补气血药中，佐以消导。可用香砂理中汤。但产妇素弱，中气不足，多胸膈窒滞，食难运化。或医者误认伤食而擅用消导，或因气郁而专事疏散，或因便结而妄用攻下，致于腹内臌胀，当大补气血为主，所谓塞因塞用，勿一误再误。先用独参汤，调饭焦末，以通胃气；次服养生化滞汤，脾运而胀自消。

至若产后泻泄，因虚、因寒、因食俱多，而热泻甚少。

如有痛块，难以遽补，宜先服生化汤加茯苓。俟痛块已除，方能补脾消食温中，随症施治。产毕即泻，宜服诃皮生化汤。胎前久泻，至产后不止，服参苓生化汤，从权以济其危。块痛已除，服加味生化汤。各证自应分别施治。若果系热症，去黑姜、肉果二味，切勿加入凉药，以免贻害。

产后痢疾，七日内，后重便赤白，最为难治。夫痢宜通，推荡则虑元气之虚弱，滋补又恐积滞之流连，一再踌躇。惟有生化汤去黑姜，加木香二三剂，接服香连生化汤，应手可愈。下痢症脓血，热盛者，仲景用白头翁汤加阿胶、甘草。若产妇体气素厚，已及一月，可用推荡。倘体气素弱，虽产月余，难议攻下，不可不慎。余法可于下利门酌用。

若产后血液耗散，心神不守，成虚烦者，宜猛进独参汤。若胸膈郁滞，恶露攻心，而成满闷，亦宜生化汤，用水磨木香二三分冲服，虚甚仍加人参。此二症误用乌、附等峻烈之药，病必加剧。至产后饮食起居，尤宜慎重。《达生编》[1]一书，论之甚详。但五方之风俗不同，各择其善者而从之，此难尽述也。

再，难产俱因轻举妄动，及体虚血枯所致。是临产须善择稳婆，必俟产母浆胞水破，乃是产候，方可临盆。凡月不足腹痛，名试胎；临月腹痛，而腰不痛，名弄胎。俱宜静候，不可妄动。若有未产而肠先出者，或已产而肠不收者，名盘肠生。急将净盆盛温水，加入香油养润，待儿并胞衣俱下，稳婆香油涂手，徐徐送入，令产母两足夹紧谷道，肠自收上。或用皂

---

① 《达生编》：又称《达生篇》，清代亟斋居士撰。

角末吹鼻，嚏作自上。倘肠被外风不收，用磨刀水少许，火上温热，以润其肠，后用好磁石煎汤一盏服之。又有儿并胞衣下后，膀胱即尿胞。堕出产户者，同前法送入。此皆由气虚，或用力太早故也。

又有横产，手先露出，世传为觅盐生。令产母安心仰卧，以盐涂儿手心，再以香油抹其所出之手，轻轻送入，得儿转身头正，扶起产母，用力一努，儿即出矣。有足先露，名为逆产，相传为踏莲生。亦用前法送入，可服独参汤以助气力。此催生第一圣药，举凡难产，俱可用之。

如坐臀先露者，俗称为坐臀生，亦用前法推入，或当从[①]高处牢系手巾一条，令产母以手攀之，轻轻屈足舒伸，以开生路，儿即顺生。

又有碍产，乃门户俱正，儿亦露顶而不下，此必脐带绊住儿肩，俗名背包生。亦令产母仰卧，轻轻推儿向上，以手中指轻按儿肩，摸去脐带，扶正儿身，一努即生矣。

如偏产，乃生路未正，被产母用力一逼，儿头偏抵产户不下者，不知者以为儿已露顶，非顶也，乃额角也。亦令产母仰卧，轻轻推儿近上，以手正其头，用力一送即下。

又有胀后产，乃儿头后骨偏柱产母谷道，不得下者，令稳婆以棉衣炙暖裹手，急于谷道外傍轻轻推头令正，然后用力生下。或用膝头令产母抵住亦可。所有横逆难产，以及交骨不开，可用加味佛手散，以及保产无忧散等方。

如数日不下，沥浆胞干，可用白蜜、麻油各半碗，煎一二

---

① 当从：原作“于当”。据《妇人大全良方》改。

沸，去浮沫服之。凡难产俱要胆识俱定，勿使惊恐，以致忙乱，反为误事。是为要诀。

又王氏[①]云：产后有两乳长如鸡肠者，宜大剂芎归汤熏服，或用蓖麻子一粒，贴头顶即收。收即洗净。但再产，发则不救矣。傅青主[②]云：有产理不顺，稳婆不精，误破尿脬，淋漓不止，欲少忍而不能，遇此须静卧勿语，久服补脬饮自安。

又有产后水道中出肉线一条，长二三尺，动之痛甚，此乃带脉虚脱。夫带脉束于任督之间，任脉前而督脉后，二脉有力则带脉坚牢，无力则带脉崩坠。产后去血过多，无血以养任督，而带脉崩坠，力难升举，故随溺而下，急用两收汤。

若产户中垂一物，形如帕，长六七寸，且有粘席干落一片如手掌大者，或有角，或二歧，此为肝痿，由产后劳役忧怒致肝不藏血，血亡过多，故肝之脂膜随血崩坠，其形似于子宫，而实非。若子宫，状如茄子，只到产门而不能越出产门之外，症即立死。急宜收膜汤大补气血，少加升提，使肝得力而脂膜自收，皆奇症百不一见也。

小柴胡汤见伤寒

大承气汤见痉症

当归生姜羊肉汤见寒疝

枳实芍药散

枳实烧令黑，勿太过 芍药各等分

---

① 王氏：即王维德。

② 傅青主：傅山（1607—1684年），初名鼎臣，字青竹，改字青主，山西阳曲（今山西省太原市）人。相传著有《傅青主女科》《傅青主男科》等医籍。

共杵为散，服方寸匕，日三服，并主痈脓，大麦粥下之。

歌烦不卧腹疼频，枳实微烧芍药平。羊肉汤方应反看，散调大麦稳而新。

下瘀血汤

大黄三两 桃仁二十枚 䗪虫二十枚，去足

共末，炼蜜丸，酒顿服三钱，新血下如豚肝。

脐中着痛瘀为殃，廿粒桃仁三两黄。更有䗪虫二十个，酒煎大下亦何伤。

阳旦汤

陈氏谓即《伤寒》桂枝汤增桂加熟附子。坊本加黄芪，俱误。

竹叶汤

桔梗 桂枝 竹叶 人参 防风 甘草各一钱 葛根三钱 附子一钱，炮，原方一枚 生姜五钱 大枣五枚，原方十五枚

水煎，三服，温覆使汗出。头项强痛，用大附子一枚，破之如豆大，前药扬去沫；呕者，加半夏。原方半升，洗。

喘热头疼面正红，一防桔桂草参同。葛三姜五附子一，红枣五枚竹把充。

竹皮大丸

生竹茹 石膏各二分 桂枝 白薇各一分 甘草七分

共末，枣肉和丸，弹子大，饮服一丸，日三夜二服。有热，倍白薇；烦喘者，加柏实一分。

呕而烦乱乳中虚，二分石膏与竹茹。薇桂一兮七分草，枣丸饮服效徐徐。

白头翁汤见下利

《千金》三物三黄汤，治妇人在草蓐，自发露得风，四肢

苦烦热头痛者，与小柴胡汤。头不痛但烦者，此汤主之。方用黄芩一两，苦参一两，干地黄四两，水煎，温服，多吐下虫。

《千金》内补当归建中汤，治产后虚羸不足，腹中刺痛不止，吸吸少气，或苦少腹急，摩痛引腰背，不能饮食。产后一月，日得四五剂为善，令人强壮。即当归建中汤水煎服，崩衄加地黄、阿胶。二汤俱《千金》附方，故仍存之以备考。

生化汤

川芎二钱 当归五钱 干姜炙黑，五分 甘草炙，三分 桃仁去皮尖，研，十一粒

水酒各半煎，温服，或加益母草二三钱。此方为产后圣药，可随症加入，善用之变化无穷。

生化汤内芎归姜，甘草桃仁五物良。水酒各加功用大，生新去旧集千祥。

十全大补汤见中风

延胡索散

即延胡索一钱，肉桂六分，用生化汤调服。

生脉散见暑症

养正通幽汤

川芎二钱 当归六钱 甘草炙，五钱 人参一钱 黄芪生，二钱 陈皮一钱 桃仁去皮尖，研，十一粒 黑芝麻炒，研，二钱 肉苁蓉酒洗，一钱

水煎，温服。汗多，加麻黄根五分；口燥，加麦冬一钱；腹满咽干便结，加枳壳六分；汗多谵语便实，加茯神二钱，炒酸枣仁一钱，柏子仁一钱，生白术二钱。

养正通幽芎当归，桃苁陈草黑芝肥。参芪同入煎生化，液竭脾伤任指挥。

滋荣活络汤附滋荣益气汤

川芎二钱 当归三钱 甘草炙，五分 人参一钱 黄芪生，二钱 麦冬一钱 茯苓二钱 天麻一钱 荆芥四分 防风五分 橘红五分

水煎，温服。汗多，加麻黄根五分；惊悸，加炒酸枣仁二钱；大便不通，加肉苁蓉二钱；有痰，加制半夏一钱，竹沥一匙，姜汁半匙；伤食，加神曲一钱。滋荣益气汤即此方去茯苓、天麻，加生地、于术、升麻、白芷、黑枣，方后加味同法。

滋荣活络草归芎，参麦天麻芪橘红。茯苓荆防症随入，筋脉拘挛类中风。

人参养胃汤

人参一钱 黄芪生，二钱 白术生，二钱 当归二钱 半夏姜制，一钱 青皮四分 茯苓一钱五分 藿香五分 乌梅一钱

水煎，温服。

人参养胃梅青皮，白术归苓藿香芪。寒热往来似疟状，皆由气血两相亏。

生化补元汤附安神汤

川芎一钱 当归三钱 干姜炙黑，四分 甘草炙，四两 人参二钱 黄芪生，二钱 于术生，二钱 茯神二钱 枣仁炒，一钱 橘红三分 桃仁去皮尖，研，七粒

加莲子十粒，黑枣二枚，水煎，温服。汗多，加麻黄根五分；有痰，加竹沥一匙，姜汁半匙；大便不通，加肉苁蓉二钱。安神汤即生化汤内加茯神、枣仁。

生化补元归草仁，参芪白术橘姜神。川芎二枣建莲子，加减还从方内遵。

生化益气汤

即上方减于术、橘红、茯神，加浮小麦、麻黄根，水煎，温服。有痰，加竹沥一匙，姜汁半匙；咳嗽，加苦杏仁十一

粒，姜制半夏八分；口渴，加麦冬一钱，五味子七粒。

调胃参芪汤

人参三钱 黄芪生，二钱 当归二钱 桂枝四分 防风三分 麻黄根五分

加黑枣一枚，水煎，温服。口渴，加麦冬一钱五分，五味子九粒；有痰，加橘红四分；虚脱，手足冷，加熟附子五分，黑姜四分，牡蛎一钱。

调胃参芪并桂枝，麻黄根防当归施。按症增减方中讨，止汗再加黑枣医。

牡蛎散

牡蛎煅，二钱 人参二钱 当归三钱 黄芪生，二钱 熟地三钱 小麸皮炒黄，二钱

共研末，每服三钱。

牡蛎人参熟地芪，当归浮麦共扶持。研末三钱止盗汗，阴虚固气勿多疑。

益气生脉汤

人参二钱 黄芪生，二钱 五味子九粒 麦冬二钱 当归三钱 茯苓一钱 升麻四分 葛根一钱 甘草炙，四分

水煎，温服。

益气人参五味冬，当归甘草茯苓逢。黄芪麻葛同提补，分利无容水自汹。

五苓散见伤寒

安胃行血汤

即生化汤加人参一钱，砂仁四分，藿香四分，煎服。

加减六和汤

川芎一钱五分 当归三钱 干姜炙黑，四钱 人参一钱 茯苓二钱 陈皮五分 扁豆炒，二钱 山药炒，三钱 藿香三分 白豆蔻四分，呕止减去

加减六和藿扁登，芎归白蔻陈苓增。山药人参姜共入，呕吐不止斯堪称。

补中调胃汤

即上方去白蔻、川藿香，加生白术二钱，炙甘草四分。

独参汤见吐血

养生化滞汤

川芎二钱 当归三钱 人参一钱 于术生，二钱 陈皮八分 香附制，五钱 茯苓二钱 甘草炙，五分 大腹皮四分 桃仁去皮尖，十一粒

加酒一小钟，水煎，温服。

养生化滞芎归游，术附茯苓大腹留。桃仁甘草陈皮酒，腹内胀臌此最优。

诃皮生化汤

川芎二钱 当归三钱 诃子皮八分 干姜炙黑，五分 茯苓一钱五分 肉果霜五分 莲子十粒 桃仁去皮尖，研，十四粒 甘草炙，五分

水煎，二服。不止，加人参一钱五分。

诃皮生化芎归姜，莲子茯苓肉果霜。甘草桃仁煎二服，口干生脉合成方。

参苓生化汤

即前方去当归、川芎、桃仁，加炒黄糯米三钱。若块未除，去肉果；块痛已除，加白术、陈皮煎服。

加味生化汤

川芎二钱 当归洗，二钱 干姜炙黑，四分 人参二钱 于术生，二钱 茯苓一钱五分 陈皮五分 泽泻八分 肉果霜五分 甘草炙，五分 莲子九粒

因寒作泻，倍用黑姜；腹痛泻泄，饮食不化，加砂仁八分，炒山楂二钱，炒麦芽二钱；久泻不止，加升麻一钱。

加味生化芎归苓，参姜术草陈皮馨。果霜泽泻兼莲肉，止

泻固脾并效灵。

香连生化汤

川芎一钱五分 当归三钱 赤芍酒炒，一钱 茯苓一钱 木香三分 黄连姜汁炒，四分 甘草炙，四分 枳壳五分 陈皮三分

水煎，温服。

香连生化芎归求，赤芍茯苓甘草俦。枳壳陈皮产后用，因虚下痢急宜投。

大剂芎归汤

川芎一斤，当归一斤，先取四两切片，水煎，时服。以所余斤半切大块，产妇面前放一桌，下放火炉，将芎、归入炉慢烧，令妇伏于桌上，口鼻及乳吸烟。加药尽，未痊，再如前法煎服熏吸，便可缩上。倘不能复旧，取萆麻子一粒，冷水磨涂头顶，见缩复旧，即时洗去乃愈。日后生产再发，不救。此亦怪症，百中之偶一也。

补脬饮

人参 黄芪 当归 川芎 桃仁 陈皮 茯苓

猪、羊尿胞同煎，百服。又方用生黄丝绢一尺，白牡丹皮根为末，白及末，各二钱，水煎至绢烂如饴服之，至愈乃止。

补脬参芪用为君，川芎当归二物臣。桃陈茯苓须作佐，猪羊尿胞百服神。

两收汤

人参一两 白术二两，炒 川芎三钱，酒洗 熟地二两 山药一两，炒 山萸四钱，蒸 芡实五钱，炒 扁豆五钱，炒 巴戟三钱，盐水浸 杜仲五钱，炒 白果十枚，杵碎

水煎服。

两收白术地人参，果药川芎芡实斟。巴戟山萸扁杜仲，连

服线收固真阴。

收膜汤

黄芪一两，生 人参五钱 白术五钱，炒 白芍五钱，炒 当归三钱，洗 升麻一钱

水煎服。

收膜人参白术齐，生芪芍药升麻提。当归六味同双补，脂缩因肝得力兮。

◎增补杂症

阴痔、阴挺二症，皆由木盛克土，脾虚受湿。

阴痔者，乃阴中突肉，俗名茄子疾，时下黄白。黄者易治，白者难瘳，外用乌头烧存性，醋煎熏之；内用逍遥散，或龙胆泻肝汤煎服。虚者以补中益气汤、归脾汤，二方酌用。

至阴挺一症，阴户突出如蛇，或如菌，亦分虚实。气虚者，宜服补中益气汤加青皮、栀子，以升提之；湿热者，亦宜龙胆泻肝汤清之。惟外用蛇床子散合乌梅，煎水熏洗，并以猪油调藜芦末敷之。

至于玉门肿痛，非湿胜生热，即气虚下陷。湿热甚者，亦宜龙胆泻肝汤，轻则以导赤散加利湿足矣；因气虚者，亦用补中益气汤升之，外用艾叶、防风、大戟煎水熏洗。或更用枳实、陈皮，等分为末，炒热熨之，其肿自消。

若阴中忽然作痛，名为小户嫁，甚则手足不舒，宜服逍遥散。外用四物汤药料，加乳香捣饼，纳入阴户，痛可立止。

若系作痒，俱属有虫为患，亦用逍遥散，平肝理脾，外以桃仁、红花、雄黄末研匀，用鸡肫肝切片，蘸药纳入，虫患乃

除，病可立愈。

又妇人常有交接则血出，此属何经之病？不知女子之病，不外发于心脾。若有郁结不舒，则心伤不能藏血，脾伤不能统血，致血海之血，不能上行内达，动则渗漏于下。当用桂心、釜底墨共末，酒调服下，连进归脾汤加伏龙肝，则血自安矣。

补中益气汤见伤寒

归脾汤见胸痹心痛短气

逍遥散见上

蛇床子散见上

龙胆泻肝汤

龙胆草五分 栀子 黄芩 泽泻 柴胡各一钱 车前子 木通各五分 当归洗，三分 甘草 生地各三分

水煎服。外科之方，即由此加减。

龙胆泻肝通泽柴，车前生地草归偕。栀芩一派清凉品，湿热用此力可排。

《拾慧集》卷六终

《拾慧集》卷七 长沙外科原文

岭南后学 何德藻芙卿辑增

◎疮痈附阴疽各毒

诸浮数脉，浮主表，数主热。应当发热，若表邪，应有之证。而反洒淅恶寒，必其气血疑滞，营卫不和。即《经》所谓营气不从，逆于肉里，乃生痈肿；阳气有余，营气不行，乃发为痈是也。若有痛处，更发痈之诊，非表邪之诊。当发其痈。

师曰：诸痈肿，欲知有脓无脓，以手掩肿上，热者为有脓，不热者为无脓。

肠痈之为病，其身甲错，痈生于内，则气血为痈所夺，不能外营肌肤。腹皮急，按之濡，濡，软也。如肿状，腹无积聚，身无热，脉数，此为肠[1]内有痈脓，薏苡附子败酱散主之。此能流通肠胃，消痈肿也。

肿[2]痈者，少腹肿痞，按之即痛如淋，按之痛，因痈在内也。溺时如淋，屎色自调，可知肿碍之也。时发热，自汗出，复恶寒。似有表症，而实非表症也。其脉迟紧者，阴盛也。脓未成，则血未化。可下之[3]，大便当有

---

① 肠：赵本作“腹”。
② 肿：赵本作“肠”。
③ 可下之：此后赵本有“当有血”三字。

血。脉洪数者，阳盛，已腐其脓。脓已成，不可下也，大黄牡丹汤主之。此消瘀泻热。

问曰：寸口脉浮微而涩，微为阳弱，涩为血少。法当亡血，若汗出。设不汗出者云何？若[1]身有疮，被刀斧所伤，亡血故也。

病金疮，谓刀斧所伤之疮。王不留行散主之。

浸淫疮，即今癞、疠之类。从口起[2]，流向四肢者，可治；以其从内走外。从四肢流来入口者，不可治。以其从外走内。

浸淫疮，黄连粉主之。此方未见，疑即黄连一味为粉外敷之，甚则内服之。

按：外科之书繁杂。其能辨别阴阳，不轻用刀针，禁绝升降烂药，于痈、疽二症，了然心目，使人不受市医之欺蒙，莫若王氏洪绪家传各法。二十年来，对方用药，莫不效如桴鼓，故特摘其要，而附于《金匮》之末，俾人人识辨阴阳，分别脏腑，而得病之大纲，不致受刀针、丹药、痛烂之荼毒，未始非外科眼眉下一针。

王氏云：痈疽二毒，由于心生。盖心主血而行气，气血凝而发毒，毒借部位而名，治论循经则误。

症之根盘寸余而红肿者，谓痈。痈发六腑为阳症，属热。如按之陷而不即高，虽温而顶不甚热者，脓尚未成；按之随指而起，既软而顶热甚者，脓已足满。此痈疽一律看法。无脓宜消散，外以嫩膏围之，内用陈酒送下醒消丸三钱。次日患皮起皱，再服全消。如过四五日，患将作脓，亦以醒消丸与服，肿痛自消。若大痈热毒，生于背心、脑后、腰腹、肚腋、阴囊等险要

---

① 若：此前赵本有“答曰”二字。

② 起：赵本无此字。

之穴，宜用五通丸、醒消丸，早晚以败毒汤轮送一次。皮皱痛息，再服至愈。如大痈热毒将在发威之际，疼痛不已，五通丸与三黄丸间服更妙。倘毒溃，即用托毒散、醒消丸，亦早晚轮服，外贴洞天鲜草膏，数日自愈。凡毒欲溃，莫求外散。如气血虚，不能化毒成脓，多服千金内托散。甚则外贴咬头膏，内用酒服代刀散三钱穿之，或刀点分许穿之。后仍贴洞天膏，以收全效。凡遇初溃大痈，止其痛，痛息则可散其肿。亦退色转红活，无其须参、芪托补。如应用芪、草者，亦皆生用，不可炙也。至保元、十全等汤，内有炙芪、炙草，须毒尽方可用。若早服，毒得补助而内攻矣。

凡色白者，谓之疽。疽发五脏，为阴症，属寒，有肿有不肿，有痛有不痛，有坚硬柔软之不同。但初起之形，阔大平塌，根盘散漫，不肿不痛，色不明亮，此疽中最险之症。倘误服寒凉，其色变如隔宿猪肝，毒攻内腑，神昏即死。治法统以阳和汤，照方多服，开其腠里，解其寒凝，外贴阳和膏，无有不愈。若血虚不能化毒者，兼宜温补排脓，此为定法。是疽根深而痈毒浅。若根红散漫者，气虚不能拘血紧附也；红活光润者，气拘毒外出也；外红里黑者，毒滞于内也；紫黯不明者，气血不充，不能化毒成脓也。脓色浓厚者，气血旺也；脓色清淡者，气血衰也。未出脓前，腠理之间，痈有火毒之滞，疽有寒痰之凝；既出脓后，痈有热毒未尽宜托，疽有寒凝未解宜温。既患寒疽，酷暑仍宜温暖；如生热毒，严冬尤喜寒凉。

但痈疽一溃，可加拔毒散掺膏上贴之，则毒气拔尽，便无后患。俟脓尽后，又可加入五宝散少许于膏上，生肌长肉。或贴紫薇膏，大能生肌收口。若有久溃腐烂不堪，以洞天救苦三服，每服三钱，陈酒送下，醉盖取汗。凡隔两日送一服，所隔之两日，每日以陈酒送醒消丸三钱。服后毒水流尽，七日后再服醒消丸两次，接服大枣丸，每早晚各进五钱。虽危险者亦可奏效。如烂孔有恶肉凸起，名曰毒根，不可用降药烂之，以增痛楚，须内贴平安饼，外更以阳和膏贴掩。一日一换，轻者二三日，重者六七日，不痒不痛，毒根自落，落后用保元、四物二汤收功。惟贴饼时，日服托毒散为安。至若溃久不敛，必翻花，起肛坚硬，取老蟾破腹连肚杂，以蟾身刺数孔，贴患口上。轻者日易一次，重者数次，日用陈酒送下醒消丸三钱，以止其痛。三日后毒尽，再服醒消丸，消其翻花，软其硬肛。有大患初溃者，亦如此法，其毒可从蟾孔而出矣。倘肛硬陷深，取活牛蒡草根、枝叶，或取紫花地丁草嫩者，捣烂涂入肛肉，拔毒平肛，功效不凡。

凡有受降药之毒，定致神昏呕吐，此系毒气攻心，急用护心散，以生甘草一两，煎浓汁稠调，令病者时刻呷咽，咽至大半，自然止呕。俟神气清爽，接服醒消丸，以平其势。此痈疽之治法如此，各症但能分别阴阳，无不速效。均择其要于后，见症施治可也。查方书，痈疽分别名色颇多，此皆未能全载者，因得此便可识彼，均在人之自悟耳。凡《集》中内外各症，用蟾均不得已之举，万勿无故伤生以害性命，是为至要。

疔毒，阳症。其患甚险，其害最速。生面目耳鼻之间，显而易见；生肩足衣遮之处，或在发内胁下，隐而难知。早觉者，晨医夕愈；迟知者，枉死甚多。初起作寒发热，误认伤寒，致毒攻心，走黄不救。黄即毒也。如头面、唇鼻、肩臂、手足，或发内胁下等处，生一小泡，或紫红，或黄黑者，疔。初起刺挤恶血，见好血而止，取拔疔散插入，以掩之。次日疔毒化脓而愈，内服夺命汤，凡疔毒皆可服。此治疔之总法也。

然疔之名目不一，治法亦有辨别者。若手小臂、足小腿生如红线一条者，名红丝疔。此要在红丝两头始末刺破，使毒随血出自愈，勿迟使毒内攻心。若有形阔如韭菜，长约寸余，肉色紫黑者，名刀镰疔。此忌用针刺，以生矾三钱，葱白七根，共捣烂作七块，葱汤逐块送下，盖暖取汗。无汗再服葱汤催之，汗出为度。取烂鸡屎涂患处立愈，迟则不救。至于疔毒发肿，神昏，谓之走黄。如在将昏之际，急取回疔散二钱，开水送服，少刻大痛，痛则许救，因毒化黄水，痛止命保也。

子痈、囊脱，阳症。乃肾子作痛，而不升上，外现红色者，名子痈也，迟则溃烂致命。其未成脓时，用枸橘汤，一服即愈。若阴囊生毒烂破，肾子落出，名为囊脱。外用紫苏汤日洗，取紫苏叶、梗为末，敷之，外用青荷叶包裹，内服泻热汤。

杨梅结毒，阳症。又有棉花、广豆、广疮[①]之名，以化毒为贵。初起以三黄丸，每日五鼓取四钱，热陈酒送下，醉盖取汗。或以泻肝汤，早晚轮服。以外熏升罨药、点药各法，用之多损人命。一秘方用防风通圣散加鹿角末三钱，奇效。如有因服升药、药条熏罨[②]复发者，在五日之内，日服三黄丸，再取紫银茶时饮。如溃，以渣煎汤，患处日洗两度，服圣灵丹，可祛毒尽，色转红活，用洞天膏贴收功。即如下疳、蜡烛卸等毒，总不离前治法。倘疼痛难忍，服圣灵丹五分，数次自止。如溃烂后毒退痛止，色转红活，当以药撒生肌。如阳物硬而不痿，白精流出，此乃妒精，用破故子、韭菜子各一两为末，每服六钱，服至愈止。倘毒重，服圣灵丹，无不全愈。

痔，阳症。不独在肛门。凡九窍中有小肉突起，俱谓之痔，

---

① 疮：原脱，据王维德《外科证治全生集》补。

② 罨（yǎn 演）：覆盖。

故有鼻、眼并牙痔等名。但痔五种，状亦不一。如肛门边出数疮，肿而突出，脓溃即散者，曰牝痔；如肛门边露肉如珠，状如鼠，仍滴血流脓者，曰牡痔；如肠口颗颗发瘟，且痛且痒，血出淋漓者，曰脉痔；若肛门结核有血，发寒热，登溷即脱肛者，曰肠痔；如肛门肿痛，遇怒即发，怒息即安者，曰气痔；如酒醉即肿痛流血者，即酒痔；色痔相同，凡大便有血注下不止者，曰血痔。虽痔名不一，统以内外分之。若外痔，为槐梅膏涂之，痛息，日涂两次至愈，乃止。内服杜痔丸，每早晚各服五钱。至内痔必候登厕翻出肛外，用温水洗净，侧卧其痔尽出，勿使收入。亦有痔自翻出，大如茶杯，形如一菌，粪从菌内而出，痛极难忍，上面如盆，四边高，中心陷下如菌根。粪后用杜枸杞根捣烂煎汁，热熏温洗，洗净以洞天膏摊如菜碗大，中剪一孔，以一边剪开通孔烘溶，圈于菌根，贴于四边，围护好肉。诚恐上药，药汁漓于好肉耳。每取枯痔药一二分，入杯津调，笔蘸拂菌之外面四旁，日夜各拂一次。菌之中心，通连肛门，大忌拂药。倘有流入，大痛难当。拂一两日，毒水流出，菌形渐缩而软；再拂一两日，渐硬而黑，菌边日有脱下，用药一钱，内再增朱砂一分，仍用津调，日夜照拂。俟菌缩小黑，硬再拂，拂至菌根自落全愈。至若痔漏成管，当以退管散五钱，黑糖拌，空心陈酒送下，管自退出，乃止。或双鳖丸亦可用之。

疖毒，阳症。患盘不满一寸，亦红肿而痛。蟾酥丸、梅花点舌丹均可消肿止痛。有名石疖，其色红，夏秋之间，头面人多生之。初起取洞天膏贴，周时全消，溃者贴之亦愈。服清暑散，即无热毒之患。

疮疥，阳症。由于脾虚受湿。若用熏罨，毒内闭而成疮臌。

凡患诸疮，宜戒沐浴，免受水湿。即愈后，亦戒月余。忌食鸡、羊、虾、蟹诸发物。按其名类治之。

若遇癞疥、绣球风二症，用合掌散一钱，敷数次可愈。临用以右手中指罗门黏满香油，再在包内黏药，涂入左手心，合掌数摩，俟药止有气而不见形，将两掌擦疮，每日早晚擦二次，三日扫光，再擦数日不发。若脓疥用二美散，亦照法合掌擦之。前于鄱湖舟中，得榜人口传一方，用煨熟马钱子二钱，樟脑五分，五倍子钱半，水银五分，大枫子四钱，硫黄二钱，黄连二分，共研细末，清油调，放手心，先用两手合掌擦，向鼻闻数次后，再将油调余药擦疥上，日三四次。必须擦闻并行，方免疮闭之患。无论脓疥遍体，三日全愈。

至脓窠、坐扳、湿毒、猴狲疳等症，以五美散和嫩膏调敷，外以棉纸掩绑，不可动揭。五日后揭下，再敷一二次全愈。如湿毒痒极，先以金银散敷上，次以前膏加敷。若恶疮痒极，亦用金银散。如破烂烂孔痒极者，白蜜调敷。

亦有不痒之恶疮，以猪苦胆和金霜散调敷。若头面肥疮，用结子油，每日早晚拂疮两度，五六日愈，须戒煎炒发物。若头上生蜡梨疮，用扫雪散，香油调，调腻，剃头发后煎滚灰汤温洗，洗后以药敷，敷后不必再洗。惟日以敷药，至愈乃止。凡患疮日久，体虚毒重，外则按症用药，内服神仙枣，数日无不奏功。

治漆疮，可取杉木屑煎汤温洗，接以蟹黄、滑石二末，白蜜调敷。

臁疮，阳症。生于小腿，男人谓之烂腿，女人谓之裙风，气滞血凝，经年累月，臭烂不堪。初起或由搔破，或生小疮化大，或因经热汤之气所致，或因毒物而成。当以老蟾破腹，蟾身刺数孔，以肚杂代包填入孔内，蟾身覆盖孔外，每日煎葱椒汤，早晚各洗一次，以蟾易贴。内服醒消丸，亦早晚三服。三日后取地丁、大力鲜草，捣烂填孔，外盖乌金膏，仍以醒消丸日服。如皮中渗出清水，嫩膏加五美散敷。若内发痒，白花膏贴。如内有硬块如石，以生商陆捣烂涂。若孔内常有血出，先以参三七末撒内，次用牛蒡叶、根捣填。俟患收小，不用草填，日以五宝散撒上，仍以乌金膏贴之，收功。倘年老体虚，酌投补剂。至若腿烂，用乌金膏照患孔大小，剪如膏药一方，针刺二三十眼，取光面贴孔。日煎紫花地丁汤洗孔，并洗膏二次，三日内毒水流尽，色变红活，以水飞伏龟散撒上，仍用前膏贴外。戒多立行走，房事，食毒物，妇人须待月信后贴起。

发颐、遮腮、牙腮：阳症。腮内肿痛，为遮腮，取嫩膏敷上即愈。倘两腮发肿，不酸痛者，为发颐，宜服表风散毒之剂，当用白芷、天麻、防风、荆芥各一钱，陈酒煎送醒消丸。按：春温多有此症，可用荆防败毒散。

至若牙根肉红肿，痛甚者，是牙痈。当刺出毒血，取珍珠散吹之，内服龙胆泻肝汤自愈。

倘牙骨及腮内疼痛，不肿不红，痛连脸骨者，是骨槽风也。若以牙痈治，则害之矣。故治病贵在识症。凡患牙痈、牙根红肿及口喉之症，以紫毫喉枪点之，以珍珠散吹之。若走马牙疳，最易延肿穿腮，不堪危险，急以赤霜散或马蹄散吹之，均效。久烂之孔生肌亦速也。

赤游、螳螂子：阳症。初生小儿，因胎中受毒，腿上患色红肿成片，身热，名曰赤游。游者，游走也，游走遍身而死。取哺退鸡蛋内臭水，拂上一二次，全愈。倘若小孩口内生疳，或腮内生一红块，名曰螳螂子，皆亦胎毒使然。宜用生地五钱，生大黄一钱，陈酒浸透，取出共捣烂，涂足心，男左女右，用绢缚好，干即易，愈乃止。嫩膏涂游亦效。口疳用生香附、半夏，等分为末，蛋白调作如饼贴，男左女右涌泉穴，周时愈。涌泉穴在脚心。若外受风邪，内蕴肾火，膀胱气滞，皆患赤游，服紫苏流气饮，以豆腐、黄柏末敷之。若小儿下颏生如粟豆，红痒热疼，形类黄水疮之破烂浸淫成片，名为燕窝疮，俗呼羊须子疮，由脾胃湿热而成。内用前湿症二术二陈汤加黄连、黄芩。外用红枣肉烧灰存性，黄柏末，等分，香油调搽。

诸癣，阳症。用癣酒拂治。先将癣三日一剃一拂，至愈乃止。若蛀发癣者，取生木鳖片浸数日，入锅煮透，取汤洗。洗后，取蜈蚣油搽头，至愈方止。或用草乌切片，炙脆研粉，醋调，日涂三次，数日愈。至于阴顽恶癣，以鲜角膏，加醋煎至稠腻，磁瓶贮之，遇此症先行剃之，剃后以膏涂之，日剃日敷。俟毒水流尽再敷，数次全愈。

流火，阳症。患生小腿，红肿热痛，不溃不烂。治法当以矿灰化于缸水内，次日水面上定结一层如薄冰者，取起以桐油对腻厚，每日拂上三次，三四日全愈。医时忌食猪肉。若患火珠，用生萝卜捣烂，好醋浸敷。迟治妨命。

流注，阴症。色白肿痛，毒发阴分。因痰塞清道，气血虚寒凝结，一曰寒痰，一曰气毒。其初起皮色不异，惟肿惟疼，体虽发热，内未成脓，以二陈汤加阳和丸同煎，数服全消。消后接服小金丹七粒，杜其续发。如皮色稍变，极痛难忍，须服阳和汤，以止其痛，消其未成脓之余地，使其已成脓者，渐至不痛而溃。此皆以大变小之法。如患顶软，即为穿之，脓多白色，以阳和膏日贴。但此症溃后，定增毒痰流走，患生不一。故初溃之后，五日内仍服小金丹十丸，以杜后患。接用犀黄丸、阳和汤，每日早晚轮服，使毒痰消尽，不补亦可收功。痰饮流注经络多有是症。曾治一人右手臂大如鹅卵，色白，游走疼痛，用二陈汤加荆、防、桂枝、皂刺，两服而自愈。倘孩儿不能服药，初起以小金丹化服至消。成脓者亦服之，消其余硬之地，使患不痛，即为穿之。俟毒尽，用保元汤，加肉桂五分，日服收功。如孕妇患之，在怀胎将满六个月，犀黄丸有麝香不可服，当以阳和汤。愈后仍服三四剂，杜其流走。按：孕妇俱当忌麝，不在月数之多寡也。

甲疽，阴症。生一赤肉突出，时常发者，甲疽也，用四妙膏以封患口，日易三度，毒消口敛。

井泉疽，阴症。疽生心口，又名幔心锐毒。初起心口内有块，渐大发高，毒陷即死。此医皆缩手之症，诸书亦无治法。惟余家秘集载，以本人两手十指，以线量其长短，共积于线，在喉管正中处，双环至背脊之中，看两线头尽处为中穴。又以本人中指之中一节，用柴心[1]量准若干，于中穴之左右两旁，各远若干，各以墨记，分立三穴如∴，每穴用艾三大壮，一齐火灸，灸毕全愈。

瘰疬，阴症。患生项间，初起一小块，不觉疼，痒在皮里膜外，渐大如桃核，旁增不一，皮色不异。以子龙丸，每服三分，淡姜汤送服，每日三次，至消乃止。倘小孩不善服丸，每取小金丹一丸，陈酒冲服，盖暖取汗，服至消而止。数年内忌食香橙，食则复患。凡瘰疬有溃烂，间有成脓未溃者，亦有未成脓者，须服犀黄丸，止其已溃之痛，松其成脓未溃之胀，削其未成脓之核。已成脓者，用咬头膏穿之。日服温补祛痰通腠、活血壮气之剂，外贴阳和解凝膏而愈。凡瘰疬烂延肩、胸、胁下，极不堪者，用荆芥根煎汤洗患处，以雄脑散麻油调搽；内服洞天救苦丹三服，犀黄丸六服。服完，九日后皮色变

---

① 柴心：稻杆内心。吴语称稻草为稻柴。

白，孔内红活，接服大枣丸。肌肉渐长，用生肌散，日敷收功而愈。倘若烂至咽喉，如饮热汤，外觉热痛者，乃危险至极，迟则烂穿咽喉不救。急取柴心一根，量本人中指，量其三节，共若干长短，男左女右，再就其手下腕骨正中骨顶之处，即以所量中指之柴心，定准一直量上，尽头，乃肘髎穴也，以墨记定，取艾圆连灸三壮，膏掩，可保咽喉不穿。凡瘰疬大忌开刀。

小肠疽，阴症。患在小腹之内，按之如掌，坚硬而热微痛，小便频数，汗出憎寒，腹色如故，或现微肿，以犀黄丸愈之。

鹤膝风，阴症。初起膝盖骨内作痛，如风气一样，久则日肿日粗，而大腿日细者是也，因形似鹤膝，故名。专治之法，取新鲜白芷，用酒煎至成膏，收贮磁瓶，每日取膏二钱，陈酒送服，再取二三钱涂患，至消乃止。否则用阳和汤日服，外以白芥子为粉，白酒酿调涂亦消。有用白芥子、姜、葱汁调涂起泡，泡干皮脱而愈。此乃风、寒、湿三气合痹于膝而成，可借用历节风之方。虚弱者，仍宜用十全大补汤加防风、附子、牛膝、杜仲、独活等类。

横痃，阴症。生于小腹两旁，大腿界中，形如腰子，皮色不异，硬如结核，按之微痛者是也。日取角刺粥时饮，三四日全消。或以子龙丸，每服三分，淡姜汤日送三次，全愈乃止。大忌开刀，开则刀口无脓，惟出白腻浆，三百日内必死。自溃者亦然。

乳岩，阴症。初起乳中生一小块，不痛不痒，症与瘰疬、恶核相若，是阴寒结痰。此因哀哭忧愁，患难惊恐所致。其初起以犀黄丸，每服三钱，酒送十服全愈。或以阳和汤，加土贝五钱煎服，数日可消。倘误以膏贴药敷，定主日渐肿大，内作一抽之痛，已觉迟治。若皮色变异，难以挽回，勉以阳和汤日服。或以犀黄丸日服，或二药每日早晚轮服。服至自溃，用大蟾六只，每日早晚取蟾破腹连杂，以蟾身刺孔贴于患口，连贴三日。内服千金托里散，三日后接服犀黄丸。十人之中，可救三四。溃后不痛而痒极者，断难挽回。大忌开刀，开则翻花最惨，万无一活。男女皆有此症。

贴骨疽，阴症。患在环跳穴，又名缩脚疽，皮色不异，肿硬作痛者是。外用白芥子捣粉，白酒酿调涂。或以大戟、甘遂二末，白蜜调敷，内服阳和汤，每日一剂，四五服可消。消后或服子龙丸，或小金丹，以杜患根。大忌开刀，开则定成缩脚损疾。

骨槽风，阴症。患在腮内牙根之间，不肿不红，痛连脸骨，形同贴骨疽者是。倘以痈治，则害之矣。初起最易误认牙疼，多服生地、石膏，以致成患[①]，烂至牙根，延及咽喉不救。当用二陈汤，加阳和丸煎服，或阳和汤消之。倘遇溃者，以阳和汤、犀黄丸，每日早晚轮服。如有多骨，以推车散吹入，隔一夜其骨不痛，自行退出。吹至次日，无骨退出，以生肌散吹入，内服保元汤，加肉桂、归、芎，芪、草宜生，收功而止。

恶核、痰核，阴症。大者恶核，小者为痰核，与石疽初起相同。然其寒凝甚结，毒根最深，极难软熟。未溃之前，忌贴凉膏，忌投凉药，惟内服阳和汤、犀黄丸可消。亦有以大田螺捣烂敷涂消之者。大忌开刀，开则翻花起肛，用大蟾破腹刺数孔，连杂盖患，拔毒软肛。内服温补托毒消痰之剂，犀黄丸尽可收功。如孕妇，丸内有麝香，忌之。曾治小儿胫核，服阳和汤三十剂，核溃，贴膏愈。

---

① 患：原作“功”，据王维德《外科证治全生集》改。

石疽，阴症。初起如恶核，渐大如拳，急以阳和汤、犀黄丸，每日轮服，可消。如迟至大如升斗，仍如石硬不痛，又日久患现红筋，则不治。再久患生斑片，自溃在即之证也。溃即放血，三日内毙。如现青筋者可治，内服阳和汤，外以活商陆根捣烂，加食盐少许敷涂。数日作痒，半月皱皮，日敷日软，而有脓袋下，以银针穿之，当服千金托里散，加熟地同生芪各一两，代水煎药。服十剂后，以阳和解凝膏满贴患上，空出穿针之眼，使其血活。若皮膜中似成脓巷，用布绑紧，使皮膜相连，内服大保元等汤。参、芪忌炙，服至收功。如其毒气未尽，忌投补剂。

善痨头，阴症。生孩子头发内，患白色肿块。初起伊母认是跌肿，至高大作疼，方始延医。医以头为首阳，惟用寒凉解毒。是以溃者，内脓复痨增出者不一。殊未知此患色白，其脓不红，乃阴寒虚弱之症，用小金丹治之，初起三服而消，溃后七丸而愈。外贴阳和解凝膏。大人患之名曰发疽，以阳和愈之。

鹅掌风、鹅爪疯，阴症。患于手足掌指皮上，硬而痒。燥烈者为鹅掌风，用红油于有疯之处，日以火烘，油擦二三次，至愈而止。若鹅爪疯，即油灰指甲，日取白凤仙花捣，涂指甲，上下包好，日易一次，涂至灰甲换好而止。

冻疮，阴症。以阳和膏贴一夜即愈。溃者，贴三次收功，真神效矣。

发背，有阴，有阳。此乃痈疽中大患，缘其患位对心、对肺、对脐耳。偏曰搭手，因手可搭而名。红肿痛甚者，应称背痈。治法详于阳症门痈、疖内。如色白肿痛者，当以流注法治。如平塌不痛者，当以阴疽法治。此皆阴发背也。如误服寒剂，误敷凉药，误贴凉膏，定然毒攻内腑不救。

脱骨疽，有阴，有阳。凡手足之无名指患色白而痛甚者，脱骨疽也。诸书载云：急剪去指，可保其命，迟则肿延手足之背，救无术矣。殊不知此疽也，大人以阳和汤，小孩以小金丹，最狠者以犀黄丸，皆可以消之。色红者，以热疖、蛇头等法治之。

天蛇头，有阴，有阳。患生指上，形似蛇头，故名。红肿者，取白萝卜一段，挖孔入雄黄三分，蒸半熟，套指。或取乌梅仁嚼烂涂指，及嫩膏涂之，皆消。如患色白，小金丹服愈。按：黄白皆阴症，仍贴阳和膏更为速效。

耳后锐毒，有阴，有阳。患发耳后，又名耳后发，宜别阳实阴虚，治勿错。患色白者，以阳和丸与二陈汤同煎服，或以小金丹服消。如色红者，醒消丸服消。诸书不拘红白，概以元参、牛蒡、连翘、蚕尾、赤芍、银花等七味以治，即色红者尚服不消，况色白者能不遭其害乎？

驴眼，有阴，有阳。患生脚骨，俗呼夹棍疽。未溃色白以疽治，红肿以痈治。如溃烂日久，形如驴眼者，莫以臁疮治。当问初起红白，以疽痈别治。

牛程蹇，有阴，有阳。脚底皮内生一泡，痛难步履，略去老皮，以生草乌酒磨涂上，速愈。如患生脚底之心，名涌泉疽，当别红白色治。

悬痈，有阴，有阳。患生肛门前阴根后，两相交界之处。初起细粒，渐如莲子大，数日后如桃李大，俗呼偷粪老鼠。溃经走泄，即成漏生管，漏久成怯。怯症人患此，乃催命鬼也。诸漏可医，独此难治，治则漏管愈大，致成海底漏不救。在于未成脓时，用生甘草、制军各三钱，酒煎空心服，一剂即愈。如成脓，以醒消丸，愈之。倘患色白者，小金丹愈之。

乳痈，又名妒乳，有阴，有阳。妇人被小儿鼻风吹入乳孔，以致闭结，内生一块，红肿作痛，大谓痈，小谓疖。又未产谓内吹，已产谓外吹，以紫河车草、浙贝各三钱为末，黄糖拌陈酒服，醉盖取汗。或用白芷散五钱，酒送一服，全消。如溃，以醒消丸，酒送一服，以止其痛，外贴洞天膏，自愈。倘内吹，忌服醒消。如患色白者，应以流注法治。倘溃烂不堪，以洞天救苦丹。服七日后，接以大枣丸服至收功。

鱼肝痈，有阴，有阳。患生腿肚，此乃肉紧筋横在一身用力之处，最痛难忍。外以扎药扎上，内以五通、醒消二丸，每日早晚轮服，初起立消。以药咬穿，庶不伤筋，而无缩脚之损。色白者，应以疽治，扎药忌用。孕妇亦然。按：疮毒生筋面，脓无多而流血水，四围必肿，可外贴太乙膏，内服仙方活命饮愈之。

痘毒，有阴，有阳。色白者，因出痘服多凉药，血寒气滞，乘虚发毒。常医家误为痘后火毒未尽治之，致流走患生不一，久则生管成漏，漏久内生多骨，害人不少。凡遇此症，应以流注法治，以小金丹消之。有贫家痘后不服清火之剂，结成痘毒，其色红亮者，当以痈法治之。

薏苡附子败酱散此方服后小便当下。

薏苡仁十分，附子二分，败酱五分，杵为散服。

大黄牡丹汤

大黄四钱 牡丹一钱 桃仁二十枚，原本五十枚 芒硝三钱，原本三合 冬瓜仁五钱，原本半升

煎，去滓，内硝，煎服，当下脓血。

肿居少腹下肠痈，黄四牡丹一钱从。瓜子桃仁各数五，芒硝三钱泄肠脓。

王不留行散小疮粉之，大疮可服。王不留行、蒴藋、桑皮三味，另烧灰存性。

王不留行十分，八月八日采 蒴藋细叶十分，十月七日采 厚朴二分 甘草十八分 桑东南根白皮十分，三月三日采 黄芩 干姜 芍药各二分 蜀椒三分

合为末，水煎服。

金疮诹采不留行，桑蒴同行十分明。芩朴芍姜均二分，三蜀十八草相成。

排脓散汤方出《灵》《素》

枳实十六枚，芍药六分，桔梗二分，为散，以鸡子黄一枚和服。去枳、芍，加甘草、姜、枣，煎服，名排脓汤。

洞天鲜草膏治一切热毒痈疖、乳痈、乳疖等症。

大麻油三斤。先熬，壮年头发一斤。熬至发枯，浮去渣。再用活牛蒡、甘菊、忍冬藤、苍耳草根叶、马鞭草、仙人对坐草，各鲜草，各一斤。再另用油，十斤。将各草熬枯，沥出。再以白芷、甘草、五灵脂、当归各八两。入锅熬至药枯，出渣，俟冷并入前煎头发油。每油一斤，用当时炒透桃丹七两加入，搅匀，熬至滴水成珠，不黏指为度，离火俟退火气，以油纸摊贴。嫩膏每油一斤，入炒透桃丹四两，熬至黑色为度。

洞天油发煎成膏，蒡菊忍冬苍耳豪。仙草马鞭新采入，归甘灵芷一同熬。

醒消丸治痈肿圣药，立能消肿止痛。并治鱼肚痈，及翻花起肛，久烂不堪者。

乳香 没药各去油，各一两 麝香一钱半 雄精五钱，各研极细 黄米饭一两

捣烂为丸，如莱菔子大，忌火烘，晒干。每服陈酒送下三钱，醉盖取汗，立愈。

醒消乳没麝香安，雄精黄米共糊丸。痈肿属阳皆可治，酒吞取汗尽君欢。

五通丸治大痈鱼肚。

广木香 五灵脂 麻黄 乳香 没药俱去油，各等分

各研细末，黄米饭打和为丸，如梧子仁大。临用以川芎、当归、赤芍、连翘、甘草煎服，送下五钱，忌用参剂。

五通灵脂二香麻，没药为丸米饭加。归芍芎翘甘草外，水煎途下五钱夸。

败毒汤治红肿成痈。

花粉 黄芩 连翘 赤芍 银花 归身各二钱 生甘草节一钱

水、酒各半煎好，以醒消丸送下，立消。惟疔忌用酒煎。

败毒银翘花粉行，黄芩赤芍当归并。生甘草节同丸下，红肿成痈数服平。

三黄丸治红肿热毒疼痛、大痈、悬痈、杨梅广疮、结毒等症。

制军三两，酒浸，隔水蒸软，打烂如泥 乳香 没药俱去油，各一两 雄精五钱 麝香一钱半 犀黄三分

各为细末，千槌为丸，如梧仁大，晒干。每服五钱，连服十次立愈。

三黄没药制军居，乳麝雄精犀少胥。结毒大痈皆奏效，千槌丸用五钱余。

千金内托散治乳岩溃者，并治一切溃烂红痈最效，阴症最忌。

生台党或用人参 生黄芪 防风 肉桂 川厚朴 白芷 川芎 苦桔梗 当归 生甘草

水煎服。

千金内托散称奇，参桂芎归桔梗芪。芷朴防风生草共，红肿溃烂斯堪医。

咬头膏咬穿毒头。

铜青 松香 乳香 没药 杏仁 生木鳖粉 草麻仁各等分 巴豆不去油，

倍用

共打成膏，每两膏内加入白砒一分，再搅匀。临用取绿豆大一粒，放患顶，用膏掩之。溃即揭下洗净，换膏贴之。若系妇人，胎前产后，均宜忌之，切勿妄用为要。

咬头松乳二香趋，木鳖铜青巴豆扶。苦杏麻仁膏打就，白砒些小搅匀敷。

代刀散立穿一切外症。

角刺 炒黄芪各一两 生甘草 乳香各五钱

各研细末，陈酒送下，每服三钱。

代刀皂刺炒黄芪，甘草乳香四味施。研末三钱陈酒下，立穿外毒可依期。

十全大补汤见中风

保元汤

人参 甘草炙 黄芪炙 肉桂

水煎服。

补养诸汤首保元，参芪桂草四般存。大人虚损儿科痘，二气持刚语不烦。

阳和汤鹤膝风、贴骨疽，及一切阴疽，无不神效。

熟地一两 肉桂一钱，去皮研末，冲 麻黄五分 鹿角胶三钱 白芥子二钱 炮姜炭五分 生甘草一钱

水煎服。如治乳癖、乳岩，加土贝五钱。阳和丸用肉桂一钱，麻黄五分，姜炭五分，研末，黄米饭捣为丸服之。

阳和熟地一两称，芥二胶三一草乘。姜炭麻黄五分数，举凡阴症此方胜。

阳和解凝膏治一切阴疽、流注、溃烂不堪，及冻疮等症。

鲜大力子梗叶根三斤 活白凤仙根四两

大麻油十斤，先煎至枯，去渣，次日用。

川附 桂枝 大黄 当归 肉桂 官桂 川乌 草乌 地龙 僵蚕 赤芍 白芷 白蔹 白及各二两 川芎四两 续断 防风 荆芥 五灵脂 木香 香橼 陈皮各一两

再煎药枯，沥渣，隔宿油冷，见过斤两，每油一斤，用炒透桃丹七两，搅和，明日文火再熬至滴水成珠、不黏指为度。以湿草纸罨火，移锅放冷处，将乳香、没药末各二两，苏合油四两，麝香一两，研细入膏，搅和极匀，出火气，半月后摊贴。

解凝防芥黄归皮，三白二乌丹桂枝。续芍龙蚕灵橼木，后将乳没麝苏施。

拔毒散拔一切毒。

巴霜 雄黄 麝香各一钱 冰片五分

共为细末，掺膏上贴之，则毒气尽拔，便无后患。胎前、产后之妇忌用。

拔毒麝香并巴霜，再加冰片合雄黄。共成细末掺膏上，毒尽自无后患妨。

五宝散生肌长肉。

人指甲五钱，红枣去核，逐枚包入指甲，以长发五钱细札，同象皮薄片瓦上炙成圆脆，存性，取出研粉。加麝香一钱，冰片三分，研细和匀，磁器固贮。临用以少许掺膏上，神效。

紫薇膏治生肌收口。

香油四两 烛油一两五钱 黄蜡一两五钱

熬至滴水不散离火，入炒铅粉三两，再入轻粉、乳香、没药、阿魏、白蜡、雄黄、龙骨、珍珠各五钱，儿茶六钱。

搅匀，远火，再入麝香五钱，成膏听用。以此生肌收口最效。

紫薇二油黄蜡熬，再入轻粉乳没挠。阿魏白蜡雄龙共，珍珠儿茶麝成膏。

洞天救苦丹治一应久烂不堪，并瘰疬、乳痈、乳岩溃烂不堪者。

有子蜂窠露天者佳 尖鼠粪 栋树子立冬后者佳 青皮

各等分，炙，研细末，每服三钱，陈酒送下，隔二日再服，愈。

洞天救苦子蜂窠，栋子尖粪青皮和。研末等分三钱服，久烂不愈此丹科。

大枣丸治久烂不堪，将见内腑者，服之立效。并治瘰疬。

山羊屎炒存性，大枣去皮核，和匀分两，以好丸为度，每服四钱，用黑枣汤送下。

平安饼治毒根凸起。

乌梅肉一钱，轻粉五分，同研，不见粉亮为度。如硬，用津润之，断不可用水。研至成膏，照患口大小，作薄饼几个，以贴毒根，外用膏掩，日易一次，俟毒根不痛落下乃止。

四物汤见中风

护心丹治毒气攻心，并治狗咬。

绿豆粉一两 乳香五钱，去油 灯心炭三钱

共研细末，生甘草一两，煎浓汁搅调药末，令病者时刻呷咽，咽至大半，自然止呕，邪气清爽。接服醒消丸，立愈。

护心丹用绿豆清，乳香灯心灰共烹。为末煎和甘草水，攻心毒盛有何惊。

拔疔散治一切疔毒。

番砂 白丁香 轻粉 乳香 蜈蚣各一钱 瓜竭 麝香各二钱 金顶砒六分

均研细末，以蟾酥一钱，酒化，和打为丸，作短线形，刺疔出血，揰入疔孔。

拔疔瓜竭白丁香，乳麝番砂轻粉襄。金顶蜈蚣同研末，蟾酥为线最猖狂。

回疔散治一切疔走黄。

有子土蜂窠一两，蛇蜕一条，不经地上者佳，泥里煅存性，研细末，白汤送下二钱。

枸橘汤治子痈。

枸橘全枚 川楝 秦艽 陈皮 防风 泽泻 赤芍 甘草各一钱五分

水煎服。

枸橘秦艽川楝求，陈皮泽泻防风游。赤芍随同生甘草，肾痈未溃急宜谋。

龙胆泻肝汤治牙痈。诸家治杂病，无银花、知母、连翘、防风、丹皮，入柴胡、车前、栀子、泽泻。

龙胆草 归尾各二钱 银花 花粉 连翘 生地 黄芩各一钱半 丹皮 防风 木通 知母 甘草各一钱

水煎服。

龙胆木通防丹皮，母粉当归甘草宜。芩连银花同解毒，俱用清凉法可知。

防风通圣散见感冒

紫银茶治杨梅结毒、恶疮复发者。

牛蒡子 忍冬藤 紫花地丁草 白甘菊各等分

水煎服。

紫银牛蒡忍冬迎，白菊紫花地丁烹。疮毒杨梅皆堪服，渣煎日洗自然平。

圣灵丹治杨梅结毒、广疮等症。

珍珠 犀黄 冰片各一钱 滴乳石二钱 琥珀四钱 劈砂二钱

研粉，和飞面四两，各研极细匀和，每服五分，土茯苓汤调含，再以汤送下。

圣灵冰片共珍珠，琥珀犀黄乳石于。飞面劈砂和研粉，土苓煎服痛须臾。

槐梅膏治外痔。

苏合油 槐花粉各一两 猩胆 冰片各五钱

研和，加嫩膏一两五钱再研，封固，勿使泄气。临用涂患处。痛息，日涂两次，内服杜痔丸。

槐梅膏内苏合油，猩胆槐花一两侔。冰片五钱同入研，嫩膏两五共优游。

杜痔丸治外痔。

地骨皮 生地各三两 黄芩 丹皮各一两半 槐花 焦苍术各一两 焦黄柏 甘草各五钱

共为细末，白蜜为丸。早晚每次每服五钱，白汤送下。

杜痔黄芩共骨皮，槐花生地总相宜。柏丹甘草焦苍术，白蜜为丸早晚饴。

枯痔药治痔漏。

明矾一两，红砒、白砒各三钱，共入阳乘罐[1]内，外围炭火，烧至矾溶烟起。即砒毒，忌立上风闻气。俟烟尽矾枯，去炭。次日取出研粉，每取一钱，加水飞朱砂一分，再研和匀。临用以津调药，时拂乃愈。

退管散治漏管自出。或服双鳖丸亦可。

黄荆条上子，炙燥为末，每服五钱，拌黑糖、陈酒送下，

① 阳乘罐：即阳城罐。煅药容器，用耐火土烧制成的小型坩埚。

至管出乃止。

消管方治漏管。

角刺尖炙 柘树膜各净末，五钱，炙 红腹金钱鳖炙，净末，三钱 蟾酥 榆面各一钱

研极细末。临用以棉纸作条子，量其管之深浅，以津拌药末，卷上塞入管中乃愈。

消管角刺柘树扶，金钱小鳖合蟾酥。榆面研细作条子，塞入管中一时苏。

双鳖丸治痔管，使其自出。

苦参四两 川连二两，酒炒 当归 槐花 荜澄茄各一两 五倍子五钱

六味共为细末。另以马蹄鳖二枚，每重八九两，柿饼四两。二味水煮去鳖骨，捣烂入前药末，打和为丸。空心每服四钱，白汤送下，其管自出也。

双鳖槐花与苦参，当归倍子澄茄真。另将鳖柿水煎捣，再共为丸管自伸。

蟾酥丸治小疖立愈。白疸忌用。

寒水石 蟾酥酒化 蜈蚣去足，各三钱 血竭 乳香 没药 雄精 胆矾 铜青 僵蚕 全蝎酒炒 穿山甲各一钱 红砒 枯矾 朱砂 冰片 角刺 轻粉各三分 蜗牛二十一个

各研细末，以酒化蟾酥为丸，金箔作衣，大如绿豆，葱白包一丸酒送，醉盖取汗。

飞龙寒石蟾蜈蚣，乳没二矾粉蝎铜。角刺蚕朱金箔治，穿山血竭蜗牛雄。

梅花点舌丹治红肿痈疖初起，一丸即消。

熊胆 冰片 腰黄 硼砂 瓜竭 葶苈 沉香 乳香 没药各一钱 破大珠子三钱 牛黄 麝香 蟾酥人乳化 朱砂各二钱

各研细末，为丸，如半绿豆大，金箔为衣，每服一丸，以葱白打碎，陈酒送下，醉盖取汗。

梅花点舌熊二黄，冰竭朱硼葶苈狂。乳没蟾酥珠子大，金葱陈酒吞三黄。

合掌散治遍身癞疥、疮毒，并治阴囊痒、绣球风。

硫黄一两，铁锈一钱，红砒六分，共研极细如面，以葱汁调和，涂入大碗内，勿使厚薄，以碗覆于瓦上，取艾置碗下熏。药熏干，敲碗声与空碗无异为度，将药刮下，再研极细。临用以右手中指罗门拈满香油，在包内粘药，涂入左手心中，两手合掌数摩，止有药气，不见药形，以两手掌擦疮，每日早晚二次，三日扫光，再擦三四日，永不复发。

夺命汤治一切疔毒，一切痈肿。

银花 黄连 金线重楼即草河车 赤芍 泽兰 细辛 僵蚕 蝉蜕 青皮 甘草 羌活 独活 防风

分两随时斟酌，煎服。

夺命银花芍青皮，黄连防草僵蚕医。细辛二活蝉蜕壳，金线泽兰痈肿施。

白芷散治乳痈、乳疖。

乳香 没药各去油 白芷 浙贝 归身

各等分为末，陈酒调服，每服五钱，醉盖取汗。

白芷散中没药围，乳香贝母归身肥。乳痈疖毒酒调下，取汗醉盖法勿违。

推车散治多骨自出。

推车虫即蜣螂，炙，研末

每一钱入干姜末五分，再研极细，吹入孔内，次日骨出。若吹过周时不痛者，无骨出矣，则知内无多骨也。

四妙膏治甲疽。

狼毒一两，黄芪二两，醋浸一宿，入猪油五两，微火煎熬，取二两绞去渣，退火气，以封患口，日易三次，毒销口敛。

泻热汤治囊脱。

黄连六分 黄芩 归尾 木通 连翘各一钱半 甘草各一钱

水煎服。

泻热汤方甘草扶，黄芩归尾木通俱。二连同入水煎服，囊脱之症不可无。

二美散治癞疥、脓窠间杂者。

吴茱萸焙、硫黄各等分，研极细如面，照前合掌散法，以香油蘸药，入左手心，合掌摩擦，每日二次。愈后，再擦三四日不发。

五美散治脓窠、坐板、湿毒、臁疮、猴狲疳等症。

炒透东丹 皮脂各一两 硫黄 雄精各三钱 轻粉一钱

共为细末，入洞天嫩膏调敷，外以棉纸掩绑，不可动揭，五日后揭下，再敷一二次全愈。如湿热痒极，先以金银散敷上，次以前膏加敷。

五美东丹皮脂硫，雄精轻粉同为仇。洞天膏调搽脓面，先以金银散上浮。

金银散治恶疮极痒。

硫黄一两，入铜器化镕[①]，银朱五钱，入硫搅和，离火倒油纸上冷透，取研极细，滴醋调敷止痒。如破烂烂孔痒极者，白

① 镕：通“熔”。

蜜调敷。

结子油治头面肥疮。

白明矾研粉，铺棉纸上，卷作长条，打成结子几个，入菜油内浸透。取油结子，放铁筛上，用火烧，结子内所滴下油，仍滴于所浸油碗内，烧至焦枯。以诸结研粉，加制松香末药一半，共调油内。日以拂疮，早晚两次，五六日愈。戒食猪肉、煎炒发物。

金霜散亦名杏仁散，治不痒恶疮。

杏仁三钱，去皮尖，雄黄一钱半，轻粉一钱，为末，猪苦胆调敷。

扫雪散治蜡梨疮。

独核肥皂，分开去核，以洋糖填入，巴豆仁每片加二粒半，将皂仍旧合好，扎紧泥裹，入火煅。取出去泥，研细，加入轻粉、槟榔末各八分，再研，香油调敷。剃头后，以滚灰汤洗，以药敷，至愈乃止。

神仙枣治患疮日久体虚。如疮最重者，外敷疮药，内服此方，更为速效。

银花 归身各一两 甘草三钱 乳香去油 五倍子 黄芪 白僵蚕 白芷各五钱

用水六碗，煎剩一半，取渣代水，以红枣二斤煮熟，均四五日食完。

神仙甘草归身花，五倍乳香白芷加。僵蚕黄芪二斤枣，体虚日久食最佳。

乌金膏治烂腿日久不愈者。

乌铅每一斤用白砒三钱，镕化，次日铅面刮下者，名曰乌顶砒。再以铅镕，浇薄如纸，照患孔大小剪如膏药一方，针刺二三十眼，取光面贴孔上，日煎紫花地丁草汤洗孔，并洗膏二次。三日内毒水流尽，色变红活，以水飞伏龙散掺上，仍用前膏贴外。戒多立、行房事、毒物。凡妇人须待月信后起贴。

白花膏治痒极见骨者，并臁疮孔内发痒者。

香油一斤 青槐枝一百段

次第入油熬枯，去枝。俟至滴水不散，加入：

黄蜡 定粉各一两五钱

离火，温时再下：

制净乳香 没药 儿茶 白花蛇各三钱 潮脑一两 麝香一钱

同油搅匀成膏，浸水内一宿，摊贴。

白花蛇并青槐枝，次第入油蜡粉施。乳没儿茶潮脑共，麝香同搅法须知。

荆防败毒散见血痹

珍珠散治牙疳、牙根红肿、口喉等症。

硼砂 雄精 川连 儿茶 人中白 冰片 薄荷 黄柏各等分 大破珠减半

各为极细末，以刀点之，吹之立效。

珍珠散内用雄精，中白儿茶冰片争。大破珠硼黄柏研，薄连吹点任君评。

赤霜散治走马牙疳延烂穿腮，不堪危险者。

红枣一枚，去核，入如黄豆大红砒一粒，丝线紧好，放瓦上炙，烟尽为度，取以闷熄，冷透研细，加入冰片一分，再研。吹之，速效，久烂之孔生肌亦速。

蜈蚣油治蛀发癣。

活蜈蚣三条，菜油浸三四日，先取生木鳖片浸数日，入锅煮透，取汤洗发。洗后取蜈蚣油擦头，至愈方止。或取草乌切片，炙脆研细，醋调，日擦三次，数日全愈。

二陈汤见疟疾

小金丹治一应流注、痰核、瘰疬、乳岩、横痃、贴骨疽、善癀头等症。

白胶香 草乌 五灵脂 木鳖各一两五钱，俱为细末 地龙 没药各去油 归身俱净末，各七钱半 麝香三钱 墨炭一钱二分

亦各研细末，用糯米粉一两二钱，同上药末糊厚，千槌打融为丸，如芡实大，每料约二百五十粒，临用陈酒送下一丸，醉盖取汗。如流注将溃及溃久者，以十丸均作五日服完，以杜流走不定，可绝增入者。如小儿不能服煎剂，以一丸研碎，酒调服之。但丸内有五灵脂，与人参相反，断不可与参剂同日服也。

小金丹乌白胶香，木鳖归身五灵扬。乳没地龙麝墨炭，研同糯米糊丸藏。

犀黄丸治乳岩、横痃、瘰疬、痰核、流注、肺痈、小肠痈等症。

犀黄三分 麝香一钱半 乳香 没药各去油，各一两，各研极细末 黄米饭一两

捣烂为丸，忌火烘，晒干，陈酒送下三钱。患生上部，临卧服；下部，空心服。

犀黄乳没犀牛黄，米饭作丸合麝香。流注肠痈兼瘰疬，三钱酒服预提防。

子龙丸治瘰疬初起，并治横痃、贴骨疽如瘰疬，淡姜汤送下。

甘遂 大戟俱研细粉 白芥子炒，研细粉

各等分，炼蜜为细丸，每日服三次，每次服三分。但甘遂与甘草相反，断不可同日服之。

子龙甘遂白芥馨，大戟蜜丸倾耳听。瘰疬横痃贴骨服，姜汤送下自无形。

雄脑丸治瘰疬敷药。

樟脑、腰黄各等分，共研细末，麻油调敷，每日以荆芥根煎汤洗。

癣酒治一切诸癣。

本地白槿皮 南星 槟榔各五钱 斑蝥三十个 生木鳖各五钱 樟脑 蟾酥各三钱

上药浸滴花烧酒一斤。凡癣症，三日一剃一拂，至愈乃止。

癣酒本地白槿皮，南星樟脑槟榔宜。斑蝥木鳖蟾酥共，汾酒内浸效验奇。

红油治鹅掌风，及一切疯症。

红砒一钱，敲细如粟，以麻油一两，煎至砒枯烟绝为度，去砒留油。凡有疯之处，每日以红油擦二三次乃愈。

马蹄散治同赤霜散。

白马前蹄刮下脚皮，炙炭存性，加冰片少许吹之。

观音救苦丹治小疖疼痛。

硫黄三钱，朱砂二钱，共研细末，入铜器镕化，离火，加入麝香一钱调和，浇油纸上，取作如米粒大。如遇小疖，取一粒放患顶，以燃火点，立刻烧过，膏掩，次日立愈。

扎药治痈肿，能拔毒止痛。惟红痛非常者，不得已而用之。白疽忌用。

草麻仁打烂如泥，以绢包好，扎于患处。惟无孕妇人，及男子患阳症者可扎，痛止即去。他如千搥膏有草麻仁，鲫鱼膏有巴豆，二物提拔之力甚狼，孕妇贴则坠胎，白疽贴则成患。

敷药治杨梅结毒。

人指甲、血余，瓦上炙存性，研细，每粉一两，加麝香一钱，再研，日敷。如初发，以三黄丸，每日五鼓时取四钱，热陈酒送下，醉盖取汗。或以泻热汤，每日早晚轮服。

山莲散治溃烂不堪者。

大活鲫鱼一条，去肚杂，以山羊屎填实，瓦上慢火炙干，存性，研末，加麝香一钱，再研，固贮。如溃烂不堪，与内腑只隔一膜者，掺上立效。

象皮散治烂孔极大者，并治刀伤、跌打损血出不止者。

猪身前蹄扇骨十两，煅炭，研粉；象皮炙炭存性，研末，一两，和匀固贮。凡烂孔如掌大者，掺上，收小后用六和散敷，愈。

腐尽生肌散此散治一切痈疽等毒，诸疮破烂不敛者，撒上即愈。下数方均出《金鉴》。

儿茶 乳香 没药各三钱 冰片一钱 麝香二分 血竭三钱 旱三七三钱

为末撒之。有水，加煅龙骨一钱；收口，加珍珠一两，蟹黄二钱。取团脐蟹蒸熟，取黄晒干用。或用猪脂油半斤，去渣，加黄蜡一两，溶化倾碗内，稍温，加前七味调成膏摊贴。若杖伤，旱三七倍之。一用鲜鹿腿骨，纸包灰内煨之，以脆为度，勿焦，为末撒之，生肌甚速。

腐尽生肌疮不敛，儿茶乳没冰麝香。血竭三七水加骨，收口珍珠共蟹黄。

或用猪油溶黄蜡，调前七味贴之良。一用火煨鹿腿骨，为散生肌效甚长。

紫苏流气饮

紫苏 黄柏 木瓜 槟榔 香附 陈皮 川芎 厚朴 白芷 苍术炒，泡 乌药 荆芥 防风 甘草 独活 枳壳

各等分，姜、枣煎服。此方治肾气游风，甚则用槟榔、炒枳壳、木瓜、木香、大黄，蜜丸服。初生胎毒，另法。

紫苏流气柏瓜榔，木香陈芎厚芷苍。乌药荆防甘独枳，肾气游风服最昌。

加味太乙膏治发背、痈疽、疮疖、流注、风湿、筋骨、汤火等症，遗精、白带俱贴脐下。如洞天鲜草一时未备，此膏亦可用之，特存以备考。

白芷 当归 赤芍 元参各二两 柳枝 木鳖二两 槐枝各一百寸 轻粉四

钱，研，不见星 肉桂二两 没药三钱 大黄二两 生地二两 阿魏三钱 黄丹四十两，水飞 乳香五钱 血余一两

上将白芷、当归、赤芍、元参、肉桂、大黄、木鳖、生地八味，并槐柳枝，用真麻油足称五斤，将药浸入油内，春五夏三秋七冬十八，大锅内慢火熬至药枯，浮起为度。住火片时，用布袋滤净药渣，将油称准，用细绢旧，将油又滤入锅内，要清净为佳。将血余投上，慢火熬至血余浮起，以柳枝挑看，似膏溶化之象，方算熬熟。净油一斤，将飞过黄丹六两五钱，徐徐投入，火加大柴。夏秋亢热，每油一斤，加丹五钱，不住手搅，候锅内先发青烟，后至白烟，叠叠旋起，气味香馥者，其膏已成，即便住火，将膏滴入水中，试软硬得中。如老加热油，如稀加炒丹，每各少许，渐渐加火，务要冬夏老嫩得所为佳。候烟尽，掇下锅来，方下阿魏，切成薄片，散于膏上，化尽。次下乳没、轻粉，搅匀倾入水中，以柳棍搂成一块，再换冷水浸片时。乘温每膏半斤，扯拔百转，成块。又换冷水浸，随用时，每取一块，铜杓内复化，随便摊贴，至妙。大痈火毒乃洞天膏所长。若寻常痈疖小毒，当宜用此，内服仙方活命饮可也。

太乙膏治诸般毒，一切疮伤俱贴之。白芷当归赤芍药，元参桂没柳槐枝。大黄木鳖轻生地，阿魏黄丹乳血余。此膏去肉桂不用，以之专治阳症更妙。

姜矾散此散治一切诸疮发痒者，用此撒之甚效。

枯矾、干姜等分，为末。先用细茶、食盐煎汤洗之，后用此散撒之。若冷疮不收口者，用干姜一味为末，撒患处，觉热如烘，生肌甚效。

生肌定痛散治溃烂红热肿痛有腐者，化腐，定痛，生肌。

用生石膏一两，为末，甘草水飞七次，辰砂三钱，冰片二

分，硼砂五钱，共为末，撒患处，外以太乙膏贴之。

回疔丸凡有生疔，即将此丸呵软贴患处，是疔即贴住当即回散。

百草霜一两 没药五钱 白蜡五钱 真乳香五钱 黄蜡五钱 云绿五钱 松香一两 麻油

先将松香熬，存性，揭起冷透，研末。另将麻油文火煎一滚，入乳香、没药在麻油内，熬一滚。再入黄、白蜡，熬开搅和。再将云绿、松香同熬一滚，后入百草霜并熬，不住手搅，将药揭起，以滴水成珠为度，每丸约重四分。如四围发肿，用梅花点舌丹于四围敷之。此丹凡初起者，敷之亦效也。

秘方又号回疔丸，百草乳香二蜡团。没药松麻云绿共，煎熬如法是妙传。

仙方活命饮治一切痈疽初起，未成可散，已成可溃，化脓生肌，散瘀消肿，极为神妙。

穿山甲三大片，炒 皂刺五分 归尾一钱五分 甘草节一钱 金银花二钱 赤芍五分 乳香五分 没药五分 天花粉一钱 北防风七分 贝母一钱 白芷一钱 陈皮一钱五分

酒、水各半，煎服。

仙方活命饮平剂，疮毒痈疽此可医。未成即消瘀肿去，已成脓化立生肌。穿山皂刺当归尾，草节金银赤芍宜。乳没天花防贝芷，陈皮好酒共煎之。此方宜于阳症，可与内托败毒散加减。

《拾慧集》卷七终

第二部分

《拾慧续集》校注

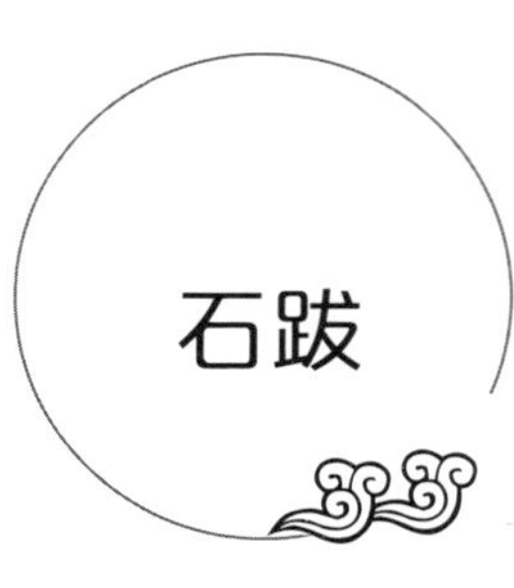

石跋

自来儒生著述，必得扶舆[1]之精气，始能探著述之渊源，而可为天下后世法。否则一得自矜，遽欲名世，其不致贻误苍生者几何？何君芙卿，夙钟岭南灵秀，需次浔阳。自公退食[2]时，博极群书，尤精医学，一时望重公卿，有投辄效。然此犹未登作者之堂，面窥其奥也。及读《拾慧》全集，审虚实，辨阴阳，且于古人各家方脉等篇，删其繁，详其略，俾阅者了然心目之中而遵循罔外。噫！是非阐岐黄妙谛，衍《金匮》心源，曷克臻此？君先世擢巍科[3]、登显宦者，类皆利济为怀。君复本医国之心，传活人之术，青囊药暖，贮太和春，以此知食报[4]正得靡涯，益信法今传后[5]者良非偶也。

光绪丁酉[6]夏月楚北石润华跋于浔江客次

① 扶舆：亦作“扶於”“扶与”。犹扶摇，盘旋升腾貌。
② 退食：公余休息。
③ 巍科：犹高第。古代称科举考试名次在前者。
④ 食报：受报答或受报应。
⑤ 法今传后：犹云“今法后传”，即为今人取法，受后人传扬。
⑥ 光绪丁酉：光绪二十三年（1897）。

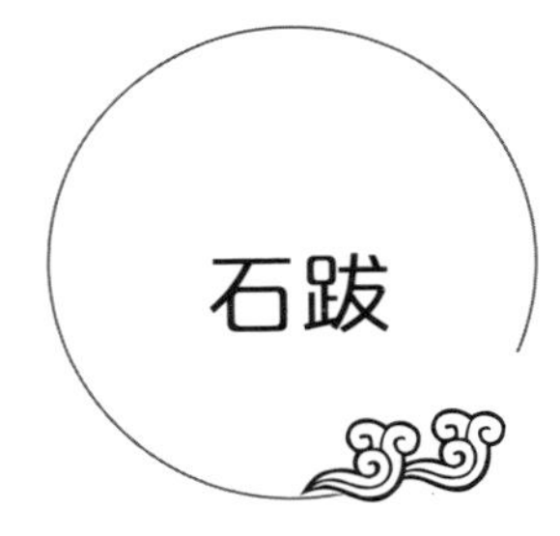

石跋

余观世之通籍[①]者流，类皆以擢高官、享厚禄为得计，至叩以利济苍生之事，杳焉无闻，矧立说著书有以俾一世而同跻仁寿乎？以观芙卿何君则不然，盖其需次浔阳，力襄王事，已不知几经劳瘁矣，犹复念人生疾苦，贻误良多，故于古人所传方脉诸篇，靡不精心研究，洞彻表里。而其中之或去或存，或损或益，要皆独抒己见而调剂咸宜，是以寒暑迭经，续成编集。余课毕辙于风潇雨晦时，一经捧阅，窃叹龙宫之丹诀联篇，金匮之藏书万卷，不是过也。宇内之业岐黄者仿而行之，将丹沙玉札，福造黎元，付梓镌梨，法垂后世。以此知君医国医民之意，已见一斑，而非坐糜廪禄[②]者比也。垂裕[③]又当何如？

光绪丁酉春日富川石同寿跋于景苏书屋

---

① 通籍：做官。

② 坐糜廪禄：坐着消耗国家的粮食，不干实事。

③ 垂裕：谓为后人留下业绩或名声。

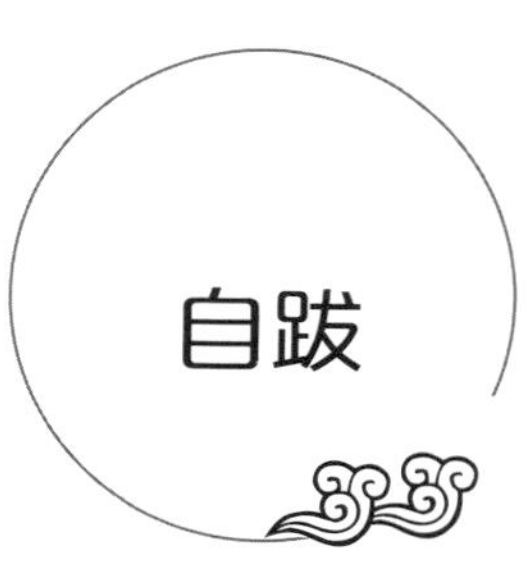

自跋

夫医虽儒者之余事，苟非精心研究，则救人者适足以误人，可不慎欤？《金匮》书虽立法无多，而义旨渊深，恐非宜于初学，故续补各家医论、脉诀并伤寒、温病、杂证，以及眼科、喉科、幼科、麻痘、损伤诸篇，而其中又有古人成方而通变行之，与自立新方而连类志之者，既补前集所未备，亦为初学之法门。即在穷乡僻壤，家藏一帙，每遇病视症，用药不至急无措手，亦未始非好行方便之一念云。

光绪丙申[①]秋节前三日铁城[②]何德藻识于惜分斋之东窗

① 光绪丙申：光绪二十二年（1896）。

② 铁城：香山县（今广东省中山市）的别称。

《拾慧续集》卷一　医学准绳

岭南　何德藻芙卿辑增

◎五方异治论

人禀天地之气以生，故其气体随地不同。西北之人，气深而厚，凡受风寒，难于透出，宜用疏通重剂；东南之人，气浮而薄，凡遇风寒，易于疏泄，宜用疏通轻剂。又西北地寒，当用温热之药，然或有邪蕴于中，而内反甚热，则用辛寒为宜；东南地温，当用清凉之品，然或有气随邪散，则易于亡阳，又当用辛温为宜。至交广之地，则汗出无度，亡阳尤易，附、桂为常用之品。若中州之卑湿，山陕之高燥，皆当随地制宜。故入其境，必问水土风俗，而细调之。不但各府各别，即一县之中，风气亦有迥殊者。并有所产之物，所出之泉，皆能致病，土人皆有极效之方，皆宜详审访察。若恃己之能，执己之见，治竟无功，反为土人所笑矣！徐大椿

湖州长兴县有合溪，小儿饮此水，则腹中生痞。土人治法，用线挂颈，以两头按乳头上剪断，即将此线挂转，将两头向背脊上一并拽齐。线头尽处，将墨点记脊上，用艾灸之，或三壮，或七壮，即消，永不再发。服药无效。

按：五方之水土不同，用药因之各异。如安徽之徽属，怕用川芎，即病家有万不可废者，些少亦须斟酌加入。豫章[1]之建昌[2]、瑞州[3]等处，喜食附子，每见外感各症，几无方不有。据彼土人云，竟有附子瘾者，病发四肢厥冷无力，较之阿片瘾更甚，须以附子斤许煎服，可保数月不发。其说殊不可解。谚云：入乡先问俗，此语诚然。

◎用药宜禁论

凡治病服药，必知时禁、经禁、病禁、药禁。夫时禁者，必本四时升降之理，汗下吐利之宜。大法春宜吐，象万物之发生，耕耨科斫，使阳气之郁者易达也。夏宜汗，象万物之浮而有余也。秋宜下，象万物之收成，推陈致新，而使阳气易收也。冬周密，象万物之闭藏，使阳气不动也。夫四时阴阳者，与万物沉浮于生长之门，逆其根，伐其本，坏其真矣。又云：用温远温，用热远热，用凉远凉，用寒远寒，无翼其胜也。故冬不用白虎，夏不用青龙，春不服桂枝，秋冬不服麻黄，不失气宜。如春夏而下，秋冬而汗，是失天信，伐天和也。有病则从权，过则更之。

经禁者，足太阳膀胱经为诸阳之首，行于背，表之表，风寒所伤，则宜汗。传入本，则宜利小便。若下之太早，则变证百出。此一禁也。足阳明胃经行身之前，主腹满胀，大便

① 豫章：古郡名，治所在今江西省南昌市。
② 建昌：今属江西省抚州市南城县。
③ 瑞州：今江西省高安市古称。

难，宜下之。盖阳明化燥火，津液不能停，禁发汗、利小便，为重损津液。此二禁也。足少阳胆经行身之侧，在太阳、阳明之间，病则往来寒热，口苦胸胁痛，只宜和解。且胆者无出无入，又主发生之气，下则犯太阳，汗则犯阳明，利小便则使生发之气反陷入阴中。此三禁也。三阴非胃实不当下，惟三阴无传本，须胃实得下也。分经用药，有所据焉。

病禁者，如阳气不足、阴气有余之病，则凡饮食及药，忌助阴泻阳。诸淡食及淡味之药，泻升发以助收敛也；诸苦药皆沉，泻阳气之散浮；诸姜、附、官桂辛热之药，及湿面、酒、大料物之类，助火而泻元气；生冷硬物，损阳气，皆所当禁也。如阴火欲衰而退，以三焦元气未盛，必口淡淡，如咸物，亦所当禁。

药禁者，如胃气不行，内亡津液而干涸，求汤饮以自救，非渴也，乃口干也；非温胜也，乃血病也。当以辛酸益之，而淡渗五苓之类，则所当禁也。汗多，禁利小便；小便多，禁发汗；咽痛，禁发汗、利小便。若大便快利，不得更利。大便秘涩，以当归、桃仁、麻子仁、郁李仁、皂角仁和血润肠，如燥药则所当禁者。吐多，不得复吐。如吐而大便虚软者，此上气壅滞，以姜、橘之属宣之。吐而大便不通，则利大便，上药则所当禁也。诸病恶疮，及小儿癍后，大便实者，亦当下之，而姜、橘之类，则所当禁也。又如脉弦而服平胃散，脉缓而服黄芪建中汤，乃实实虚虚，皆所当禁也。

人禀天之湿化而生胃也。胃之与湿，其名虽二，其实一也。湿能滋养于胃，胃湿有余，亦当泻湿之太过也。胃之不足，惟湿物能滋养。仲景云：胃胜思食汤饼。而胃虚食汤饼者，往往增剧。湿能助火，火旺郁而不通，主大热。初病火

旺，不可食以助火也。察其时，辨其经，审其病，而后用药，四者不失其宜，则善矣。李东垣

按：禁例固不可不知，但有其病不能舍其药，若能从权，则于此道得矣。

◎亢则害承乃制论

气之来也，既以极而成灾；则气之乘也，必以复而得平。物极则反，理之自然也。大抵寒、暑、燥、湿、风、火之气，木、火、土、金、水之形，亢极则所以害其物，承乘则所以制其极。然则极而成灾，复而得平，气运之妙，灼然而明矣。此亢则害承乃制之意，原夫天地阴阳之机，寒极生热，热极生寒，鬼神不测，有以斡旋宰制于其间也。故木极而似金，火极而似水，土极而似木，金极而似火，水极而似土。盖气之亢极，所以承之者，反胜于己也。夫惟承其亢而制其害者，造化之功，可得而成者也。今夫相火之下，水气承而火无其变；水位之下，土气承而水气无其灾；土位之下，木承而土顺；风位之下，金乘而风平。火热承其燥金，自然金家之疾；阴精承其君火，自然火家之候。所谓亢而为害，承而乃制者如斯而已。且尝考之《六元正纪大论》云：少阳所至为火，终为蒸溽，火化以生，则火生也，阳在上，故终为蒸溽。是水化以承相火之意。太阳所至，为寒雪、冰雹、白埃，是土化以承寒水之意也。霜雪冰雹，水也；白埃下承，土也。以至太阴所至，为雷霆骤注、烈风。雷霆骤注，土也；烈风，下承之木气也。厥阴所至，为风生，终为肃。风化以生，则风生也。肃，静也。阳明所至，为散落，温。散落，金也；温，若乘之火气也。少阴所至，为热生，中为寒。热化以生，则热生也，阴精承上，故中为火也。

岂非亢为害，承乃制者欤？昔者黄帝与岐伯上穷天纪，下极地理，远取诸物，近取诸身，更相问难，作《内经》。至于《六微旨大论》有极于六气相承之言，以为制则生化，外别盛衰，害则败乱，生化大病，诸以所胜之气，来于下者，皆折其标盛也。不然，曷以水发而雹雪，土发而骤飘，木发而毁折，金发而清明，火发而曛昧？此皆郁极乃发，以承所亢之意。呜呼！通天地人曰儒，儒医家者流，岂止治疾而已？当思其不明制亢之理，不足以为医工之语。朱丹溪

◎治病不必顾忌论

凡病人或体虚而患实邪，或旧有他病，与新病相反，或一人兼患二病，其因又相反，或内外上下各有所病，医者踌躇束手，不敢下药，此乃不知古人制方之道者也。古人用药，惟病是求。药所以制病，有一病则有一药以制之。其人有是病，则其药专至于病所而驱其邪，决不反至无病之处以为祸也。若留其病不使去，虽强壮之人，迁延日久，亦必精神耗竭而死。此理甚易明也。如怯弱之人，本无攻伐之理。若或伤寒而邪入阳明，则仍用硝、黄下药，邪去而精气自复。如或怀妊之妇，忽患癥瘕，必用桃仁、大黄以下其瘕，瘀去而胎自安。或老年及久病之人，或宜发散，或宜攻伐，皆不可因其气血之衰，而兼用补益。如伤寒之后，食复、女劳复，仲景皆治其食，清其火，并不因病后而用温补。惟视病之所在而攻之，中病即止，不复有所顾虑。故天下无棘手之病，惟不能中病，或偏或误，或太过，则不病之处亦伤，而人危矣。俗所谓有病病当之，此历古相传之法也。故医者当疑难之际，多所顾忌，不敢对症用

药者，皆视病不明，辨证不的，审方不真，不知古圣之精义者也。徐大椿

按：医书有云，新病以攻邪为先，久病以补正为急。又云：治富贵病宜于补正，治藜藿病利于攻邪。先贤反复叮咛，深恐后学不明其理，攻补误用。余初颇以为然，及阅历久，又以为不尽然。似新病亦有补正，久病亦有攻邪者，富贵病亦有攻邪，藜藿病亦有补正者，无所顾忌。总之守经不如达变，有是病必用是药，为千古不易之法。倘遇病不能了然于心手之间，满腹疑团，必致反犯虚虚实实之祸。临症者，须及时察之。

◎症脉轻重论

人之患病，不外七情六淫。其轻重死生之别，医者何由知之？皆必问其症，切其脉而后知之。然症、脉各有不同。有现症极明，而脉中不见者；有脉中甚明，而症中不见者。其中有宜从症者，有宜从脉者，必有一定之故。审之既真，则病情不能逃，否则不为症所误，必为脉所误矣。故宜从症者，虽脉极顺，而症危，亦断其必死；宜从脉者，虽症极险，而脉和，亦决其必生。如脱血之人，形如死状，危在顷刻，而六脉有根，则不死。此宜从脉不从症也。如痰厥之人，六脉或促或绝，痰降则愈，此宜从症不从脉也。阴虚咳嗽，饮食起居如常，而六脉细数，久则必死。此宜从脉不宜从症也。噎膈反胃，脉如常人，久则胃绝，而脉骤变，百无一生。此又宜从症不从脉也。如此之类甚多，不可枚举。总之脉与症分观之，则吉凶两不可凭。合观之，则某症忌某脉，某脉忌某症，其吉凶乃可定矣。

又如肺病忌脉数，肺属金，数为火，火刑金也。余可类推，皆不外五行生克之理。今人不按其症，而徒讲乎脉，则讲之愈密，失之愈远。若脉之全体，则《内经》诸书详言之矣。徐大椿

按：脉居望闻问切之末，全凭切以得病情。若徒讲乎脉，则不中病；若专恃问症，而不讲乎脉，更不中病也。壬辰饶郡陈姓，年二十，发热半月不退，医投苦寒，病势增重，邀余往诊，用四逆汤重加附子。见者俱谓："发热无寒，唇舌焦烈，加以口渴舌黄，大热无疑，今投姜、附，得无发狂乎？"余曰："否。尔等只知其外之假热，不知口虽渴，所求热饮；舌虽黄，色润而边白。况症以脉合，今六脉沉细，神昏欲寐，病入少阴无疑矣。现已骨节疼痛，若不急救其里，再服寒凉，祸在顷刻耳，错则惟余是问。"直守其煎服后方回，是夜热退而愈。越二日，踵门言谢，深恨前医之误。可见切脉辨证，为医家要事，少一不可。附及之，以为前车鉴。

◎病症不同论

凡症之总者，谓之病。而一病必有数症。如太阳伤风，是病也；其恶风身热、自汗头痛，是症也，合之而成为太阳病，此乃太阳病之本症也。若太阳病，而又兼泄泻不寐、心烦痞闷，则又为太阳病之兼症矣。如疟，病也；往来寒热、呕吐畏风口苦，是症也，合之而成为疟，此乃疟之本症也。若疟而兼头痛胀满、嗽逆便闭，则又为疟疾之兼症矣。若疟而又下痢数十行，则又不得谓之兼症，谓之兼病。盖疟为一病，痢又为一病，而二病又各有本症，各有兼症，不可胜举。以此类推，则病之与症，其分并何啻千万？不可不求其端，而分其绪也。而

治之法，或当合治，或当分治，或当先治，或当后治，或当专治，或当不治，尤在视其轻重缓急，而次第奏功。一或倒行逆施，杂乱无纪，则病变百出，虽良工不能挽回矣。徐大椿

◎寒热虚实真假论

病之大端，不外乎寒热虚实，然必辨其真假，而后治之无误。假寒者，寒在外而热在内也，虽大寒而恶热饮；假热者，热在外而寒在内也，虽大热而恶寒饮，此其大较也。假实者，形实而神衰，其脉浮、洪、芤、散也；假虚者，形衰而神全，其脉静、小、坚、实也。其中又有人之虚实，症之虚实。如怯弱之人，而伤寒伤食，此人虚而症实也；强壮之人，而失血劳倦，此人实而症虚也。或宜正治，或宜从治；或宜分治，或宜合治；或宜从本，或宜从标；寒因热用，热因塞用；上下异方，煎丸异法；补中兼攻，攻中兼补。精思妙术，随变生机，病势千端，立法万变。则真假不能惑我之心，亦不能穷我之术，是在博求古法而神明之。稍执己见，或学力不至，其不为病所惑者几希矣。徐大椿

按：逆治即正治，乃以寒治热，以热治寒，逆其病势而正治之，是即正治之法。从治即反治，乃以寒治寒，以热治热，从其病势而反治之，是即反治之法。分治者，分其病而治之。合治者，合其病而治之。从标从本者，或择其标本之先治之也。盖标本之说，本意奥而难明，故择录喻、陈两先生编于后，学者熟读乃可。

再逆从分合之外，又有反佐之法。夫反佐者，如寒药热服，借热气以行寒；热药寒服，借寒味以行热也。较之用热远热，用

寒远寒，更深一层。至于塞因塞用、通因通用，乘其势而攻之者，亦从治之意也。

◎治病必求标本论

百病之起，多生于本。六气之用，则有生于标者，有生于中气者。太阳寒水，本寒标热；少阴君火，本热标寒，其治或从本，或从标，审寒热而异施也。少阳相火，从火化为本；太阴湿土，从湿化为本，其治但从火湿之本，不从少阳、太阴之标也。阳明燥金，金从燥化，燥为本，阳明为标。厥阴风木，木从风化。风为本，厥阴为标，其治不从标本，而从乎中。中者，中见之气也。盖阳明与太阴为表里，其气互通于中，是以燥金从湿土之中气为治。厥阴与少阳为表里，其气互通于中，是以风木从相火之中气为治。亦以二经标本之气不合，故从中见之气以定治耳。若夫太阳、少阴，亦互为中见之气者，然其或寒或热，标本甚明，可以不求之于中耳。至于诸病皆治其本，惟中满及大小二便不利治其标。盖中满则胃满，胃满则药食之气不能行，而脏腑皆失所禀，故无暇治其本。先治其标，更为本之本也。二便不通，乃危急之候，诸病之急，无急于此，故亦先治之，舍此则无有治标者矣。至于病气之标本，又自不同。病发而有余，必累及他脏他气，先治其本，不使得入他脏他气为善。病发而不足，必受他脏他气之累，先治其标，不使累及本脏本气为善。又如病为本，工为标，工不量病之浅深，病不择工之臧否，亦是标本不得也。缘标本之说，错出难明，故此述其大略云尔。喻昌

陈修园曰：标本之说，唐宋后医书，多混用此字眼，今则

更甚。大抵以五脏为本，六腑为标；以脏腑病为本，六气病为标；以温方、补方为治本之法，以汗、吐、下、清等方为治标之法。此说一行，而医道晦矣。须知标本中气说本《内经》，《经》云：少阳之上，火气治之，中见厥阴；阳明之上，燥气治之，中见太阴；太阳之上，寒气治之，中见少阴；厥阴之上，风气治之，中见少阳；少阴之上，热气治之，中见太阳；太阴之上，湿气治之，中见阳明，所谓本也。言风、寒、热、湿、燥、火为本。本之下，中之见也。言阴阳表里相通，互为中气。见之下，气之标也。言三阴三阳为标。又云：少阳、太阴从本，少阴、太阳从本从标，阳明、厥阴不从标本，从乎中也。学者当以《内经》为体，以仲景书为用，如流俗所言标本，切不可附和其说，而为有识者笑。

◎六气当汗不当汗论

六气六门，止有寒水一门，断不可不发汗者。伤寒脉紧无汗，用麻黄汤正条。风寒挟痰饮，用大小青龙一条。饮者，寒水也，水气无汗，用麻黄甘草、附子麻黄等汤。水者，寒水也，有汗者即与护阳。湿门亦有发汗之条，兼寒者也；其不兼寒而汗自出者，则多护阳之方。其他风温禁汗、暑门禁汗、亡血禁汗、疮家禁汗，禁汗之条颇多，前人已言之矣。盖伤于寒者，必入太阳，寒邪与寒水一家，同类相从也。其不可不发者何？太阳本寒标热，寒邪内合寒水之气，止有寒水之本，而无标热之阳，不成其为太阳矣。水来克火，如一阳陷于二阴之中，故急用辛温发汗，提阳外出。欲提阳者，乌得不用辛温哉！若温暑伤手太阴，火克金也，太阴本燥标湿，若再用辛温外助温暑之火，内助脏气之燥，两燥相合，而土之气化无从，不成其为太阴矣，津液消亡，不痉何待！故初用辛凉以救本脏之燥，而外退温暑之热；继用甘润内救本脏之湿，外敌温暑之火，而藏象化气，本来面目可不失矣。此温暑之断不可发汗，即不发汗之辛甘，亦在所当禁也。且伤寒门中，兼风而自汗者，即禁汗，所谓有汗不得用麻黄。无奈近世以羌活代麻黄，不知羌活之更烈于麻黄也。盖麻黄之发汗中空而通，色青而疏泄，生于内地，去节方发汗，不去节尚能通能留，其气味亦薄。若羌活乃羌地所生之独活，气味雄烈，不可当。试以麻黄一两煮于一室之内，两三人坐于其侧，无所苦也。以羌活一两煮于一室内，两三人坐于其侧，则其气味之发泄，弱者即不能受矣。温暑门之用羌、防、柴、葛，产后亡血家之用当归、川芎、泽兰、炮姜，同一杀人利剑，有心者共筹之。吴鞠通

◎伤寒温病热病辨证论

有病因，有病名，有病形。辨其因，正其名，察其形，三者俱当，始可以言治矣。一或未明，而曰不误于人，吾未之信也。且如伤寒，此以病因而为病名者也；温病、热病，此以天时与病形而为病名者也。由三者皆起于感寒，或者通以伤寒称之。夫通称伤寒者，原其因之同耳，至于用药，则不可一例而施也。何也？夫伤寒盖感于霜降后春分前，然不即发，郁热而发于春夏者也。伤寒即发于天令寒冷之时，而寒邪在表，闭其腠理，故非辛甘温之剂，不足以散之。此仲景桂枝、麻黄等汤之所以必用也。温病、热病，后发于天令暄热之时，怫热自内而达于外，郁其腠理，无寒在表，故非辛凉、或苦寒、或酸苦

之剂，不足以解之。此仲景桂枝、麻黄等汤，独治外者之所以不可用，而后人所处冰解散、大黄汤、千金汤、防风通圣散之类，兼治内外者之所以可用也。

夫即病之伤寒，有恶风恶寒之证者，风寒在表，而表气受伤故也。后发之温病、热病，有恶风恶寒之证者，重有风寒新中，而表气亦受伤故也。若无新中之风寒，则无恶风恶寒之证。故仲景曰：太阳病发热而渴，不恶寒者为温病。温病如此，则知热病亦如此。是则不渴而恶寒者，非温热病矣。然或有不因新中风寒，亦见恶风恶寒之证者，盖病人表气本虚，热达于表，又重伤表气，故不禁风寒，非伤风恶风、伤寒恶寒也。但卫虚则恶风，荣虚则恶寒耳，且温病亦有先见表证，而后传里者，盖怫热自内达外，热郁腠理，不得外泄，遂复还里，而成可攻之证，非如伤寒从表而始也。或者不悟此理，乃于春夏温病、热病，而求浮紧之脉，不亦疏乎？殊不知紧为寒脉，有寒邪则见之，无寒邪则不见也。其温病、热病，或见脉紧者，乃系重感不正之暴寒，与内伤过度之冷食也，岂其本然哉？又或者不识脉形，但见弦，便呼为紧，断为寒而妄治。盖脉之盛而有力者，每每兼弦，岂可错认为紧而断为寒？夫温病、热病之脉，多在肌肉之分，而不甚浮，且右反盛于左手者，诚由怫热在内故也。其或左手盛或浮者，必有重感之风寒，否则非温病、热病，自是暴感风寒之病耳。

凡温病、热病，若无重感，表证虽间见，而里病为多，故少有不渴者。斯时也，法当治里热为主，而解表兼之，亦有治里而表自解者。余每见世人治温热病，虽误攻其里，亦无大害；误发其表，变不可言。此足以明其热之自内达外矣。其间有误攻里而致大害者，乃春夏暴寒所中之疫证，邪纯在表，未入于里故也，不可与温病、热病同论矣。

夫惟世以温病、热病，混称伤寒，故每执寒字，以求浮紧之脉，以用温热之药，若此者，因名乱实，而戕人之生。名其可不正乎？又方书多言四时伤寒，故以春夏之温病、热病，与秋冬之伤寒一类视之，而无所别。夫秋冬之伤寒，真伤寒也；春夏之伤寒，寒疫也，与温病、热病自是两途，岂可同治？吁！此弊之来，非一日矣。历考方书，并无救弊之论，每每雷同，良可痛哉！虽然，伤寒与温病、热病，其攻里之法，若果是以寒除热，固不必求异，其发表之法，断不可不异也。况伤寒之直伤阴经，与太阳虽伤，不及郁热，即传阴经为寒证而当温者，又与温病、热病大不同，其可妄治乎？或者知一不知二，故谓仲景发表药今不可用，而攻里之药乃可用。呜呼！其可用不可用之理，果何在哉？若能辨其因，正其名，察其形，治法其有不当者乎？彼时行不正之气所作，及重感异气而变者，则又当观其何时何气，参酌伤寒、温热病之法，损益而治之，尤不可例以仲景即病伤寒药通治也。王履[①]

按：温病作伤寒治，由未悉心考究耳。但证有风温、温热、温疫、温毒、温疟、暑温、湿温、冬温之名，叶氏分三焦辨证用药，实得治温之秘，于各证条下细玩自明。惟古人治伤寒重在固阳，治温热贵在存阴。若能知此，自不致与伤寒混治。

① 王履：字安道，号畸叟，又号抱独老人，昆山（今江苏省）人，元末明初医家、画家、诗人。著有《医经溯洄集》《百病钩玄》等。

◎当明王衰论

病有阴阳，气有衰王，不明衰王[1]，则治之反甚。如阳盛阴衰者，阴虚火王也，治之者不知补阴以配阳，而专用苦寒治火之王，岂知苦寒皆沉降，沉降则亡阴，阴愈亡则火愈盛。故服寒反热者，阴虚不宜降也。又如阳衰阴盛者，气弱生寒也，治之者不知补阳以消阴，而专用辛温治阴之王，岂知辛温能耗散，耗散则亡阳，阳愈亡则寒愈甚。故服热反寒者，阳虚不宜散也。此无他，皆以专治王气，故其病反如此。又如夏令本热，而伏阴在内，故每多中寒。冬令本寒，而伏阳在内，故每多内热。设不知此，而必欲用寒于夏治火之王，用热于冬治寒之王，则有中寒隔阳者服寒反热，中热隔阴者服热反寒矣。是皆治王之谓，而病之所以反也。喻嘉言集先哲格言

◎阴虚阳虚宜辨论

夫阴常不足，阳常有余者，在天地则该乎万物而言，在人身则该乎一体而言，非直指气为阳而血为阴也。《经》曰：阳中有阴，阴中有阳。正所谓独阳不生，独阴不长也。姑以治法兼证论之。

曰气虚者，气中之阴虚也，治法用四君子汤，以补气中之阴。曰血虚者，血中之阴虚也，治法用四物汤，以补血中之阴。曰阳虚者，心经之元阳虚也，其病多恶寒，责其无火，治

① 不明衰王：原脱，据喻嘉言《医门法律》补。王，通旺。

法以补气药中加乌、附等药，甚者三建汤、正阳散之类。曰阴虚者，肾经之真阴虚也，其病多壮热，责其无水，治法以补血药中加知母、黄柏等药，或大补阴丸、滋阴大补丸之类。夫真水衰极之候，切不可服乌、附等补阳之药，恐反助火邪，而烁其阴。元阳虚甚之躯，亦不可投芎、苓等辛散淡渗之剂，恐反开腠理，而泄真气。

昧者谓气虚即阳虚，止可用四君子，断不可用芎、辛之属；血虚即阴虚，止可四物，决不可用参、芪之类。殊不知血脱益气，古圣人之法也。血虚者，须以参、芪补之，阳生阴长之理也。惟真阴虚者，将为劳极，参、芪固不可用，恐其不能抵当，而反益其病耳，非血虚者之所忌也。如《明医杂著》[①]谓血病治气，则血愈虚耗。又曰：血虚误服参、芪等甘温之药，则病日增；服之过多，则死不治。何其不达理耶？虞天民[②]

◎苦欲补泻论

夫五脏之苦欲补泻，乃用药第一义也。不明乎此，不足以言医。如肝苦急，急食甘以缓之。肝为将军之官，其性猛锐，急则有摧折之意。用甘草以缓之，即宽解安慰之义也。肝欲散，急食辛以散之，肝气条达，木之象也。用川芎之辛以散之，解其束缚也。以辛补之，辛虽至散，遂其所欲，即名为补。以酸泻之，如太过则制之，毋使踰分，酸可收芍药之属。虚则补之。陈皮、生姜之属。心苦缓，急食酸以收之，缓者，和调之义。心君本

① 《明医杂著》：明代医家王纶所撰的一部综合性医著。

② 虞天民：虞抟，字天民，号恒德老人，今浙江省义乌市华溪村人，明代医家。著有《医学正传》《苍生司命》等。

和，热邪干之则躁急，故须芒硝之咸寒，除其邪热，缓其躁急也。以咸补之，泽泻导心气以入肾。以甘泻之，烦劳则虚而心热，参、芪之甘温益元气，而虚热自退，故名为泻。虚则补之。心不交于肾，以咸为补。盐炒味咸，以水润下，使下交于肾，既济之道也。脾苦湿，急食苦以燥之。脾为仓廪之官，属土，喜燥，湿则不能健运，白术之燥，遂其性之所喜也。脾欲缓，急食甘以缓之，稼穑作甘，甘生缓，是其本性也。以甘补之，脾喜健运，气旺则行，人参是也。以苦泻之，湿土主长夏之令。湿热太过，脾斯困矣，急食黄连之苦泻之。虚则补之。甘草益气，大枣益血，俱味甘入脾。肺苦气上逆，急食苦以泄之。肺为华盖之脏，相傅之官，藏魄而主气者也。气常则顺，气变则逆，逆则违其性矣，宜黄芩苦以泄之。肺欲收，急食酸以收之，肺主上焦，其气敛肃，故喜收，宜白芍之酸以收之。以辛泻之，金受火制，急食辛以泻之，桑白皮是也。以酸补之，不敛则气无管束，肺失其职矣，宜五味子补之，酸味遂其收敛，以清肃乎上焦。虚则补之。义见上句。肾苦燥，急食辛以润之。肾为作强之官，藏精，为水脏，主五液，其性本润。是故恶燥，宜知母之辛以润之。肾欲坚，急食苦以坚之，肾非坚无以称作强之职。四气遇湿热即软，遇寒冷则坚；五味得咸即软，得苦即坚，故宜黄柏。以苦补之，坚即补也，宜地黄之微苦。虚则补之。藏精之脏，苦固能坚，然非益精，无以为补，宜地黄、山茱萸。夫五脏者，违其性则苦，遂其性则欲。本脏所恶，即名为泻；本脏所喜，即名为补。

苦欲既明，而五味更当详审。水曰润下，润下作咸；火曰炎上，炎上作苦；木曰曲直，曲直作酸；金曰从革，从革作辛；土爰稼穑，稼穑作甘。苦者直行而泄，辛者横行而散，酸者束而收敛，咸者止而软坚。甘之一味可上可下，土位居中，而兼五行也。淡之一味，五脏无归，专入太阳而利小便也。善用药者，不废准绳，亦不囿于准绳。如热应寒疗，投寒而热反生；寒应热治，进热而沉寒转甚，此喜攻增气之害也。治寒有法，当益心阳；治热有权，宜滋肾水，此求本化源之妙也。

益心之阳，寒亦通行；强肾之阴，热之犹可，此变化通神之法也。知此数者，其于苦欲补泻，无胶固之失矣。李士材

◎人参利弊论

天下之害人者，杀其身，未必破其家；破其家，未必杀其身。先破人之家，而后杀其身者，人参也。夫人参用之而当，实能补养元气，拯救危险。然不可谓天下之死人，皆能生之也。其为物气盛而力厚，不论风寒暑湿、痰火郁结，皆能补塞。故病人如果邪去正衰，用之固宜。或邪微而正亦惫，或邪深而正气怯弱，不能逐之于外，则于除邪药中，投之以为驱邪之助。然又必审其轻重而后用之，自然有扶危定倾之功。乃不察其有邪无邪，是虚是实，又佐以纯补温热之品，将邪气尽行补住，轻者邪气永不复出，重者即死矣。夫医者之所以遇疾即用，而病家服之死而无悔者何也？盖愚人之心，皆以价贵为良药，价贱为劣药。而常人之情，无不好补而恶攻。故服参而死，即使明知其误，然以为服人参而死，则医者之力已竭，而人子之心已尽，此命数使然，可以无恨矣。若服攻削之药而死，即使用药不误，病实难治，而医者之罪已不可胜诛矣。故人参者，乃医家邀功避罪之圣药也。病家如此，医家如此，而害人无穷矣！

更有骇者，或以用人参为冠冕，或以用人参为有力量。又因其贵重，深信以为必能挽回造化，故毅然用之。孰知人参一用，凡病之有邪者，死者即死，其不死者，亦终身不得愈乎！其破家之故何也？盖向日之人参，不过一二换，多者三四换。今则其价十倍，其所服又非一钱二钱而止。小康之家，服二三

两，而家已荡然矣。夫人情于死生之际，何求不得，宁惜破家乎？医者全不一念，轻将人参立方。用而不遵，在父为不慈，在子为不孝，在夫妇昆弟为忍心害理，并有亲戚朋友责罚痛骂。即使明知无益，姑以此塞责。又有孝子慈父，倖其或生，竭力以谋之，遂使贫窭之家，病或稍愈，一家终身冻馁。若仍不救，棺殓俱无，卖妻鬻[①]子，全家覆败。医者误治，杀人可恕，而逞己之意，日日害人破家，其恶甚于盗贼，可不慎哉！吾愿天下之人，断不可以人参为起死回生之药，而必服之。医者必审其病，实系纯虚，非参不治，服必万全，然后用之。又必量其家业，可以支持，不至于用参之后，死生无靠，然后节省用之。一以惜物之力，一以全人之命，一以保人之家。如此存心，自然天降之福。若如近日之医，杀命破家，于人不知之地，恐天之降祸，亦在人不知之地也，可不慎哉！徐大椿

按：此篇一如人参之补养元气，极救危险。若使天下人尽读之，其有裨益不浅矣。但今之人，非独以人参为宝，举凡补养之药，莫不奉为仙丹。稍有家势，每病不问表里虚实，只知要补。市医惟利是图，极力奉承依顺，往往邪气不觉陷入，变幻百出，不可胜数。岂知补字，往往人多误解。《经》云：补不足，泻有余。不足者固补，有余者泻亦便是补。所以甘温之性，能补亦能泻，甘温能泻大热也。苦寒之味，能泻亦能补，腑病以通为补也。俗谓大黄为肠胃补药，此说大有道理。总之攻邪去病为补，不得专恃参、芪而言也。学者不明此义，鲜不以补误人矣；病者不明此义，鲜不以补自误矣。

---

① 鬻（yù 遇）：卖。

◎万物各有偏胜论

无不偏之药，则无统治之方。如方书内所云：某方统治四时不正之气，甚至有兼治内伤产妇者。皆不通之论也。近日方书盛行者，莫过汪讱庵[①]《医方集解》一书，其中此类甚多。以其书文理颇通，世多读之，而不知其非也。天下有一方而可以统治四时者乎？宜春者即不宜夏，宜夏者更不宜秋冬。余一生体认物情，只有五谷作饭，可以统治四时饿病，其他未之闻也。在五谷中，尚有偏胜，最中和者，莫过饮食，且有冬日饮汤，夏日饮水之别，况于药乎！

得天地五运六气之全者，莫如人。人之本源虽一，而人之气质，其偏胜为何如者？人之中，最中和者，莫如圣人。而圣人之中，且有偏于任，偏于清，偏于和之异。千古以来，不偏者数人而已。常人则各有其偏，如《灵枢》所载阴阳五等可知也。降人一等，禽与兽也；降禽兽一等，木也；降木一等，草也；降草一等，金与石也。用药治病者，用偏以矫其偏。以药之偏胜太过，故有宜用、有宜避者。合病情用之，不合者避之而已。无好尚，无畏忌，惟病是从。医者性情中正和平，然后可以用药，自不犯偏于寒热温凉一家之固执，而亦无笼统治病之弊矣。吴鞠通

按：医家万不可稍执偏见以自胜，亦不可稍有师心以自用。若遇艰险不知之症，当直告以不知。俟其遇知者，尚望可以补救，不特无误人命，亦可自问己心，病家且动感激之

---

① 汪讱庵：汪昂（1615—1694年），字讱庵，安徽省休宁县人，明末清初医家。著有《医方集解》《素问灵枢类纂约注》《本草备要》等。

诚。但强不知以为知，徒以药试病，而存侥幸之心，此不曰医人，实杀人也！可不慎欤？至市中丸散，动谓一丸可通治数十症，甚有不问寒热虚实，投之病者。譬如急慢惊风，丸类最为误事。不知急、慢二惊，本有虚实之分，若寒热误投，命在顷刻，安能两症合治？第愚夫愚妇多被煽惑，信以为宝。且以其取之方便，往往误事，尚不自觉，真为可恨！陈修园云：外感风寒服神曲，其邪无不陷入。可见一病有一病之药，岂有笼统论治之理？余目击心伤，一以为强医者戒，一以为用药者警。

◎医书亦有经子史集论

儒书有经子史集，医书亦有经子史集。《灵枢》《素问》《神农本草》《难经》《伤寒》《金匮玉函经》，为医门之经；而诸家注论、治验、类案、本草、方书等，则医之子、史、集也。经细而子、史、集粗，经纯而子、史、集杂，理固然也。学者必不可不尊经，不尊经则学无根底，或流于异端。然尊经太过，死于句下，则为贤者过之。《孟子》所谓“尽信书则不如无书”也。不肖者不知有经。仲景先师所谓：各承家技，终始顺旧，省疾问病，务在口给，相对斯须，便处汤药。自汉时而已然矣，遑问后世？此道之所以常不明而常不行也。吴鞠通

按：业医如业儒。儒者学文，贵多读多做；学医者，贵多看书多临证。然看书较临证更关紧要。人能从大处落墨，满腹圣经贤训，即邪说亦不能惑我之心，胸有成竹，便能择其精而舍其粗，遇病自有得心应手之妙。倘如初读文时，入坏门径，摇笔便成油腔滑调，终不能脱其藩篱，虽学如不学等。所以医

道一如儒道，学者固不可操觚而求也。

◎医必备药论

古之医者，所用之药，皆自备之。《内经》云：司气备物，则无遗主矣。当时韩康卖药，非卖药也，即治病也。韩文公[①]《进学解》云：牛溲、马勃、败鼓之皮，俱收并蓄，待用无遗，医师之良也。今北方人，称医者为卖药先生，则医者之自备药可知。自宋以后，渐有写方不备药之医，其药皆取之肆中，今则举世皆然。夫卖药者不知医犹之可也，乃行医者竟不知药，则药之是非真伪，全然不问，医者与药不相谋，方即不误，而药之误多矣！

又古圣人之治病，惟感冒之疾则以煎剂为主，余者皆用丸散为多。其丸散，有非一时所能合者。倘有急迫之疾，必须丸散，俟丸散合就，而人已死矣。又有一病，只须一丸而愈，合药不可只合一丸。若使病家为一人而合一料，则一丸之外，皆为无用。惟医家合之，留待当用者用之，不终弃也。又有不常用、不易得之药，储之数年，难遇一用。药肆之中，因无人问，则亦不备。惟医者自蓄之，乃可待不时之需耳。至于外科所用之煎方，不过通散营卫耳。若护心托毒，全赖各种丸散之力，其药皆贵重难得及锻炼之物，修合非一二日之功，而所费又大，亦不得为一人只合一二丸。若外治之围药、涂药、升药、降药，护肌腐肉，止血行瘀，定痛煞痒，提脓呼毒，生肉

① 韩文公：即韩愈。唐长庆四年（824），韩愈病逝，谥号“文”，故称“韩文公”。

生皮，续筋连骨，又有薰、蒸、烙、灸、吊、洗、点、榻等药，种种各异。更复每症不同，皆非一时所能备，尤必须平时豫[1]合。乃今之医者，既不知其方，亦不讲其法，又无资本以蓄药料。偶遇一大症，内科则一煎方之外，更无别方；外科则膏药之外，更无余药。即有之，亦惟取极贱、极易得之一二味，以为应酬之具，则安能使极危、极险、极奇、极恶之症，令起死回生乎？故药者医家不可不全备者也。徐大椿

按：丸散舍外科之外，儿科所用最多。取诸市上，往往不效，实药未真也。凡治病医能自备，真为无量功德。

◎不知《伤寒》不知医论

盖闻轩岐以下，善用针灸者，莫如扁鹊；善用汤药者，莫如仲景。自《伤寒》《金匮》方出，医学由此大备矣。计汉距今千数百年，代有名人，所著医书林立，从未敢更其一字，易其一方，莫不奉为法守，仲景所以为万世师也。是以不知《伤寒》者，不知医。考《论》中凡一百一十三方，三百九十七法，其方外有方，法中有法，神机变化，微妙无涯。不仅专治伤寒，即《金匮》杂病方中，亦多从此而出。可知不熟伤寒者，又安能治杂病乎？无如当今之人，往往畏难而就易，有羌活汤、参苏饮等方可代麻黄、桂枝之说，医家孰不奉为枕中之秘？斯论一生，则《伤寒》之真面目掩矣！讵知羌活、参苏，以之治四时感冒则可，若施之于伤寒、中风重症，邪莫不陷

① 豫：通预。

入，变幻靡穷，则轻反变重，重反不救。其时医者束手无策，反叹病人之寿应如此，而竟不责己之不知《伤寒》。噫，险矣！世之习医者而不熟读《伤寒》，以言知医，则藻断不敢信。

◎望色

望色脏腑图形（见图1），宜从《内经》定位，方不失古圣遗训。人或嫌其繁多，难以记辨，兹独取心、肝、脾、肺、肾数部，使阅者一目了然，此亦从简之法。

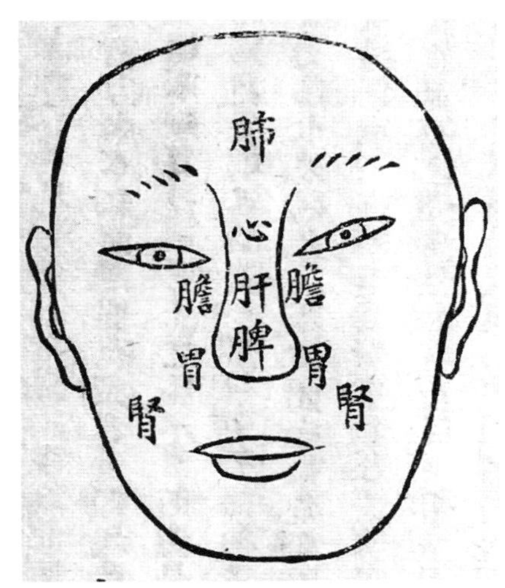

图1　《灵枢》脏腑应面图

至人以五行合夫五脏，五行者，即肝属木，肺属金，心属火，脾属土，肾属水。五脏分其五色，五色者，即肝青、肺白、心赤、脾黄、肾黑也。色生于面之部位者，须辨有神无神、相生相克。生克者，如水生木，木生火，火生土，土生金，金生水；水克火，火克金，金克木，木克土，土克水是也。陈修园曰：暗淡者，病从内生；紫浊者，邪自外受。又有面上红赤，或因表邪发热，或因诸经火逆，均能红赤。惟戴阳一症，面上红者，非表非热，是外假热而内真寒，宜用附子固阳。均宜从脉相参，不可疏忽。郁多憔悴，病久瘦黄。山根明亮，须知欲愈之疴；环口黑黧，休医已绝之肾。言难尽意，医要会心，此望色大概法也。

◎辨舌

舌乃心之官，应南方火，本红而泽。邪在表者，舌即无苔。及渐传里，则舌生胎矣。每见半表半里之症，其舌胎白。如寒变为热，则舌上之胎不滑而涩，是热耗津液，而滑者已干。胎润有液，为寒可知。若燥热在里，则舌胎黄。《金匮》曰：舌黄者，下之自去。热极之胎，色黑如炭，焦裂而起芒刺。黑而润滑，又为水来克火之寒胎。此症最危。《灵枢》曰：热病口干舌黑则死，心开窍于舌，黑为肾水，水火相刑，故必死。又有淡黑色，或二三点者，为肾虚无根之火，乃补肾降火自除。蓝色为白之变，为寒；紫色为红之变，为热。如红而干，热邪入营，舌上无胎，若去油猪腰子者，为亡液，名镜面舌，不治。俱宜与病症相参看，表里寒热自不难辨矣。舌有擦法，胎白而滑，或燥涩如刺，用生姜蘸蜜擦之，或用薄荷叶蜜水亦可。再余见有病作，则舌胎或黑或白，病除即退，亦有周年黑白等胎者，遇此皆宜从症也。

◎闻声问症

闻声，《难经》论之最精。学者敏求不倦，自可渐透其理。其简易之法，惟以声之高下，如声音高亮为实，细微为虚，呻吟为痛。一言而定虚实可也。至问症系医家第一要事。若遇妇女，必问经期；若遇小儿，须防痘疹。问之不详，则无下手功夫。譬如头痛便闭，知其病之在表在里；有汗无汗，知其伤风伤寒；

喜按拒按，知其痛之虚实；小便涩利，知其病气病血；《伤寒论》曰：脉浮，小便不利，水入即吐，为膀胱蓄水症；脉沉，少腹硬满，小便自利，为膀胱蓄血症。一以小便不利，知气病血不病；一以小便利，知血病气不病也。吞酸嗳腐，知其食积所伤；喜冷喜热，知其内寒内热；更有能食不能食，知其胃气。《经》云：有胃气则生，无胃气则死。凡六经有六经之现症，一病有一病之病情，起死回生，即在片言间也。按：望、闻、问三者，各旧本非繁即简，似未尽善。故就所见而重订之，尚觉可为认症法也。

◎《难经》十二经脉

左寸心 小肠 左关肝 胆 左尺肾 膀胱

右寸肺 大肠 右关脾 胃 右尺命门 膀胱 心包络 三焦

◎脉有三部九候

《难经》曰：脉有三部九候，各何所主之？然三部者，寸、关、尺也；九候者，浮、中、沉也。上部法天，主胸以上至头之有疾也；中部法人，主膈下至脐之有疾也；尺为下部，法而应乎地，主脐下至足之有疾也，审而刺之者也。浮、中、沉三部，而合为九部。寸为上部，法天，主胸以上至头之有疾；关为中部，法人，主膈下至脐之有疾；尺为下部，法地，主脐下至足之有疾。审而刺之者，系审其脉而刺其病也，与《素问》三部九候，大同小异。

◎经有十二 络有十五

《难经》曰：经有十二，络有十五。余三络者，是何等络也？然有阳络，有阴络，有脾之大络。阳络者，阳跷之络；阴络者，阴跷之络也，故络有十五焉。直行者谓之经，傍支者谓之络。阳跷过五腑，主持诸表；阴跷贯五脏，主持诸里；脾络则脏腑阴阳表里，上下诸经通贯，故曰大络也。一经一络，十二经已得十二络矣，兼此三络，共十五络焉。

◎脉有奇经

《难经》曰：脉有奇经八脉，不拘于十二经，何谓也？然有阳维，有阴维，有阳跷，有阴跷，有冲，有督，有任，有带，凡此八脉者，皆不拘于经，故曰奇经八脉也（见图2）。奇经者，无表里配合之经也。维，持也，维持经络于身。二脉盈溢积蓄，不能循环周流灌

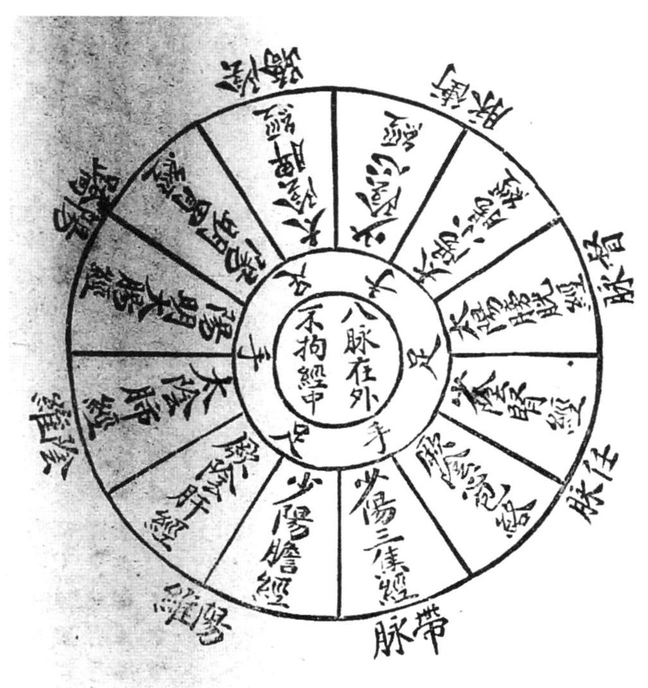

图2　经外八脉图

溉于十二经中，故阳维起于诸阳所会之地，阴维起于诸阴所交之处。跷，捷也，阳跷之脉，起自足跟，循足外踝中脉穴，而上行入于风池穴后，顶后发际陷中；阴跷自足跟而循足之内踝照海穴，而上至于咽喉，与冲脉交接而贯通。冲，疾冲直逼以上，为十经之海，总领诸经。其脉起于气冲，并足阳明之经，挟脐上行，至胸而散。督，都也，为阳脉之都纲。其脉起于下极之俞，并于脊里之上，至风府入属于脑。任，妊也，为生养之本。其脉起于脐下四寸之中极之下，以上至阴毛之际，循腹里上脐下三寸之关元，至咽喉上颐循面入目络舌。带，束也，总束诸脉，使得调和。其脉起于季胁，回身一周，犹如束带。凡此八脉，不受十二经之拘制，故曰奇经八脉也。

按：脏腑配合，大、小二肠，《内经》查无明文，想二肠俱属下焦，大抵共于腹中也。《难经》配于两寸者，乃取心与小肠相表里，肺与大肠相表里之义，似较之《内经》更为浅显，可作初学梯航。至上焦宗气之所在，候于寸；中焦营气之所在，候于关；下焦卫气之所在，候于尺。三焦之诊，又可于三部分候之。则经络奇经，人多疏忽，故并录于后。学者仍于《灵枢》《素问》《难经》《伤寒》《金匮》等书，加意勤求，自日进于高深矣。

◎持脉手法

滑伯仁[①]曰：诊脉之道，先调乎自己气息。男子先诊左手，女人先诊右手。而以己之中指，按对彼之掌后高骨，是为关位。若不见脉，其人脉在手之上侧，须遍寻而得之，名曰反关脉。此亦百中之偶一耳，姑举以备，可预知而存之矣。既得关

---

① 滑伯仁：滑寿，字伯仁，晚号撄宁生，元末明初著名医家。著有《十四经发挥》等。

位，却齐下名、食二指。其人臂长，疏排其指；臂短，密排其指。初以食指轻按寸，上浮以消息之，次中按以消息之，次重按以消息之。先三部共取之后，每部各取之。上竟以消息之，下竟以消息之，推而外以消息之，推而内以消息之。然后中关与尺，一一类此以消息之。后以三指合总以消息之。两手六部，皆如是以消息之。要以一呼一吸之间，脉行四至为率。呼出心肺，吸入肝肾，脾居其中，故五至而得胃气，为平脉也。其有太过不及，即是病脉，看其外症，应于何指，而治病不越乎大要也。外观形色，悉望闻问切之情，乃以各部参断而忠告之。如轻言谈笑，乱说是非，左右瞻顾，举止忽略者，乃庸下之医，仁人君子不为也。

按：诊脉以手背之高骨，以定关部。所谓反关脉者，其关脉在关后手背，与高骨相并处也。脉又有六阴六阳之别。若其人无病，六脉沉细，重按至骨始得，不得以为病脉，妄投峻补。若其人无病，六脉平素洪大，亦不得以为病脉，动用攻伐。凡见此等脉，必须问明病者向来脉象如何。果系六阴六阳有病，必须见症用药，不可疏忽。病家如自知此脉，亦须豫[①]先以告医者，以免误会，是为至要。余每见有半阴脉者，或左手、或右手不等，又不可不知。所以理最脉微，全仗医家之识力。

若按之指下，六部中独见右关洪者，此乃脾胃之火，人所尽知。若两手六脉尽洪，则不得以为脾胃之火也。又当知心病其脉洪，肝病其脉弦，肾病其脉沉，肺病其脉涩，脾病其脉缓。是怠缓，不是和缓。李濒湖[②]云：脉者，脏腑之气，非脏腑所

① 豫：通“预”。
② 李濒湖：即李时珍。

居之地也。诊脉别解，有两手六部皆为肺脉之说，因肺为脏腑之华盖，凡一切脏腑病，其气必薰于肺，而应之于脉。故诊脉有浮、中、沉三候，举、按、寻三法。轻下手于皮肤之上，曰举，以诊心肺之气。心肺为阳，浮而在上也。略重按于肌肉之间，曰按，以诊脾胃之气。脾胃居中，故其气应乎中也。重手推于筋骨之下，曰寻，以诊肝肾之气。肝肾为阴，沉而在下也。又须辨其有神无神，有力为热，为实。无力，为虚，为寒。以定吉凶虚实。复以症合，应用何药，胸中自有把握。此又诊脉之准绳也。

◎脉法统论

何谓无病之脉？一息四至是也。何谓五脏平脉？心宜洪，肺宜涩，肝宜弦，脾宜缓，肾宜沉。又兼一段冲和之气，为胃气是也。何谓四时平脉？春宜弦，夏宜洪，秋宜涩，又谓之毛。冬宜沉，又谓之石。四季之末，宜和缓是也。何谓男女异脉？男为阳，宜寸大于尺；女为阴，宜尺大于寸是也。何以知妇人有孕之脉？尺大而旺，或心脉大而旺是也。神门穴脉动甚为有子。一云心大为男，右尺大为女。何以知妇人血崩？曰：尺内虚大弦数是也。何以知妇人之半产？曰：诊得革脉是也。何以知妇人之产期？曰：脉之离乎常经是也。何以知妇人之无子？曰：尺脉微弱而涩，小腹冷，身恶寒是也。小儿之脉曷别？曰：以七至为准也。

按：妇人临产之脉，离乎常经者，如一息六至，或一息三至，或结或代，或沉或细，忽然异乎寻常脉也。

◎持脉秘旨

脉之为道，最为微渺而难知也。方书论脉愈详，而指下愈乱，何苦张大其言，以人命为戏乎？张心在[①]先生，余未识面，而神交久之，其著《持脉大法》，取八脉为纲，与旧说八脉稍异，皆以显然可见者为据，非若李濒湖、张石顽等，以二十八字为凭空掠影之谈。

一曰浮，浮者轻手着于皮肤之上而即见，为表病也。一曰沉，沉者重手按于肌肉之下而始见，为里病也。浮、沉二脉，以手之轻重得之，此其显而易见也。一呼脉来二至，一吸脉来二至，一呼一吸为一息，脉来四至，为平人无病之脉，否则病矣。

一曰迟，迟者一息脉来二三至，或一息一至，为寒病也。一曰数，数者一息脉来五六至，或一息七八至，为热病也。迟、数二脉，以息之至数辨之，又显而易见也。

一曰细，细者脉状细小如线，主诸虚之病也。一曰大，大者脉状粗大如指，主诸实之病也。细、大二脉，以形状之阔窄分之，又为显而易见也。

一曰短，短者脉来短缩，上不及于尺，为素禀之衰也。一曰长，长者脉来迢长，上至鱼际，下至尺泽，为素禀之益也。短、长二脉，以部位之过与不及验之，又为显而易见也。

又有互见之辨，浮而数为表热，浮而迟为表寒，沉而数为里热，沉而迟为里寒。又于表、里、寒、热四者之中，审其为细，则属于虚；审其为大，则属于实。又须于表、里、寒、

---

① 张心在：张节，字心在，号梦畹，清代医家。著有《张氏医参》7种。

热、虚、实六者之中，审其为短，知为素禀之衰，疗病须兼培其基址；审其为长，知素禀之盛，攻邪必务绝其根株。此凭脉治病之秘法也。

客曰：信如前法，则古人所传许多脉象，可以尽弃而不言欤。余曰：以此八脉为纲，余脉即于八脉中认其兼见之象，亦易耳。弃之可也，不弃之亦可也。

按：经陈氏所述，更为明晰，学诊家须宜熟读。

◎新著八脉四言

四言脉诀，始于崔紫虚真人①，李濒湖改订之，李士材又改订之。近日如《冯氏锦囊》诸本，各有增删。然非繁而无绪，即简而不赅，且囿于王叔和、高阳生、滑伯仁旧说，胪列愈多，而指下愈乱，皆非善本。余取显然可见之八脉为纲领，而以兼见之脉为条目，韵以四言，俾读者有得心应手之妙。

浮为主表，属腑属阳。轻手一诊，形象彰彰。浮而有力，洪脉火炀。主火。浮而无力，虚脉气伤。主气虚。浮而虚甚，散脉靡常。主气血散。浮如葱管，芤脉血殃。主失血。浮如按鼓，革脉外强。外强中空，较芤更甚，主阴阳不交。浮而柔细，濡脉湿妨。主湿。浮兼六脉，疑似当详。沉为主里，属脏属阴。重手寻按，始了于心。沉而着骨，伏脉邪深。主闭邪。沉而底硬，与革脉同，但革浮而牢沉。牢脉寒淫。主寒实。沉而细软，弱脉虚寻。主血虚。沉兼三脉，

① 崔紫虚真人：崔嘉彦（1111—1191年），字希范，号紫虚、紫虚道人，人称“崔真人”，南康军建昌（今江西省永修县）人。南宋医家，道士。著有《紫虚脉诀》《四言脉诀》《崔真人脉决》等。

须守规箴。

迟为主寒，脏病亦是。仲景云：迟为在脏。《脉经》云：迟为寒。三至二至，数目可揣。迟而不愆，稍迟而不愆，四至之期。缓脉最美。无病。迟而不流，往来不流利。涩脉血否。主血少。迟而偶停，无定数。结脉郁痞。主气郁痰滞。迟止定期，促者，数中一止也；结者，迟中一止也，皆无定数。若有定数，则为代矣。大抵代脉在三四至中，其止有定数。代脉多死。主气绝，惟孕妇见之不妨。迟兼四脉，各有条理。

数为主热，腑病亦同。仲景云：数为在腑。《脉经》云：数为热。五至以上，七至八至人终。数而流利，滑脉痰濛。主痰，主食。若指下清，则主气和。数而牵转，紧脉寒攻。主寒，主痛。数而有止，促脉热烘。主阳邪内陷。数见于关，关中如豆摇动。动脉崩中。崩中，脱血也，主阴阳相搏。数见四脉，休得朦胧。

细主诸虚，蛛丝其象。脉道属阴，病情可想。细不显明，微脉气殃。主阴阳气绝。细而小浮，细者，脉形之细如丝也；小者，脉势之往来不大也，且兼之以浮，即人所谓如絮浮水面是也。濡脉湿长。主湿，亦主气虚，浮脉亦兼之。细而小沉，弱脉失养。血虚，沉脉亦兼之。细中三脉，须辨朗朗。

大主诸实，形阔易知。阳脉为病，邪实可思。大而涌沸，为洪。洪脉热司。主热盛，亦主内虚，浮脉亦兼之。大而坚硬，实脉邪持。主实邪。大兼二脉，病审相宜。

短主素弱，不由病伤。上下相准，缩而不长。诸脉兼此，宜补阴阳。动脉属短，治法另商。

长主素强，得之最罕。上鱼下尺，上鱼际，下尺泽。迢迢不短。正气之治，长中带缓。若是阳邪，指下弦满。中见实脉，另有条款。

以上八脉，显然可见。取其可见者为提纲，以推其所不易见，则不显者皆显矣。八脉相兼，亦非条目之所能尽，皆可以此法推之。

◎七怪脉

雀啄连连，止而又作。肝绝。屋漏水流，半时一落。胃绝。弹石沉弦，按之指搏。肾绝。乍密乍疏，乱如解索。脾绝。本息息，不动也末摇，鱼翔相若。心绝。虾游冉冉，忽然一跃。大肠绝。釜沸空浮，绝无根脚。肺绝。七怪一形，医休下药。此言五脏绝脉也。六腑中独言大肠与胃者，以其属于阳明，为一身之最重者也。

◎妇人脉

妇人之脉，尺大于寸。尺脉涩微，经愆定论。三部如常，经停莫恨。尺或有神，得胎如愿。左尺大为男，右尺大为女。妇人有胎，亦取左寸。手少阴盛为有子。不如神门，神门穴为心脉所过，左大为男，右大为女。占之不遁。

月断病多，六脉不病。体弱未形，有胎可庆。妇人经停，脉来滑疾。按有散形，三月可必。按之不散，五月是实。和滑而代，二月为率。

妇人有孕，尺内数弦。内崩血下，革脉亦然。将产之脉，名曰离经。离时常脉。内动胎气，外变脉形。新产伤阴，出血不止。尺不上关，十有九死。尺弱而涩，肠小肠也。冷恶寒。年少得之，受孕良难。年大得之，绝产血干。

◎小儿验纹按额诊脉四言诗

五岁以下，脉无由验。食指三关，第一节寅位为风关，第二节卯位为气关，第三节辰位为命关，以男左女右为则。脉络可占。热见紫纹，伤寒红像。青惊白疳，直同影响。隐隐淡黄，无病可想。黑色曰危，心为怏怏。若在风关，病轻弗忌。若在气关，病重留意。若在命关，危急须记。脉纹入掌，内钩之始。弯里风寒，弯外积致。食积致病。

五岁以上，可诊脉位。以一指按其寸、关、尺。指下推求，大率七至。加则火门，减则寒类。余照《脉经》，求之以意。更有变蒸，脉乱身热。不食汗多，或吐或渴。原有定期，与病分别。疹痘之初，四末寒彻。面赤气粗，涕泪弗辍。半岁小儿，外候最切。按其额中，以名、中、食三指，候于额前、眉端、发际之间，食指近发为上，名指近眉为下，中指为中。病情可晰。外感于风，三指俱热。内外俱寒，三指冷冽。上热下寒，食中二指热。设若夹惊，名中二指热。设若食停，食指独热。

按：此乃张心在所著。以浮、沉、迟、数、细、大、短、长八脉为提纲，余脉附之于内，兼以表里寒热、虚实强弱而分属之。各脉分门别类，较之旧诀二十四脉，简而易明，可为医学金针也。

◎小儿指纹浮沉分表里

指纹何故乍然浮，邪在皮肤未足愁。腠理不通名表证，急行疏解汗药投。

忽尔关纹渐渐沉，已知入里病方深。莫将风药轻相试，须向阳明里证寻。纹沉，邪已入里，但有浅深之别。若往来寒热，指纹半沉，尚在阳明胃经，治宜解肌。若外证身热不已，指纹极沉，已入阳明胃腑，速宜攻下，勿用风药。

◎小儿指纹红紫辨寒热

身安定见红黄色，红艳多从寒里得。淡红隐隐本虚寒，莫待深红化为热。至谓深红化热，其理安在？红本寒因，岂能化热？由其寒闭皮毛，腠理不通。盖人身内脏之气，时与皮毛之气相通贯，无一息之暂停。今寒闭汗孔，内出之气无所泄，郁于毛皮之间，渐积渐厚，而化为热矣。此内出之气为热，非外受之寒能变热也。

关纹见紫热之征，青色为风古所称。伤食紫青痰气逆，三关青黑祸难胜。少阳甲木，其色本青，肝胆受邪，纹见青色，此伤风候也。但可以风热称之，不可称惊风以误世。

◎小儿指纹淡滞定虚实

指纹淡淡亦堪惊，总为先天赋禀轻。脾胃本虚中气弱，切防攻伐损胎婴。

关纹涩滞甚因由，邪遏阴荣卫气留。食郁中焦风热炽，不行推荡更何求。

◎小儿纹形主病

腹疼纹入掌中心，掌心，属包络。弯内风寒次第侵。其纹两头弯向中指，为内，为顺；若纹弯向大指，为外，为逆。纹向外弯痰食热，水形脾肺两伤阴。形如水字，脾肺不足，食塞太阴，中气怯弱，脾不运化故也。或问指纹惟止一线，安能有水字之形？曰：不观太渊之脉，亦止一线，何以阳维阴维，阳跷阴跷，皆左右弹石，岂非水字之形乎？脉有左右，安知纹无左右？但能触类旁通，无往非理，夫岂特指纹为然也哉。

凡看指纹，以我之大拇指，侧面推儿食指三关，切不可覆指而推。盖螺纹有火，克制肺金，纹必变色。又只可从命关推上风关，切不可从风关推出命关，此纹愈推愈出，在先原未透关，今误推而出之，大伤肺气，慎之戒之。

以上表里寒热虚实，凿凿有据，但能于临症时，认得此六字分明，胸中自有主宰，虽不中，不远矣。若但以惊症塞责，何难应对，第晨钟自问，未免怀惭。凡我同人，互为砥砺，幸矣。

◎小儿总括脉要

太渊一指定安危，六至中和五至亏。七八热多三四冷，浮沉迟数贵详推。有力为阳为实热，虚寒无力里何疑。若能留意于中取，何致望洋泣远歧。浮而有力实兼风，风热皆阳，表之实也。无力阴虚汗雨濛。阴津妄泄，表之虚也。有力而沉痰食害，痰凝食滞，结于里也。沉沉无力气凝胸。气滞于中，不运化也。迟而有力多为痛，浮迟外痛，沉迟内痛。无力虚寒气血穷。气弱血衰，至虚之候。数脉热多终有力，数而有力，实热何疑。疮痍无力热虚攻。阴血受伤，虚热所致。

◎小儿脉证宜忌

脉浮身热汗之松，阳邪居表，应从汗解。沉细身凉莫强攻。无论表里，不堪攻伐。咳嗽正嫌浮带数，浮缓为宜，浮数大忌。细沉肿胀定知凶。脾胃虚寒，愈不运化。沉迟下痢方为吉，气血俱伤，最嫌洪数。洪大偏宜痘疹逢。阴阳充足，毒不能留。腹痛不堪浮有力，二阴受病，浮则反常。浮洪吐衄总无功。阳火太盛，阴血愈伤。

陶节庵[1]曰：诊脉之要，无论浮沉迟数，但于有力无力中分。有力者，为阳，为实，为热；无力者，为阴，为虚，为寒。至哉斯言也，后贤无忽。

按：儿症俗称哑科，最为难治，表里虚实全仗指纹以定之，不得不详加考辨，尤为慎重。

◎诊脉决生死

徐灵胎曰：生死于人大矣！而能于两手方寸之地，微末之动，即能决其生死，何其近于诬也！然古人往往百不失一者，何哉？其大要则以胃气为本。盖人之所以生，本乎饮食。《灵枢》云：谷入于胃，乃传之肺，五脏六腑，皆以受气。寸口属肺经，为百脉之所会，故其来也，有生气以行乎其间，融和调畅，得中土之精英，此为有胃气。得者生，失者死，其大概也。其次，则推天运之顺逆。人气与天气相应，如春气属木，脉宜弦；夏气属火，脉宜洪之类。反是，则与天气不应。又其次，则审脏气之生克，是则与脏气无害。又其次，则辨病脉之从违。病之与脉各有宜有不宜。如脱血之后，脉宜静细，而反洪大，则气亦外脱矣；寒热之证，脉宜洪数，而反细弱，则真元将陷矣。至于真脏之脉，乃因胃气已绝，不营五脏。所以何脏有病，则何脏之脉独现。凡此皆《内经》《难经》等书言之明白详尽，学者苟潜心观玩，洞然易晓，此其可决者也。

至云诊脉即可以知何病。又云人之死生，无不能先知，

① 陶节庵：陶华（1369—约1450年），字尚文，号节庵道人，余杭（今属浙江省）人，明代医家。著有《伤寒六书》。

则又非也。盖脉之变迁无定。或有卒中之邪，未即通于经络，而脉一时未变者；或病轻而不能现于脉者；或有沉痼之疾，久而与气血相并，一时难辨其轻重者；或有依经传变，流动无常，不可执一时之脉，而定其是非者。况病之名有万，而脉之象不过数十种，且一病而数十种之脉，无不可见，何能诊脉而即知其何病？此皆推测偶中，以此欺人也。若夫真脏之脉，临死而终不现者，则何以决之？是必以望、闻、问三者合而参观之，亦百不失一矣。故以脉为可凭，而脉亦有时不足凭；以脉为不可凭，而又凿凿乎其可凭。总在医者熟通经学，更深思自得，则无所不验矣！若世俗无稽之说，皆不足听。

按：生死须脉症相参而后能决，究竟不离望、闻、问三字，真为千古确论。谓诊脉即知何病，决不可信。

◎十八反

本草言明十八反，逐一从头说与君。人参沙参与芍药，元参紫苏及细辛。苦参丹参并前药，一见藜芦便杀人。白蔹白及并半夏，瓜蒌贝母五般真。莫见乌头与乌喙，逆之一反疾如神。大戟芫花并海藻，甘遂以上反甘草。若还吐虫用翻肠，寻常犯之都不好。蜜蜡莫与葱相见，石决明休见云母。藜芦莫使酒来浸，人若犯之定局苦。

◎十九畏

硫黄原是火中精，朴硝一见便相争。水银莫与砒霜见，狼毒最怕密陀僧。巴豆性烈最为上，更与牵牛不顺情。丁香莫与郁金见，牙硝难合京三棱。川乌草乌不顺犀，人参又忌五灵脂。官桂善能调冷气，石脂相见便跷蹊。大凡修合看顺逆，炮烘煿炙要精微。

◎妊娠忌用

蚖斑水蛭及虻虫，乌头附子配天雄。野葛水银并巴豆，牛膝薏苡与蜈蚣。三棱赭石芫花射，大戟蛇蜕黄雌雄。牙硝芒硝牡丹桂，槐花牵牛皂角同。半夏南星与通草，瞿麦干羌桃仁通。硇砂干漆蟹甲爪，地胆茅根都不中。

按：药相反者，服之则伤人；药相畏者，用之则不效；妊娠所忌者，犯之则伤胎。此三者，均系医家要事，学者不可不知。

◎穴图

按：人身之穴繁多，未能全载，凡针刺艾灸，卷中所及者，择入以备查阅。至艾炷须如莲子，底阔三分，务要紧实。若灸四肢，及小儿艾炷，大如苍耳子；灸头面艾炷，大如麦粒子。其灰以鹅毛扫去，不可口吹。或将艾炷安在小铜钱孔内灸亦可。余素不喜用火攻，因膏粱之人，难禁痛楚。即偶不得已而为之，以艾绒纸卷作小条，或加麝香少许在内，用生姜薄片置艾条上灸，妙甚。

见图3、图4。

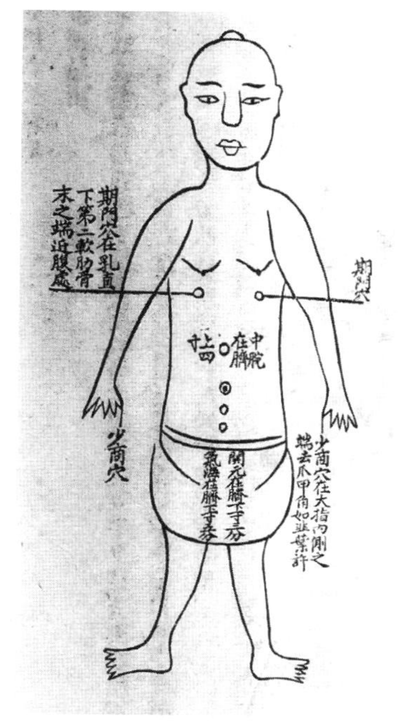

图3　正面穴图

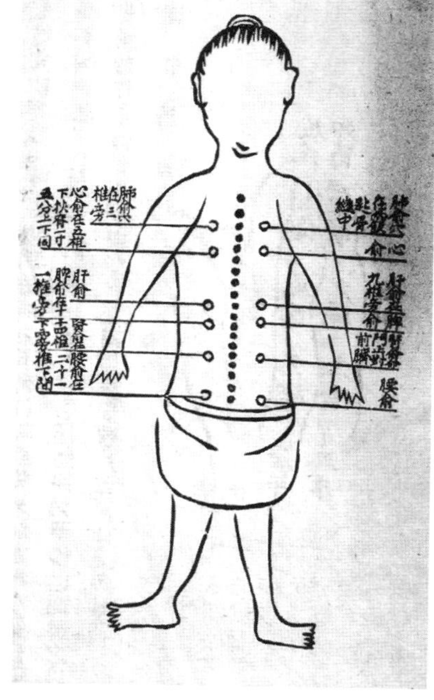

图4　背后穴图

◎运气易览

盖三阴三阳，为天之六气。六气者，客气也，将此客气，行于地之六气步位之上，则有气化之异矣。六气分上下左右而行天令，十二支分节令时日而司地化，上下相召。而寒暑燥湿风火与四时之气不同者，盖相临不一而使然也。少阴，君火。司子午；太阴，湿土。司丑未；少阳，相火。司寅申；阳明，燥金。司卯酉；太阳，寒水。司辰戌；厥阴，风木。司已亥。凡主岁者为司天，与司天相对一气者为在泉，如子午少阴司天，阳明在泉，余可类推矣。余气为左右间。左右，即后前，岁有六气，司天一气在中，前后应有两气；在泉一气在中，前后又有两气。共计六气。司天在泉之旁，为余气，左右相间也。用在泉后一气，为初之气，以在泉后一气之余气为初气，后即左。如子午阳明在泉之初气，太阳也。主六十日余八十七刻半。至司天为三之气，如子午岁少阴司天，应三之气见少阴也。主上半年，自大寒日后，通主上半年也。至在泉为六气，主下半年，自大暑日后，通主下半年也。（见图5）

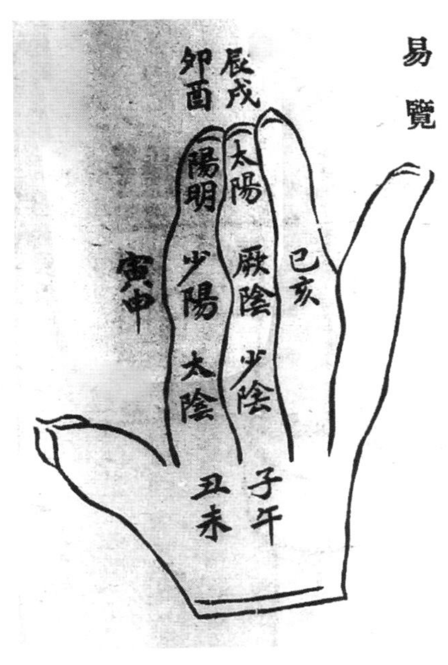

图5　司天在泉诀

◎六十岁运气主客及民病

子午之岁，少阴司天，阳明在泉，气化运行先天。初之气，太阳加临厥阴，主春分前六十日有奇。民病关节禁固，腰椎痛，中外疮疡。二之气，厥阴加临少阴，主春分后六十日有奇。民病淋，目赤，气郁而热。三之气，少阴加临少阳，主夏至前后各三十日有奇。民病热厥，心痛，寒热更作，咳喘，目赤。四之气，太阴加临太阴，主秋分前六十日有奇。民病黄疸，鼻衄嗌干，吐饮。五之气，少阳加临阳明，主秋分后六十日有奇。民乃康。终之气，阳明加临太阳，主冬至前后各三十日有奇。民病上肿，咳喘，甚则血溢。子午少阴司天，前之间气厥阴，后之间气太阴。阳明在泉，前之间气少阳，后之间气太阳。

丑未之岁，太阴司天，太阳在泉。气化运行后天。初之气，厥阴加临厥阴，主春分前六十日有奇。民病血溢，筋络拘强，关节不利，身重，筋痿。二之气，少阴加临少阴，主春分后六十日有奇，民病瘟疠盛行，远近咸若。三之气，太阴加临少阳，主夏至前后各三十日有奇。民病身重，胕肿，胸腹满。四之气，少阳加临太阴，主秋分前六十日有奇。民病腠理热，血暴溢，心腹䐜胀，浮肿。五之气，阳明加临阳明，主秋分后六十日有奇。民病皮肤寒气及体。终之气，太阳加临太阳，主冬至前后各三十日有奇。民病关节禁固，腰椎痛。丑未太阴司天，前之间气少阴，后之间气少阳。太阳在泉，前之间气阳明，后之间气厥阴。

寅申之岁，少阳司天，厥阴在泉。气化运行先天。初之气，少阴加临厥阴，主春分前六十日有奇。民病温，气怫于上，血溢，目赤，头痛，血崩，肤疮。二之气，太阴加临少阴，主春分后六十日有奇。民病热郁，咳逆呕吐，头痛身热，昏愦，脓疮。三之气，少阳加临少阳，主夏至前后各三十日有奇。民病热中，聋聩，血溢，脓疮，喉痹，目赤，善暴死。四之气，阳明加临太阴，主秋分前六十日有奇。民病腹满，身重。五之气，太阳加临阳明，主秋分后六十日有奇。民避寒邪，君子周密。终之气，厥阴加临太阳，主冬至前后各三十日有奇。民病心痛，阳气不藏而咳。寅申少阳司天，前之间气太阴，后之间气阳明。厥阴在泉，前之间气太阳，后之间气少阴。

卯酉之岁，阳明司天，少阴在泉。气化运行后天。初之气，太阴加临厥阴，主春分前六十日有奇。民病中热腹胀，面目浮肿，鼻衄。二之气，少阳加临少阴，主春分后六十日有奇。民病疫疠大至，善暴死。三之气，阳明加临少阳，主夏至前后各三十日有奇。民病寒热。四之气，太阳加临太阴，主秋分前六十日有奇。民病暴仆，谵妄，咽干，心痛，痈疡，便血。五之气，厥阴加临阳明，主秋分后六十日有奇。民气和。终之气，少阴加临太阳，主冬至前后各三十日有奇。民病温。卯酉阳明司天，前之间气少阳，后之间气太阳。少阴在泉，前之间气厥阴，后之间气太阴。

辰戌之岁，太阳司天，太阴在泉。气化运行先天。初之气，少阳加临厥阴，主春分前六十日有奇。民病身热头痛，呕吐，肌腠疮疡。二之气，阳明加临少阴，主春分后六十日有奇。民病气郁中满。三之气，太阳加临少阳，主夏至前后各三十日有奇。民病寒，反热中，痈疽，注下，心热瞀闷。四之气，厥阴加临太阴，主秋分前六十日有奇。民病大热，少气，肌肉痿，足痿，注下赤白。五之气，少阴加临阳明，主秋分后六十日有奇。民气乃舒。终之气，太阴加临太阳，主冬至前后各三十日有奇。民病惨悽孕死。辰戌太阳司天，前之间气阳明，后之间气厥阴。太阴在泉，前之间气少阴，后之间气少阳。

已亥之岁，厥阴司天，少阳在泉。气化运行后天。初之气，阳明加临厥阴，主春分前六十日有奇，民病寒于右胁下。二之气，太阳加临少阴，主春分后六十日有奇。民病热中。三之气，厥阴加临少阳，主夏至前后各三十日有奇。民病泪出，耳鸣，掉眩。四之气，少阴加临太阴，主秋分前六十日有奇，民病黄疸，胕肿。五之气，太阴加临阳明，主秋分后六十日有奇，民病寒气及体。终之气，少阳加临太阳，主冬至前后各三十日有奇。民病瘟疠。己亥厥阴司天，前之间气太阳，后之间气少阴。少阳在泉，前之间气太阴，后之间气阳明。

◎运气不足凭说

张飞畴[①]曰：谚云：不读五运六气，检遍方书何济？所以稍涉医理者，动以司运为务，曷知《天元纪》等篇，本非《素问》原文，王氏[②]取《阴阳大论》，补入《经》中，后世以为古圣格言，孰敢非之？其实无关于医道也。况论中明言时有常位，而气无必然。然谆谆详论者，不过穷究其理而已。纵使胜复有常，而政分南北，四方有高下之殊，四序有非时之化，百步之内，晴雨不同，千里之外，寒暄各异，岂可以一定之法，而测非常之变耶？若熟之以资顾问则可，苟奉为治病之法，则执一不通矣。

按：见病治病，本无关运气，张氏之说，不为无见，故录之。惟瘟疫盛行之年，余见多与运气相合，亦属奇事，似无凭之中，尚觉有凭。古人云：上工治未病，亦可豫为之防，何仅资顾问也？若专以之治病，夫岂有是理哉！

《拾慧续集》卷一终

---

① 张飞畴：张倬，字飞畴，为清代名医张璐次子。著有《伤寒兼证析义》。

② 王氏：即王冰。王冰整理注释《黄帝内经素问》，补入《天元纪大论》《五运行大论》《五常政大论》《六微旨大论》《六元正纪大论》《气交变大论》《至真要大论》7篇大论。

《拾慧续集》卷二 寒温明辨

岭南　何德藻芙卿辑增

◎伤寒六经辨证

太阳膀胱经。之脉，起于目内眦，从头下后项，挟脊抵腰至足，行身之背。《经》云：人之伤寒，则为病热。寒邪外属，阳不得越，郁而为热。所以凡外感之病，统名伤寒。寒初中人，必先在表，太阳为寒水之经，主一身之表。其脉浮缓，其症发热头痛，自汗恶风，为太阳中风，桂枝汤主之。汪讱庵曰：津液为汗，汗即血，在营则为血，在卫则为汗。寒伤营，营血内涩，不能外通于卫，卫气闭固，津液不行，故无汗，发热而恶寒。风伤卫，卫气外泄，不能内护于营，气血虚弱，津液不固，故有汗，发热而恶风。《活人》[①]云：发汗病症，三日内可二三汗之，令腰以下周遍为度。王海藏曰：表症当汗，脉浮急汗之，脉浮缓汗之，有大汗解表、微汗解肌之殊。若八九日过经不解，如疟状，面热身痒者，以不得汗故也，宜桂枝麻黄各半汤，小发其汗。若有服桂枝汤，大汗出后，其形如疟，日再发者，此因余邪未尽之故，是仍从汗而解，宜以桂枝二麻黄一汤。因其大汗后，故麻黄宜轻也。若有发汗不止，其人恶风，小便难，

① 《活人》：即《伤寒类证活人书》，宋代朱肱所著的伤寒著作。

四肢微急，难以屈伸者，此发汗不如法也，宜桂枝加附子汤。若发汗后，身疼痛，脉迟者，迟为脏寒，自应远斥阴寒，宜桂枝去芍药生姜加人参汤。若服桂枝汤已，桂枝症仍在者，当仍用桂枝如前法。而或妄下之，下后其本症仍头痛项强，翕翕发热，而反无汗。其变症心下满、微痛，而小便不利，病不在表而在膀胱，法当利小便则愈，宜桂枝去桂加茯苓白术汤。若发汗后，病不解，反恶寒者，里虚故也，宜芍药甘草附子汤，温经散寒，以和中焦。若发汗过多，则心液虚，心气馁，其人叉手自冒心，心下悸欲得按者，宜桂枝甘草汤，甘温以和荣卫。桂枝汤为解肌和营卫之剂，善用之，变化无穷。若其脉浮紧，其症头痛，程应旄曰：太阳经之见症，莫确于头痛恶寒。发热，身疼腰痛，骨节疼痛，恶寒无汗而喘，为太阳伤寒，麻黄汤主之。若脉浮紧，发热恶寒，身疼痛，或不疼，但重，不汗出而烦躁者，宜大青龙汤。若干呕而咳，去杏仁，加五味子、干姜、半夏、细辛、芍药，名为小青龙汤。若太阳发汗后，表热不解，脉浮数，烦渴饮水，或水入即吐，或饮水多而小便不利，表里症兼见者，宜五苓散。若太阳中风，表解后，里气不和，下利呕逆，心下至胁痞满硬痛，头痛短气，汗出不恶寒者，是水邪留结于中，三焦升降之气拒隔而难通。但表邪已罢，非汗散所宜；里邪充斥，又非渗泄所能治，宜十枣汤。

若太阳症妄下后，外不解，而腹满时痛，是太阳、太阴并病，宜桂枝芍药汤。若大实痛，是太阳、阳明并病，宜桂枝加大黄汤，此皆妄下而转属，非太阴、阳明之本症也。若伤寒吐下后，心下逆满，气上冲胸，起则头眩，脉沉紧，复发汗而动经，身为振摇者，宜茯苓桂枝白术甘草汤。此太阳转属厥阴之症也。

若病发于阳，而反下之，邪入于胃中，与不得为汗之水气，结而不散，心中硬痛不可按者，为大结胸。然结胸一症，有在太阳部分者，有并病阳明者，各轻重缓急之不同。如结胸无大热，但头汗出，项亦强，如柔痉状，寸脉浮，关脉沉，是病在上焦，因气之不行，致水之留结也，宜大陷胸丸。倘伤寒六七日不大便，因而舌干口渴，日晡潮热，是阳明亦受病，宜大陷胸汤。二症以心中硬痛，不可按者为据。但邪入有大小，故结胸亦分之。若脉浮滑，止在心下，不及胸腹，按之知痛，不甚硬者，是水与热结，凝滞成痰，留于膈上，为小结胸，宜小陷胸汤。此以按之知痛，而不甚硬者为据。

若伤寒汗出，外已解，胃中不和，心下痞硬，干呕食臭，胁下有水气，腹中雷鸣下利者，是阳不足而阴乘之，宜生姜泻心汤。若伤寒中风，初无下症，下之利，日数十行，完谷不化，腹中雷鸣，其人胃气素虚可知，则心下痞硬而满，非有形之结热，以胃中空虚，客气上逆于胃口，故干呕心不得安也，宜甘草泻心汤。倘若伤寒五六日，呕而发热，柴胡汤证具，而以他药下之，若心下满而硬痛者，此为大结胸，治以前法。但满而不痛者为痞，柴胡不中与之，宜半夏泻心汤。若心下痞，按之濡，其脉关上浮者，用大黄黄连泻心汤。心下痞而复恶寒，汗出者，用附子泻心汤。此皆攻实之剂，与前三方名同而法异也。

若太阳病，其人如狂，小便自利，脉沉，是无阳也，故病不在气而在血，宜抵当丸。今人俱用桃仁承气汤，查此方本治太阳病不解，热结于里，膀胱蓄血症也。按：伤寒传经者多，直中三阴者少，故《经》云，一日太阳受之，二日阳明受之，三日少阳受之，四日太阴受之，五日少阴受之，六日厥阴受之，总由太阳而次第相传也。凡邪在太阳，以头痛、恶风寒为确据，有汗为表虚，用桂枝汤解肌；无汗为表实，用麻黄汤走表。二汤为太阳症之主方。但服麻黄汗后，不得连用以重发其汗。有发汗不透，致太阳症尚在者，俱不离桂枝进退，以小发其汗。若服葛根，则引邪入阳明；服柴胡，则引邪入少阳，而变幻无穷矣。桂枝、麻黄汤下各方，俱为误治立法，何等周密。

阳明胃经。之脉，起于鼻上额，络于目，循于面，行身之前。《经》云：尺寸俱长，阳明受病也。其外证身热不恶寒，目痛，鼻干不得眠，古用葛根汤。时法以钱仲阳升麻葛根汤治之。其内证，咽燥口苦，舌胎烦躁，渴欲饮水，心中懊憹，腹满而喘，宜以栀子豆豉汤吐之。心烦腹满，起卧不安者，是热已入胃，则不当吐，便未硬，又不可下，故去豆豉，加厚朴、枳实以降之，名栀子厚朴汤。若病如桂枝症，头不痛，项不强，寸脉微浮，胸中痞硬，气上冲咽喉不得息者，此为胸中有寒也，宜瓜蒂散吐之。因此寒不在营卫，非汗法所能治，固得酸苦涌泄之品，因而越之。上焦得通，中气得达，胸中之阳气复，肺气之治节行，痞硬可得消也。若外邪初解，结热在里，表里俱热，脉洪大，汗大出，大烦大渴，欲饮水数升者，是阳明无形之热，宜白虎加人参汤。若阳明实热，地道不通，燥屎为患，其外证身热汗出，不恶寒，反恶热，日晡潮热，手足濈[①]濈汗出；或不了了，其内证六七日不大便，初欲食，反不能食，腹胀满，绕脐痛，烦躁谵语，发作有时，喘不得卧，腹中转矢气；或咽燥口干，心下痛，自利纯清水；或汗吐下后，热不解，仍不大便；或下利谵语，其脉实，或滑而数大，承气汤主之。如大便不甚坚燥者，小承气汤微和之。如大便燥硬，而证未剧者，调胃承气汤和之。若老弱虚人，不任

① 濈（jí 及）：汗出的样子。

承气，可用蜜煎胆汁导法。按：阳明外证未离太阳，仍宜汗解。若已离太阳，见阳明内证，宜清邪热。入腑，当审其邪之轻重下之。若热半在表，半在里，汗之不可，清之不可，下之不可，当用吐法。柯韵伯云：发汗是先着，涌吐是要着，清火是稳着，利水是闲着，温补是忿着，攻下是末着，病至于攻下，无别着矣。若先汗之得法，他着都不必用。能不慎之？

少阳胆经。之脉，起于目锐眦，上头角，络耳中，循胸胁，行身之侧。《经》曰：尺寸俱弦，少阳受病也。其症头痛，往来寒热，口苦咽干，目眩耳聋，喜呕，胸胁痛，宜小柴胡汤。若伤寒发热，汗出不解，十余日结热在里，心下痞硬，呕吐下利，复往来寒热；或妄下，柴胡证仍在，与小柴胡汤。呕不止，心下急，郁郁微烦者，此皆少阳半表半里气分之证，宜大柴胡汤，以治三焦无形之热邪也。若伤寒五六日，发汗不解，尚在太阳界，而反下之，胸胁满，微结，是系在少阳矣，宜柴胡桂枝干姜汤。若伤寒胸中有热而欲呕，胃中有邪气而腹中痛，欲呕吐者，黄连汤主之。若太阳与少阳合病，自下利者，黄芩汤。若呕者，黄芩加半夏生姜汤主之。按：少阳居太阳之前，阳明之后，所以主半表半里。胆为清净之府，无出无入，故治法一律。惟柴胡能解半表之邪，半夏、芩、连解半里之邪，总不离和解一法。须知此经有三禁：禁汗、禁下、禁利小便也。至若三阳合病，头痛发热，恶寒无汗，太阳见症。心烦不眠，阳明见症。嗌干耳聋，少阳见症。三阳证同见者，用柴葛解肌汤，此亦时法也。按：此方陶华所制，以代葛根汤。凡四时三阳合病之轻症，人多加减用之。加减者，如无太阳症，减羌活；无少阳症，减柴胡；下利，减石膏，以避里虚；呕，加半夏、生姜，以降里逆也。若并病、合病重症，仍遵原法合治。

太阴脾经。之脉，始于左足踝大指，行至腹，络于嗌，连舌本，行身之前，以吐利腹满痛为提纲，是遍及三焦矣。然吐虽属上，而由于腹满；利虽属下，而由于腹满，皆因中焦不治以致之也。其来由有三：有因表虚而风寒自外入者，有因下虚而寒湿自下上者，有因饮食生冷而寒邪自中发者。总不出于虚寒，宜理中汤，温补以扶胃脘之阳，诸证悉平矣。若脉浮而迟，或微欲绝，表热里寒，腹满吐利，或下利清谷，四肢厥逆，或大汗出，身体四肢疼痛，此阴邪猖獗，真阳不归，宜四逆汤。若太阳表热未除，而反下之，热邪与水气相结，成寒实结胸。夫大、小结胸，用苦寒，为有热也。此无热症，则不得概以阳症之法治之，宜三物白散。此论寒实结胸。至胃实症，多由于阳明热结。若无阳明症，而饮食、小便如常，大便常自坚硬，或数日不行，是谓之孤阳独行。此由太阴之不开，是脾不能为胃行其津液，名为脾约，宜麻仁丸。倘慢而不治，则饮食不能为肌肉，必至消瘦而死也。按：太阴为开，故亦能中风，须见四肢烦疼，脉浮，方可用桂枝以汗之。但此经为阴中至阴，最喜理中温补。若妄下，则成寒矣。

少阴，肾经。其脉起于左足内踝，足心，上行贯脊，循喉咙，络舌本，散舌下，注心中，行身之前。但少阴主里，应无表症；病发于阴，应无发热。今始受风寒，即便发热，似乎太阳，而实属于少阴者，其症头不痛，但欲寐是也。《内经》云：逆冬气，而少阴不藏，肾气独沉。故少阴之发热，而脉沉者，必于表剂中加附子，以预固其里。盖肾为坎象，二阴不藏，则一阳无敝，阴邪得以内侵，孤阳无附而外散耳，宜麻黄附子细辛汤。内外咸调，则风寒散而阳自归，精得藏而阴不扰也。若得之二三日，表热尚未去，里证亦未见，当以麻黄附子甘草汤，去细辛之辛散，取微汗而解也。二方俱少阴中风，托里解外法。若少阴病，身体痛，手足寒，骨节痛，口中和，恶寒，脉沉者，是纯阴无阳之症，宜附子汤。若腹痛下利，四肢沉重疼痛，小便不利者，由坎中阳虚，下焦有寒，不能制水故也，法当壮元阳以消阴翳，培土泄水以消留垢，宜真武汤。若少阴病自利而渴，小便色白者，是下焦之阳虚，而阴不生少火，不能蒸动其水气而上输于肺，故渴；不能生土，故自利耳，宜以白通汤。前下利清谷，手足厥逆，脉微欲绝，此太阴坏症转属少阴之症，乃四逆汤为主也。兹脉微欲绝，但欲寐，是系在少阴。若反不恶寒，或咽痛干呕，是为亡阳。其人面色赤，是为戴阳。此下焦虚极也，恐四逆不足以起下焦之元阳，故倍加其味，作为大剂，更加葱以通之，名通脉四逆汤。若少阴吐利，手足厥冷，烦躁欲死者，宜吴茱萸汤。若少阴病，有但欲寐，脉微细，病情。心中烦不得卧者，宜黄连阿胶鸡子黄汤，滋阴以和阳。若少阴病，四肢逆冷，泄利下重，其人或咳或悸，或小便不利，或腹中痛者，宜四逆散。此方以泄利下重为热。因病于阴，不用芩、连，故用枳、芍，酸苦泄之。又以阴病，热在下焦，更以柴胡以升散之。若少阴病，下利咽痛，胸满心烦者，此乃肾火不藏，循经上走阳分，宜猪肤汤。若少阴病，二三日，但咽痛者，是阴火冲上，可与甘草汤，甘凉泻火，以缓其热。不瘥者，配以桔梗，兼辛以散之。所谓奇之不去，而偶之也。若咽中痛，恶寒而欲吐者，此乃阴症似阳，宜半夏散及汤。若咽中因痛而且伤，生疮不能言语，声不出者，宜以苦酒汤。俱不得认为热症也。按：伤寒之重者，多入少阴，故少阴一经，最多死症。但始得之，在一日内，可用麻黄附子细辛速汗之；二三日，则用麻黄附子甘草减其势矣。方中不离附子者，固肾中之元阳，正以存少阴之真阴。故三日后，不可妄汗。《经》云：误发少阴汗，必动血，死不治。余症均分寒热。但传经热邪，亦有可下之症。如少阴症，得之二三日，口燥舌干者，急下之。因热淫于内，至于阳明，急下使谷气下流，津液得升。又有少阴症，六七日，当解不解，津液枯涸，因转属阳明，腹胀不大便，此宜于急下，恐日久阴虚土实于中，心肾不交而死也。又有少阴症，自利清水，色纯清，心下必痛，口干燥者，此乃土燥火炎，脾气不舒，胃气反厚，水去而谷不去，俱宜大承气汤急下之。此当于沉弱脉中，有力无力辨之。

厥阴肝经。之脉，始于右足大指，环阴器，抵少腹，循胁肋，上唇口，与督脉会于巅顶，行身之侧。其症消渴，气上撞心，心中疼热，而不欲食，食则吐蛔，下之利不止。《经》云：必伏其所主，而先其所因。或收或散，或逆或从，随所利而行之，调其中气，使之和平，宜以乌梅丸。然厥阴居两阴之交尽，名曰阴之绝阳。外伤于寒，则阴阳之气不相顺接，故手足厥冷，脉微欲绝。然相火居于厥阴之脏，脏气实，热则寒邪不能侵，只外伤于经，而内不伤脏。故先厥者，后必发热，是厥深热亦深也，初起即以当归四逆汤，寒加生姜、吴萸，酒、水各半煎。但厥阴为阖，外伤于寒，肝气不舒，热郁于下，致伤中气，宜以小建中汤。因方中芍药、饴糖，取酸苦泄热，辛甘调脾也。若厥阴四肢逆冷，心下悸，当先治水，宜茯苓甘草汤。此因火不息则心血不生，心不安其位，故悸动不止，脉不复其常。此皆仲景之圣法，六经之大略也。按：厥阴主肝而属木。《洪范》云：木曰曲直，曲直作酸。《内经》又谓：木生酸，酸入肝。而乌梅丸一方，五味兼收，寒温并用，实为厥阴之总方，吐蛔、久痢尤宜。然有寒邪直犯宜温，传经热邪宜下，均于脉沉细中之有力无力仔细分辨可也。

再按：凡病多由伤寒而起，是为医者之要术。但原论理繁语古，人多视为畏途，特择其要旨，参以时法，以示门径。而不全录者，使知有原论在，望学者仍求其本也。而感冒之说，本即伤寒，因风寒之轻者，俱畏麻桂而不用，不得不曲从时好，以列于篇后。至于温散、凉散，以及两感各法，均能补伤寒之未及，似皆不可缺，并以附之。查温病一症，人多作伤寒治，实为千古之误，惟后贤叶天士得其旨。苦无专书，幸吴瑭明示之，足称治人之妙术，救世之金丹也。余遵其法，详述于伤寒之末，显有泾渭之分。若能于此细心考辨，庶几无愧斯道矣！

桂枝汤

桂枝 白芍 生姜各三钱 炙草二钱 大枣四枚

水煎服，啜热粥，覆取微汗，未汗再服，一日可三服。

桂枝汤治太阳风，芍药甘草姜枣同。有汗引邪须得法，善用斯方妙无穷。

桂枝二麻黄一汤

桂枝麻黄各半汤

近传《伤寒论》有分两，理宜两汤各煎听用。如各半汤，则各取其半，而合服之。如二一汤，则取桂枝汤二分，麻黄汤一分，合而服之，犹水陆之师，各有节制。两军相为表里，异道夹攻之义，后人等其分而合为一方，与葛根、青龙辈何异？

桂枝二分麻黄一，余邪未尽如疟疾。桂枝麻黄各半汤，不汗身痒兼面热。

桂枝加附子汤即桂枝汤加附子。

桂枝去芍药生姜新加人参汤

桂枝三钱 人参三钱 甘草三钱 大枣十二枚

上四味，以水微火煮，去滓，分温服。

汗后身疼脉反沉，新加方法轶医林。方中姜芍还增一，三钱人参义蕴深。

桂枝去桂加茯苓白术汤

芍药 生姜 茯苓 白术各三钱 炙草二钱 大枣四枚

水煎服，小便利则愈。

桂枝去桂加苓术，法用桂枝如前同。芍药生姜甘草枣，此汤服后利即通。

芍药甘草附子汤

芍药二钱 甘草三钱，炙 附子一枚，炮，去皮，切八片

以上三味，用水煮，去滓，温服。

一枚附子胜灵丹，甘芍平行三钱看。汗后恶寒虚故用，经方秘旨孰能攒。

桂枝甘草汤

桂枝四钱 甘草二钱，炙

上二味，以水煮，去滓，顿服。

桂枝炙草取甘温，四桂二甘药不烦。叉手冒心虚已极，汗多亡液究根原。

麻黄汤

麻黄去根节，三钱 桂枝二钱 炙草一钱 杏仁二十四粒，去皮尖

水三杯，先煮麻黄，至二杯，去沫，入诸药同煮，至八分，温服，覆取微汗，不用啜粥。未汗再服，一日夜可三服。

麻黄汤中用桂枝，杏仁甘草四般施。发热恶寒头项痛，伤寒服此汗淋漓。

大青龙汤

麻黄六钱，去根节 桂枝二钱 甘草二钱，炙 杏仁去皮尖，十一枚 生姜三钱，切片 大枣四枚 石膏研，以布包，四钱五分

先用水煎麻黄，去上沫，纳诸药再煎，温服，覆取微汗。汗若出不止，以白术、煅牡蛎、龙骨研细末扑之；若汗多亡阳者，以真武汤方可救。

大青龙汤桂麻黄，杏草石膏姜枣藏。太阳无汗兼烦躁，风寒两解此为良。

小青龙汤

麻黄去根节 白芍 干姜炒 甘草 桂枝各二钱 半夏三钱 五味子一钱 细辛八分

先用水煎麻黄，去上沫，再纳诸药煎服。若渴者，去半夏，加瓜蒌根二钱；若噎者，去麻黄，加附子一钱五分；小便不利，小腹痛满，去麻黄，加茯苓四钱；若喘者，加麻黄，加杏仁二十枚；若微利者，去麻黄，加荛花。今荛花不常用，时法用茯苓代，即猪苓、泽泻亦可代也，但行道人当于方后注明。

小青龙汤治水气，喘咳呕哕渴利慰。姜桂麻黄芍药甘，细辛半夏兼五味。

五苓散

泽泻 猪苓 茯苓 白术 桂枝

共为末，以米饮和服二钱五分，日三服，多饮暖水，令出汗。本方去白术、桂枝，加滑石、阿胶各等分，名猪苓汤。

五苓散治太阳腑，白术泽泻猪茯苓。膀胱化气易官桂，利便消暑烦渴清。

十枣汤

芫花熬 甘遂 大戟各等分

为末，水煎，入大枣十枚，去滓服。强人可服七八分，弱人五六分。若下少病不除，明日更服，加三分，利后糜粥自养。

十枣汤本利水药，遂戟芫花共捣末。三味包入大枣中，培土攻邪此可服。

桂枝芍药汤即桂枝汤加芍药三钱。

桂枝加大黄汤即桂枝汤加大黄七分。

茯苓桂枝白术甘草汤

茯苓四钱 桂枝三钱 白术二钱 甘草二钱，炙

水煎服。

病因吐下气冲胸，起则头眩身振从。茯四桂三术草二，温中降逆效从容。

大陷胸丸

大黄四两 葶苈子熬 芒硝各一两五钱 杏仁一两五钱

捣为丸，如弹子大，每用一丸，入甘遂末三分，白蜜半匙，水一杯，煎半杯，温服，一宿乃下。如不下，再服。

结胸症只在太阳，大陷胸丸和蜜藏。黄硝杏葶煎甘遂，以攻为和下法良。

大陷胸汤

大黄二钱 芒硝一钱 甘遂末三分

先煮大黄，去滓，入芒硝，煎数沸，内甘遂末服。知，勿再服。

结胸症并病阳明，大陷胸汤是治名。大黄芒硝甘遂末，心中硬痛下安宁。

小陷胸汤见暑症

生姜泻心汤

生姜二钱 炙草 人参 黄芩各一钱五分 半夏一钱 干姜五分 黄连五分

水煎服。

生姜泻心和胃气，半夏炙草芩连医。人参干姜攻兼补，止呕逐水痞满宜。

甘草泻心汤

甘草四钱 黄芩二钱 干姜三钱 半夏二钱，原方半升 黄连 大枣十二枚

水煎服。

下余痞作腹雷鸣，甘四姜芩三钱平。一钱黄连三半夏，红枣十二擘同煎。

半夏泻心汤

半夏三钱 黄芩 干姜 炙草 黄连五分 人参各一钱五分 大枣二枚

水煎服。

半夏泻心黄连芩，干姜甘草与人参。大枣和之治虚痞，法在降阳而和阴。

大黄黄连泻心汤

大黄二钱 黄连四钱

以麻沸汤渍之，须臾去滓服。

痞证分歧辨向趋，关浮心痞按之濡。大黄二钱黄连一，麻沸汤调病缓驱。

附子泻心汤

大黄二钱 黄芩一钱 附子一枚，炮，去皮破，别煮取汁 黄连一钱

以麻沸汤渍之，须臾和附子汁温服。

一枚附子泻心汤，一钱连芩二大黄。汗出恶寒心下痞，专煎轻渍要参详。

桃仁承气汤

桃仁十六粒，去皮尖 大黄四钱 甘草二钱 桂枝二钱 芒硝二钱

水煎，去滓，后入芒硝，煎微沸，温服。

桃仁承气五般奇，甘草硝黄并桂枝。热结膀胱小腹胀，如狂蓄血最相宜。

升麻葛根汤

升麻三钱 葛根 白芍各二钱 炙草二钱 生姜二钱

先煮葛根，去沫，入诸药同煎，温服，不必啜粥。

钱氏升麻葛根汤，芍姜甘草合成方。阳明发热兼头痛，下

利生斑疹痘良。

栀子豆豉汤

栀子七枚，生用 香豉三钱

香豉后煎，温服，得吐止。

心中懊憹咽干苦，栀子豉汤用水煮。栀能通心豆入肾，能使浊邪从口吐。

栀子厚朴汤

栀子十四枚 厚朴四钱 枳实四枚，炒，浸，去穰

水煎服。

朴须四钱枳四枚，十四山栀亦妙哉。下后心烦还腹满，止烦泄满效兼该。

瓜蒂散

瓜蒂一分，熬黄 赤小豆一分 香豉

杵为散，煎服。

病在胸中气分乖，咽喉息碍痞难排。平行瓜豆还调豉，寸脉微浮涌吐佳。

白虎加人参汤见暑症

大承气汤见痉症

小承气汤见暑症

调胃承气汤

大黄四钱，酒润 炙草二钱 芒硝三钱

水煎，后入芒硝，令微沸，温服。

调胃承气硝黄草，甘缓微和将胃保。不用朴实伤上焦，中焦燥实服之好。

小柴胡汤

柴胡四钱 人参 黄芩 生姜 炙草各一钱五分 大枣二枚 半夏二钱五分，洗

水煎，温服。

小柴胡汤和解供，半夏人参甘草从。更用黄芩加姜枣，少阳百病此为宗。

大柴胡汤

柴胡四钱 半夏二钱 黄芩 芍药各一钱 大枣二枚 枳实一钱五分 生姜二钱

一本有大黄五分。水煎服。

大柴胡汤用大黄，枳实芩夏白芍将。煎加姜枣表兼里，妙法内攻并外攘。

柴胡桂枝干姜汤

柴胡八钱 桂枝三钱 干姜二钱 黄芩三钱 牡蛎二钱 甘草二钱，炙 瓜蒌根四钱

水煎，日三服。初服微烦，复汗出便愈。

八柴二草蛎干姜，芩桂宜三瓜四尝。不呕渴烦头汗出，少阳枢病要精详。

黄连汤

黄连 炙草 干姜 桂枝各一钱五分 人参一钱 半夏二钱 大枣二枚

水煎，温服。

黄连汤内用干姜，半夏人参甘草藏。更入桂枝兼大枣，寒热平调呕痛忘。

黄芩汤

黄芩三钱 炙草 芍药各二钱 大枣三粒

水煎服，日二夜一服。

黄芩汤用甘芍并，二阳合利枣加烹。此方遂为治痢祖，后人加味或更名。

黄芩加半夏生姜汤即前方加半夏、生姜。

柴葛解肌汤

石膏 柴胡 黄芩 白芍 葛根各三钱 羌活 白芷 桔梗 甘草各一钱

加姜、枣同煎服。方出陶氏[1]。

四时合病在三阳，柴葛解肌柴葛羌。白芷桔芩膏芍草，利减石膏呕半姜。

理中汤及丸加附子，名附子理中汤。

人参 白术 甘草 干姜各等分

共研末，蜜丸，如鸡子大。研碎，以沸汤服一丸，日三四服，后以热粥，使腹热为度。或用各三钱，水二钟，煎服，后啜热粥。若脐上筑，去术，加桂；悸者，加茯苓；渴欲饮水，加术；腹痛，加人参；寒，加干姜。

理中汤主理中乡，甘草人参术黑姜。呕利腹痛阴寒盛，或加附子总扶阳。

真武汤

茯苓 芍药 生姜各三钱 白术二钱 附子一钱，炮

水煎服。咳，加五味子、细辛；时法用细辛不能过一钱，似宜谨慎。小便利，而下利者，去芍药、茯苓，加干姜；呕，去附子，加生姜。

腹痛肢疼咳呕凑，北方真武推神守。茯苓芍术附子姜，焕土镇水各入扣。

三物白散

桔梗四钱一分 贝母四钱二分 巴豆一钱二分，去心，熬黑

共为末，以白饮和服一钱二分，羸者七分。病在膈上必

---

① 陶氏：即陶华。

吐，在膈下必利。不利，进热粥一杯；利不止，进冷粥一杯。

太阴腹满误下之，寒实结胸三物医。贝桔微寒豆辛热，膈上必吐膈下利。

麻仁丸

麻仁 芍药各三两 枳实炒 厚朴炙 杏仁各五两，研作脂 大黄一斤，蒸，焙

炼蜜丸，如梧子大，米饮送十丸，渐加以知为度。此方分两照脾约丸。

麻仁和蜜炼为丸，大便硬结出之难。枳杏芍黄兼厚朴，调脾承气得和安。

麻黄附子细辛汤

麻黄去节，三钱 细辛一钱 附子一钱五分

先煎麻黄，去沫，再入诸药，温服。

麻黄附子细辛汤，发表温经两法彰。若非表里相兼治，少阴反热曷能康。

麻黄附子甘草汤

麻黄去节 甘草各三钱 附子一钱五分

煎法同上。

少阴麻黄附甘草，微发汗兮法本好。当知欲寐热脉沉，回阳温剂此汤讨。

附子汤

附子二钱 茯苓三钱 白术四钱 芍药二钱 人参二钱

水煎，温服。

附子汤本少阴方，脉沉骨痛又恶寒。白术茯苓人参芍，大温大补壮元阳。

白通汤

干姜三钱 附子三钱，生用 葱白二根

水煎，温服。加猪胆汁一汤匙，人尿半汤匙，名白通加猪胆汁汤。

白通加尿猪胆汁，干姜附子兼葱白。热因寒用妙义深，阴盛格阳厥无脉。

四逆汤

甘草四钱，炙 干姜三钱 附子二钱，生用

水煎，温服。此方内干姜再加三钱，名通脉四逆汤；加茯苓六钱，人参一钱，名茯苓四逆汤。按：面赤格阳于上，加葱白通阳；腹痛，加芍药和阴；咽痛，加桔梗利咽；利止，脉不出，加人参补气复脉；呕吐，加生姜以散逆气也。

四逆汤中姜附草，三阴厥逆太阳沉。或益姜葱参芍桔，通阳复脉力能任。

吴茱萸汤

吴茱萸三钱，汤泡 人参一钱五分 大枣四枚 生姜六钱

水煎服。

吴茱萸汤人参枣，重用生姜温胃好。阳明寒呕少阴利，厥阴头痛皆能保。

黄连阿胶鸡子黄汤见痉症

四逆散

炙草 枳实 柴胡 芍药各等分

研末，白饮和服二钱，日三服。咳者，加五味子、干姜各五分，并主下利；悸者，加桂枝五分；小便不利者，加茯苓五分；腹中痛者，加炮附子；泄利下重者，先以水五杯煮薤白，取三杯，去滓，入药末三钱，共取一杯半，分温再服。

四逆散里用柴胡，芍药枳实甘草须。此是阳邪成厥逆，敛阴泄热平剂扶。

甘草汤见肺痿。加桔梗名甘桔汤。

猪肤汤

猪肤四两

水煎，去滓，加白蜜半盏，米粉三钱，熬香分服。

下利咽痛胸满烦，猪肤汤内用蜜糖。米粉加入熬香服，此是长沙极妙方。

半夏散及汤

半夏 桂枝 炙草

各等分为末，饮服二钱，更煮三沸，令冷，少少咽之。

咽中疼痛有奇方，名为半夏散及汤。桂枝炙草共为末，白饮和煎两相当。

苦酒汤

半夏一枚 鸡子一枚，去黄

内半夏着苦酒中，以鸡子壳置刀环中，安火上，令三沸，去滓，少少含咽之。不瘥，再作服。

语声不出咽生疮，治法当用苦酒汤。半夏鸡子去黄用，壳置刀环火煎尝。

乌梅丸

乌梅九十三枚 细辛六钱 干姜一两 当归四钱，酒洗 黄连一两六分 附子六钱，炮 蜀椒四钱，炒 桂枝 人参 黄柏各六钱

各另研末，合筛之，以苦酒浸乌梅一宿，取梅饭上蒸之，捣成泥，入炼蜜，共捣千下，丸如梧子大，先饮食，白饮服十丸，日三服，渐加至二十丸。

乌梅丸用细辛桂，人参附子椒姜继。黄连黄柏及当归，温

脏安蛔寒厥剂。

当归四逆汤

当归三钱 桂枝 白芍各二钱 甘草炙 细辛一钱 红枣五枚 木通各一钱五分

水煎，温服。如寒气盛者，加吴茱萸、生姜各二钱，老黄酒半盏，同煎服。

当归四逆桂枝芍，细辛甘草木通着。再加大枣治阴厥，脉细阳虚由血弱。

小建中汤

芍药六钱 桂枝三钱 生姜二钱 炙草二钱 大枣四枚

水煎，去滓，入饴糖四钱烊，温服。

小建中汤芍药多，桂姜甘草大枣和。更加饴糖补中脏，虚劳腹痛服之瘥。

茯苓甘草汤

茯苓 桂枝 炙草各二钱 生姜三钱

水煎服。

伤寒厥逆心下悸，茯苓甘草先治水。桂枝生姜同煎服，莫使邪气渍入胃。

炙甘草汤见痉症

猪胆汁导方

猪胆一枚，和醋少许，以竹管灌入谷道，如一食顷，当大便，出宿食恶物甚效。

煎蜜导方

蜜一杯，于铜器内煮，加饴糖，取纸卷作挺子，以线扎之，以蜜厚包之，如指许，长二寸，微热纳入谷道，以手急抱，欲大便时，乃去之。时法醮些皂角末。

◎感冒

感冒，乃四时伤风寒之轻者。其证头痛，发热恶寒，与伤寒表证同，宜以《局方》香苏饮加味，取微汗而解。若伤风自汗，原方去葱白、荆芥，加大枣二枚。若头痛寒热，咳嗽涕稠，胸膈满闷，脉弱无汗，宜《易简》[1]参苏饮治之。余遇头痛发热，脉浮，用二陈汤加荆芥、防风，有汗去荆芥，加桂枝；无汗，原方再加紫苏叶、杏仁；咳嗽，加杏仁、苏梗、桔梗等类；体虚，加生台党，惟咳嗽忌之，最为效捷。其余暑症之九味羌活汤，历节风之人参败毒散，均四时感冒之方，亦可随症斟酌。至若劳役饥饱过度，素来体弱，或因病后失调，元气未复，皆能易于感寒，用麻黄故嫌太猛，用香苏亦觉辛散。其治法，李东垣有云：伤寒无内伤者用仲景法，挟内伤者十居八九，言其多也。只用补中益气汤加减。又云：尺脉迟者，不可发汗，当与小建中汤和之。和之而邪解。设不解，服至尺脉有力，乃与麻黄汤汗之。喻嘉言曰：宜小建中汤生其津液，津液充，便自汗而愈。陶节庵云：伤寒服发表药而不作汗，名无阳症，宜再造散，助阳以作汗。张景岳云：阳根于阴，汗化于液，从补血而散，此云腾雨致之妙，则犹仲景所未及。观其自制数方，平散如归柴饮，温散如大温中饮及理阴煎，凉散如归葛饮，皆取邪从营解之义也。仲景重在驱邪，此则重在补正。驱邪是逐之于外，补正是托之于内。法虽不同，而散寒之意则一体也。然则伤寒之重者，有麻黄法于先，轻者从香苏变通于后。又得诸贤为挟虚者补其方，亦不可谓不尽善。

---

① 《易简》：即《易简方》，宋代王硕所著的医方著作。

然犹未也，又有邪在三阳，表里不解者，刘河间以两解为剂，名双解散，即防风通圣合六一散，二方合为一剂，加葱、姜、淡豉煎服之，候汗下兼行，表里即解。形气强者，两半为剂；形气弱者，五钱为剂。若初服因汗少不解，则为表实，倍加麻黄以汗之。因便硬不解，则为里实，倍加硝、黄以下之，连进二三服，必令汗出下利而解也。今人不知其妙，以河间过用寒凉，仲景伤寒初无下法，弃而不用，真可惜也。

又有两感伤寒之症。《经》云：两感者，死不治，一日太阳与少阴俱病，头痛发热恶寒，口干烦满而渴。二日阳明与太阴俱病，则腹满身热，不欲食，谵言；三日少阳与厥阴俱病，则耳聋囊缩，水浆不入，不知人，六日死。李氏云[①]：太阳者，腑也，自背俞而入，人之所共知；少阴者，脏也，自鼻息而入，人所不知也。鼻气通于天，故寒邪无形之气，从鼻而入。肾为水也，水流湿，故肾受之。《经》曰：伤于湿者，下先受之，同气相求耳。又云：天之邪气，感则害人五脏。以是知内外两感，脏腑俱病，欲表之则有里，欲下之则有表，表里既不能一治，故死矣，故云两感者不治。然所禀有虚实，则所感有浅深。虚而感之，深者必死；实而感之，浅者犹有可治，治之而不救者有矣。夫未有不治而获生者也。予尝用大羌活汤，间有生者，十得一二，故立此方，以待好生君子用之。窃历观诸家方论，实补伤寒所未备，洵属仲景之功臣，但诸方分布各篇，未免初学无从捉摸，特集腋于此，俾学者知道贵变通，遇病不可执一，庶几于伤寒一症，法无滹漏矣。

---

① 李氏云：此处引文出自王好古《此事难知》，内容主要编集其老师李杲的医学论述。

加味香苏饮

苏叶三钱 香附二钱，研 陈皮 川芎 蔓荆子 防风 秦艽 荆芥各一钱五分 甘草一钱

加生姜五片，葱白二根，水煎，温服，覆取微汗，一日夜作两服。

香苏饮内草陈皮，汗顾阴阳用颇奇。艽芥芎防蔓子入，解肌活套亦须知。

参苏饮

人参 苏叶 干葛 前胡 陈皮 枳壳 茯苓 半夏各八分 桔梗 木香 甘草各五分 生姜五片 大枣二枚

水煎服，覆取微汗。

参苏饮首用参苏，干葛陈皮枳壳俱。苓桔木香同半夏，枣姜甘草并前胡。

二陈汤见痁疾

补中益气汤

黄芪蜜炙，一钱五分 人参 甘草炙 白术各一钱，炒 陈皮 归身各五分 升麻 柴胡各五分

加姜、枣煎。

补中参草术归陈，芪得升柴用更神。劳倦内伤功独擅，阳虚外感亦堪珍。

再造散

人参一钱 黄芪二钱 桂枝一钱 甘草五分 细辛七分 附子炮，一钱 羌活八分 防风七分 川芎一钱

煨姜二片，大枣二枚，加芍药一撮。夏加黄芩、石膏用之。

阳虚再造散称奇，附子辛参草桂芪。羌活芎防姜枣入，或

加芍药水煎之。

归柴饮

当归一两 柴胡五钱 炙甘草八分

水煎服。

归柴二味及甘草，伤寒平散用之好。大便多溏归易术，还有加减方中讨。

大温中汤

熟地五钱 白术三钱 当归一钱 人参一钱 炙草八分 柴胡一钱 麻黄一钱 肉桂一钱 干姜一钱

水煎，去浮沫，温服。

伤寒温散大温中，参术柴胡肉桂同。草地麻黄姜入用，水煎去沫服为功。

归葛饮

当归五钱 干葛二钱

水煎，冷水浸凉，徐徐服之。

当归干葛两般宜，凉散方中此最奇。煎后好将凉水浸，徐徐服下汗来时。

理阴煎

熟地四钱 当归一钱五分 炙草一钱 干姜一钱五分

水煎服。

熟地当归炙甘姜，理阴煎剂最为良。方中加减须消息，肉桂加之用亦强。

双解散即防风通圣散合六一散。

大黄酒蒸 芒硝 防风 荆芥 麻黄 栀子 白芍 连翘 川芎 当归 薄荷 桔梗 白术各五分 黄芩 甘草二钱 滑石三钱 石膏一钱

加姜、葱煎。

防风通圣大黄硝，荆芥麻黄栀芍翘。甘桔芎归膏滑石，薄荷芩术力为饶。

大羌活汤

防风 羌活 独活 防已 黄芩 黄连 苍术 白术 甘草炙 知母生 川芎 细辛各三钱 地黄一两

上㕮咀，每服半两，水煎，热饮之，不解再服。若有余证，随经治之。

两感伤寒病二经，大羌活汤草川芎。二防二术二活细，生地芩连知母同。

◎温病三焦辨证并附瘟疫

《经》云：冬伤于寒，春必病温；藏于精者，春不病温。又以先夏至日为病温，后夏至日为病暑。尺肤热甚，脉躁盛，病温也。肌肤热，脉躁，即为温病，不仅夏至前为病温也。症有冬温、风温、热温、温疫、温毒等名，治同一律。脉盛而滑者，病且出也。每见脉多浮滑，若作伤寒治则误，宜当审慎。风温，由初春阳气始开，厥阴行令。温热，春末夏初，阳气弛张，温盛为热。温疫，疠气流行，多兼秽浊，家家如是，若役使然。温毒，诸温夹毒，秽浊太甚，治法俱宜从刘河间分理三焦。凡病温者，始于上焦，手太阴肺。温病由口鼻而入，自上而下，鼻通于肺，始手太阴金也。温者火之气，风者火之母，火未有不克金者，故病始于此。脉不缓不紧而动数，或两寸独大，尺肤热，头痛，微恶风寒，身热自汗，口渴，或不渴而咳，午后热甚者，皆是也。脉不缓不紧，非伤寒太阳症可知；动数者，风火相煽之象，《经》谓之躁；两寸独大，火克金也。尺部肌肤热甚，火反克水也。虽有头痛恶风寒，身热自汗，与太阳中风症无异，亦不得相混。况更有或渴、或咳、午后身热之不同可辨耳。太阴肺主天气，天气郁，故亦有头痛，且春气在头，又火炎上也。肺合皮毛，亦主表，故亦恶风寒也。肺主化气，肺病不能化气，气郁则身发热也。自汗者，皮毛开也。渴，火克金也。咳，肺气郁也。午后热甚，浊邪归下，火旺时也，又阴受火克之象也。若初起恶风寒者，桂枝汤主之；但热不恶寒者，宜辛凉平剂银翘散主之。温病最忌发汗，喜解肌，故太阴风温、温热、温疫、冬温，皆可用桂枝汤解肌。若温毒、暑温、湿温、温疟，不在此例，须宜明辨。若胸满者，加藿香、郁金，各三钱，护膻中；渴甚者，加花粉；项肿咽痛者，加马勃、元参；衄者，去芥穗、豆豉，加白茅根、侧柏炭、栀子炭，各三钱；咳者，加杏仁以利肺气。二三日病犹在肺，若热渐入里，加细生地、麦冬保津液。再不解，或小便短者，宜加知母、黄芩、栀子之苦寒，与麦、地之甘寒，合化阴气，而治热淫所胜也。若服桂枝汤，恶寒解，余病不解者，亦宜银翘散主之。余证悉减者，减其制。若身不甚热，但咳微渴者，当以辛凉轻剂，桑菊饮主之。若气粗似喘，燥在气分者，加石膏、知母。舌绛暮热甚，燥邪初入营，宜加元参二钱，犀角一钱；在血分者，去薄荷、苇根，加麦冬、细生地、玉竹、丹皮各二钱治之。风温咳嗽虽系小病，误用辛温，销铄肺液，必久嗽成痨，不可忽之。若病者脉浮洪，舌黄大汗，汗由热逼。面赤恶热者，宜辛凉重剂白虎汤主之。脉大而芤，汗大出，微喘，甚至鼻孔煽者，白虎加人参汤主之。脉浮大而芤，几于散矣，阴虚而阳不固也。补阴药有鞭长莫及之虞，惟白虎退邪阳，人参固正阳，使阳能生阴，乃救化源欲绝之妙法也。汗涌鼻煽，皆化源欲绝之征兆。脉若散大，急加倍人参用之。脉散大，故倍人参用之，以救欲绝之化源。然白虎汤为达热出表之良剂，用之得当，神妙无穷。但性最剽悍，其脉若浮弦而细，或沉，均不可与；口不渴，汗不出者，亦不可与，须当识此，勿孟浪不审脉证，用之误事匪轻。若气血两燔者，宜玉女煎去牛膝，加元参主之。此辛凉合甘寒法也。若血从上溢者，宜犀角地黄汤合银翘散。有中焦病者，以中焦法治之。若吐粉红水者，血与液交迫而出。死不治。血从上溢，脉七八至以上，而面反黑者，火极似水，反兼胜己之化。亦死不治，均可勉用清络育阴法。凡病口渴甚者，雪梨浆沃之；吐白沫，粘滞不快者，五汁饮沃之，皆甘寒救液法也。若得病二三日，舌微黄，寸脉盛，心烦懊憹，起卧不安，欲呕不得呕，无中焦症者，宜栀子汤，快涌膈中之热。若病二三日，心烦不安，痰涎壅盛，胸中痞塞欲呕者，如无中焦证，急用瓜蒂散吐之，恐邪入包宫，而成痉厥也。虚者加参芦。若病者寸脉大，舌绛而干，法当渴。今反不渴者，乃邪热入营，蒸腾营气上升，故不渴，不可疑不渴非温病，当以清营汤去黄连主之，不欲其邪深入也。凡温病不可发汗，若误发其汗，而汗不出者，必发斑疹；汗出过多者，必神昏谵语。发斑疹者，于斑疹门求之，惟宜禁升麻、柴胡、当归、防风、羌活、白芷、葛根、三春柳等药。神昏谵语者，以清宫汤、牛黄丸、紫雪丹、局方至宝丹，均可斟酌用之。此数方，并治邪入心包，舌謇肢厥。若温毒咽痛喉肿，耳前、耳后、颊肿，面赤，或喉不痛，但外肿，甚则耳聋，俗名大头温、虾蟆温者，宜用普济消毒饮去柴胡、升麻主之。初起一二日，再去芩、连里药。病初起未至中焦，故不得先用芩、连里药，犯中焦也。至三四日后，加之佳。温毒者，秽浊也，凡地气之秽，未有不因少阳之气而自能上升者，春夏地气发泄，故多有是证。秋冬地气间有不藏之时，亦多有是证。人身之少阴素虚，不能上济少阳，少阴升腾莫制，亦多成是证。小儿纯阳火多，阴未充长，亦多有是证。咽痛者，《经》谓：一阴一阳结，谓之喉痹。盖少阴、少阳之脉，皆循喉咙，少阴主君火，少阳主相火，相济为灾也。耳前后、颊前肿者，皆少阳经脉所过之地，颊车不独为阳明经穴也。甚则耳聋者，两少阳之脉皆入耳中，火有余则清窍闭也，不外李东垣普济消毒饮治之。其方妙在以凉膈散为主，而加化清气之马勃、僵蚕、银花，得轻可去实之妙；再加元参、牛蒡、板蓝根，败毒而利肺气，补肾水以上济邪火；去柴胡、升麻者，以升腾飞越太过之病，不当再用升也。若温毒外肿，以水仙根去皮、根，捣膏敷之。水仙花根，能拔毒外出，敷处须中留一孔，出热气，轻则易出，以肌肤上生黍米大小黄疮为度，并治一切痈疮。若温毒敷水仙膏后，皮间有黄小疮如米者，不可再敷，敷则痛甚而烂，当以三黄三香散调搽。若神昏谵语，当照上法，与牛黄、紫雪、清宫等剂也。以上皆治风温、温热、冬温、温毒、温疫在上焦之法也。

若温病上焦不治，必传至中焦。其人面目俱赤，语声重浊，呼吸俱粗，大便闭，小便涩，舌苔老黄，甚则黑有芒刺，但恶热，不恶寒，日晡益甚者，此已传至阳明也。脉洪躁甚者，白虎汤主之；脉沉数有力，甚则脉体反小而实者，宜大承气汤主之。凡用承气，必须舌苔老黄，甚则黑有芒刺，脉体沉实，的系燥结痞满，方为可用。若脉浮而促，谓数中时一止也。宜减味竹叶石膏汤，而逐邪外出。若阳明温病，悉有而微，或汗多，便结，谵语，舌苔老黄而干者，俱宜小承气汤。若无汗，大小便不利，谵语者，先与牛黄丸，以开内窍，并可下其便，因牛黄丸亦有下大便之功能。仍不大便者，再与调胃承气汤。若温病纯利稀水，无粪者，谓之热结旁流，亦宜调胃承气汤治之。此非气之不通，故不用枳、朴也，伤寒均有此病。若病者面目俱赤，肢厥，甚则通体皆厥，不瘛疭，但神昏，不大便七八日以外，小便赤，脉沉伏，或并脉亦厥，胸腹满坚，甚则拒按，喜凉饮者，当以大承气汤。若实热壅塞为哕者，亦宜下之，里气得通，其哕即止。然中焦实症之哕，必连声紧促，此由胃气火实逼迫，肺气不得下降，两相攻击而然。倘或断或续，此治属下焦，不可混也。若其人下利谵语，阳明脉实，或滑疾者，小承气汤主之。脉不实者，宜用牛黄丸、紫雪丹，仍主芳香开窍也。若病者上焦未清，已入中焦阳明，三焦俱急，大热大渴，舌燥，脉不浮而躁甚，舌色金黄，痰涎壅甚。此乃阳土燥烈，煎熬肾水，不下则阴液立见消亡，若下则引上焦余邪陷入，恐成结胸之症，此不可单行承气，应以小陷胸合承气汤，涤三焦之邪，一齐俱出。然非审定是证，不可用是方也。

若病无上焦之证，惟数日不大便者，理宜当下。如其人阴素虚，而不可行承气者，宜用增液汤主之。此方可代吴又可承气养荣汤法也，妙在寓补于泻，以补药之体，作泻药之用，既可攻实，又可防虚。以之治体虚之温病，与前医误伤津液、不大便、半虚半实之证，专以此法救之，无不应手取效。服增液汤已，周十二时观之。若大便不下者，合调胃承气汤微和之，此妙法也。若其人下后邪解，汗出不止，乃阴液受伤，当用益胃汤复其阴，使胃阴复，气降得食，则十二经之阴，皆赖其益也。若下后里气得通，无汗，脉浮者，知不在里而在表，宜银翘散主之；脉浮洪者，热气炽甚，津液立见消亡，宜以白虎汤；脉洪而芤者，白虎加人参汤主之。若下后无汗，脉不浮而数，明知内邪未解，不能连下，应用清燥汤，增水敌火，使不致为灾。兼有胶痰，加沙参、桑叶、梨汁、牡蛎、牛蒡。若下后数日，热不退，或退不尽，口燥咽干，舌苔干黑，或金黄色，脉沉而有力者，此乃邪气未净，至数日邪又复聚于胃，须再通其里，以护胃承气汤微和之。脉沉而弱者，仍宜增液汤。但温热之证，有解表之后，邪入于里；攻里之后，邪还于表，甚至温疫邪炽，有下至数十次而后愈者。诚如吴又可所云，总要看其邪正虚实，以定清热养阴之进退。如下后二三日，下证复现，脉不甚沉，或沉而无力，止可与增液，不可妄用承气。大抵滋阴不厌频烦，攻下切须慎重也。病若邪少正虚，但与滋阴，便可涤邪，增液益胃之属酌用；邪虚两停，滋阴之中，略佐涤邪，护胃承气汤主之；即邪炽正未虚者，亦以增液为主；燥结甚者，间服增液承气，约小其制，方合下后治法。

又有温病下之不通，最为棘手。其因有五：应下失下，及正虚不能运药者，正气既虚，邪气复实，法在不治，勉以补正逐邪，新加黄龙汤主之。有因肺气不降，而里证又实，至喘促不安，痰涎壅滞，右寸实大，宜以宣白承气汤，脏腑合治之法。有因火腑不通，左尺必现牢坚之脉，膀胱热结，小便滑滴赤痛，时烦渴甚，宜以导赤承气汤治之。有因邪闭心包，神昏舌短，阳明大实，内窍不通，闭亦甚矣，饮不解渴，消亦甚矣，病最急迫，深虑闭脱之虞，消乏肾液之虑，其势不可少缓须臾，急宜牛黄承气汤，开闭泻热，以救少阴。有因阳明太热，津液枯燥，水不足以行舟，结粪不下，宜间服增液，当自下。其或脏燥太甚之人，竟有不下者，则以增液合调胃承气汤，缓缓与服，约二时服半杯沃之，皆善法也。

有下后虚烦不眠，心中懊憹，甚至反覆颠倒，此邪气半至阳明，半犹在膈。下法只能除阳明之邪，不能除膈间之邪，宜以栀子豉汤涌越其在上之邪。少气者，加甘草。若呕者，加姜汁。此以误下伤胸胃之阳，故以甘益气，辛降气也。

若温病邪热夹秽，扰乱中宫，其人必作干呕，口苦而渴。如尚未可下者，宜以黄连黄芩汤彻其热，以芳香蒸變化其浊也。病者，若不渴而舌滑者，属湿温，不在此例。若温病传里，理当渴甚，今舌虽黄燥，而肉色绛，反不渴者，此邪气深入血分，格阴于外，上潮于口，故反不渴也，宜用清营汤主之。若舌白滑、灰滑、淡黄而滑，不渴者，乃湿气蒸腾之象，均不得用清营柔以济柔。又当于湿温中求之，法详湿症内。

若阳明发斑者，于斑门求之。若下后疹续出者，亦于疹门求之。若秽浊太甚，温毒发痘者，如治斑疹法，随其所在而攻之，温毒发痘，如小儿痘疮，或多或少，紫黑色，皆秽浊太甚，疗治失宜而然也。虽不多见，间亦有之，随其所在而攻。谓脉浮则用银翘散加生地、元参，渴加花粉，毒重加金汁、人中黄，小便短加芩、连之类。脉沉内壅者，酌轻重下之。然温毒亦有杨梅疮者，其形似杨梅，轻则色红紫，重则色黑紫，多见于背面，亦因感受秽浊而然，治法见外科。亦可照治温痘法，重加败毒利湿。若发黄者，当于黄疸门求之。

若病温，无汗，实症未剧，不可下，小便不利者，皆上游热结，与肺气不化而然。小肠火腑，宜以甘苦合化，冬地三黄汤主之。淡渗不可与也，忌五苓、八正等剂。因热病有余于火，不足于水，惟以滋水泻火为急务，不宜以淡渗而燥津也。

凡温病燥热欲解，燥者先滋其干，不可纯用苦寒。不知苦先入心，其化以燥，服之不应，愈化愈燥。宋人以目为火户，设立三黄汤，甘寒十之八九，苦寒仅十之一二耳。至茵陈汤之纯苦，止有一用，或者再用，亦无屡用之理。吴又可屡诋用黄连之非，而又恣用大黄，惜乎其未通甘寒一法也。

然温热下后热退，余焰尚存，盖无形质之邪，每借有形质者为依附，故不可即食，食者必复。周十二时后，缓缓与食，先取清者，勿令其饱，饱则必复，复必重也。但病下后热退，舌上津回，十数日不大便，可与益胃、增液等辈，不可妄投承气。即舌微苔，口微渴，面微赤，脉微数，身微热，日浅者，亦与增液辈；日深，舌微甘者，属下焦复脉法也，勿轻与承气。轻与者，肺燥而咳，脾滑而泄，热反不除，渴反甚者，百日死。若病者口渴甚，仍以雪梨浆沃之。下后微热，舌苔不退，以薄荷末拭之。若一切神昏谵语，均以安宫牛黄丸。因病自上来，亦必以芳香逐秽、开窍为要也。以上皆温病之在中焦阳明治法也。

倘温邪久羁中焦阳明阳土，未有不克少阴癸水者。或已下而阴伤，或未下而阴竭。若证有身热面赤，口干舌燥，甚则齿黑唇裂，如见脉来沉实有力，正气未至溃败，尚可假手于一下，即《伤寒论》急下存津液之谓。若中无结粪，邪热少而虚热多，其人脉必虚大，手足心热甚于手足背，如再下其热，是竭其津液，速之死也。应以加减复脉汤，复其津液，阴复则阳留，庶可挽回矣。若有温病误表，津液被劫，心中震震，舌强神昏，亦宜复脉汤复其津液，舌上津回则生。若伤之太甚，汗自出，中无所主，乃阴阳有离脱之象，宜用救逆汤，恐复脉不胜其任也。

至温病耳聋，《灵》《素》称其必死，此指少阳耳聋而言。《经》谓：肾开窍于耳。温病最善伤精，故少阴亦有耳聋。盖初则阳火上闭，阴精不得上承，清窍不通，继则亢阳阴竭。若再用小柴胡直升少阳，必至下竭上厥，定成不救。若于六七日外，壮火少减，阴火内炽之候，急以复脉辈，按症加减，以复其阴。

若劳倦内伤，复感温病，六七日以外不解者，宜复脉法。如服二三帖后，热退而人倦甚，仍加人参。若温病已汗而不得汗，已下而热不退，其为汗下不当可知。脉尚躁盛，邪固不为药衰，正气亦尚能与邪气分争，亦急须重与复脉，扶正以敌邪，正胜则生矣。若有误用升散，至脉结代，甚则脉两至者，亦重与复脉。虽有他证，后治之。又有汗下后，口燥咽干，神倦欲眠，舌赤苔老。或热邪深入少阴、厥阴，均宜复脉汤主之。凡邪入下焦，必以救阴为急务。然救阴之药，多滑润，但见大便溏者，即与一甲复脉等法，复阴之中以预防泄阴之弊。若少阴温病，真阴欲竭，壮火复炽，心中烦，阳邪挟心阳独亢于上，心体之阴，无容之地，故烦杂无奈。不得卧，阳亢不入于阴，阴虚不受阳纳。黄连阿胶汤主之。若夜热早凉，热退无汗，热自阴来者，青蒿鳖甲汤主之。若热邪深入下焦，脉沉数，舌干齿黑，手指但觉蠕动，即手指掣动。即当防其痉厥，宜以二甲复脉汤，育阴之中，兼赖介类潜阳，使阴阳交纽，庶厥可不作也。若下焦温病，热深厥甚，脉细促，肝风鸱张，心中憺憺大动，甚则心中痛，宜三甲复脉汤主之。若既厥且哕，温邪久踞下焦，燥肝液为厥，扰冲脉为哕，俗名呃忒。脉细而劲，小定风珠主之。若热邪久羁，吸烁真阴，或因误表，或因妄攻，神倦瘛疭，脉气虚弱，舌绛苔少，时时欲脱者，大定风珠主之。若壮火尚盛者，不得用定风珠、复脉。邪少虚多者，不得用黄连阿胶。而阴虚欲痉者，不得用青蒿鳖甲。各宜心领神会，不可混也。

若痉厥神昏，舌短，烦躁，此皆厥阴见症。然有手经、足经之分。在上焦以清邪之后，必继以存阴；在下焦以存阴为主，存阴之先，若邪尚有余，必先以搜邪。如寸脉大，口气重，颧赤，目赤，壮热，此乃手少阴之证未罢，故应先与牛黄、紫雪辈，开窍搜邪，再与复脉存阴，三甲潜阳，临症细参，勿致倒乱。若邪气久羁，肌肤甲错，或因下后邪欲溃，或因存阴得液蒸汗，正气已虚，不能即出，阴阳互争而战者，欲作战汗也，复脉汤热饮之。虚盛者，加人参。肌肉尚盛者，但令静，勿①妄动也。若邪在血分，不欲水，热邪燥液口干，又欲求救于水，故时欲漱口不欲咽。但血久瘀则黑，血性柔润，大便黑而易，为有瘀血也，宜犀角地黄汤主之。若小腹坚满，法当小便不利，倘小便自利，则非膀胱气闭可知。其人夜热昼

---

① 勿：原脱，据吴鞠通《温病条辨》补。

凉，邪气隐伏阴分，大便闭，脉沉实，此乃畜血也，宜以桃仁承气汤，以通血分之闭。结甚，则非抵当汤不可。若温病之脉，法当数，今不数而濡小者，因用清热药撤其热，以致里虚，下利稀水，或便脓血，桃花汤主之。但下焦空虚则寒，即不利亦宜温补，故宜用少阴自利，关闸不藏，堵截阳明之法也。

而又有病数日后，脉虽数而虚，舌绛苔少，下利日数十行，至于完谷不化，此乃脾阳下陷，火灭之象。身虽余热未退，亦属虚热，纯系关闸不藏见症，补之稍缓即脱，急宜桃花粥，甘温兼涩之法，取其逗留中焦也。或先因过用寒凉，脉不数，身不热者，可加干姜三钱。若温病，热入少阴，逼液下走，多下利，兼咽痛，胸满，心烦，亦宜猪肤汤主之。少阴脉循咽喉，注胸中，咽痛，胸满心烦者，由肾火不藏，循经而上走阳分也，故宜滋润之剂，使水升火降，上热自除，下利自止矣。若咽痛，而无下利、胸满、心烦等症，可与甘草汤；不差者，与桔梗汤，以甘缓之，以辛散之足矣。若温病入少阴，呕而咽中伤，生疮不能语，声不出者，苦酒汤主之。若妇女温病，经水适来，脉数，耳聋，干呕，烦渴，辛凉退热，兼清血分，甚至十数日不解，邪陷发痉者，竹叶玉女煎主之。若热入血室，医与两清气血，邪去其半，脉数，余邪不解者，护阳和阴汤主之。若热入血室，邪去八九，右脉虚数，暮微寒热者，乃气血俱虚，营卫不和，宜加减复脉汤，仍用参主之。若热病经水适至，十余日不解，舌痿饮冷，心烦热，神气忽清忽乱，脉右长左沉，瘀热在里，宜加减桃仁承气汤，以逐血分之瘀也。以上均下焦治法。

若温病愈后，嗽稀痰而不咳，彻夜不寐者，半夏汤主之。若饮退得寐，舌滑，食不进者，半夏桂枝汤主之。若温病解后，脉迟，身凉如水，冷汗自出者，桂枝汤主之。若解后面色萎黄，舌淡，不欲饮水，脉迟而弦，不食者，小建中汤主之。若愈后，或一月，至一年，面微赤，脉数，暮热，常思饮不欲食者，五汁饮主之，牛乳饮亦主之。病后肌肤枯燥，小便溺管痛，或微燥咳，或不思食，皆胃阴虚也，与益胃、五汁辈。暑症有清暑固胃汤，亦可加减用之。甘润养阴，自然欲食，断不可与俗套开胃健食之辛燥，恐燥咳成痨。然间亦有阳气素虚之体质，热病一退，即露旧亏，又不可固执养阴之说，而灭其阳火。可知用药贵视症变通也。

是温病与伤寒并重，为医家万不可少之法门，其理皆从仲景揣摩而出，但人俱以伤寒论治，实未得其奥旨耳，其中误人岂浅鲜哉！兹特论于伤寒之后，显有天壤之分，愿留心斯道者，心诚求之。

再温疫一症，本有阴阳，故古名阴阳毒。自唐宋以后，俱呼为温疫。疫者，役也，因其症能传染，若役使然也。而温病感阳毒之轻者，故亦有是名，其义尽详前集阴阳毒中，故不重赘。查明嘉靖间，京师大作，家家传染，死伤极多，相国王杰夜遇老人授一方，活人甚众，因称为王相国治疫良方。嗣遇温疫，无论阴症、阳症，凡有用者神效，厥功历历可纪。余闻其事，故急列于篇末，以补其不足。至避疫之法，或以雄黄涂鼻，或日熏辟瘟丹，或于水缸内入黑豆、管仲等物，法皆简便可从。

桂枝汤见伤寒

银翘散

连翘 银花各一两 苦桔梗 牛蒡子 薄荷各六钱 竹叶 芥穗各四钱 生甘草 淡豆豉各五钱

上杵为散，每服六钱，煎法照暑症。

银翘散用薄荷蒡，竹叶甘草桔梗良。荆豉同加成一剂，太阴温病始辛凉。

桑菊饮

杏仁二钱 连翘一钱五分 薄荷八分 桑叶二钱五分 菊花一钱 苦梗二钱 甘草八分 苇根二钱

水煎，日二服。二三日不解，气粗似喘，燥在气分者，加石膏、知母；舌绛，暮热甚，燥邪初入营，加元参二钱，犀角一钱；在血分者，去薄荷、苇根，加麦冬、细生地、玉竹、丹皮各二钱；肺热甚，加黄芩；渴者，加花粉。

桑菊饮用杏荷翘，苇桔生甘八味标。咳不甚热微渴者，风温轻剂此为昭。

白虎汤见湿症

白虎加人参汤见暑症

玉女煎去牛膝熟地加生地元参汤

生石膏一两 知母四钱 元参四钱 生地六钱 麦冬六钱

水煎，分二次服。

玉女加除膏母元，麦冬生地可同援。辛凉更合甘寒法，气血何须畏两燔。

雪梨浆方

以甜水梨大者一枚，薄切，新汲凉水内浸半日，时时频饮。

五汁饮见疟疾

栀子豉汤见伤寒

瓜蒂散加山栀汤

甜瓜蒂一钱 赤小豆二钱，研 山栀子二钱

水煎，先服一半，得吐止后服，不吐再服。虚者加参芦一钱五分。

瓜蒂散内加山栀，赤豆同煎取吐宜。虚者参芦钱五入，痰涎痞塞上焦施。

清营汤见暑症

清宫汤见湿症

牛黄丸见暑症

紫雪丹见湿症

局方至宝丹见湿症

普济消毒饮去升柴芩连汤

连翘 元参 苦桔梗 银花各一两 薄荷 芥穗各三钱 僵蚕 板蓝根 甘草各五钱 马勃四钱 牛蒡子六钱

共为粗末，每服六钱，重者八钱，鲜苇根汤煎，去渣服，约二时一服，重者一时许一服。

普济消毒去柴升，初禁芩连后入应。蒡薄银翘甘桔芥，勃元蚕板毒难凝。

三黄二香散

黄连 黄柏 生大黄各一两 乳香五钱 没药五钱

共为末，初用细茶汁调敷，轻则易之，继则用香油调敷。

三黄连柏用大黄，乳没二香成一方。已出黄疮如黍米，敷之定痛有专长。

大承气汤见痉症

减味竹叶石膏汤

竹叶五钱 石膏八钱 麦冬六钱 甘草三钱

水煎，分三次服尽。

减味竹叶石膏汤，麦冬甘草合成方。阳明温病脉浮促，粳夏俱除用亦良。

小承气汤见暑症

调胃承气汤见伤寒

承气合小陷胸汤

生大黄五钱 厚朴二钱 枳实二钱 半夏三钱 瓜蒌三钱 黄连二钱

水煎，分三次服，初次得利止后服，不便再服。

承气合小陷胸汤，连半瓜蒌阳热伤。脉躁舌黄痰壅甚，三焦俱急审宜详。

增液汤

元参一两 麦冬八钱，连心 细生地八钱

水煎，口干与饮令尽，不便再作服。

增液元参一两扶，地冬各用八钱须。阴虚难下宜斯法，不便还将调胃俱。

益胃汤

沙参三钱 麦冬五钱 冰糖一钱 玉竹一钱五分，炒香 细生地五钱

水煎，分两次服。

益胃汤方参地冬，冰糖玉竹五般融。阳明温病阴当复，下后汗多此法宗。

银翘汤

银花五钱 连翘三钱 竹叶二钱 生甘草一钱 麦冬四钱 细生地四钱

水煎，分两次服。

银翘汤与散殊异，竹叶生甘麦生地。下后无汗脉见浮，辛凉甘寒两法备。

清燥汤

麦冬五钱 知母二钱 人中黄一钱五分 细生地五钱 元参三钱

水煎，分三次服尽。

清燥知黄麦地参，甘凉滋水法尤深。曾经下后身无汗，脉数非浮便可斟。

护胃承气汤

生大黄 元参 细生地 麦门冬各三钱，连心 丹皮 知母各二钱

水煎，分二次，先服一半，得结粪，止后服。不便，再服。

护胃承气麦地丹，元参知母大黄餐。下后脉强热不退，舌苔黄黑口咽干。

新加黄龙汤

细生地五钱 人参一钱五分，另煎 芒硝一钱 生甘草二钱 生大黄三钱 元参五钱 麦冬五钱，连心 当归一钱五分 姜汁六匙 海参

水煎成三杯，先用一杯，冲参汁五分、姜汁二匙，顿服之。如腹中有响声，或转矢气者，为欲便也。候一二时不便，再如前法服一杯。候二十四刻不便，再服第三杯。如服一杯即得便，止后服，酌服益胃汤一剂，余参皆可加入。

新加黄龙归地冬，生军硝草海元供。姜汁人参宣胃气，正虚不运著奇功。

宣白承气汤

生石膏五钱 生大黄三钱 杏仁粉二钱 瓜蒌皮一钱五分

水煎，分二次，初次服，不知再服。

宣白承气膏大黄，瓜蒌皮与杏仁霜。右寸实大痰涎壅，喘促难安降肺良。

导赤承气汤

赤芍三钱 细生地五钱 生大黄三钱 黄连三钱 黄柏二钱 芒硝一钱

水煎成二杯，先服一杯，不下再服。

导赤承气芍地芒，生军连柏渴烦良。更兼左尺牢坚象，便

赤而疼一服康。

牛黄承气汤

即用前安宫牛黄丸二丸，化开，调生大黄末三钱，先服一半，不知再服。

增液承气汤

即于增液汤内加大黄三钱，芒硝一钱五分，分三次，先服一次，不知再服。

黄连黄芩汤

黄连二钱 黄芩二钱 郁金一钱五分 香豆豉二钱

水煎，分两次服。

黄连黄芩豉郁金，阳明温热秽交侵。干呕渴兮兼口苦，下之须缓此先斟。

冬地三黄汤

元参四钱 生地六钱 黄连一钱 苇根汁半酒杯，冲 黄芩一钱 麦冬八钱 黄柏二钱 粉草三钱 花露一盅

水煎，分三次服，以小便得利为度。

冬地三黄芩柏连，苇根花露草参全。阳明未实便不利，下法难施甘苦先。

加减复脉汤

炙甘草 干地黄 生白芍各六钱 麦门冬 麻仁 阿胶各三钱，炒

水煎，分三次服。

麦芍胶麻草地黄，此名加减复脉汤。润而甘缓存津液，脉证层层须细详。

救逆汤

即于加减复脉汤内去麻仁，加生龙骨四钱，生牡蛎八钱，煎，分服。脉虚大欲散者，加人参二钱。

加减复脉去麻仁，龙牡生添用愈神。脉如虚大人参入，救逆汤方迈等伦。

一甲煎

生牡蛎二两，碾细

水煎，分三次服。

咸寒兼涩一甲煎，牡蛎须生二两研。下后便溏脉仍数，未堪复脉此方先。

一甲复脉汤

即于加减复脉汤内去麻仁，加牡蛎一两。

黄连阿胶汤见痉症

青蒿鳖甲汤见疟疾

二甲复脉汤

即于加减复脉汤内加生牡蛎五钱，生鳖甲八钱。

三甲复脉汤

即于二甲复脉汤内加生龟板一两。

小定风珠方

鸡子黄一枚，生用 阿胶二钱 生龟板六钱 童便一杯 淡菜三钱

水先煎龟板、淡菜，去滓，入阿胶，上火烊化，内鸡子黄，搅令相得，再冲童便，顿服之。

小定风珠厥哕凶，脉形细动认肝风。先熬龟菜烊胶入，鸡子调匀童便冲。

大定风珠方

生白芍六钱 阿胶三钱 生龟板四钱 麻仁二钱 干地黄六钱 五味子二钱 生牡蛎四钱 麦冬六钱，连心 炙甘草四钱 鸡子黄二枚，生 鳖甲四钱，生

水煎，去滓，再入鸡子黄，搅令相得，分三次服。喘，加人参；自汗，加龙骨、人参、小麦；悸者，加茯神、人

参、小麦。

大定风珠热久羁，直阴吸烁表攻歧。神昏瘛疭脉虚弱，舌绛苔轻欲脱时。麦芍地黄均六数，鳖龟甘牡四钱宜。胶三味子麻仁二，鸡子黄宜两个施。

犀角地黄汤

干地黄一两 生白芍三钱 丹皮三钱 犀角三钱

水煎，分二次服。

犀角地黄芍药丹，血升胃热火邪干。斑黄阳毒皆堪治，或益柴芩总伐肝。

桃仁承气汤见伤寒

抵当汤出《伤寒论》，即水蛭、大黄、虻虫、桃仁，水煎服，为丸亦可。

桃花汤见伤寒，即桃花粥去人参、甘草，加干姜。

桃花粥

人参三钱 炙甘草三钱 赤石脂六钱，研细末 白粳米二合

水先煎参、草，去滓，再入粳米，稍煮，纳石脂末三钱，顿分三次服，利不止再服，利止停后服。或先因用寒凉，脉不数，身不热者，加干姜三钱。

桃花粥草米参脂，舌绛苔微脉数虚。利数十行谷不化，身中虽热亦堪施。

甘草汤见肺痿

桔梗汤见伤寒

苦酒汤见伤寒

竹叶玉女煎

生石膏六钱 干地黄四钱 麦冬四钱 知母二钱 牛膝二钱 竹叶三钱

水先煎石膏、地黄，再入余四味，分二次服，病解停后服，不解再服。前用玉女煎去牛膝者，以牛膝为下焦药，不得

引邪深入也。兹在下焦，故仍用之。

竹玉煎膏干地知，麦冬牛膝也相宜。妇人温病来经水，脉数耳聋呕渴施。

护阳和阴汤

白芍五钱 甘草二钱，炙 人参二钱 麦冬二钱，连心炒 干地黄三钱，炒

水煎，分二次温服。

护和芍草地参冬，热入深深血室中。医与两清邪去半，余邪脉数此方崇。

加减桃仁承气汤

大黄三钱，制 桃仁三钱，炒 细生地六钱 丹皮四钱 泽兰三钱 人中白三钱

水煎三杯，先服一杯，候六时，得下黑血，下后神清渴减，止后服，不知渐进之。

邵新甫[①]云：考热入血室。《金匮》有五法：第一条主小柴胡，因寒热而用，虽经水适断，急提少阳之邪，勿令下陷为最。第二条伤寒发热，经水适来，已现昼明夜剧，谵语见鬼，恐人认阳明实证，故有无犯胃气及上二焦之戒。第三条中风寒，经水适来，七八日脉迟身凉，胸胁满如结胸状，谵语者，显无表证，全露热入血室之候，自当急刺期门，使人知针刀比药力尤捷。第四条阳明病，下血，谵语，但头汗出，亦为热入血室，亦刺期门，汗出而愈。第五条明其一证，而有别因为害，如痰潮上脘，昏冒不知，当先化其痰，后除其热。仲景教人当知变通，故不厌推广其义，乃今人一遇是证，不辨热入之

① 邵新甫：清代医家，叶天士门人。

轻重，血室之盈亏，遽与小柴胡汤，贻害必多。要之热甚而血瘀者，与桃仁承气及山甲、归尾之属；血舍空而热者，用犀角地黄汤加丹参、木通之属；表邪未尽，而表证仍兼者，不妨借温通为使；血结胸，有桂枝红花汤参入海蛤、桃仁之治；昏狂甚，进牛黄膏，调入清气化结之煎。再观叶案中，有两解气血燔蒸之玉女煎法，热甚阴伤有育阴养气之复脉法，又有护阴涤热之缓攻法。先圣后贤，其治条分缕析，学者审证定方，慎毋拘乎柴胡一法也。

加减桃仁地大黄，丹皮中白泽兰襄。妇人热病来经水，热已经旬舌痿详。饮冷心烦神忽乱，左沉右邪脉偏长。方知瘀热深藏里，下血神清止药良。

半夏汤

半夏八钱，制 秫米二两，即俗所谓高粱是也。古人谓之稷，今或名芦稷。如南方难得，则以薏仁代之。

水煎，分三次服。此方出《内经》。

半夏汤方夏秫投，病温愈后嗽痰求。更兼彻夜难安寐，和胃祛痰可立瘳。

小建中汤见伤寒

牛乳饮

牛乳一杯，重汤炖热，顿服之，甚者日再服。

辟瘟丹

用大黄一两，以白矾水蒸过，白芷一两，广木香一两二钱，芸香一两，苓香草五钱，排草一两，甘松一两，细辛六钱，甘草六钱，苍术六钱，雄黄六钱，共为极细末，印寿字香点熏，取其芳香辟秽，夏日制用甚佳。此余新制，古法无之。

王相国治疫良方

金银花三钱 生甘草二钱 好黄土五钱 白矾二钱 小粒黑豆五钱，微炒勿焦

水煎，临卧温服，约六时汗出愈。次晚再一服，无不愈。或蜜丸，每服三钱亦可。

疫症最尚金银花，黄土须佳服自瘥。更有白矾与黑豆，合和甘草煎成茶。

《拾慧续集》卷二终

《拾慧续集》卷三　杂病补阙

岭南　何德藻芙卿辑增

◎秋燥

《经》云：阳明之上，燥气治之，中见太阴。又谓：阳明厥阴，不从标本，从乎中。从中者，以中气为化也。沈目南云：燥病起于秋分以后，小雪以前，阳明燥金，凉气司令。《经》谓：阳明之胜，清发于中，左胠胁痛，溏泄，内为嗌塞，外发㿗疝，大凉肃杀，华英改容，毛虫乃殃，胸中不便，嗌塞而咳。据此经文，燥令必有凉气感人，肝木受邪而为燥也，是燥属凉，即古人所谓次寒。与感寒同类。病虽于冬月寒令，而用麻、桂、姜、附之法不同，其和中攻里则一也。故吴瑭云：秋燥之气，轻则为燥，重则为寒，人只知燥为热，而不知有寒，喻氏又未达出，故后人未得其理，则二子可为喻氏功臣。化气为湿，土生金，湿土其母气也。复气为火。治寒者，则治其胜气也，初起如头微痛恶寒，亦有发热者。咳嗽稀痰，鼻塞嗌塞，脉弦无汗，此乃燥伤上焦肺胃。若脉弦，凉搏皮毛而无汗，宜以杏苏散，辛温轻药，仍达于表。此非重寒夹饮，是故不用青龙等剂。若脉弦甚或紧，可加羌活，微透其汗。若汗后咳不止，去羌活、苏叶，加苏梗；兼泄泻腹满者，加苍术、厚朴；头痛兼眉棱骨痛者，加白芷；热甚，加黄芩。若有汗，不咳不呕不痛，如伤寒太阳证者，仍以桂枝汤小和之。有汗不得再发其汗。但燥较寒为轻，故少与桂枝微和之。若燥金司令，头痛身寒热，胸胁痛，甚则疝瘕痛者，此乃金胜克木，木病与金病并见，表里俱病，宜以桂枝柴胡各半汤，加吴萸、楝子、茴香、木香等，芳香定痛，苦温通降。若燥淫传入中焦，脉短而涩，无表证，无下证，胸痛胁胀痛，或呕或泄，不得误汗误下，宜以苦温甘辛和之，随证变化可也。若阳明燥证，里实而坚，未从热化，下之以苦温。如大黄附子、天台乌药散之类。已从热化，下之以苦寒。如三承气之类。至若燥气延入下焦，搏于血分而成癥者，无论男妇，宜用化癥回生丹。若燥气久伏下焦，不与血搏，老年八脉空虚，不可与化癥回生者，用复亨汤，温养温燥并用，预护其阴，此非有形之实邪可比也。此特补小邪中里，深入下焦血分，坚结不散之痼疾，若不知络病宜缓通，或以气分误治，妄用急攻，必犯瘕散为蛊之戒。此蛊乃血，在妇人更多，为极重难治之证，务宜明辨。癥瘕详前集积聚门。然则秋燥之复气为火，复气者，标气也，盖燥属金而克木，木之子少阳相火，火气来复，故现燥热干燥之证。此所谓轻则为燥。喻嘉言曰：凡治燥病，燥在气而治血，燥在血而治气，燥在表而治里，燥在里而治表，药不适病，乃医之过。古无燥病，喻氏倡论之，今始得其旨。初起复气为病，右脉数大，伤手太阴气分者，宜以桑杏汤。若感燥而咳，宜桑菊饮。若燥伤肺胃阴分，或热或咳，宜沙参麦冬汤，甘寒以救津液。倘若燥气化火，清窍不利，如耳鸣目赤，龈胀咽痛等症，宜翘荷汤加味，以清上焦。喻氏云：诸气膹郁[1]之属于肺者，属于肺之燥；诸

---

① 膹（fèn 份）郁：积满，郁结。

痿喘呕之属于上者，亦属于肺之燥，用清燥救肺汤。其方甘润微寒，大约以胃气为主，因土为金母也。若燥伤胃阴，宜五汁饮，或沙参麦门冬汤。若胃液干燥，外感已净者，宜日用牛乳一杯，重汤炖服。此以津血填津血之法也。若燥证气血两燔，宜用玉女煎。汪氏云[①]：燥症喜柔润，最忌苦燥，有湿未退，而燥已起，及上燥下湿、下燥上湿俱照湿症例。至若燥久伤及肝肾之阴，上盛下虚，昼凉夜热，或干咳，或不咳，甚则痉厥者，宜以三甲复脉汤、定风珠、专翕大生膏择用，以培养津液为主。然肝木全赖肾水滋养，肾水枯竭，肝断不能独治，所谓乙癸同源也。但此三方，不仅专治燥症，凡上实下虚，肾液不足，及妇人血海枯干，八脉伤损，均称妙用，审方便得其义矣。

杏苏散

苏叶 半夏 茯苓 前胡 桔梗 枳壳 甘草 生姜 大枣去核 橘皮 杏仁

水煎服。

杏苏散本二陈汤，姜枣前胡枳桔匡。头痛恶寒鼻嗌塞，脉弦无汗嗽痰良。

桂枝汤见伤寒

桂柴各半汤即桂枝汤、小柴胡汤二方合用，见伤寒。

化　回生丹

人参六两 肉桂二两 两头尖二两 片子姜黄二两 麝香二两 公丁香三两 川椒炭二两 京三棱二两 虻虫二两 蒲黄炭一两 藏红花二两 苏子霜二两 苏木三两 五灵脂二两 降真香二两 当归尾四两 桃仁三两 香附米二两

① 汪氏云：此句引文为吴鞠通《温病条辨》中汪姓医家所作按语。

吴茱萸二两 元胡索二两 干漆二两 益母膏八两 鳖甲胶一斤 小茴香炭二两 没药二两 白芍四两 杏仁三两 水蛭二两 阿魏二两 川芎二两 乳香二两 良姜二两 艾炭二两 熟地四两 大黄八两，为细末，以高米醋一斤半熬浓，晒干，为末，再加醋熬，如是三次，晒干，末之

共研末，以鳖甲、益母、大黄三胶和匀，再加炼蜜为丸，重一钱五分，蜡皮封护。用时温开水和，空心服。瘀甚之证，黄酒下。凡一切癥结血痹，并瘀血疟母，妇女经闭，以及经前腹痛，属实者俱宜之。

化癥回生苏子霜，艾蒲椒炭桂参当。杏桃芎芍萸胡索，苏木红花片子姜。虻蛭良脂棱乳没，降真茴麝与丁香。两头尖漆真阿魏，益鳖胶香地大黄。下焦燥气深延入，血分成癥症可详。炼蜜为丸钱五重，蜡皮封护慎毋忘。

复亨丹

倭硫黄十分，即石硫黄水，土硫黄不可用 鹿茸八分，酒炙 枸杞子六分 人参四分 茯苓八分 淡苁蓉八分 肉桂四分 萆薢六分 全当归六分，酒洗 川椒炭三分 炙龟板四分 小茴香六分，酒浸，与当归同炒黑

益母膏和为丸，小梧子大，每服二钱，日再服，冬日渐加至三钱，开水下。

复亨回桂薢龟茸，参枸归硫椒茯蓉。八脉虚空年老大，化癥难用此堪从。

桑杏汤

香豉一钱 桑叶一钱 栀皮一钱 梨皮一钱 杏仁一钱五分 沙参二钱 象贝一钱

水煎服，重者再作服。

桑杏汤方象栀贝，沙参香豉与梨皮。燥伤气分脉数大，但主辛凉病可医。

桑菊饮见温症

沙参麦冬汤

沙参三钱 玉竹二钱 桑叶一钱五分 麦冬三钱 生甘草一钱 生扁豆一钱五分 花粉一钱五分

水煎，日再服。久热、久咳者，加地骨皮三钱。

沙参麦冬扁甘桑，竹粉甘寒救燥伤。症或热兮并或咳，久延加入骨皮良。

翘荷汤

薄荷一钱五分 连翘一钱五分 生甘草一钱 黑栀皮一钱五分 桔梗二钱 绿豆皮二钱

水煎服，甚则日二三服。耳鸣者，加羚羊角、苦丁茶；目赤者，加鲜菊叶、苦丁茶、夏枯草；咽痛者，加牛蒡子、黄芩。

翘荷汤绿豆栀皮，苦梗生甘燥火宜。专取辛凉清气分，咽龈耳目热全治。

清燥救肺汤见咳嗽上气

五汁饮见痎疾

三甲复脉汤见温症

定风珠见温症

玉女煎见温症

专翕大生膏

人参二斤，无力者以制洋参代之 茯苓二斤 龟板一斤，另熬膏 乌骨鸡一对 鳖甲一斤，另熬胶 牡蛎一斤 鲍鱼二斤 海参二斤 白芍二斤 五味子半斤 麦冬二斤，不去心 羊腰子八对 猪脊髓一斤 鸡子黄二十圆 阿胶二斤 莲子二斤 芡实三斤 熟地黄二斤 沙苑蒺藜一斤 白蜜一斤 枸杞子一斤，炒黑

上药分四铜锅，忌铁器，搅用铜勺。以有情归有情者二，无情归无情者二，文火细炼三昼夜，去渣，再熬六昼夜，陆续合为

一锅，煎熬成膏，末下三胶，合蜜和匀，以方中有粉无汁之茯苓、白芍、莲子、芡实为细末，合膏为丸。每服二钱，渐加至三钱，日三服，约一日一两，期年为度。每殒胎必三月，肝虚而热者，加天冬一斤，桑寄生一斤，同熬膏，再加鹿茸二十四两为末。本方以阴生于八，成于七，故用三七二十一之奇方，守阴也；加方用阳生于七，成于八，三八二十四之偶方，以生胎之阳也。古法通方多用偶，守法多用奇，阴阳互也。余每以之治一切阴虚火旺之症，极称神效。

专翕膏黄芡茯阿，麦参海鲍芍莲多。鳖龟乌骨猪鸡牡，蒺杞羊腰蜜味和。若是肝经虚热症，天冬桑寄鹿茸科。大生妙品阴阳互，查对原方制勿讹。

◎斑疹

斑疹二症，原有阴阳之别，气血之分。吴又可立托里化斑汤，以斑疹混为一气，实未得其旨也。查斑疹于温病中多见之，斑由阳明独胜之热。阳明主肌肉，故遍体皆赤，成片成块，若色黑为热极而胃烂也。甚则神昏谵语。脉多洪数。《经》云：热淫于内，治以咸寒，佐以苦甘。宜用白虎汤以清气分之热，加元参、犀角救肾水以济心火，托斑外出，而败毒辟瘟，名为化斑汤，数服自愈。若遵吴氏[1]用升麻、柴胡、白芷、山甲等辛燥之品，定必灼伤津液，为害不浅。汪石山云：霍乱吐泻后，见红斑者吉，则邪从上下出也。凡发斑多属胃热，惟此独属胃虚而无根失守之火游行于外，可补而不可泄，可温而不可凉，若用化斑汤，生死反掌矣。即丹溪所谓阴症发斑，但如蚊蚋虱蚤咬，形壮而非锦纹者，只宜温补，其火自下，斑自消，用大建中汤之类，此乃治本而不

① 吴氏：即吴又可。

治其标也。余按：此症既非斑之锦纹，其形象似疹明矣，宜呼为虚疹较确。古人俱以斑名，可见斑疹无分也。每见此症，有朝发夕退者，有形色微红痒不可当，而时搔出黄水者，轻则小建中汤重加白术，重则以桂枝易肉桂连服，无不奏效，此余屡试矣。

至疹为血络中病，其形红点高起，脉多浮滑。与成片块者不同，宜用银翘散，去豆豉，加细生地、骨皮、大青叶，倍元参治之。若神昏谵语者，可于清宫汤、牛黄丸、紫雪丹、至宝丹择用。虽疹病以泻泄为顺，是补涩固不可，攻下升提均在禁例。即使斑疹外出不快，内壅特盛，阳明症悉俱者，只可与调胃承气微和之，得通则已，不可峻攻。凡升麻、柴胡、当归、防风、羌活、白芷、葛根、三春柳等类，俱宜避之。考三春柳即西河柳，希雍[①]《广笔记》盛推治疹之功，不知寒疹宜发，温疹宜凉，须要分辨。因温疹与小儿之风热疹有别也。小儿之疹，俗称曰麻，然麻疹均同一类。然小儿疹，虽亦外受时气而发，究由胎毒乘势外达，急宜发出为顺，故可用升、柴以升发之。若寒邪外搏皮毛，致疹不外出，并可用麻、桂发散，达之肌表，以防内陷。温疹多见于春夏发生之候，天地有升无降，故不可用药升之，斑症亦然。若误用直升少阳，使热血上循清道则衄，过升则下竭，下竭者必上厥。肺受热毒熏蒸则呛咳，心受升散摧迫则昏痉也。究属治法两途，见麻疹门自悉其详。如妇人斑疹与男子同，惟胎产用药，法宜审慎。又湿门有白疹，俱由湿热而成。《伤寒论》云：脐发于阳，应以汗解，误用水攻之法，热被水劫，而不得散，外则肉上粟起，内则烦热，欲饮不饮。此湿气凝结于玄府也，方用文蛤、麻黄、石膏、杏仁、甘草、姜、枣，名文蛤汤。此亦与白疹相似也。又有皮肉不红，成片成块，时见发痒，俗名风包，宜以荆防败毒散散之。此不治亦退，均皆与疹同，特于此详论之。

---

① 希雍：缪希雍（1546—1627年），字仲淳，明嘉靖、天启间人。著有《先醒斋医学广笔记》《神农本草经疏》等医学著作。

白虎汤见暑症

大建中汤见腹满痛

小建中汤见虚劳

银翘散见暑症

紫雪丹见湿症

牛黄丸见暑症

清宫汤见湿症

至宝丹见湿症

调胃承气汤见伤寒

◎头痛

《素问》曰：风气循风府而上，则为脑风。王启玄云：脑户乃督脉、足太阳之会。故《灵枢》谓：真头痛，脑尽痛，则手足寒至节，不治也。《经》言头为精明之府，若值气为邪所伤，安有生理，急用四逆汤、黑锡丹可救其百中之一。大抵寻常头痛者，皆六气厥逆使然。《伤寒论》以太阳痛在脑后连项强，可于冲和汤加葱白治之；阳明痛在额前，连目眶，仍用升麻葛根汤加白芷；少阳痛在侧，连两胁，兼呕，仍用小柴胡汤，去人参，加川芎、当归、茯苓。惟太阴《论》中无头痛，但湿土动而生痰，亦有此病，必身重，脉沉缓，宜用平胃散，加茯苓、川芎、制南星等类。然少阴以脉沉细，但欲寐为提纲，若头痛见此，仍用麻黄附子细辛汤合芎归汤。厥阴头痛如破，干呕吐涎沫，仍用吴茱萸汤。但按经施治，无有不效。此外又有虚火、实火之症。实火者，如《伤寒论》三阳合病，脉浮大，自汗，头项痛而胃家实，口舌咽干，欲眠不得眠，治以竹叶石膏汤是也。若火盛，于芎归汤加入大黄，酒炒三遍为末，冲服，亦火下抽薪之法。火势轻者，宜以清神养荣汤。有头中如蛀虫响者，名为天白蚁。此亦火症，可用茶子为末吹入鼻内立效。凡方中用茶，皆取其有散火之功也。若虚火之症，可用四物汤加知母、黄柏，再少加蔓荆子、细辛，或不用细辛，用荆芥、藁本亦可。然虚之中，又有气虚、血虚、肾虚之别。气虚者，烦劳则痛，宜升补阳气则愈，用补中益气汤。若中气虚而且寒，其痛必呕吐清水，宜用六君子汤加当归、生黄芪、炮干姜、木香治之。血虚者，以当归补血汤加川芎、细辛。肾虚者，可用景岳左归饮。凡肾阴不足，而阴火冲逆；肾阳不壮，则寒气通脑。故治肾当别阴阳。若肾阴虚，此方可减桂、附；火盛，加入黄柏、知母、甘菊花等类。此数语又可为脑顶痛之大法门。若气血两虚，宜补中益气汤、芎归汤合用，再入蔓荆子、细辛少许。至若偏头痛，丹溪所谓半边作痛是也。偏在右，属热痰，宜二陈汤加苍术、川芎、白芷、防风、荆芥、薄荷、炒黄芩、黄连；偏在左，属血虚生风，亦用二陈汤合四物汤，加防风、荆芥、薄荷、蔓荆子、柴胡、炒黄柏等类。其余若冒雨伤寒湿之气致令头痛，宜术附汤加川芎、桂皮、甘草、姜、枣。若痰盛致令眉棱骨痛者，亦用二陈汤。倘痛连两目不得开，昼静夜剧，宜加入细辛、川芎、南星、枳壳。若头痛耳中如雷鸣，其苦不堪者，名为雷头风，取羊粪五六钱，焙干研末，温酒调下，最为简捷。如服后仍然不止，宜以清震汤愈之。至于头痛止则腹痛作，腹痛止又头痛作，此由脾阴虚而胃中有热，随气上下而为患也，宜用甘草芍药汤加川芎、各用二三钱，同下数味同煎服之。黄连、用吴萸水炒。木香，另研末，此二味各取三分。煎服，甚则再加香附、葱白、童便。又外治不卧散，治偏正头痛，俱称神效。方用玄胡索七枝，青黛二钱，猪牙皂角二两，上为末，用水调成小饼子，如杏仁大，令病者仰卧，以水化开，用竹管送入鼻内，男左女右，觉药味至喉少酸，令坐起，口咬铜钱一个，涎出盈盆而愈。此即古人嗜鼻法也。

四逆汤见伤寒

黑锡丹见血症

冲和汤即喝症九味羌活汤。

升麻葛根汤见伤寒

小柴胡汤见伤寒

平胃散见疟疾

吴茱萸汤见伤寒

竹叶石膏汤见痉症

清神养荣汤

麦门冬去心 当归各一钱二分 川芎一钱 白芷七分 薄荷叶 甘菊 羌活 栀子各五分 生甘草四分 升麻二分

生姜一片，茶一撮，水煎服。

清神白芷麦门冬，甘菊升麻生草芎。羌活薄荷归栀子，姜茶一撮煎于中。

芎归汤见妊娠

四物汤见中风

补中益气汤见感冒

十全大补汤见中风

六君子汤见疟疾

景岳左归饮

熟地 山药炒 山茱萸 枸杞 甘草 杜仲姜制 肉桂研 附子制

水煎服。去杜仲、肉桂、附子，加生地、当归，治膈症甚效。

左归熟地怀山萸，枸杞杜甘肉桂需。附子同增因火弱，肾虚加减任君图。

当归补血汤见积聚

二陈汤见疟疾

术附汤见湿症

甘芍汤即甘草、芍药等分煎服。

清震汤即升麻、苍术、荷叶为末煎服。

◎脚气

《内经》云：伤于湿者，下先受之。李东垣以南方春夏之交，山林蒸郁，风湿毒气为甚，足或感之，遂成瘴毒脚气。孙真人谓：古人少有此疾，自永嘉南渡，衣冠士人多有之。昔名缓风，大约脚气之称，自宋元始。其症有干、湿之分。凡肿者为湿脚气，不肿者为干脚气。但初起甚微，人多不觉，惟足屈伸欠利而已。甚则渐入小腹，上攻心胸，若不早治，遂至杀人。盖以五脏经络，脾与肝肾皆从足指上走腹中故也。治法：若两脚肿大，或下注生疮，浸淫滋水者，宜以鸡鸣散，于五更时分三五次冷服，若热服则药气上行而无济矣。服后至天明，当下黑粪水，即是肾家所感之毒气也。至早饭时，必痛住肿消，须迟吃饭，以俟药力作效。最为上法。若风盛者，可用湿症之二术二陈加羌活、防风，有热再加炒黄柏、黄连等类。脚气初起，发热作寒，颇类伤寒，先以此方加减治之。有清热泻湿汤一方，即照上再加苏叶、木瓜、泽泻、木通、防己、槟榔而分利之，均可按症酌用。余昔治一妇，独足肿大，痒不可当，服鸡鸣散不消，后与此减连、柏而愈。若两足不肿，或顽麻，或挛急，或纵缓，此因血虚受湿。宜以四物汤合二术二陈加羌活汤，再加牛膝、泽泻治之。有热，加黄柏、知母、茵陈；有寒，加干姜、附子、肉桂、吴萸等类。朱丹溪云：入肾腰脚肿而小便不通，气上喘急，若目与额黑，左尺脉绝者死。是少阴肾经脚气入腹，上气喘急，为最危之证，以肾乘心，水克火也，急宜八味肾气丸减山药；或以四物汤加炒黄柏服之，外用附子末津唾调敷足心，艾灸引热下行，或可救其一二。脚气入心，则恍惚谵妄，呕吐不食，左寸脉乍大乍小，乍有乍无者死，古用杉节汤救之，并存其法以备考。大抵此症，凡危急攻心，多由误治迁延所致。若能早事预防，治以前法，无不效如影响也，为人保身之道，能勿知欤？

鸡鸣散

槟榔七枚 橘红 木瓜各一两 吴茱萸 桔梗 苏叶各三钱 生姜各五钱

连渣煎两次，以碗盛之，共置床头，候五更时，分三五次冷服之，冬月略温亦可。

鸡鸣散是绝奇方，苏叶茱萸桔梗姜。瓜橘槟榔煎冷服，肿浮脚气效彰彰。

二术二陈汤见湿症

四物汤见中风

八味肾气丸见痃疾

杉节汤

杉木节四两 大腹皮一两 青橘叶四十九片，无则用皮 槟榔七个，切

用顺流水煎，分温服。

杉节汤方自古传，腹皮橘叶槟榔连。冲心脚气危将绝，流水煎之饮自痊。

◎胀症

《经》云：饮食不节，起居不时者，阴受之，则入五脏。入五脏则䐜满闭塞。又谓：浊气在上，浊气者，寒气也。则生䐜胀。

李东垣曰：太阴所至为蓄满。脾为阴中之太阴，无阳则不能化五谷，乃大寒为胀满。丹溪谓：七情内伤，六淫外侵，饮食失节，房劳致虚，脾土之阴受伤，转输之官失职，胃受水谷不能运化，故阳自升，阴自降，而成天地不交之否，于是清浊相混，隧道壅塞，气化浊血，瘀郁为热，热留而久，气化成湿，湿热相生，遂成胀满。《经》本有“诸腹胀大，皆属于热”之旨。《经》谓之臌胀，以其外实中空，有似乎鼓。甚则脐突，腹起青筋，为难治。又名曰蛊，若蛊侵蚀，有蛊之象也。是臌即胀之甚者。《内经》治以鸡矢白散，凡一切蛊症，其效神奇。余见属热者少，属寒者多，大抵中满皆由于气虚，气虚由于无火，故食入不能运化，是不得以虚专补，必须佐以消导，兼温下焦，方为尽善。余遇腹胀如鼓，中如覆杯，用桂附理中去参加朴附陈皮汤，多服无不应效。《类聚》[①]吴萸汤一方，亦可取用。若轻者，以香砂六君子汤加炒厚朴、谷芽、五谷虫、青皮、炮干姜等加减足矣。或用二术二陈汤，酌加砂仁、山楂、青皮、神曲、枳实、藿香等，健脾消导。至轻重亦可以脉分之，大抵浮大为实为轻，细小为虚为重。古人以脉浮大者易治，细小者难医，即此之谓欤。如有热，可加黄连。喻嘉言于理中汤加黄连，名连理汤，治初起吞酸极妙。仲景治心下坚大如盘，边如旋杯，用桂甘姜枣麻辛附子汤连服，略汗，使大气一转，其结乃散，继以枳术汤以泄其满，诚圣法也。二方俱详水气门。又有血蛊一症，为极重难治，亦腹起青筋，惟面纹如蟹爪，或唇起白点，左腹有积，喜脉沉实，若虚为难治。妇人更多。此则宜于桃仁承气、䗪虫丸等，按症加减，遇者慎之。

---

① 《类聚》：即《医方类聚》，朝鲜金礼蒙等于1443年所编方书。

桂附理中去参加朴附陈皮汤

熟附片五钱 炮干姜一钱 肉桂八分，研末，冲服 白术一两，土炒 陈皮八分 厚朴五分，姜汁炒 甘草五分，炙 香附五分，制

水煎，温服。或不用朴、附均可。

桂附理中去参汤，陈皮白术炮干姜。朴香甘草同为剂，轻重其中子细详。

《类聚》吴萸汤

吴茱萸炮 肉桂研末，冲 干姜炮 厚朴姜汁炒 陈皮各五分 川椒炒 白术土炒，各一钱

姜一片，水煎服。

《类聚》吴萸肉桂施，干姜厚朴合陈皮。白术川椒炒去汗，生姜一片水煎之。

香砂六君子汤即痞疾六君子汤加木香、砂仁。

二术二陈汤见湿症

理中汤见伤寒

桃仁承气汤见伤寒

䗪虫丸见虚劳

◎肺痹

肺为上焦华盖，禀清肃之体，其脏最娇，主呼吸而通百脉，凡七情六淫，悉能为害，故病最多。叶天士云：天气下降则清明，地气上升则晦塞。上焦不行，下脘不通，周身气机皆阻矣。是以肺窍闭塞，必胸脘不舒，二便不利，声音不出，呼吸不爽，甚则鼻干腹满，咳痰胁痛，偏冷偏热。治之之法，宜微辛以开之，微苦以降之，用药贵乎轻浮，不尚重浊，杏蔻

汤一方，见症加减，最为尽善。当知肺主一身之气化，气化则三焦各司其职矣。其余咳嗽上气、肺痈、肺痿，以及湿温、暑温、温热等症，间有立法，各自分门，似毋庸再赘，医者按证领会可也。

杏菀汤

杏仁去皮尖 紫菀 枇杷叶蜜炙，去毛 苡仁 桔梗 通草 白蔻仁 厚朴

水煎服。有风，可加薄荷、桑叶；有湿，加茯苓、滑石；有热，加连翘、羚羊、竹叶、石膏；有燥，加梨皮、芦根；开气，加篓皮、香豉、苏子、枳壳、苏梗、葶苈。俱要会之以意，随症择用，此言不尽言也。

杏菀枇杷薏苡仁，朴通桔梗白蔻臣。胸脘不舒二便塞，皆由肺痹致呤呻。

◎呃逆

呃逆者，其气上逆，喉间呃呃有声。每见小儿食物急迫，胃中气滞，不能畅达，多致呃声不绝。俗以纸条刺鼻取嚏，或饮水下润，自然平复。此不治亦无伤也。然症有轻重，譬如大便闭，脉实，症实，可照症微下之。心下悸，有痰饮者，以二陈加竹沥、姜汁、丁香、柿蒂治之。若病后呃逆，皆属中气之虚。虚热者，宜用橘皮竹茹汤。李东垣谓阴火上冲，胃脉反逆为呃，当用滋肾丸，以泻阴中伏热。虚寒者，宜用理中汤加丁香、柿蒂。久病得此最险。至若肝木因阳虚而上犯为呃，亦宜理中减炙草，加丁香皮、代赭石、制半夏等，以安胃镇肝为治。若六脉微涩，阳气欲脱，而浊阴冲逆为呃，其声或间半时而一鸣者，皆属棘手之症，勉用附子理中，或合吴茱萸汤，加茯苓、丁香、柿蒂，通

阳驱阴，以冀挽回于万一，则舍此亦别无善法也。

二陈汤见疟疾

橘皮竹茹汤见呕吐哕

滋肾丸见小便不利

理中汤见伤寒，加附子名附子理中汤。

吴茱萸汤见伤寒

◎阳强

阳强者，舌吐不收也。舌缩不能言，为阴强可知。舌通于心，此由心经热甚，及火毒攻心所致。或伤寒不能调摄，往往亦有之，宜冰珠散敷之，即收。收后接服朱砂安神丸。若伤寒后不能调摄者，用巴豆一粒，去油取霜，纸燃卷之，内入鼻中自收。若伤寒后，阴阳易病，舌出数寸者死。此症虽不多见，然法不可以不备。

冰珠散

冰片 珍珠

各等分，共研极细末。

冰珠散只有冰珠，舌吐不收用此敷。虽属斯症不常有，攻心火毒效如符。

朱砂安神丸

当归 甘草 朱砂 生地黄 黄连

各研，蜜丸。原方治怔忡不寐。

安神丸剂亦寻常，归草朱连生地黄。昏乱怔忡时不寐，操存须令守其乡。

◎自汗盗汗

自汗者，醒则汗出，睡则汗收，如药之未表而自出也。盗汗者，睡则汗出，醒则汗收，如盗之夜至而不觉也。《经》云：阳气有余为身热无汗，阴气有余为多汗身寒。故巢氏[①]曰：阳虚津泄则汗多。又谓：心热则腠理开而出汗。汪讱庵云：肾液入心为汗，汗者阳气也，阳气者卫气也，卫气昼行阳则为气为汗，夜行阴则为液为血，故仲景有汗多亡阳之戒。是自汗为阳虚，宜黄芪建中汤，或玉屏风散加牡蛎、小麦以实表补阳。甚则参附、芪附等汤择用。盗汗为阴虚，宜六味地黄汤去泽泻，加牡蛎、龙骨、麻黄根，或当归六黄汤，以补阴清火。然阴阳亦有互根之理，有阳虚治阴，阴虚治阳。若阴阳俱脱，大汗身冷，宜六味回阳饮，重用人参以急救之。至若头汗，张景岳云：其证有二，一为邪热上壅，一为阳气内脱。盖头为诸阳之会，若身无汗则热不得越，而上蒸阳分，故但头汗出也。治热蒸可清可散，甚者可下。至若气脱一症，多以妄下伤阴，或克伐太过，或泄利不止，以至阴竭于下，则阳脱于上，小水不通，而上见头汗，则大危矣。王海藏谓：头汗额上偏多者，此乃属心之部而为血证。治每饭额汗如雨，《石室秘录》[②]虽称为胃热，故仍用元参、麦冬、天冬、生地、五味、枣仁等属。若饮食则鼻上多汗者，又为肺虚热乘，宜益肺凉血，可用人参固本丸。

---

① 巢氏：巢元方，隋代医家。著有《诸病源候论》。

② 《石室秘录》：清代陈士铎所著综合性医著。

陈飞霞[1]云：又有独心孔一片有汗者，其病在心。赵养葵谓：此由思伤心脾所致，宜生脉散。然汗无症不有，不外分其虚实，辨其阴阳，还须于伤寒温热各症，逐一讲求，伤寒大汗为元脱，急宜固阳；温热大汗为津竭，急宜固阴。此皆有关紧要，不可不及早讲求。此不过言其大略也。

黄芪建中汤见虚劳

玉屏风散

白术土炒 防风 黄芪

水煎服。

玉屏风散需防风，白术黄芪最有功。自汗阳虚服自止，人工亦可夺天功。

参附汤见中风

芪附汤见中风

六味地黄汤见痃痃八味丸

当归六黄汤

当归 生地黄 熟地黄 黄柏 黄芩 黄连各一钱 黄芪二钱

水煎服。

当归六黄归与芪，地黄生熟两相宜。三黄连柏芩都用，盗汗阴虚可扶持。

六味回阳饮

熟地四五钱或一两 当归二三钱 干姜一二钱，炮 附子二三四五钱 人参二三钱至一两 炙甘草一二三钱

水煎服。汗出亡阳者，以茯苓易当归，再加乌梅二枚。

---

① 陈飞霞：陈复正（1736—1795年），字飞霞，惠州府（今广东省惠州市）人，清代著名儿科学家。著有《幼幼集成》。

六味回阳参附姜，草归熟地合成方。若因汗出亡阳者，还把梅苓去换当。

人参固本丸见厥症

生脉散见暍症

附止汗红粉

用麻黄根、煅牡蛎、赤石脂、龙骨为末，袋盛扑之，则身汗自止。

◎痹症

痹者，闭也，因湿闭于内，复受风寒而成，有痛而带麻，有痛而不麻，但视邪之偏盛耳。若偏风者，可用小续命汤。《经》谓风胜为行痹，如痛之行走无定也。偏寒者，可用五积散。寒胜为痛痹，言寒邪凝聚而痛甚也。偏湿者，可用二术二陈加羌活汤，湿胜为着痹，言痛而麻木，重着不移也。轻者即以此方再加防风统治之，甚觉神效。缘痹多由先受湿也。若果素禀太弱，不任辛散者，当久服仲景黄芪五物汤，或独活寄生汤自愈，并可用灸法。灸其所痛之处，可与血痹、历节风参阅。

小续命汤见中风

五积散见历节风

二术二陈加羌活汤见湿症

黄芪五物汤见血痹

独活寄生汤

独活 当归酒洗 白芍 桑寄生各七分 熟地 川芎 人参 茯苓 牛膝 杜仲盐水炒 秦艽 细辛 防风 肉桂各五分 甘草三分

姜三片，水煎服。专治手足痹痛，腰痛。

方名独活寄生汤，归芍芎苓熟地黄。参桂辛艽牛膝草，杜仲之外防风姜。

◎脱肛

每遇大便后，肛门脱出数寸，谓之脱肛。凡生痔疮者多病此，而久泻久痢，以及老人气虚亦常有之，治法不外补中兼涩。泻痢者，宜真人养脏汤；气虚下陷者，宜补中益气汤。外以五倍子末，或津调敷，或水煎洗，用手缓缓托入，五倍子、诃子、龙骨、粟壳、赤石脂等均为要药，日久不愈，俱可入煎剂。必须多服温补，方不复发。但肺与大肠相表里，独参汤一方，可为善后之剂。其余大肠因寒因热，间亦有此，俱以外法愈之。因寒者即以五倍子和荆芥、香附、桂皮煎水洗之。甚则以木贼烧灰存性，加麝香少许，和五倍子末用津调敷。因热者，以五倍子和朴硝煎水洗之。甚则内用四物汤加荆芥、防风、黄芩、黄连煎服。至于由痔而脱，必先理其痔，然后及其肛。亦有痔愈，而肛自入者，其法已详外科，此处不赘。

真人养脏汤见下利

补中益气汤见感冒

独参汤见虚劳

◎腰痛

《经》云：腰乃肾之府，转移不动，肾将惫矣。丹溪云：痛之不已，皆属肾虚。然风寒、湿热、痰气、瘀血、挫闪，均能令人腰痛。故《脉经》谓腰痛脉皆沉弦，兼紧为寒，兼浮为风，兼细濡为湿，兼实为挫闪。

治法：肾虚者，以六味丸或八味丸加牛膝、杜仲、淫羊藿、鹿茸、补骨脂主之，或吞青蛾丸亦妙。若痰饮流注经络，以二陈汤合二妙散加川芎、南星，或服控涎丹。若举动劳伤挫闪，以如神汤，水、酒各半煎服，重者宜于损伤门参治法。若瘀血为患，则痛如针刺，以肉桂、牛膝、乳香、没药、元胡、桃仁、红花，酒煎送下四钱。湿则痛而重着，如带五千钱，宜肾着汤。风痛无定处，或左或右，牵引两足强急，宜五积散加防风、全蝎。若寒痛不能转侧，见热则减，遇寒则发，亦宜五积散加吴茱萸、杜仲、桃仁。若阴天久坐则发，此由肾虚湿热所致，古谓脉有伏热，能令腰软。宜用苍术、黄柏，或加破故纸、川芎、当归、白术。至于思虑伤脾，忿怒伤肝，均有是病，宜以调气为先，用藿香、缩砂、白豆蔻、丁香、檀香、木香、甘草研末，盐汤调服。又有腰痛而兼头痛者，此不得以头痛作外感治，实肾虚气不能上通，以致脑气不能下达，宜以杜仲、麦冬、五味子，重用熟地煎服，使肾气旺，上下之气相通，而痛俱止矣。以上分别各法，甚为详备，若能随症变通，似不能出其范围者也。

六味丸见疟疾

八味丸见疟疾

青蛾丸

杜仲姜汁炒 破故纸炒，各四两 胡桃肉三十个

生姜二两五钱，取汁，入蜜，和丸梧子大，温酒、盐汤任下。一方加乳香、没药、沉香各三两，为末，以肉苁蓉六两酒浸成膏，和药捣千杵为丸。

方中有谓青蛾丸，杜故胡桃共一团。再用生姜二两五，肾虚腰痛是灵丹。

二陈汤见痃痰

二妙散见历节风

控涎丹见暑症

如神汤

玄胡索 当归酒洗 桂心 杜仲姜汁炒

各等分，为末，每三钱，温酒调下。

如神汤用当归身，胡索桂心要并陈。杜仲用姜微微炒，否能使泰屈能伸。

肾着汤见五脏风寒

五积散见历节风

◎骨痛

骨痛一证，伤寒之外，人皆言湿。大抵湿之伤人，身无不痛，不知因痰、因气、因虚，均能令人致此，其法不可以不辨。若伤湿，身痛而重，以二术二陈汤加桂枝、制香附，其痛即止。湿症门中，详且备矣。若因痰涎久伏膈间，亦能令人胸背、手足、颈项、腰膝一身筋骨牵引，坐卧不得，或手足觉重难移，或两腿见冷，惟其痛游走无定为异耳，宜以控涎丹连进自安。又有手足、心腹一身皆痛，而不游走沉重，此乃治痰乎？治湿乎？当知肝主筋，况手足亦肝之分野，肝气不舒，以致四肢浑身俱痛，宜以加味逍遥散去丹皮，加薏仁、陈皮治之。凡肝木作祟，脾不敢当其锋，气往往散于四肢，结而不伸，或手足，或臂肩作痛，不外前方去丹皮，加半夏、羌活、白芥子等煎服。有寒乃加附子。至若独觉背骨疼痛，脉亦微弱，更非痰湿可知。此由肾水衰耗，不能上润于脑，则河车之路，干涩难行，故作楚也。应宜气血两治，用六味地黄汤减牡丹皮、泽泻，加黄芪、白术、五味子、麦冬、熟附子、防风等类，亦阳生阴长之术也。夫骨痛者，岂仅伤寒、伤湿已哉。

二术二陈汤见湿症

控涎丹见暑症

逍遥散见妇科

六味地黄丸见痃疾

◎痿症

痿者，两脚软弱而不能行也。李濒湖云：《素问·痿论》独取阳明，何也？盖阳明者，五脏六腑之海，主润宗筋，主束骨而利机关。冲脉者，经脉之海，主渗灌溪谷，与阳明合于宗筋，会于气街，而阳明为之长，皆属于带脉而络于督脉。故阳明虚，虚则不能受水谷之气而布化。则宗筋纵，带脉不引，故足痿不用，宜治以虎潜丸、加味四斤丸。或用二妙散，加淫羊藿去刺一两，天冬五钱，紫菀三钱，煎服。大抵胃虚不能散精于肺，则肺叶焦枯，故治痿兼宜保肺。或用二妙散加牛膝为末，面糊和丸，姜汤送下。如湿热下流，两足麻木，痿症有麻木而无疼痛，朱丹溪谓治痿不可作风治、用风药，是为至要。痿弱发热，此最神效。若兼湿痰者，以二术二陈汤；气虚多痰者，宜六君子汤，加竹沥、姜汁间服，有热仍加黄柏。此味惟李东垣能善用之，非读《神农本草经》者，不知其妙也。昔有两脚痿弱，脐下、尻阴皆冷，精滑不固，服鹿茸丸不效。东垣诊其脉沉数而有力，告曰：饮醇酒，食膏粱，滋火于内，逼阴于外，医不识此，误投热剂，反泻真阴，真所谓实实虚虚也。遂处以滋肾丸，两服而愈。或问其故。答曰：是病相火炽盛，以乘阴位，故用大寒以泻相火而复其阴，阴得复位，则皮里之寒自消矣。

虎潜丸

黄柏 知母 熟地各三两 龟板四两，炙 白芍 当归 牛膝各一两 虎胫骨酥炙 锁阳 干姜五钱 陈皮各一两五钱

研末，酒煮。羯羊肉一斤，切片，微火焙，研末和上诸药，炼蜜为丸，梧子大，每服五拾丸，姜汤、盐汤、酒随意送下。有方去羊肉、干姜，加人参、黄芪、杜仲、菟丝子、茯苓、破故纸、山药、枸杞，以猪脊髓蒸熟，同炼蜜为丸，服法同前。余谓此方为治痿神剂，痰多兼服水药。

《内经》痿躄取阳明，丸有虎潜加减行。知柏地龟羯羊肉，芍归牛锁干姜陈。

加味四斤丸见虚劳

二妙散见历节风

二术二陈汤见湿症

六君子汤见中风

滋肾丸见小便不利

◎遗溺

遗溺者，即小便不禁也。《经》云：督脉生病，肝所生病，均为遗溺；膀胱不约，亦为遗溺。李士材云：肺从上焦通调水道，下输膀胱，而督又上连于肺，两脏为子母，母虚子亦虚，上中下三焦气虚，皆可致遗溺也。然肝肾虚而小便不禁者，宜桑螵蛸散，或用参附汤加山茱萸一两，益智仁二三钱，入盐少许煎服。脾肺虚而不能约束水道者，宜补中益气汤加减。此外又有因肝肾伏热而小便不禁者，宜用黄鸡肠、取雄者切破，洗净炙黄。黄连、去须。肉苁蓉、酒洗，切焙。赤石脂、白石脂、另

研。苦参，各等分为末，早、晚酒下二钱。巢氏谓：又有人睡中尿出者，是其素禀阴气偏盛，阳气偏虚，膀胱与肾气俱冷，而夜卧阳气衰伏，不能制阴，阴气独盛，则小便多，而或不禁遗尿。治宜雄鸡肝、桂心二味，等分捣为丸，如小豆大，日三服。李氏①云：婴儿脬气未固，亦多有是病，在婴儿挟热者多，此又不可不辨，临症者，务宜随病斟酌也可。

桑螵蛸散

桑螵蛸三十个，炒 鹿茸酥炙 黄芪各三两 牡蛎煅 人参 赤石脂各二两

为末，每粥饮调服二钱。

此散名为桑螵蛸，参芪茸蛎各相邀。石脂重用同为末，肝肾两和便自调。

参附汤见中风

补中益气汤见感冒

◎赤白浊

赤白浊者，阴茎热痛，时流秽浊如脓，其色或赤或白是也。凡绿黄色者，皆赤白之变。《素问》云：脾遗热于肾。则赤白从溲而下，此指湿热而言，宜二陈汤加苍术、萆薢。然湿胜于热则白，再加白术；热胜于湿则赤，再加黄柏、丹参。服后或未效，或溺仍如米泔者，当宜固其精道，利其水道，用萆薢分清饮治之。《经》又云：思虑无穷，所愿不得，意淫于外，入房太甚，发为白淫。赤者，宜清其心热，以生地、麦冬、

---

① 李氏：李用粹（1662—1722年），字修之，号惺庵，清代医家。著有《证治汇补》。

骨皮、竹叶、黄芪、山药、五味子等治之；白者，宜补其心气，用四君子汤，加茯神、远志、芡实、山药、当归、炒酸枣仁等治之。《灵枢》又云：中气不足，溲便为之变。此乃胃虚气陷所致，宜用补中益气汤。凡日久不愈，总以固本为主。若因火衰者，用八味丸加菟丝、车前温之；因气虚者，以四君子汤加茯神、远志补之；水亏火旺而发口渴者，以六味丸合生脉散滋之。不外心、脾、肾三经主治，是浊淋与用药各殊也。

二陈汤见疟疾

萆　分清饮

川萆薢三钱 石菖蒲 乌药 益智仁 甘草梢各一钱

水煎，入盐三分，空心日二服。

萆薢分清主石蒲，草梢乌药智仁俱。煎成又入盐些少，淋浊流连数服驱。

补中益气汤见伤寒

八味肾气丸见疟疾

六味丸见疟疾

生脉散见暑症

◎眩晕

《经》云：诸风掉眩，皆属于肝。肝乃厥阴风木，与少阳相火同居。厥阴气逆，则风生而火发，故河间以风火立论；风生必挟木势而克土，土病则聚液成痰，故仲景以痰饮立论，丹溪以痰火立论。然肾为肝母，肾主藏精，精虚则髓海空而头重，故《经》又以上虚则眩，及髓海不足则脑转耳鸣立论也。治法不外一虚一实。刘宗厚曰：所谓虚者，血与气也；所谓实者，痰与火也。若眩晕脉弦，发热，或寒热往来，宜用逍遥散加半夏、天麻、钩藤。若眩晕脉数或滑实，大小便闭，左胁作痛，耳聋耳鸣，多怒，凡属肝经实火者，当从喻嘉言法用当归芦荟丸。若实火眩晕不可当，宜大黄酒炒三次，研末，茶汤调下。若眩晕脉涩，乃精血不足，症多日晡更甚，得卧少可，宜六味地黄汤，重用地黄，去丹皮、泽泻，加细辛、炙甘草、川芎、枸杞、苁蓉。若脉虚细弱，是脾胃气虚，或见晨起眩晕，须臾自定，日以为常，宜以补中益气汤加天麻、半夏、钩藤。若脉弦而滑，眩晕呕逆，乃为痰饮，仍遵仲景法，用泽泻四分，白术二分煎服，或合入二陈汤加天麻。至若眩晕之极，诸药不效，两尺脉虚，宜以鹿茸五钱，酒煎，入麝香少许。缘茸生于头，以类相从也。若病后及体气大虚，眩晕不已，当各按病原调理。此难尽述，须临症领会为要。

逍遥散见妇科

芦荟丸

当归 龙胆草酒洗 栀子 黄连 黄柏 黄芩各一两 大黄 青黛水飞 芦荟各五钱 麝香五分 木香二钱五分

炒神曲糊丸，姜汤下二丸。又称龙荟丸。

当归芦荟黛栀将，木麝二香及四黄。龙胆共成十一味，诸凡肝火尽能攘。

六味地黄丸见疟疾

补中益气汤见感冒

二陈汤见疟疾

◎郁症

滑伯仁曰：郁者，结聚不得发越也。当升不升，当降不降，当变化不得变化，故传变失常，而郁病作矣。《经》曰：木郁达之，火郁发之，土郁夺之，金郁泄之，水郁折之。王安道云：达者，通畅之也；发者，汗之也；泄者，渗泄而利小便也，疏通其塞也；折者，御也，伐而挫之也。夫五郁之病，固有法以治之矣。景嵩崖[①]谓：丹溪又分为六郁，曰气、曰血、曰湿、曰火、曰食、曰痰。又谓六者有相因之势，气郁则湿滞，湿滞则成火，火郁则生痰，痰郁则血凝，血凝则食结，故著越鞠丸理气调血，开郁治火，消食化痰，而以理气为主，此亦法之妙者也。又于六者之中，审其甚者而加一二味，此因病而变通之也。且春夏秋冬，按其时宜而加味以治，即《经》所谓升降浮沉则顺之，寒热温凉则逆之也，此法最为近善。王节斋则谓：《内经》言郁论脏气，即土、木、火、金、水。丹溪言郁论病气。气、血、痰、火、湿、食。此外又有忧愁思虑之郁，先富后贫曰失精，先贵后贱曰脱荣，此郁开之甚难，然究不外木达火发之义。赵献可以专重木郁，谓东方生生之气在木，治木则诸郁自散，加味逍遥散最妙。数剂之后，继以六味丸加柴胡、芍药。盖前之逍遥者，风以散之也；后之六味者，雨以润之也。此法虽进一步，消息得宜，实有至理。大约治郁忌酸敛腻滞，宜开发志意，调气散结，和中健脾，理在是矣。

---

① 景嵩崖：景日昣（1661—1733年），字冬旸，号嵩崖，河南省登封市人。著有《嵩崖尊生书》。

越鞠丸

川芎 苍术泡 神曲炒 香附童便浸一宿，醋炒 栀子炒黑

等分，面糊丸。湿郁加茯苓、白芷，火郁加青黛，痰加南星、半夏、瓜蒌、海石，血加桃仁、红花，气加木香、槟榔，食加麦芽、山楂，寒加吴茱萸。或春加防风，夏加苦参，冬加吴萸。吴鹤皋云：越鞠者，发越鞠郁之谓也，香附开气郁，神曲开食郁，川芎调血郁，栀子解火郁。但六郁之中，以气为主，气行则郁散矣。

六郁宜施越鞠丸，芎苍曲附并栀餐。食停气血湿痰火，得此调和顷刻安。

加味逍遥散见妇科

六味丸见疟疾八味丸

◎截肠

截肠者，大肠头出寸余，痛苦难堪，干则自落，旋又复出，如旧落下，故名截肠。若肠尽即不治，此乃自然之理。皆由阴虚火旺，脾胃津液干枯，不能上归于肺，灌溉大肠。见温热病中，间有此疾，初觉时用器盛麻油浸之，使大肠得其滋润，并日饮火麻子汁自愈。此症虽属阴亏，其中亦有分别。若肾阴虚，宜以六味地黄汤减泽泻，加油当归。若胃阴虚，宜用叶氏养胃汤。或二方合入生脉散，以复其津。仍须随其本症斟酌，方为妥适。

六味地黄汤见疟疾

叶氏养胃汤见虚劳

生脉散见暍症

◎不能食

不能食者，脾胃元气之虚也。《经》云：饮食劳倦即伤脾。宜以四君子汤加白蔻、怀山药、莲肉、陈皮。若胃寒，食入不能克化者，宜理中汤加厚朴、神曲。如下焦火衰，不能生土者，宜加附子，名附子理中汤。如或食积所伤，吞酸嗳腐，宜平胃散加神曲、谷芽。高鼓峰云：肾乃胃之关，关门不利，升降息矣。关门，即气交之中，天之枢也。故肾旺则胃阴足，胃阴足则思食，宜以六味丸加归、芍以养之。又有谷劳一证，其人怠惰嗜卧，肢体烦重，腹满善饥而不能食，食已则发，谷气不行使然也。《金匮翼》用沉香汤，《肘后方》用大麦芽、川椒、炒干姜研末连服。又有遇夏不能食，及秋而愈，由暑伤元气，名为注夏，宜用王海藏黄芪汤，此已详载暍症。

四君子汤见下血

理中汤见伤寒

平胃散见疟疾

六味丸见疟疾八味丸

沉香汤

沉香 白术土炒 厚朴姜汁炒，各一两 人参 甘草 茯苓 半夏姜制 木香 草豆蔻 陈皮 黑干姜 生姜各五钱 大枣五枚

水煎，分温三服。

沉香汤用术参苓，朴蔻木香半夏陈。甘草二姜和大枣，水煎温服健脾经。

海藏黄芪汤见暍症

◎食亦附除中

《经》云：大肠移热于胃，善食而瘦，谓之食亦。盖饮食入胃，谷气变化，而为营卫。若胃受热邪，谷气令其消烁，不能散精于脾而生气血，虽然善食，仍不为肌肉而消瘦也。又胃移热于胆，亦名食亦，然胆热亦能烁土而消谷，甘露饮、五汁饮二方，无有驾夫其上者。

徐灵胎云：伤寒，脉迟，六七日，而反与黄芩汤彻其热。脉迟为寒，今与黄芩汤，复除其热，腹中应冷，当不能食，今反能食，此名除中，必死。余每见久病之人，忽然能食，应宜稍健，反更软弱，未几暴脱，皆是除中。凡此之类，俱无治法也。

甘露饮见口干

五汁饮见疟疾

◎口干龈烂

张景岳云：口干口渴，大有不同。渴因火燥有余，干因津液不足，火有余者多实热，津不足者多阴虚。凡火证则喜冷，脉实便结。若口虽作渴，但喜热饮，以及脉弱便溏者，非火证也。又有口虽干苦，而全然不饮茶汤者，此干也，非渴也，属阴虚之候，不可作渴论。治此之法，火盛于上，或口糜龈烂者，宜清肺胃，用甘露饮，及清胃散；水亏于下，宜补脾肾，用六味丸。李东垣独以脾胃主之，谓脾胃虚弱，口中津液不行，故口燥咽干，不可以渴治，宜补中益气汤加五味子、麦冬、黄连、葛根之属。此亦不过论其大概，还当于脉症细审。

《汇参》[1]云：脾热口干，心热口苦，肝热口酸，肺热口辛，胃热口淡，肾热口咸。即《内经》所谓口甜为脾瘅等类。

甘露饮

生地 熟地 天冬 麦冬 片芩 石斛 甘草 枳壳 枇杷叶 茵陈各等分

水煎三钱服。

甘露二冬二地均，枇杷芩枳斛茵陈。合和甘草平虚热，口烂龈糜吐衄珍。

清胃散

升麻 甘草 生地 丹皮 当归 黄连

各等分，研末，水煎服。

清胃散君生地黄，归连甘草用为良。佐以丹皮疏血滞，升麻直达味辛凉。

六味丸见疟疾

补中益气汤见感冒

◎胁痛

胁痛之症，有左有右，有虚有实，治法各殊。《经》以胁为阴阳之道路。阴阳者，血与气也。左属肝而主血，虚则安其子母，实则行其瘀着。凡肝虚之人，脉必弦细，其痛或作或止，日轻夜重，甚则牵引中脘。腹左有块，而且形容憔悴，必现种种虚象。然必须补其心肾，心为肝子，肾为肝母，子母安，则肝病自治。兼少佐辛散。《经》所谓“肝欲补，急食辛以补之，以酸

① 《汇参》：即清代程杏轩《医述》卷十一《杂证汇参》。

收之”之义也。景岳谓肝肾精虚胁痛，不培补鲜有愈者。余每用暖肝煎、滑氏补肝散二方，合加熟附片、炒酸枣仁、炒杜仲等味，连服数十剂，虽痛二十余年，亦能应手取效。此余屡用屡验，实有独得之秘也。瘀血凝结为实，脉多短涩，其痛如针刺，手不可扪，午后发热，甚则左亦有块，宜以生地丹皮汤加桃仁、青皮、香附、郁金等以行之。甚则再加大黄，或用桃仁承气汤加鳖甲、青皮、芥子。

但肝为将军之官，其性善怒，一有不遂，不能迅发，则郁结不舒，不外逍遥散加细辛、防风、枳壳等类，是以七情六淫之犯，饮食房劳之伤，均能致患也。若右胁属气，其脉微涩，痛则喘急胸满，或连及中脘，或寒热时作，腹右有块，而呕吐清水。气虚者，宜六君子汤，见痓痰。加木香、香附、郁金、砂仁、厚朴、青皮；气实者，用推气散。若因食积所伤，胁右必有一条扛起，宜平胃散加木香、砂仁、枳壳。若脉沉滑，为有痰，宜用导痰汤加白芥子等类。若两胁走注而有声者，亦痰也，宜以二陈汤加砂仁、木香、川芎、青皮、苍术、香附。若凡两胁俱痛，宜用柴胡、川芎、青皮、枳壳、香附、当归、砂仁、甘草、木香、半夏、生姜煎服，有热加黄芩。但右痛虽系痰凝气结，症多属实，然人各有体质之不同，其中稍有区别焉。

暖肝煎见腹满痛

滑氏补肝散见虚劳

生地丹皮汤见吐血

推气散

姜黄 枳壳 桂心 甘草 生姜 红枣

共为末，即以姜枣汤送下。

推气散中用枣姜，桂心甘草与姜黄。又加枳壳研为末，送下即将姜枣汤。

平胃散见疟疾

导痰汤见痰症

二陈汤见疟疾

◎恶心

方谷[1]云：恶心者，无声无物，心中兀兀，欲吐不吐，欲呕不呕，邪气攻心，如秽上泛。此乃邪正交争，亦系脾胃邪伤所致。虽与呕、吐、哕三症有别，而治法同一和中也。宜用香砂二陈汤加土炒白术，虚者再加人参，寒加淡干姜，热加黄连，无有不效。但此兼症俱多，仍于治本症剂中斟酌损益可也。

香砂二陈汤见呕吐哕

◎嘈杂

张景岳曰：嘈杂一症，或作或止，似饥非饥，似痛非痛，胸中懊憹，莫可名状。有火嘈，有痰嘈，有酸水浸心而嘈。大抵食已即饥，虽食不饱者，火也，宜兼清火。痰多气滞，不喜食者，痰也，宜兼化痰。酸水浸心而嘈者，戚戚膨膨，食少无味，此脾气虚寒，水谷不化也，宜温胃健脾。王肯堂《证治准绳》云：此症由谷之精微不行，浊液攒聚，为痰为饮，其痰亦

---

① 方谷：明代医家，钱塘（今浙江省杭州市）人。著有《医林绳墨》。

从木火之威而化酸。肝木摇动，中土扰扰不宁而为嘈杂。盖土虚不禁木所摇，必当补土代木以治痰饮。若不以补土为君，务攻其邪，久久必变为反胃、为泻、为痞、为眩晕等病矣。二术二陈汤一方，热加黄连、大枣、粳米，颇为合法，用者还宜随症酌之。

二术二陈汤见湿症

◎摇头

头为诸阳之会，阳脉有乘，则头为之动摇。《经》曰：诸风掉眩，皆属肝木。多因风火上乘所致，此乃热极生风，风木动摇之象也。宜从叶天士用羚羊角、元参、丹参、生地、钩藤、连翘、黑豆皮之属，以熄风清络主治。又有心绝则头摇，然心绝则神去而阴竭，阳独无根，不能自主，所以头摇，勉以远志丸减菖蒲，加珍珠末以镇摄之。亦有气血两虚，令头为之摇动者，宜以十全大补汤加羌活。此等症，大病后气血亏损，乃常有之，不知者以头摇作风治，妄用辛散，则误人匪浅矣！而辨证能勿确乎？

远志丸见惊悸

十全大补汤见中风

◎癫狂痫

癫、狂、痫三症，用药各有不同，务宜分辨。今人常以癫、狂目为一症，似乎谬矣。夫癫者如呆如痴，或笑或哭，语言无序，皆由乘虚而痰迷心窍，故其人静。《内经》指为阴盛。宜以二加龙骨汤加铅丹、阿胶，或用黄氏①苓甘姜附龙骨汤，或用远志丸、归脾汤，兼吞磁朱丸。

狂者亦哭笑无常，语言错乱，但不认亲疏，不避水火。皆由肝经实热，痰火为害，故其人动。《内经》指为阳盛。叶天士云：五志阳越莫制，狂乱不避亲疏，非苦降之药未能清其神识，宜以当归芦荟丸，或当归承气汤，或滚痰丸，或用大黄、小皂角为末，或用生铁落散及风引汤加黄丹。若风迸入心，病如狂状，仲景防己地黄汤，余如狂症，详《伤寒论》。最为神妙。愈后宜朱砂安神丸以收全功。

若痫者，忽然猝倒无知，口角流涎，手足抽掣，或作五畜声，古分五痫之名。数刻即愈，愈后即举动如常。因作止有间断，故以痫名，皆痰火为病，亦多由胎中受惊，一触而发也。张石顽云：痫有由肾中龙火上升，而肝家雷火相从挟助，惟有肝风故作抽搐，则通身之脂液逼迫而上，随逆而吐出于口也。阴气虚不能宁谧于内，则阳附而上升，故上热而下寒；阳气虚不能周卫于身，则随阴而下陷，故下热而上寒。若昼发，当灸阳跷，宜补中益气汤加益智仁；夜发，灸阴跷，宜用六味地黄汤加鹿胶。磁朱丸一方，柯韵伯谓治痫之神剂，而《医通》②之丹矾丸亦妙。薛立斋云：此症于未发时前二三日，先宜看耳后高骨间有青筋纹，抓破出血，则可免其患。徐灵胎云：癫痫一症，轻者不拘何方可愈，若重者必用煅炼秘方，始能有效。然痫亦有阴阳。倘若系实症，当于风引汤加黄丹，及滚痰丸、大黄、皂角，前三方施治可也。凡实症宜脉亦实。若虚弱细小，则难治矣。

---

① 黄氏：即黄元御。

② 《医通》：即《张氏医通》，清代张璐所著以杂病为主的综合性医著。

二加龙骨汤见虚劳桂枝龙骨牡蛎汤

苓甘姜附龙骨汤

半夏制 干姜 熟附片 茯苓 麦冬 龙骨 牡蛎各三钱 甘草二钱

水煎，温服。

甘附姜苓龙骨汤，麦冬夏牡剿成方。癫症若是能依服，痰化心窍即安康。

远志丸见惊悸

归脾汤见胸痹心痛

芦荟丸见上晕眩

当归承气汤即大承气汤各五钱，加甘草三钱，当归一两煎服。

滚痰丸见痰症

生铁落散

铁落一盏，用水六杯，煮取三杯，入下药 石膏一两 龙齿 茯苓 防风各七分 苦参 秦艽各五钱

铁落水一杯，煎一杯服，一日二服。

铁落散中药也凉，苦参龙齿恰相当。更加石膏防秦茯，煎水服之可止狂。

风引汤见中风

防己地黄汤见中风

朱砂安神丸见阳强

补中益气汤见感冒

六味地黄汤见疟疾

磁朱丸

磁石一两 朱砂一两 六神曲一两，生，研

共研末，另以六神曲一两，水先煮入前药，加炼蜜为丸，如麻子大，每沸汤下二钱。

磁朱丸最媾阴阳，神曲能禅谷气昌。内障黑花聋并治，若医癫痫有奇方。

丹矾丸

黄丹一两 白矾二两

二味入银罐中煅通红，为末，入腊茶一两，不落水猪心血为丸，朱砂穿衣。每服三十丸，茶清下。久服其涎自便出，半月后更以安神药调之。猪心血不粘，宜加蜜少许。

治痫妙药丹矾丸，二两白矾一两丹。共入银罐煅炼好，用茶久服自然安。

◎麻木

麻木一症，于中风、历节等病多有之。故遇此人多作风治，实未得其病情也，不知《内经》云风胜为行痹。如麻木兼风，症必疼痛，故应先治其风，而气血自和，则麻木自愈。倘或手或足，或浑身麻木，而无外感脉症，是必因其气之虚，而运行羁迟，实非关风邪也。若专作风治，是益虚其虚矣。《经》云：手指麻木，三年内必中大风。可见气虚而不急补，久则定招风取中，当以海藏黄芪汤加桂枝，加风药以通经络。或黄芪五物汤久服。若十指皆麻，面目失色，宜用补中益气汤加木香、麦冬、香附，少用羌活、乌药、防风。若手足俱麻木者，必虚及血分，当以气血双补，用八珍汤合二陈汤，少加桂枝、羌活、防风、秦艽、牛膝。若两腿麻木者，亦仿东垣益气汤意，用黄芪、甘草、青皮、升麻、柴胡、五味子、归尾、泽泻、陈皮、红花少许煎服。若其人身体麻木不仁，两目羞明怕日，睛痛视物昏花，宜用神效黄芪汤。但凡木而不麻者，多是湿痰死血为患，宜用四物汤合二陈汤，加桃仁、红花、白芥子、竹沥、姜汁等类，视症变通为要。

海藏黄芪汤见喝症

补中益气汤见感冒

八珍汤见积聚

神效黄芪汤

黄芪一钱 陈皮五分 人参八分 甘草炙，四分 白芍一钱 蔓荆子二分

水煎服。有热，加黄柏三分。

神效黄芪用陈皮，人参甘草白芍施。蔓荆少许同加入，有热增柏麻木宜。

四物汤见中风

二陈汤见痎疾

◎阳缩附囊缩

阳缩一症，最为危险，皆由平日过于琢削，日泄其肾中之水，而肾中之火亦因之而消亡。盖水去而火亦去，无火则阳因之渐痿，由痿而致缩矣。治法当峻补肾中之阳，而复命门之火。故发时六脉微迟，面青肢厥，急用铁箍将阳物箍定，或令亲人咬住。若一缩入，则无救矣。当用黑锡丹，沸水送下一二钱，宜接服补元定喘丸，或八味肾气丸加胡芦巴、破故纸等类。或于虚劳各方择用，以调摄之。又有囊缩之症，乃足厥阴肝经受病，因热极筋枯而燥缩，则大小便结，发热引饮，急用大承气汤下之。若无下证，脉浮者，宜以和阴法。亦有因阴寒直中肾经而囊缩者，其脉沉细，手足指甲青黑，或胁腹疼痛为异耳。此宜重用归、地，少佐山萸肉，以补其肝肾；附子、

肉桂，以温其命火；人参以复其元气，使筋得所养，而囊缩解矣。

黑锡丹见吐血

补元定喘丸见喘症

八味肾气丸见疟疾

大承气汤见痉症

◎诸毛窍血

《金鉴》云：耳窍中时流鲜血，名耳衄，由上焦血热所致。若肝脉弦数者，以柴胡清肝散加栀子仁、桔梗服之。督脉虚数者，以生地、麦冬各五钱服之。总以凉血为急务，乃抽薪止沸之法。外以神塞丸塞之即瘥。若舌中出血，名为舌衄，其舌忽生小孔，孔内色紫属热甚，色黑防腐烂。血出如泉涌，由心火上炎，以致血热妄行，宜炒槐花末擦之，内服凉膈散，或麦冬煎汤调妙香散。景岳云：心脾肾之脉，皆及于舌。诸经有火，皆能令舌衄，用蒲黄炒焦为末敷之。《心悟》[①]用六味地黄汤加麦冬、牛膝、元参，似更切当，可兼服之。若耳目口鼻一齐出血，药不及煎，死在须臾。先将凉水喷其面，随即分开头发，用粗纸数层，蘸醋令透，搭在囟门，其血即止。复用当归二香饮，引血归经。接服四物汤加人参、五味子。若九窍出血，卒然大惊，或大热，则九窍血皆溢出。《经》所谓荣卫大虚，腑脏伤损，血脉流散，脉数不得卧者死。宜用南天竺饮，

① 《心悟》：即《医学心悟》，清代程国彭著。

或侧柏散。傅青主云：凡人血不归经，或上或下，或四肢毛窍，各处出行经络，外行于皮毛，中行于脏腑，内行于筋骨，上行于头目两手，下行于二便一脐。周身无非血络，一不归经，使各处妄行，有孔则钻，有洞则泄，甚则呕吐，或见于皮毛，或出于齿缝，或渗于脐腹，或露于二便，皆宜顺其性以引之归经，宜四物汤加茜草根、荆芥、麦冬、甘草煎服。并可用乱发、败棕、陈莲蓬烧炭，每将三钱，木香汤下。此方治一切血症最捷。并可于吐血门，十灰散各方参治。若有足上毛孔标血如线者，倘不急止，必致不救。外以三七末津调敷之，并急以米醋煎温浸足即止。如三七一时难觅，即以此法最妙。后以人参、当归煎汤，以穿山甲一片，火炙，为末调服。凡毛窍出血，均以此法。亦有毛窍节孔血出不止，而皮胀如鼓，须臾目鼻口唇被气胀合，此名脉溢，急用生姜自然汁和水各半杯饮之，自愈。此外又有齿龈血出，用生竹茹四两，醋浸一宿含之。牙缝出血，用纸包干蟾酥少许，于出血处按之。满口齿血，用枸杞子为末，煎汤嗽之。或枸杞根亦可，嗽后仍然吞下。若皮肤汗血，用郁李仁去皮研二钱，以鹅梨汁调下，亦有用六味地黄汤加五味子、麦冬、川续断。但种种治法，方书少有详载，致偶有所见，每多棘手。兹特备述之，以补血症之不足耳。

柴胡清肝散

人参 柴胡 甘草 黄芩 栀子 川芎 连翘 桔梗

等分为末，每服二钱。

柴胡清肝用人参，甘草黄芩栀子侵。桔梗川芎连翘共，左关弦数鼻衄真。

神塞丸

麝香一分 生白矾一钱 沉香三分 糯米五十粒

共研细末，面糊丸，如桐子大，每丸薄绵裹之。左耳出血，塞右鼻；右耳出血，塞左鼻。然鼻出血，亦可塞耳。若两耳血，塞两鼻；两鼻血，塞两耳。

神塞麝香生白矾，广沉糯米面糊丸。左耳出血塞右鼻，薄绵裹之古法传。

凉膈散见中风转舌膏

妙香散见手足摇

六味地黄汤见痃疾

二香饮

即当归一两，沉香五钱，降香五钱，先煎当归，后将二香磨入，童便和服。

四物汤见中风

南天竺饮

南天竺草即生瞿麦，如拇指一把，剉碎 生姜一块，如拇指大 大枣去核，五枚 山栀子三十枚，去皮半炒黑 灯心如小指大一把 炙甘草五钱

水煎服。

南天竺饮把灯心，栀子生姜甘枣斟。脉数终宵不得卧，损伤九窍血沾襟。

侧柏散

用侧柏叶一两五钱为末，每三钱入飞罗面三钱，汲水调粘啜服。

附秘传吐血神效方

肉桂五分，研末冲服 川郁金八分 当归七分 桔梗一钱 枳壳七分，麸炒 紫苏子八分，炒，研 大黄八分，酒略炒 厚朴八分，姜汁炒

水煎，另加童便半杯，姜汁二杯，二服血即止，则按脉症治之。因此方去瘀之妙，故并附之。前集吐衄门其法美备，无有在其上者。

◎强中

《金鉴》云：精出不止，阳强不倒，名为强中。此因多欲亏损。若不早治，日久精尽，阳强不化，迫血而出，疼痛不已，羸瘦而死。或发消渴、痈疽，阳盛阴虚，宜大剂坎离既济汤加龙骨，清之补之。实热盛者，宜黄连解毒汤加大黄攻之。病后调理，宜补精丸。或用四物汤去川芎，加枸杞、牛膝、杜仲、黄柏、枣仁等类。或于虚劳门求治法。若愈后发痈疽者，仍照外科例。

坎离既济汤

即生地、知母、黄柏煎服。

黄连解毒汤见吐衄血

补精丸

补骨脂 鹿茸 韭子 山药 磁石 人参 肉苁蓉

研末，蜜为丸。

补精丸用苁蓉脂，山药鹿茸合韭子。磁石人参炼蜜和，阳强愈后堪调理。

四物汤见中风

◎遗精

遗精者，睡熟而遗也。有虚有实。实者梦与人交，为相火之炽，而精随以泄。《经》所谓：厥气客于阴器，则梦接内。

宜用龙胆泻肝汤送下五倍子丸二钱，或服封髓丹。沈氏[①]云：心藏神，肝藏魂，肾藏精，梦中所主之心，即心之神也；梦中所见之形，即肝之魂也；梦中所泄之精，即肾之精也。要之心为君，肝肾为相，未有君火动，而相火不随之者。当先治其心火，而后及其余，宜黄连清心饮、茯苓汤加减。张石顽谓：梦遗为肝热胆寒，宜清肝，不必补肾，用温胆汤加人参、茯苓、枣仁、莲肉。若不梦而遗者，心肾之虚也，以六味丸为主，煎补中益气汤送下，以升提之。或用心过度，心不能主令，而相火用事者，亦前丸为主，而兼用归脾汤。有命门火衰，元精脱陷，玉关不闭者，急用八味丸以壮阳气，使之涵乎阴精而不泄，皆赵养葵之法也。余每治精滑不止，于补药中加龙骨、牡蛎屡效，可见仲景桂枝龙骨牡蛎汤，称为神剂，诚不虚矣。

龙胆泻肝汤见外科

五倍子丸

五倍子青盐煮晒，焙 茯苓各一两

蜜丸，绿豆大，每服二钱，日二服，空心盐汤下，或以药汁下。陈氏云：有梦而泄者，于补肾摄精方加莲子心一钱，生枣仁二钱，治妄梦者多效。

五倍子丸白茯苓，泻肝同服便效灵。遗精有梦相火炽，送下二钱自无形。

封髓丹

砂仁一两 黄柏三两 甘草炙，七钱

共末，炼蜜为丸。

---

① 沈氏：沈金鳌，字芊绿，号汲门、尊生老人，江苏省无锡市人，清代医家。著有《沈氏尊生书》。

安梦遗精封髓丹，砂仁黄柏草和丸。大封大固春长在，巧夺先天造化机。

黄连清心饮

黄连 生地 甘草 当归 人参 茯神 枣仁 远志 莲子各等分

水煎服。

清心生地黄连参，甘草当归志茯神。莲子枣仁安君火，此方沈氏说来真。

茯苓汤

茯神 远志 菖蒲 茯苓 黄连 生地 当归 甘草 莲子 枣仁 人参随时加减

水煎服。

茯苓也是沈君方，远志菖蒲生地黄。神枣人参莲子肉，当归甘草同连襄。

温胆汤见惊悸

六味丸见痃疾

补中益气汤见感冒

归脾汤见胸痹心痛短气

八味丸见痃疾

桂枝龙骨牡蛎汤见虚劳

◎潮热

潮热者，内热也，时作时止，由积热于骨而然，故又名骨蒸。凡虚劳传尸，以及五脏气血亏损者，皆有之。今人每见潮热，便云传尸虚劳，何其愚哉！

此症李东垣分别颇详。谓肺热者，轻手乃得，微按全无，日西犹甚，乃皮毛之热。其症喘咳寒热，轻者用泻白散，重者用白虎汤。心热者，微按之，皮肤之下，肌肉之上，轻手乃得。微按至皮毛则热，少加力按之则全不热，是热在血脉也，日中更甚。其症烦心，心痛，掌中热而哕，用导赤散、朱砂安神丸。脾热者，轻手扪之不热，重手按至筋骨又不热，不轻不重，在轻重之间，此热在肌肉，遇夜尤甚。其症怠惰爱卧，四肢不收，无气以动，用泻黄散。肝热者，按之肌肉之下，至骨之上，寅卯时犹甚。四肢满闷，便难转筋，痿不能起，用泻青丸。肾热者，轻手重按俱不热，加重手按至骨，其热蒸手如火。其症骨苏如虫蚀，因热不能起于床，用滋肾丸。

可见古人治潮热，均用苦寒，今人俱以劳瘵虚疾，则不敢用，以致多成棘手矣！不知病退即除，正釜下抽薪之法，有何畏忌？余故另立一门，俾有遵循。但篇中成方，无须拘执，其间运用变化，均可听人自便。然亦有非苦寒可能愈者，则又宜甘温以退之，滋水以济之。譬如土虚不能生金者，用六君子汤；肝虚不能生心者，用补肝散；肾克心者，用附子理中汤；脾不能培肝者，用六君子汤；元气下陷及金不能生水者，俱用补中益气汤；肾不能生肝者，用六味丸；命门火衰不能生土者，用八味丸。凡五脏虚热，各以药补，若能触类旁通，则于潮热一症，无难愈矣。

泻白散

粉甘草 地骨皮 桑白皮 粳米

水煎服。

泻白甘桑地骨皮，再加粳米四般宜。秋伤燥令成痰嗽，火气乘金此法奇。

白虎汤见暑症

导赤散见妇科

朱砂安神丸见阳强

泻黄散

石膏 防风 藿香 甘草 山栀

水煎服。

泻黄散内生甘草，栀子防风藿石倒。热在肌肤夜更多，清脾平胃斯为宝。

泻青丸

当归 龙胆草 川芎 山栀 大黄炒 羌活 防风

研末，蜜丸。

泻青龙胆草川芎，羌活大黄合防风。栀子当归和蜜炼，平肝退热最神通。

滋肾丸见小便不利

六君子汤见疟疾

补肝散见虚劳

附子理中汤见伤寒

补中益气汤见感冒

六味丸见疟疾

八味丸见疟疾

◎喜怒

《经》曰：在脏为心，在声为笑，在志为喜。又云：精气并于心则喜。又谓：心藏神，神有余则笑不休。所谓神者，心火是也，火得风而焰，故笑之象也。五行之中，惟火有笑。刘河间云：笑者，蕃茂鲜淑，舒荣彰显，火之化也。喜极而笑，犹燔烁太甚，而鸣笑之象也。故病笑者，心火之盛也。喜笑不休，用沧盐成块者二两，即食盐火烧令通赤，放冷研细，以河水一大碗，煎三五沸，放温分三次啜之，探吐出痰。次用黄连解毒汤加半夏、竹沥、竹叶、姜汁服之。

怒属肝。《经》曰：在脏为肝，在志为怒。又谓：肝藏血，血有余则怒。用香附六一散。凡怒则气逆，宜以解肝煎疏解之。但五脏惟肝最烈，治肝若不顺其性，则脏腑一身俱受其害，不可不知。

黄连解毒汤见吐血

香附六一散即香附六两，甘草一两，为末冲服。

解肝煎

半夏 茯苓 陈皮 厚朴 苏叶

水煎服。

解肝半夏茯苓煎，厚朴陈皮苏叶联。大怒气逆人晕倒，景岳此方效若仙。

◎不寐

《甲乙经》[1]曰：目不得瞑者，卫气不得入于阴，常留于阳。留于阳则阳气满，则阳跷盛，不得入于阴，则阴气虚，故目不瞑也。《内经》饮以半夏汤一剂，阴阳已通，其卧自安。仲景主肝魂不守宅，用酸枣仁汤。陈修园谓：阳不归阴，用干

① 《甲乙经》：即《黄帝三部针灸甲乙经》，简称《甲乙经》《针灸甲乙经》。西晋皇甫谧所撰针灸类著作。

百合一两五钱，紫苏叶三钱，龙骨、牡蛎、茯神、枣仁之类随宜加入。余谓：不眠多因痰气之扰，是以《经》有“胃不和则卧不安”之文。每用半夏五钱，生姜八钱，茯苓四钱，白芥子二钱，即小半夏汤加味，屡效。此亦陈氏之法也。

半夏秫米汤见温病

酸枣仁汤见虚劳

◎大便闭

《经》云：大肠者，传导之官，化物出焉。胃中水谷腐熟，自胃下口传入于小肠上口。自小肠下口泌别清浊，水液入膀胱为溲尿，滓秽入大肠为大便，总由阑门而分别也。但与肺为表里。故丹溪云：肺气不降，则大便难于传送，是亦大有关系焉。然其证不可概论，必须分其阴阳虚实，辨其燥热。大抵阳结为实，宜脾约丸、大小承气汤。温病有增液汤以代承气，寓补于泻，最为神妙。阴结为虚，宜半硫丸、来复丹。李东垣云：血燥以桃仁、酒大黄通之，气燥以杏仁、枳实降之，风燥以麻仁、大黄利之，气涩以郁李仁、皂角仁润之。此其大略也。是降气生津，俱为善策。因肺气降，则三焦通；津液生，则肠胃润，其闭自通。傅青主云：大肠居于下流，最难独治。必须从肾以润之，从肺以清之，启其上窍，则下窍自然流动矣。此皆下病上取之法也。何得人专以大黄为利药，更以蜜煎导法为仙方，而不知人参、当归、阿胶、生地、熟地、苁蓉、枳壳、山楂、槟榔等，孰非妙品？但视其症之虚实酌用可也。其义各症间有分载，毋庸多述，全在人之自悟耳。

大小承气汤见伤寒

脾约丸见伤寒，即麻仁丸。

半硫丸见湿症

来复丹见反胃

导法见伤寒

◎二便闭

二便闭者，大小便皆闭也。《经》谓之三焦约。约者，约束不行之象。治法固须分其虚实，还当辨其所因。如湿热入腑，二便因之不通，宜以大承气汤去大黄易黄芩、黄连、栀子治之。若兼腹满坚实者，可加莱菔子、青皮。然大黄一味，治二便闭塞最妙。凡一切症实，脉实，可加滑石、皂角以为引导。至于因气、因血、因风，均照大便闭法再增入之，无不取效。若因血液枯燥，下焦幽门气钝，此属虚闭，亦宜遵东垣通幽汤意，用苁蓉、生地、当归、牛膝、郁李仁、柏子霜等类。如小便闭甚，加泽泻、茯苓、灯心利之。又有外治法，取连须葱一二茎，带土生姜一块，淡豆豉二十一粒，食盐一匙，同研作饼，烘热掩脐中，以帛系定。久则再换一贴，俟气透自通。有用生大田螺一二枚，连壳和盐一匙，捣烂敷关元穴。有用巴豆肉、杏仁、皂角为末，作饼掩脐以灸之，并可与癃闭参阅。凡此兼症俱多，必须察其原委，按症斟酌尽善，斯不过云其一二也。此可二症合治，无须重立，因古有分辨之，故仍存其说。

大承气汤见伤寒

◎关格

关者，下之关门闭塞而不溲也；格者，上之胸膈气逆，如格格之不入也。上下急迫如此，能持久乎？然各家论治，均难适从，惟喻嘉言一论，颇足名言可钦。

谓关格一证，上下古今搜采群言，而诸大老名贤，无一论及此者。惟云岐子述其阴阳反胃之状，传其所试九方，譬如航海万里，得一声气相通之侣，欣慰无似，遑详其短乎？然不欲后人相安其说，又不忍缄口无言也。其谓阴阳易位，病名关格。胸膈以上，阳气常在，则热为主病；身半以下，阴气常在，则寒为主病。胸中有寒，以热药治之；丹田有热，以寒药治之；若胸中寒热兼有，以主客之法治之。治主当缓，治客当急。此从《伤寒论》“胸中有寒，丹田有热”立说，实非关格本证。所引《内经》运气治主客之法，亦属无据。至于《灵》《素》《难经》《金匮》之文，绝不体会，所定诸方，浑入后人恶劣窠臼，观之殊不慊耳。方中小疵，杂用二陈、五苓、桔梗、厚朴、槟榔、木香是也；方中大疵，杂用片脑、香附、皂角、牵牛、大黄、朴硝是也。夫阴阳不和，各造其偏，而谓阴反在上，阳反在下可乎？九死一生之证，而以霸术劫夺其阴阳可乎？仲景之以趺阳为诊者，正欲人调其荣卫，不偏阴偏阳，一味冲和无忤，听胃气之自为敷布，由一九而二八、三七、四六，乃始得协于平也，岂一蹴所能几耶？故不问其关于何而开，格于何而通，一惟求之于中，握枢而运，以渐透于上下。俟其趺阳脉不伏不涩，荣气前通，乃加意于荣；卫气前通，乃加意于卫。因其势而利导之，庶不与药相格耳。若荣气才通，即求之卫；卫气才通，即求之荣，且为生事喜功，况躁不能需，亟思一逞乎？夫死里求生之治，须得死里求生之人。嗒然若丧，先熄其五志交煽之火。治吐逆之格，由中而渐透于上；治不溲之关，由中而渐透于下；治格而且关，由中而渐透于上。所谓三年之艾，不蓄则不免死亡，蓄之则免于死亡矣。人亦何为而不蓄之耶？或者病余不立一方，此终身不灵之人也，宁无见其方而反惑耶？不得已姑立进退黄连汤一方，要未可为中人道也。

进退黄连汤

黄连姜汁炒 干姜炮 人参乳拌，蒸，各一钱五分 桂枝一钱 半夏姜制，一钱五分 甘草 大枣二枚

进法：用本七味，俱不制，水三盅，煎一半，温服。

退法：不用桂枝，黄连减半，或加肉桂五分。如上逐味制熟，煎服法同，但空腹服崔氏八味丸三钱，见痉疾。半饥服煎剂耳。

喻氏曰：格则吐逆，进而用此方为宜。盖太阳主开，太阳不开则胸膈窒塞，食不得入，入亦复出。以桂枝为太阳经药，和荣卫而行阳道，故能开之也。至于五志厥阳之火上入，桂枝又不可用矣，用之则以火济火，头有汗而阳脱矣。其关则不得小便，退之之法，从胃气以透入阴分，桂枝亦在所不取。但胃之关门已闭，少阴主阖，少阴之气不上，胃之关必不开矣。我意中尤谓少阴之脉沉而滞，与趺阳之脉伏而涩，故足虑也。《内经》两言之，曰肾气独沉，曰肾气不衡。夫真气之在肾中，犹权衡也。有权有衡，则关门时开时闭；有权无衡，则关门有闭无开矣，小便亦何从而出耶？是则肾气丸，要亦退之之中所有事矣。肾交于胃，则关门开；交于心，则厥阳之火随之下伏，有不得不用之时矣。

进退黄连系嘉言，人参甘草干姜存。桂枝夏枣须斟酌，关格变通古法尊。

◎传尸

苏游[①]曰：传尸之候，传尸者，鬼作虫而为祟。查《内经》无明文，《本事方》始分为九十九种。虽李士材谓其凿空附会，不足深信，究秽毒之传人，触之者难保无之。吊丧问疾，古称慎重，因其衣服器皿中，皆能乘虚而染，故仍录苏氏说，以广其见。先从肾起，男子自肾起，次第相传。初受之，两胫酸疼，腰背拘急，行立脚弱，饮食减少，两耳飕飕，真似风声，夜卧遗泄，阴汗痿弱。肾既受讫，传之于心。心初受气，夜卧心惊，或多恐怖，心悬悬，气吸吸，欲尽梦见先亡，有时盗汗，饮食无味，口内生疮，心气烦热，惟欲眠卧，朝轻夕重，两颊口唇悉皆纹赤如敷胭脂，有时五心手足烦热。心受已，次传于肺。肺初受气，咳嗽上气，喘卧益甚，鼻口干燥，不闻香臭，如或忽闻，惟觉朽腐气，有时恶心欲吐，肌肤枯燥，时或疼痛，或似虫行，干皮细起，状如麸片。肺既受已，次传于肝。肝初受气，两目胱胱，面无血色，尝欲颦眉，视不能远，目常干涩，又时赤痛，或复[②]睛黄色，常欲合眼，及时睡卧不着。肝既受已，次传于脾。脾初受气，两胁虚胀，食不能消，又时泻利，水谷生虫，有时肚痛腹胀，唇口焦干，或生疮肿，毛发干耸，无有光润，或时上气，撑肩喘息，利赤黑汗，见此证者，乃不治也。许叔微[③]云：传尸之症，沉沉默默，无一而可，经年累月，渐就羸困，至于死

---

① 苏游：唐代医家。著有《玄感传尸方》一卷，已佚。部分佚文见于《外台秘要》。

② 复：原作“腹”，误。据《外台秘要》改。

③ 许叔微：（1079—1154年），字知可，宋代真州白沙（今江苏省仪征市）人，南宋医家。著有《普济本事方》《伤寒百证歌》《伤寒发微论》《伤寒九十论》等。

亡；又传旁人，乃至灭门；又传他姓，惨毒之祸，闻者骇心。有辨验之法，须用乳香焚熏病者之手，令其仰掌以棉覆之，熏之，良久，手背生毛，长至寸许，白而黄者可治，红者则难，青黑者死。若熏之良久无毛者，非传尸，乃寻常虚劳也。治瘵之法，固本为先，驱虫为次。苏合香丸有去邪伐恶之能。《本事方》谓獭肝丸最效，似可仿而行之。

苏合香丸见中风

獭肝丸

獭肝一具，阴干为末，水服三钱，日三服。

《拾慧续集》卷三终

《拾慧续集》卷四 杂病补阙

岭南 何德藻芙卿辑增

◎暑风

暑风一证，古书未详，古以暑温误治变痉称为暑风。故人遇之，每多恍惚。其证见发热不寒，勿误看暑温。或寒热时作，勿误看疟疾。舌白，无汗头痛，勿误看伤寒。两寸脉浮。其形颇似伤寒、暑温，皆实非也。不知凡风从外入，必肺先受之，故头痛脉浮；风郁皮毛，故无汗而作热也。但夏月之风，非同冬令，若冬风暴烈，故有鼻涕交粘，脉亦浮而有力。况汗出当风，又与畏热贪凉，兼受阴寒者有别，是以无须解表重剂。不特伤寒之麻、桂不能用，即夏月外感，头项强痛之九味羌活汤，亦不可用也。故治是病，每仿杏苏散意加减，屡试屡效，余因别其名曰：轻解疏风饮。确以明夫肺尚轻浮，非重浊所可宜也。光绪丙申夏日，浔郡最多此症。凡见误汗者，则成痉厥；因其无汗而误投麻、桂。误投苦寒者，多转疟痢。因其发热而误投芩、连。竟有辗转失治，莫可挽回，深为可叹。不知愈发汗，则汗愈不出；愈清热，则热愈不退。竟有用麻、桂、连、芩至十余剂者，医终不自觉，误而又误，以致变证叠出，不能收功。兹不得不别立其名，尽表而出之，此症本可列入暑门，诚恐鱼目混珠，不得不另立，以清眉目。幸勿以余为饶舌也。

轻解疏风饮

北杏仁去皮尖，一钱 北防风一钱五分 荆芥穗一钱 紫苏梗一钱 制半夏八分 陈广皮六分 结云苓二钱 信前胡一钱 粉甘草六分 薄荷叶四分

水煎，温服。作寒，加生姜；头重而晕，加鲜荷叶；咳嗽，加桔梗；痰多，加贝母、枳壳；口渴，便赤，加淡竹叶、麦冬、滑石；作呕，加藿香梗，去苏梗；泻泄，加怀山、厚朴、木通，去杏仁、前胡；伤食，加建曲、麦芽。

轻解疏风用杏仁，荆防苏梗夏皮神。前胡甘草薄荷叶，荷叶生姜酌而行。

◎喘症

喘者，即气急促而上逆也。其症有虚有实，大抵实因外感，虚由内伤。凡实症各法，已详前集咳嗽上气门中，故不再赘。所谓虚喘者，其体弱，其脉虚，多由肾气不纳而冲上，致肺气受逼而不能自主，故气有出无入，甚则肺胀不得卧。凡痰壅塞肺窍，则治节不行。肺叶胀大，是以不能卧。卧则叶向脊上，阻塞气道之路而更甚。非仅实症方有肺胀也。余每见夜半喘者，披衣而坐，必吐痰水数碗，然后能眠。方书谓鼻气能呼而不能吸者为肝肾之绝，治法不过贞元饮等类而尽之矣。若老年久病，身动即喘，为肾液干枯，气散失纳，非病也，实衰也。此可于贞元饮加青盐、胡桃、巴戟、补骨脂、牛膝等类。然凡阴虚阳升，气不摄纳，均为贞元饮所长。致于山药、莲肉、山茱萸、胡桃、五味子，均可随意加之。若痰多而用熟地，不惟无益，而且有害，诚非虚语也。不知此症，由下焦火衰，致肾中之水无所养，随气上泛而为痰，与五更泻泄之症虽异，其理相同。若作实症寒饮，用麻、辛等散寒逐饮，其害不可胜言矣。或谓《金匮》咳嗽上气门中而无补虚之法，此正仲

景虚实分界限处。余于此考究十年，始识其旨。必须峻补下焦之阳，如烈日一出，阴云四散，方得肾气有归，肺气亦敛。余新立补元定喘丸一方，实有回生之切，其余均无济也。此症惟傅青主得其旨。虽认实非外感之寒邪，谓肾中之寒气，但其方用八味丸，总不离熟地，似不中病，而且些少桂、附，有病重药轻之弊。查古方中，惟黑锡丹可为此症救急要药。然喘亦有专因气虚者，盖肺主气，为出气之脏，气出太过，但泄不收，则散越多喘。此可用建中汤加人参，甘以益肺，补土母以生子。或于补元定喘丸中，独减去肾药，又取火为土母。此亦究本穷源之法也。然凡遇寒则发，甚有喉间如水鸡声者，皆由新受外感，引动伏寒，内外之邪，狼狈为害，为上盛下虚。古治上盛下虚，并七情气逆，用苏子降气汤。但其方施于新病则可，若久病，或元气大亏，均不宜用。果有支饮，当于苓桂术甘汤求之。叶天士云：有按之左胁冲气即喘，背上一线寒冷，直贯两足，是肝逆挟支饮所致，此宜旋覆花汤。俱以脉象相参，亦不得妄用实症之药。但补元定喘丸中，有桂、附、干姜等，足以抵御。此余屡试屡验，无庸疑虑也。曾见一妇，少时避乱深山，因寒邪久伏，喘而不卧者，三十余年，百药无效。嗣于大士乩坛，得方外治而愈。其方配合甚奇，法以药杵烂作饼，贴胸背一宿，如治哮症之灸肺腧同意。余知其事，觅其方，以之内外相继而行，其效更速，谓非神助耶。

贞元饮

即酒洗当归、炙甘草，重用熟地，水煎服。

苏子降气汤见血症

旋覆花汤见五脏风寒

补元定喘丸

鹿茸去毛炙，四钱 杜仲八钱，盐水炒 麋茸四钱，去毛炙 木蝴蝶三钱 人参七钱 陈橘皮三钱 野白术八钱，土炒 明附片四钱 怀山八钱，炒焦 枸杞七钱 当归五钱，酒洗 远志三钱，炙 牛膝二钱 干姜二钱 茯苓七钱 巴戟天三钱

桂枝木二钱，或改用肉桂一钱 甘草二钱，炙 酸枣仁四钱，炒

共为细末，炼蜜为丸，每服三四钱。如脚膝痿软，加虎胫骨、锁阳。贫家无力服茸，可以关鹿胶代之，似无原方之妙。但方中桂、附、干姜，可随症增减。此症首在节欲，若能遇事谨慎，无不见效也。愈后每冬须服一料为要。但初服口必觉干，久则渐无也。

补元定喘鹿麋参，白术怀山蝴蝶寻。枸杞陈皮炙远志，干姜附片茯苓侵。酸枣桂枝同巴戟，当归牛膝与为林。蜜丸甘草还增入，虽系固阳亦固阴。

桂苓术甘汤见痰饮咳嗽

建中汤见虚劳

黑锡丹见血症

大士定喘饼

檀香油即檀香木节内所结之油，形如松香者是，一两 鲜石菖蒲头半斤 鲜柚子叶二斤 酒饼一两，即做酒药种 汾酒四两

先将柚叶在石槽内杵烂，后入三味，再为稍杵，用汾酒入药和匀，放铜锅内炒热，分作二饼，如品碗大。一敷前胸心，一敷背后心，用布扎紧，一宿乃下，其喘即定，后不再发，诚仙方也，似哮症用之亦妙。

定喘酒饼是仙方，香油当取檀内藏。柚叶蒲头新采捣，炒和汾酒外敷良。

◎噫嗳

《经》云：五气所病心为噫。又云：寒气客于胃，厥逆从下上散，复出于胃，故为噫。是古有噫而无嗳。嗳者，俗名之

也。盖噫嗳一症，皆由胃气弱而不和，三焦因以失职，上焦出胃上口，主纳；中焦并胃中，主腐化；下焦别回肠，主济泌。致清无所归而不升，浊无所纳而不降，是邪气得以留连，则嗳酸作饱，胸膈不利，而为心下痞硬，噫气不除矣。凡大病汗吐下后，胃中虚，客气上逆，多有是症，不外仲景旋覆代赭汤，以温通镇逆为主。若阳虚甚，胃阳虚而为阴所格阻，是以阳足则充周流动，眠食自如矣。食入反出，中焦隔拒，可加熟附子，并以生姜易干姜。若多噎而胸膈不爽者，噎膈之初，多有此状，急宜预防。宜用二术二陈汤去苍术、甘草、大枣，加厚朴、益智仁治之。若食后而噫气便作，亦宜二陈汤去茯苓、甘草、姜、枣，加厚朴、郁金、桔梗、杏仁，以开肺胃之郁。若有嗳气而腹痛者，当用甘芍汤，以和其脾胃自愈。此皆古人隐而未达之旨，觉舍是则蔑以加矣。

旋覆代赭汤

旋覆花 代赭石 半夏制 人参 生姜 大枣

水煎服。

旋覆代赭出《伤寒》，噫嗳用斯并可安。半夏人参姜枣共，按症增减效灵丹。

二术二陈汤见湿症

二陈汤见疟疾

甘芍汤即甘草、白芍药煎服。

◎喉管

喉管一证，古无是说。其人但见喉中作痒，难过不可言状。若饮茶酒汤水，便不可救，由咽喉竟为其管束而不能进食，故名喉管。大抵其时喉间为吐涎所塞，气欲通而不能通，致作痒如此。若饮茶水，则相助为虐，闭塞而死矣，宜用薄麝散吹入喉内，顷刻其气自通，待其吐涎碗许，后接饮陈仓米汤半碗即愈。人若不知，而误投汤药，是逼其速死也。遇喉痒者，能勿加之意乎？

薄麝散

薄荷叶二分 麝香一分

共研细末，吹之。

喉管一证古未传，麝香荷叶共和研。此方吹入喉管内，顷刻气通病自痊。

◎祟病

祟病者，鬼病也。由入深山古寺，邪附于身，与人身之神气交持，以致六脉乍大乍小，饮食无味，肌肉消瘦，形容恍惚，睡时口流白沫，或战慄绝而复苏。喻嘉言用却邪汤，取诸多灵物之遗形，引以羊肉之膻，俾邪气转附骨肉，移从大便而出。余常用藿香正气散，加入麝香少许，以芳香味正，亦能胜邪，使附身之邪气从皮毛微汗而解，治皆奇效。当知从表从里，其道一也。

却邪汤

犀角 羚羊角 龙齿 虎威骨 牡蛎 鹿角霜 人参 黄芪

等药各末，另以羊肉半斤，煎取浓汁三盏，尽调其末，一次立愈。

却邪犀角与羚羊，牡蛎黄芪鹿角霜。龙齿人参虎骨末，调和羊汁是奇方。

藿香正气散见暍症

◎吐屎

吐屎，怪病也。大抵证不多见，古书故未备载，以致后人遇此，每多束手。《经》曰：饮入于胃，游溢精气，下输于脾，脾气散精，上归于肺，食气入胃，散精于肝，淫气于筋，食气入胃，浊气归心，淫精于脉。是清者上升而运行精微，浊者下降而变化糟粕，从未有清浊交混之理。岂知肾为胃关，若肾虚失其开阖之权，则火走腑道，秽浊之物借无形之火冲逆，竟反从清道而出矣。治法非养胃以平其逆，即补肾以安其逆。若火盛者，宜叶氏养胃汤加生地、丹皮、芦根、知母、天花粉煎服。若体虚脉弱，用左归饮去桂、附、杜仲，加生地，并宜间服八仙膏。然《内经》谓诸逆冲上，皆属于火。小肠与心相表里，均亦主火。若症实，脉实，可于呕吐实症中斟酌治法，或用鲜竹茹一大团，煎浓水饮之，较稳。倘非实热，均不可用，当宜知之。

叶氏养胃汤见虚劳

左归饮见头痛

八仙膏见噎膈

◎交肠

交肠者，大小便易位而出，亦怪病也。李士材云：或因醉饱，或因大怒，脏腑乖张，不循常道，以致如此。其证见腹痛，里急后重，或膝胫及阴中拘急，热气冲胸。宜用烧裩散，日进二三次，俟阴头微肿，便利而愈。或用补中益气汤，服后探吐，以提其气，继投五苓散加木香、枳壳，以清利之。使阑门得泌别之权，则大小肠各安其位，岂有粪从前出，尿从后出之理哉？

烧　散

用近阴处裤裆一块，烧灰开水冲服，服后阴头微肿，效。男用女裤，女用男裤，童女尤佳。《伤寒论》治男女交媾，阴虚欲火，以致小便拘急不利、头重眼花等症。

补中益气汤见感冒

五苓散见伤寒

◎厥症

厥者，逆也，气上逆而扰乱也。李氏按《内经》而分为八症，颇为详晰。

谓阳气衰乏者，阴必凑之，令人五指至膝上皆寒，名曰寒厥。是寒气逆于上也，宜六物附子汤主之。阴退则阳进，故阴衰于下，则阳必凑之，令人足下热。热甚则循三阴经而上逆，谓之热厥。用黄柏炒褐色为末，作丸服之。厥阳壮火升逆莫制，玉女煎、龙荟丸均称善剂。肝藏血而主怒，怒则火起于肝，载血上行，故令血菀于上，是血气乱于胸中，相薄而厥逆，谓之薄厥。用蒲黄一两，炒褐色，清酒十大杯热服之。诸痛属阳，故烦劳则扰乎阳，而阳气张大。阳气张大，则劳火亢矣。火炎则水干，故令精绝，是以迁延辟积。至于夏月，内外皆热，水益亏而火益亢，故阳厥逆，如煎如熬，谓之煎厥。宜用人参固本丸。凡五尸之气，暴注于人，乱人阴阳血气，上有绝阳之络，下有破阴之纽，形气相离，不相顺接，故令暴厥如死，名曰尸厥。宜苏合香丸。如秽浊蒙神，昏乱无知，牛黄丸、至宝丹均称妙用，亦能按五脏腧穴灸之，并可灸气海。若寒痰迷闷，四肢逆冷，名曰痰厥。可用干姜、附子煎服。风痰厥逆昏迷，不省人事，可针刺中指头尖，针入三分，留十呼；或刺十指尖见血，均效。此法中风门漏登，故于此补入。若胃寒而吐蛔，名曰蛔厥，宜用理中汤加炒川椒五粒、槟榔五分。乌梅丸一方，正可与服。气为人身之阳，一有怫郁，则阳气不能四达，故令手足厥冷，与中风相似。但风中身温，气中身冷耳，故名曰气厥。宜顺气散。是厥由于气逆，凡病皆有之，总因阴阳有偏，郁极乃发。今人只知伤寒之寒厥四逆汤，热厥四逆散，亦知肝逆之厥，厥甚成痉之症也乎？

查古吴叶天士以痉、厥同论，独责乎肝，深得丹溪上逆之气皆从肝出之旨。参诸圣经，均相符合，亦足为法。邵新甫曰：叶氏于是症独重在肝，盖肝为将军之官，善干他脏者也。要知肝气一逆，则诸气皆逆，气逆则痰生，遂火沸风旋，神迷魂荡，无所不至矣。肝又为风脏而主筋，风火交作，甚则筋失所养，头面四肢摇动而成痉矣，故叶氏并论焉。凡病至此，亦凶多吉少也。若犯于上者，不免凌金烁液，用麦门冬汤及琼玉膏之补金柔制法。若犯于中而为呕为胀者，用六君子去术，加木瓜、煨姜、白芍、南枣之类，及附子粳米汤加人参，为补胃凝肝法。若震及心脾，而为悸为消者，用甘麦大枣汤合龙骨、牡蛎之属，为缓急重镇法。若挟少阳之威而乘巅摇络者，用羚羊、生地、钩藤、丹参、元参、连翘、黑豆皮之剂，为熄风清络法。若本脏自病，体用失和而吐蛔者，以川椒、乌梅、桂木、白芍、人参、黄连、干姜之类，为益体宣用法。若因母脏之虚而扰及子脏之位者，肾为肝母，心为肝子。用三才配合龟甲、磁石、朱砂，及复脉汤减辛味，复入鸡子黄、金箔之属，为安摄其子母法。更可加入珍珠末。

至于午后，午后阳明旺时。阳冒神迷，四末不用而为痿厥，治法尤觉神奇。取血肉介类有情，改汤为膏，如黄连阿胶鸡子黄汤去芩、连，加龟胶、淡菜、鳖甲、猪脊髓、羊骨髓，再加黄柏、麦冬、生地等类。谓其力味重实，填隙止厥最速。此岂非补前人之未备，开后学之法门者乎？参是编者，若能加意推求，便可遇险化夷矣，愿临症者毋忽诸。

六物附子汤

附子炮 肉桂去皮研，冲服 防己 甘草 白术 茯苓

水煎服。

六物漫专用茯苓，其中桂附最通灵。更加术己炙甘草，逐去阴寒厥自停。

玉女煎见温症

龙荟丸见眩晕

人参固本丸

人参二两 天冬 麦冬 生地 熟地各四两

共研末，炼蜜作小丸。

本原欲固要人参，天麦二冬功最深。更用地黄生并熟，为丸和蜜须留心。

苏合香丸见中风

理中汤见伤寒

乌梅丸见伤寒

顺气散见中风

麦门冬汤见咳嗽上气

琼玉膏

鲜生地四斤，取汁一斤，同白蜜二斤熬沸，用绢滤过，将茯苓十二两，人参二两，各研末，入前汁和匀，以磁瓶用纸十数层封瓶口，入砂锅内，以长流水投瓶颈，桑柴火煮三昼夜，

取出换纸扎口，以蜡封固，悬井中，一日取起，仍然煮半日，用汤调服。

琼玉膏中生地黄，参苓白蜜炼膏尝。肺枯干咳虚劳症，金水相滋效倍彰。

六君子汤见疟疾①

附子粳米汤见腹满痛②

甘麦大枣汤见妇科

三才汤见暍症③

复脉汤见痉症

黄连阿胶鸡子黄汤见痉症

◎脱精

脱精一证，治不得法，立刻死亡。缘由禀赋素虚，平日以酒为浆，以妄为常，醉饱入房，耗散过分，以致阳精暴脱，肢体厥冷，汗雨淋漓。俗所谓乐极生悲，良不诬也。其时生死之权，操在妇人，识事者切勿惊走下床，即以口哺送其热气入腹，女子是症觉少，男若遇之，治法相同。连呵不已。俟阳气渐渐复原，再以大剂参附汤灌入。送气之法，先须闭口提丹田之气上来，尽力哺于口中，送入喉去，可救垂绝于俄顷。如无力用参，可以当归补血汤重加附子代之。另照阴阳毒法，以盐、葱填脐中，艾灸不计壮数，见效更速。但呵气不尽要妻妾，或将病者轻轻抱起，选少壮女子，以

---

① 疟疾：原脱，据目录补。

② 腹满痛：原脱，据目录补。

③ 暍症：原脱，据目录补。

笔管通喉，用力呵之亦可。苟能气送不绝，可望死里还生也。

参附汤见中风[①]

当归补血汤见积聚[②]

◎痞症

痞者，塞也，胸中痞塞不通也。满而不痛谓之痞。多由六淫之邪，内结心下，误治而成。详伤寒泻心汤中。叶天士云：上焦不行，下脘不通，故有发热恶心，大小便闭塞诸症。而病属气分之郁，前人俱以寒温并用，因其久郁成热也。用仲景半夏泻心等汤，以苦为泄，辛甘为散之法，实千古不移。若郁热消烁胃汁，宜加人参、乌梅。胃阳不运，肢冷，宜减芩、连，加熟附子、草果仁、枳实。胃寒涎涌，亦去芩、连，加泡吴萸、陈皮。若暑湿内伏，上焦不舒，宜用三仁汤，及枳壳、杏仁、瓜蒌、枇杷叶以开降，或入山栀、香豉以除热化腐，无不在以疏通清阳为急务。若非因虚致痞，万不可妄用补剂。虚痞者，因劳倦忧思致痞，或脾胃虚弱之人而妄用寒凉过伐致痞，此名痞满。满者而近于胀，故治法同胀症，亦因其同一虚寒也。此二痞，宜明辨之。但因痞而虚者，古称棘手。叶氏治营液大亏，用生脉散。此实无可如何，而勉施治法也。又有实症之痞，或因痰气，或因热结，均能胸膈痞满。或吐或行或下，当有本症本脉审治。是痞凡病皆有，各门俱已附载，全在指下分明，认证的确也。

半夏泻心汤见伤寒

三仁汤见湿症

---

① 中风：原脱，据目录补。

② 积聚：原脱，据目录补。

生脉散见暍症

◎噎膈

《内经》曰：三阳结谓之隔。三阳者，手太阳小肠、手阳明大肠、足太阳膀胱也。盖小肠热结，则小水短少，而火气不泄；大腹热结，则大便不利，而郁热难除；膀胱热结，则津液不行，而道路蹇涩；三阳并结，则前后之气不行。下既不行，邪火上逆，则津液生痰，痰涎生，则往来之气愈阻，而呕逆、噎膈之症起矣。又曰：一阳发病，其传为隔。前人多与反胃并论，实有不然。不见仲景反胃附于呕吐哕之末，可想其理矣。

考之噎、膈，尚有分辨。夫噎者，饮食下咽，如有物梗塞之状，阻滞难下；膈者，心下格拒，饥不能食，即到喉间，随翻而出。张鸡峰[①]云：此症俱是神思间病，当静观内养，以宁其心志。大抵多由七情所伤，必使心君泰然，则五火退听，营卫安和，确与反胃用香燥之法两途矣。《外台》分忧、思、劳、食、气为五噎，大约饮食炙煿肥味，以及起居不调，间亦有之，究由于七情者多也。故张景岳以脾肾为主，朱丹溪以养血为主。想血枯则燥，而肠胃津液亦干。三子之言，均称至理。初起宜四物汤，合三乳汁，再加竹沥、韭汁治之。若瘀血在膈，阻塞气道，膈间必时见作痛，可再加归尾、桃仁等类。或用左归饮去桂、附、杜仲，加生地、当归，并宜时服八仙膏，多能挽回。此亦开贲门、此门开则能纳食。幽门、此门开则小便利。阑门此门开则大便润。之法也。余遵用易氏[②]早吞八味丸三四钱，滋

① 张鸡峰：张锐，字子刚，南宋医家，笃好医方。著有《鸡峰普济方》。
② 易氏：易思兰（1510—1590年），字大艮，明代临川县（今江西省抚州市临川区）人。著有《易氏医案》。

补其下；晚服和中畅卫汤，开导其上，亦有愈者，但视其症之如何耳。若虚寒脉细，宜八味。若喉间有一块，食物不下者，即仲景所谓结核，俗呼梅核，乃痰气也，则宜和中。此方配合轻重，大有法度，每合用以治气膈，甚验。如以上法不效，至口吐白沫、由脾虚不能摄津液而消亡也。大便如羊矢者，均属险候。此症本由三焦失职，古称难治，然岂可坐视不救？急用人参、当归、木香、槟榔、枳壳、大黄为末，水泛为丸，用三乳汁和八仙膏啖之，《人镜经》[①]云：人之肠胃，一日一便，其常度也。今膈食之人，五七日不便，陈物不去，新物不纳，当用三一承气汤，节次微下之，后用黑芝麻饮啜之。陈莝去而肠胃洁，癥瘕尽而荣卫昌，饮食自进。可见古人苦心，舍此别无侥幸也。或可望百中之活一，愿勿畏其峻而待毙也。

三乳汁

即人乳、牛乳、羊乳各等分，隔水炖热服之。

景岳左归饮见头痛

八仙膏

即疟疾五汁饮去荸荠汁、麦冬汁、芦根汁，加甘蔗汁、白果汁、生莱菔汁、生姜汁、竹沥、蜂蜜各一盏，和匀，饭上蒸热，任意食之。

八味丸见疟疾六味丸

和中畅卫汤

紫苏梗五分 香附醋炒 神曲炒 沙参各一钱 桔梗 连翘去子尖，各六分 木香四分 苍术 川芎 贝母各八分 砂仁三分 生姜三片

水煎服。易思兰云：香附、苏梗开窍行气，苍术建中，贝母开郁痰，连翘散六经之火，抚芎发肝木之困，神曲行脾之

---

① 《人镜经》：即《脏腑证治图说人镜经》，原撰人不详，明代钱雷增补。

郁，木香逐气流行，桔梗升提肺气，沙参助正气而不助火，此方提上焦之火邪，乃火郁发之之义也。然徒用此方，而不兼补下之药，虽能解散于一时，其火无水制，必然复生，而痞满噎膈之症，恐尤甚于前也。

和中畅卫紫苏梗，香附桔参翘砂仁。木苍曲芎姜贝母，火郁发之治膈神。

◎流涎

涎者，津液也。若口角时时流出，惟初生小儿有之，此非病也。初生小儿流涎大都如是，此不能为病。倘连年流之不已，幼科谓之滞颐，亦由脾冷所致。若老年以及体弱之人，每侧睡则流，乃为津液不藏，最关紧要。查此证古书未详，致后人以为寻常小恙，多所贻误，不知流涎非脾虚不摄，即肾虚不摄。人若口角日夕不断，不知求治于早，必俟脾败精枯，而后悔之莫及矣。况人俱以为脾病，只知从事于补脾，若补脾不应，则袖手旁观，不知肾为胃关，必须肾旺，然后脾胃之阴始足。故《内经》有云：胃缓则廉泉开，廉泉开故涎下，补足少阴。是流涎虽在胃，其本在肾。余谓宜脾肾两治，用八珍汤去川芎，加怀山、熟附子、肉桂、炮姜等，方为合法。然涎为火迫，亦能上溢于口，故温热病中，间亦有之。此宜五汁饮之类，固养胃津为主。治法已详温症，毋庸再赘。

八珍汤见积聚

五汁饮见温症

◎痰症附舌下生痰包

痰之为病最小，为害最深，治之不当，变幻无穷。今人只知以二陈治痰，究未得其本耳。查古人常以胃为生痰之源，肺为贮痰之器，而不知五脏均能生痰，亦能贮痰，岂独肺、胃能然哉！朱丹溪云：治痰当治其气顺。可知三焦之气一顺，则痰无容留之地。然上焦主肺，宜行其治节，降其肺气，则痰亦随之俱下矣。如二陈汤加苏梗、杏仁，或加紫菀、炙枇杷叶、金沸草、桑白皮等类。一云上焦之痰，宜用吐法，此说亦通。中焦脾胃主之，人多以去湿为先。然不知勿徒去其湿，必须专以补气，使气旺而痰自消矣。如《外台》茯苓饮、六君子汤。下焦主肾，肾中之水，有火则安，无火则泛，欲抑水之下降，必使火之下温，当于补肾之中，加以热药，庶几水足以制火，火足以暖水，则水火有既济之道，自不上泛为痰矣。如桂附八味丸、补元定喘丸。然则其中，凡寒者温之，如四君子加干姜，半夏沉香茯苓丸。热者清之，如化痰丸。老痰结在胸膈而不下者，攻之；如礞石丸、神仙坠痰丸、滚痰丸。顽痰梗塞咽喉而不行者，化之。如半夏丸、三子养亲汤。总使三焦安，而无阻滞之患，则气自顺，而痰自治矣。此外痰饮各症，均已详备，故不多述。兹因丹溪言而偶有所见，故重申数语，以为之辅。

李时珍曰：痰涎为物，随气升降，无处不到。入心则迷成癫痫，入肺则塞窍为咳喘背冷，入肝则胁痛干呕、寒热往来，入经络则麻痹疼痛，入筋骨则牵引隐痛，入皮肉则瘰疬痈肿。陈无择并以控涎丹主之，殊有奇功。

《金鉴》谓：痰涎流注，舌下木痛，结肿如匏，光软如绵，胀塞舌下，有妨饮食。宜于包上刺破，出涎拭净，外搽冰硼散，内服加味二陈汤。

傅青主云：又有虚损之人，痰如白沫，状似蟹涎，名为白血。因将此痰露一宿，其色变红也。此痰亦出于下焦，由肾火沸腾于咽喉而上吐，实乃肾之精，宜用都气丸。如不早治，则白沫变为绿痰而无救矣。

二陈汤见疟疾

《外台》茯苓饮

茯苓 人参 白术各三钱 橘皮二钱五分 枳实二钱 生姜四钱

水煎，日三服。

茯苓饮自《外台》传，白术姜参枳实先。更有橘皮通滞气，心胸痰饮并安痊。

六君子汤见中风

桂附八味丸见疟疾

补元定喘丸见喘症

四君子汤见痰饮

沉香茯苓丸

沉香一两 茯苓 半夏 人参 丁香各二两 甘草 陈皮 槟榔 肉豆蔻煨，各五钱

蜜丸，姜汤下二十丸。

沉香一两更丁香，半夏参苓二两将。甘草再加肉豆蔻，陈皮半两与槟榔。

化痰丸

天门冬 黄芩酒炒 苦蒌仁 橘红 香附盐水炒 海石粉各一两五钱 芒硝 桔梗 连翘各五钱 青黛二钱

炼蜜入生姜汁少许，和丸，细嚼一丸，清汤下。此方出王节斋。

节斋旧有化痰丸，香附冬芩苦橘搏。桔黛硝翘海石粉，蜜

姜丸嚼自然安。

礞石丸

青礞石敲碎，如枣子大，以焰硝二两，同入瓦罐煅黄色 茯苓 半夏 天南星漫火煨制 黄芩各五钱 风化硝三钱，盆净者，冬月以绢袋盛，悬风前化之

上为末，神曲糊，入姜汁为丸，如梧子大，每服三十五丸，姜汤下。一方有枳实，倍礞石。

礞石风硝与茯苓，黄芩半夏共南星。丸须姜汁加神曲，食积成痰攻不停。

神仙坠痰丸

黑牵牛去头末，三两 皂角酥炙 白矾生，各一两

共为细末，丸如梧子大，酒下三五十丸。

坠痰丸用黑牵牛，皂角白矾一并投。研末水丸梧子大，酒吞下后自然瘳。

滚痰丸

青礞石研略碎，入瓷瓶加焰硝一两，以盐泥封固，煅红，取出研，飞净，三两 大黄酒蒸，八两 黄芩酒洗，八两 沉香一两

水泛为丸，每服一钱五分。仰卧而勿行动，二时方许行动饮食。服后喉间稠塞，乃药与病相拒，少顷自食。

隐君遗下滚痰丸，礞石黄芩及大黄。少佐沉香为引导，老痰怪证力能匡。

半夏丸

半夏姜汁制，五两 皂荚五挺，撕皮揉水煮半夏 生姜五两，同半夏捣作饼，炙干

为末，蜜为丸，如梧子大，姜汤下二十丸。

半夏研同五两姜，还将皂荚共煎尝。蜜丸更用姜汤下，喘逆邪痰服此方。

三子养亲汤

白苏子 白芥子 莱菔子 生姜

水煎服。

既名三子养亲汤，徒用芥苏未至当。必要再加莱菔子，合姜煎服方为良。

控涎丹见暑症

冰硼散见木舌

都气丸见吐血

◎手足摇

《经》言：肝主筋。古谓手足为肝之分野。若人四肢时时战动者，由肝虚无血以养筋明矣。何以用当归补血汤以补其血，六味地黄汤以益其肝肾而无一效者？余初甚不可解。阅历久，始悉肝为藏血之所，心乃生血之区，若心不生血，肝又何能藏血？是每见受惊之人，心一触动而手足随之摇动者，以此观之，不更可知乎？治法应峻补其心，更佐以血肉有情之物，填实下焦。《难经》所谓补其肾者，益其精也。然肾为肝母，虚则补其母，是无须急急治肝，而肝自治，血自生矣。宜用远志丸去菖蒲，加当归、杜仲、鹿胶、枣仁，甚则入珍珠末、鹿茸。仍复为丸，以枣汤临卧送下四钱，久服则手足自定。所以视病贵得其窍也。若轻则可用妙香散减桔梗、麝香，加炒枣仁之类，或病后常以此调理之。

远志丸见惊悸

妙香散

黄芪 茯神 茯苓 人参 远志 木香 甘草炙 桔梗 怀山 麝香少许 辰砂

共为末，以酒洗当归、大熟地，煎汤调服。

妙香远志怀山芪，二茯人参桔梗遗。木麝辰砂甘草炙，另煎归地水调之。

◎足跟痛

足跟为督脉所经之处。若三阴虚，则足跟痛，不能任地矣，宜以六味地黄丸加白蒺藜、牛膝等进退之。或用八珍汤双补之。但虚则寒邪易乘，而为痛为肿，或夜肿日消。面上戴阳者，宜以八味肾气丸温之。若有块形坚硬如毒，宜用阳和汤散之，此不易之法也。

六、八味丸见痁疾

八珍汤见积聚

阳和汤见外科

◎霍乱

《气交变大论》云：岁土不及，民病飧泄霍乱。朱氏[①]谓：内有所积，外有所感，阳不升，阴不降，垂膈而成。非因鬼邪，皆饮食所致也。以此推之，总由脾胃虚寒，中焦失运，以致阴阳错乱，上吐下泻，少则日夜十数次，多则百数十次，其脉或伏或代，亦无定凭。治法无论发热，头腹疼痛，切勿妄用藿香等药。当以渴与不渴分之。渴则为热，宜以五苓散；不

① 朱氏：即朱丹溪。

渴为寒，宜理中汤。若吐泻过多，四肢厥冷，不省人事，六脉沉细，宜加附子。即附子理中汤。兼烦躁、手足拘挛者，再加猪胆汁、人尿服之。但脾胃主宗筋，暴吐暴泻，脾胃必虚，邪气乘虚而直攻，或轻则手足转筋，重则遍体转筋，亦宜附子理中加入木瓜、吴茱萸、食盐各五钱，同炒令焦，以百沸水煎服。倘危急已甚，另以盐填脐中，用大艾柱灸之，不计壮数。此法虽死，但胸中有暖气，便可挽回也。或灸气海二十七壮亦可。凡一切霍乱，以及转筋入腹，急用白矾末一钱，沸汤调服，最为效验。其余饮马通水，或鸡矢白散，亦简捷之方。孙真人云：凡转筋，男子以手挽其阴，女子以手牵其乳向两旁即愈，亦妙法也。

至若有声无物，吐利不得，忽然心腹胀满，刺痛，顷刻之间，便致闷绝，名干霍乱。急用食盐一两，老生姜五钱，同炒色变，以童便二盏煎服。即俗混称绞肠痧。或刺委中穴出血。若霍乱后烦渴者，宜以加味六君子汤。石山云：吐泻后有见红斑者吉，但仍用温补，不宜清凉。详斑疹门。倘有水药不入，当照《直指方》①，以胡椒七粒，绿豆二十一粒，为末，木瓜汤调下。此由有热。如食入两热相冲，不能停留之症，甚则用清暑固胃汤加滑石。然必确系实热方可用，须与脉症相参，切勿妄投，特存此法以备考。凡吐泻时，慎勿食米饮粥饭以助邪气，必须病止后，渐渐以稀粥养之。此语古人同声一辞，万勿视为戏言也。

五苓散见伤寒

理中汤见伤寒

加味六君子汤

麦门冬二钱 陈皮 半夏 白术 茯苓各一钱 小麦半合 人参 甘草各五分

---

① 《直指方》：即《仁斋直指方》。

姜三片，乌梅一个，水煎服。

加味六君麦门冬，陈皮半夏茯苓从。小麦人参甘草术，姜梅作引效无穷。

清暑固胃汤见暍症

◎肉线附肝胀

肉线，奇证也。有生在眼，有生在耳，有生在鼻，惟治法大略相同。若眼内长肉二条，约长寸许，如线触出眼外，此乃肝胆之火。法用冰片一分，硼砂半分，黄连、甘草各一分为细末，入人乳调少许，点肉尖上，觉眼珠火泡出一时，收入即愈。后用逍遥散减当归、丹皮，加陈皮、白芥子，煎服。若鼻中生红线一条，长尺许，少动之，则痛欲绝，亦用冰硼散，以乳调，轻轻点上线中间，顷刻即消。有鼻中生毛，昼夜长一二尺，渐渐粗圆如线，亦痛不可忍，摘去复生。此因食猪羊血过多，宜用生乳香、硇砂各一两为末，饭丸梧子大，每空心水下十丸，久服自退。又有耳中长肉如线，手不可近，此肾火也。亦用冰硼散，点之立化，须兼服六味地黄丸收功。夏子益[①]云：症有眼垂至鼻，入夜痛甚，或时时大便血出，名为肝胀，当用羌活一味，煎水服数次自复。此乃以辛入肝意也。

逍遥散见妇科

冰硼散见木舌

六味地黄丸见痃疾

---

① 夏子益：字德懋，宋代医家。编有《卫生十全方》12卷。

◎吞酸

张景岳曰：凡喉间嗳噫有酸水，如酸浸心，是名吞酸，即俗所谓作酸。古本无是症。此皆肠胃中痰饮积聚所化，气味每有浊恶如此。无非脾胃虚寒，不能运化之弊，宜用二术二陈汤加木香、丁香、炮干姜、蔻仁、生姜、大枣。或再加附子、肉桂。余谓脾胃之病，多由乎肝，况肝属木，木生酸，理当治肝，宜用左金丸，或小柴胡汤合平胃散。二法一虚一实，宜按证酌之。

二术二陈汤见湿症

左金丸见疟疾香连丸

小柴胡汤见伤寒

平胃散见疟疾

◎伤酒

罗谦甫[①]云：夫酒者，大热有毒，气味俱阳，乃无形之物。若伤之，止当发散，使汗出则愈，最妙法也。其次莫如利小便，二者乃上下分消其湿，何酒病之有？宜葛花解酲汤；或五苓散去桂，加黄柏、黄连、葛根；或用枳椇子煎水饮之。樟木水治醉伤，其效之神，殊不可解。《苏东坡集》云：揭颖臣病消渴，日饮水数斗，饭亦倍进，小便频数，消渴日甚。延张肱诊之。笑曰：君几误死。取麝香当门子，以酒濡作十许丸，枳椇子煎汤吞之。遂问其故。肱曰：消渴、消中，皆脾弱肾败，土不制水

① 罗谦甫：罗天益（1220—1290年），字谦甫，元代医家，真定路藁城（今河北省石家庄市藁城区）人。著有《卫生宝鉴》。

而成。今颖臣脾脉极热，肾脉不衰，皆由酒、果过度，积热在脾，所以食多饮多，溲不得不多，非消渴也。麝香坏酒、果，枳椇能解酒，故假二物以去其酒毒也。录之以备一法。

葛花解酲汤

莲花青皮三分，去瓤 木香五分 橘红去白 人参 猪苓 茯苓各一钱五分 神曲炒 泽泻 干姜 白术各二钱 白蔻仁 砂仁 葛花各五钱

上为极细末，每服三钱，白汤调服，但得微汗，则酒病去矣，不可过饮。

解酲宜用葛花汤，橘蔻姜砂与木香。曲泻二苓参白术，更加莲蒂勿留瓤。

五苓散见伤寒

◎疠风

疠风者，大风也，即俗称麻风。初起四肢麻木，渐次刺之不痛，面目浮肿，肉烂皮坏。徐东皋谓：由染天地肃杀之气而成。《经》云：汗之则疮已。况诸疮皆热，热久则生风，若非汗法，何以去其风毒？是汗为治疠之最要者。薛立斋谓：疠疡当知有变有类之不同，而治法有汗有下、砭刺攻补之各异。余谓凡体气实者，急用大剂防风通圣散加蜈蚣、全蝎、皂刺，汗下兼行，表里两解，最为神妙。若俟日久气血衰败，即元华复起，亦无可如何矣。此症凡遍身疙瘩，或瘾疹搔痒者，风热伤血也；手足皮裂者，风热燥甚也；面赤搔痒，眉毛脱落者，风热伤肺也；遍身四肢麻木者，风热伤气也。张景岳曰：人之患斯疾者，皆由嗜欲不谨，速当断戒荤腥盐醋厚味，只宜清心寡

欲，绝色忘虑，幽隐林泉，摒弃世务，蚤[1]蚤救疗，庶几可活。稍不守禁，即愈亦复作，万难得生。孙真人云：吾尝治四五百人，终无一免于死者，即是故也。

王洪绪云：大麻风烂溃不堪，以及初起未烂者，俱可用如酒杯大蛇一条，竹刀破腹去杂，切寸段，取瓦放于炭火上，以蛇段竖放瓦上。跌倒者系无毒之段，弃去不用。不倒者有毒，用炙存性，磨粉拌入饭内。觅白毛鸭一只，与食，次日鸭毛尽脱，以鸭杀之，石锅内煮烂，匀作四五日食。凡吃鸭第一顿，其肿者更肿，第二三顿收小，吃完即愈。此乃以毒攻毒，在体壮者常有功效。体弱者究不如大枫子丸一方，祛风杀虫，虽极重极久之症，凡服者屡见脱体。余谓此方颇合古法，虚者更属相宜。妙在方中胡麻、苦参、刺蒺藜诸品，实为斯证始终要药。惟方内宜加红花数钱尤妙。

防风通圣散见感冒

大枫子丸

大枫子十二两，去壳取净肉，以豆腐干二斤四两同煮一时，去豆腐，晒干研末，纸包压净油为度。倘油不净，服之作吐。但症轻者只可用八两，再轻者用六两，豆腐照减 北防风一两 荆芥穗一两五钱 刺蒺藜去刺，三钱 漂生白术一两 川芎一两 川牛膝一两 当归身一两 甘草五钱 大胡麻三两 小胡麻三两 威灵仙二两 桂枝一两 五加皮一两 木瓜一两 白芷一两 法制南星二两 生苦参三两

以上各药，忌火烘，以日晒干，共研细末，用真草糯米水酒洒为丸，如绿豆大。每早晚用糯米水酒送下一钱，重者二钱，酒须随量尽饮，当令微醉，日日照服，不可间断。病从上

---

① 蚤：通“早”。

身发者，再加白芷、防风各一两；从下身发者，再加白术、木瓜各一两；两手甚者，再加桂枝五钱；两足甚者，再加牛膝、五加皮各一两。若见呕吐，乃药气行动，久则自愈。但沐浴、器具、厕缸，俱宜另置，不可与人共之，恐药祛毒虫毒气传染他人。一切饮食、起居、房事，务须禁守，此古人切戒也。

大枫子丸北防风，芥穗蒺藜芎瓜同。牛膝归身并白术，胡麻大小在其中。五加皮外桂枝草，白芷苦参疠可攻。更有灵仙为妙药，南星相与共成功。

◎越经

钱院使云：越经者，病名也。无表证，无里证，但见脉和而身热不解，状如醉人者是也。宜以泻心导赤各半汤治之。余因思越经，是越乎六经之外，故无表里诸脉证。盖心属上焦，为君主之官。若受热邪，则昏昏沉沉，身热面赤，竟似醉酒一般。今人遇此而不识者，总由未能顾名思义也。

泻心导赤各半汤

黄连 黄芩 栀子 茯苓 人参 麦冬 知母 滑石 犀角 甘草 灯心 生姜 大枣

水煎服。

半取泻心半导赤，黄芩知母黄连麦。草苓栀子同人参，犀角芯姜枣滑石。

◎瘴气

瘴气者，地气也。地气者，湿气也。凡傍山近海，以及沿江一带，莫不有之。其邪多从下受。若见身热腹痛，胸膈痞闷，或呕或噫等症，统宜藿香正气散进退之。若寒热兼作，初转疟疾者，更合入平胃散。李待诏[①]云：岭南天气最暖，阳燠之气常泄，又傍海地卑，瘴莫甚焉，每多上热下寒之证。继洪[②]谓：予寓岭南最久，愈知瘴疾不易用药。若腰以上极热，腰以下稍凉，胸膈烦渴，腰腿重疼，或大便溏滑，其脉数而按之不实，此阳浮阴闭也。李氏用生姜附子汤，最为神妙。若病经去汗既多，虚烦潮上，以生姜易干姜，加沉香而冷服之。若便利，不必沉香；烦甚，则少加竹茹；渴甚，多加人参、北五味；咳逆，加丁香、淡竹叶。若烦躁而有异象，眩惑夜不安寝，可略与温胆汤。若烦渴大作，宜夺命散；或用冷汤，倍加人参、附子。至若四肢厥冷，两足冷甚，头额虚汗，或时咳逆，脉数而促，其症多危。惟以三建汤之属，能敛心液，能壮真阳，可以更生也。然是证本无须另立，已详言温、湿疟门中，因治瘴论有上热下寒一节，情关桑梓，故择录数语，以存其说。

藿香正气散见暍症

平胃散见疟疾

生姜附子汤即生姜十片、熟附子一枚煎后微温服。

温胆汤见遗精

夺命散

用上党参七钱，煎一钟，去渣，连罐浸入新汲水中，取冷一服而尽，若病人鼻上有汗滴尤妙。

---

① 李待诏：即李璆，南宋医家，著有《大梁李待诏瘴疟论》。

② 继洪：又名释继洪，元代僧人，著有《岭南卫生方》。

冷汤

人参五钱 大附子一钱 甘草炙，三寸 淡竹叶十四片 大枣五枚

水煎，冷服，甚则倍用参、附，无须拘其轻重。

水煎凉服冷汤名，附子人参甘草寻。红枣又兼淡竹叶，内寒外热是祥霖。

◎鼻渊

《经》曰：胆移热于脑，则辛頞鼻渊，传为衄蠛瞑目。又谓：鼻热甚，出浊涕。张景岳云：鼻渊虽为热证，然流渗既久者，即火邪已去，流亦不止，以液道不能局固也。故新病者多由于热，宜用老刀豆焙干为末，酒下三钱。或百草霜冷水调饮。或藿香连枝叶研末，雄猪胆汁和丸，苍耳汤下。久病者未必尽为热，若执用寒凉，恐生他病。其由漏泄既多，伤其髓海，则气虚于上，多见头脑隐痛，及眩晕不宁等症。《金鉴》谓：日久鼻中淋沥不愈，腥秽血水，头眩晕而痛者，必系虫蚀脑也，即名控脑砂，宜用丝瓜藤近根处烧存性为末，每三钱，食后黄酒送下。此非补阳不可，故《金鉴》以补中益气汤兼服。

钱镜湖[①]院使云：鼻渊有初流清水，及年深岁久则流鼻涕，又久则流黄浊如脓如髓，腥臭不堪，流至十年而死矣。多由酒后临风而卧，风入胆中，胆之酒毒，不能外泄，遂移其热于胸中，而胸得热毒之气，又不能久藏，从鼻窍而出矣。热则为胆热，乃实热也。然亦有因寒而发者，其人鼻流清涕，经岁经

① 钱镜湖：清代针灸家。里籍不详。清嘉庆二十四年（1819）绘《脏腑正伏侧人明堂图》4幅。

年不愈，此乃肺气之虚寒也。二症应宜辨之。若胆热，则宜用辛夷二钱，当归三两，柴胡一钱，炒栀子三钱，玄参一两，贝母一钱，三剂自愈。若虚寒，则宜用附子一钱，甘草一钱，桔梗三钱，石首鱼脑骨五钱，煅过存性，荆芥、细辛、人参各五分，一服则止，最捷效也。

补中益气汤见感冒

◎耳聋

《经》云：肾在窍为耳，胆及三焦脉皆入耳，故气逆则耳鸣。又谓：上气不足，耳为之苦鸣，髓海不足，则脑转耳鸣。《医学入门》言：耳鸣乃是聋之渐，惟气闭者多不鸣便聋也。新聋者多热，久聋者多虚。丹溪谓：有左耳聋，右耳聋，左右两耳俱聋之不同。夫左耳聋者，足少阳火也，忿怒之人有之，龙荟丸主之。凡病有浅深之不同，余遇此症，每用小柴胡汤亦效。但治病万不可拘执成方，是为要语，其余皆可仿而行之。右耳聋者，足太阳之火也，色欲之人多有之，六味地黄丸主之。左右俱聋者，足阳明之火也，醇酒厚味之人多有之，通圣散、滚痰丸主之。然诸般耳聋，莫若磁石羊肾丸，能补虚开窍，行郁散风去湿。方中妙在磁石镇坠，乌、桂、辛、菖辛散流通，则老痰郁火自开。愈后仍以通圣散和之。修园故以磁朱丸称为神剂。至若两耳忽然重听，重听，耳听不清也。亦属风热。若风气塞耳，则头目不清，宜清神散。肾经有热者，宜去香附、菖蒲、川芎，加桑白皮、黄芩、磁石，重用生地治之。其余劳役虚损致聋，宜用补骨脂丸、益肾丸常服。或于虚劳附方择用，加入磁石以调摄之。

当归龙荟丸见晕眩

六味地黄丸见痃痃

通圣散

羌活 防风 薄荷 当归 栀子 大黄 川芎 桔梗各一钱 防己 灯心一团 甘草各五分 竹叶七片

水煎服。

通圣散内用活风，当归荷梗草川芎。灯心竹叶同防己，栀子大黄治耳聋。

滚痰丸见痰症

磁石羊肾丸

磁石三两，煅 葱白 木通各三两，同水煎一伏时，取石研，水飞，取二两 川芎 白术 川椒 枣肉 防风 茯苓 细辛 山药 远志 川乌 木香 当归 鹿茸 菟丝子 黄芪各一两 肉桂六钱五分 熟地黄二两 石菖蒲一两五钱

为末，羊肾两对，酒煮烂，和酒糊丸，盐汤下三钱。

磁石丸中羊肾功，菟丝远志术川芎。当归枣肉苓茸细，葱白川椒桂木通。熟地菖蒲兼山药，川乌之外更防风。黄芪善补香行气，一切耳聋治最工。

磁朱丸见狂痫

清神散

白僵蚕 甘菊花各一两 羌活 荆芥 木通 川芎 香附子 防风各五钱 石菖蒲 甘草各二钱五分

为末，每服二钱，茶清调下。

白僵蚕入清神丸，甘菊荆防共一团。羌活菖蒲香附子，木通芎草尽君欢。

补骨脂丸

磁石煅，淬，一两二分 熟地 当归 川芎 肉桂 菟丝子 川椒 破故纸 杜仲 白蒺藜 胡芦巴 白芷 菖蒲各二钱

为末，蜜丸，梧子大，葱汤下二钱。

补骨脂丸胡菟丝，川芎椒桂菖蒲施。当归杜地煅磁石，虚损蒺藜故纸医。

益肾丸

磁石煅，淬 巴戟 川椒炒，各一两 沉香各五钱 石菖蒲

为末，以猪肾一枚细切，和以葱、盐，并药末用湿纸十重裹，煨令熟，空心细嚼，以酒下。

益肾丸中两磁石，川椒炒去汗有益。沉香菖蒲只五钱，猪肾葱盐制巴戟。

◎瘖症

瘖即音也，有音无声谓之瘖，较之声哑而稍轻也。但凡人之声出于气，肺为气之本，声实赖肺而传送。音生于精，肾为精之舍，音则赖肾而行化。是声音之症，由于肺肾二经受病。况肺与肾乃子母相关，故有声有音，则肺肾无亏；有音无声，则伤在肺；有声无音，则伤在肾。若人一旦卒然声瘖，或兼头痛咳嗽，皆是风寒痰饮闭塞清窍，肺气无由畅发，宜用伤寒、感冒、痰饮诸方而按症酌之。若冒雨沐浴饮冷，感受寒湿，浸淫中土，乱其肺中清肃之气，而声音暴瘖，或头痛身重，渴饮便赤，宜以五苓散等治之。若因上焦热盛，乱其清肃，或痰壅烦热声瘖，宜以生地、麦冬、沙参、百合、茯苓、丹皮、甘草，以壮水制火。胃火盛，加竹叶、石膏；肝火盛，加芍药、泽泻之类，均可按症加入。又有暴怒伤肝，或忧虑伤脾，以致土不生金而声瘖者，必须疏其肝气，以免木盛侮土之害，宜逍遥散等类进退之。亦有因大惊大恐而瘖者，惊则胆气散而不聚，恐则胆气怯而不

快，气散则声音无由凝结而舒布，气怯则声音无由壮直而宣发，法宜竣补其阴阳，令神魂得所归依，可用举瘖煎。至若色欲太甚，肾精消亡，肾气日衰，始则咳嗽，继见声瘖，甚有成为音哑，兼见五心烦热、盗汗、咽痛等症，宜滋补之中，佐以保肺清金，于咳嗽虚劳门中，按症择用。若久病咳嗽，渐至音瘖声哑，或见燥热，或见痰盛，脉或沉细弦数。然久咳无不损人之津液，肺肾之津液亏，则真气真火无所养，而外反见假热痰多等症，宜以保肺温肾为主，当用沙参、肉桂、熟地、五味子、诃子、黄精、胆星等类。若烦热甚，可随症加入灯心、麦冬、骨皮、贝母。咳嗽门之清音丸、通音煎，均可酌用。总以固本为先，渐加调养，不可徒求速效。但是症外因者易治，内伤者难医，余甚为虚损者虑也。

五苓散见伤寒

逍遥散见妇科

举　煎

当归土炒，三钱 熟地五钱 沙参二钱 黄芪蜜炙，五钱 升麻六分 白术土炒，三钱 代赭石火煅，醋淬，二钱 五味子乳蒸，一钱 桂圆肉三钱 酸枣仁猪心血炒，二钱

水煎服。或加生姜、竹茹。

举瘖熟地和沙参，白术黄芪五味匀。酸枣当归代赭石。升麻圆肉同回春。

◎狐臭

《经》曰：肝有邪，其气留于两胁名为狐臭。用拈臭散，以糯米饭和饼夹胁下，其臭自随饼出，永不再发。所夹之饼，

务须远置，勿令触人。又有用铜青少许，米醋调成膏，先用皂角煎洗腋下，以轻粉掺过，即上膏涂之。或以治腋气方，日擦一次亦效。此证本无关紧要，但其气味秽臭，令人闻之掩鼻，务使治去，以免众恶。

拈臭散

枯矾 蛤粉 樟脑 冰片 麝香

共为细末。

拈臭善治狐臭方，枯矾同加合麝香。更须蛤粉樟脑入，冰片一派最为良。

治腋气方

密陀僧四两 枯白矾一两 轻粉三钱

共研细末，频擦，半月见效，半年全愈。

古传治腋密陀僧，轻粉白矾效验征。研和频搽数月久，自然臭气不能凝。

◎齿痛

《经》言：肾主骨，齿者骨之余。又言：肾衰则齿豁，精盛则齿坚，虚热则齿动。李东垣云：牙齿是手足阳明之所过，上龈隶于坤土，乃足阳明胃之所贯络也，止而不动；下龈嚼物，动而不止，手阳明大肠之脉所贯络也。《类聚》云：口前两大齿，谓之板齿，其两旁长者谓之牙，其牙齿之根谓之龈，亦曰牙床。《医鉴》谓：上片牙亦属足少阴肾经。钱院使云：门牙上下四齿同属心包，门牙旁上下四齿属肝，再上下四齿属胃，再上下四齿属脾，再上下四齿属肺，再上下四齿属肾，大牙亦属肾。痛则皆由于火，虽有虚实之分，总不外无水以制之也，每以玄参、生地各等分，水煎服。心包之火加黄连，肝经之火加炒栀子，胃火加石膏，脾火加知母，肺火加黄芩，肾火加熟地。分经加味，屡用多效。若火之外，又当另法矣。但胃恶热而喜清冷，大肠恶清冷而喜热，故《医学入门》言：热痛则畏冷，冷痛则畏热，冷热不畏者，是风痛也。若肠胃积热，齿龈肿烂，宜用凉膈散加酒蒸大黄为君，佐以知母、石膏、升麻，或用泻胃汤煎服。若大寒犯脑，头连齿痛，宜擦细辛散。若专因冷而作痛，宜擦香椒散。若寒热相兼，宜擦当归龙胆散。若外风与内热相搏，齿龈肿痛，脓汁臭秽者，宜服犀角升麻汤。若齿龈不肿不蛀，日渐动摇，因于风冷者，宜服温风散，兼以开笑散含嗽之。若热盛生痰，毒气上攻，宜二陈汤加细辛、枳壳、乌梅煎服。仍以姜黄、荜拨等分，煎汤候温，以舌浸汤内，涎自流出。至若虫痛，去其虫自愈，虫痛者，由饮食不能洁齿，腐臭淹积日久，齿龈有孔，虫蚀其间。宜用川椒、白盐、露蜂房各等分，入葱白煎水热漱。或以黄蚕蜂窠一个，以川椒填满其窍，更以白盐一钱封口，烧存性，入白芷、羊胫骨灰各一钱，同研为末。先用茶清漱口，乃擦之，有孔则以药塞之。若痛齿不堪，当宜取落。《本草》用川椒、细辛各一两，草乌、荜拨各五钱为细末，每少许揩，痛齿即自落。又法用硼砂、朱砂各一钱，硇砂二钱，川乌尖七个，附子尖十四个，蟾酥七个，砒二钱，五月五日为末，取少许揩牙上即落，落后以防风、荆芥、甘草煎汤漱吐。若牙龈宣露摇动，两尺脉洪大无力，肾元虚弱者，宜用八味丸、还少丹。外可用羊胫骨灰、当归、白芷、猪牙皂角、青盐为末擦之。若龈间壅出肉，日渐大，不能开口，取生地黄汁一钟，皂角数片，火上炙热，淬地黄汁内，再炙又淬，以汁尽为度，晒为末敷之。或用朴硝末敷亦消。若牙齿渐长，只用白术末煎服。是牙痛一症，凡病皆有，故俗称牙痛无正方，岂果然哉？若能按症施治，未有不见效者也。又有齘齿一症，即俗言咬牙，又名戛齿。治法取患人卧席下尘一捻口中，勿令知，即瘥。然此亦有虚实，俱已载伤寒、小儿各门。多由于风热，舍痘疮之外，似无关紧要。

凉膈散见中风转舌膏

泻胃汤

当归 川芎 赤芍 生地 黄连 丹皮 栀子 荆芥 防风 薄荷 甘草各一钱

水煎服。

泻胃汤中芎芍归，地连栀子荆防依。丹皮薄荷并甘草，积热全消痛自微。

细辛散

麻黄三钱 桂枝 羊胫骨灰各二钱五分 草豆蔻各一钱五分 羌活 当归四分 白芷各二分 细辛一分

共为末，以温水嗽口，以药擦之。

细辛散用羊胫灰，归芷麻黄羌桂陪。苍术柴防蔻藁本，齿连头脑重寒开。

香椒散

香附子 川椒 破故纸各二钱 荜拔一钱

为末，入炒盐二钱，擦牙上。

香椒散本最为要，荜拔和盐一同调。故纸共研俱成末，炒盐搽之痛自消。

当归龙胆散

升麻 麻黄 龙胆草 黄连 草豆蔻各一钱 白芷 生地黄 当归梢 羊胫骨灰各五分

共为末擦之。

当归龙胆合成方，胫骨灰中要取羊。蔻地二麻连白芷，痛兼寒热此为良。

犀角升麻汤

犀角一钱五分 升麻 羌活 防风各一钱 川芎 白附子 白芷 黄芩 甘草各五分

水煎服。

犀角升麻号为汤，川芎防芷白附羌。更加黄芩与甘草，内热外风也称良。

温风散

当归 川芎 细辛 白芷 荜拔 藁本 露蜂房各一钱

水煎服。

散号温风风冷伤，当归荜拔露蜂房。川芎藁本细辛芷，齿日动摇可安康。

开笑散

白芷 细辛 良姜 荜拔 川椒 香附 露蜂房各等分

为末，每用三钱，水煎含漱，或擦之。

露蜂房外添良姜，辛附芷椒荜拔勷。或擦或含开笑散，其功不亚湿风汤。

二陈汤见疟疾

八味地黄丸见疟疾

还少丹见虚劳

◎口舌疮附鼻疮

口舌疮痛，均属三焦之热。但热有虚实，应宜分之，不得一遇口舌生疮，便用寒凉。《医统》[①]云：心热则舌裂而疮。凡热之在三焦者，宜以甘露饮治之，果系肝胆火盛，可加龙胆草、黄芩；心火盛，可加连翘、竹叶；脾胃火盛，可加石膏、栀子；肾火盛，可加知母、黄柏。若有水亏极，不能制火，肺金受克，专独见右寸脉洪大，必须久进生脉散，加熟地、怀山、龟板、元参、阿胶、丹参、白芍、当归、茯神等类，大剂滋阴，或有愈者。或外用六

① 《医统》：即《古今医统大全》，明代徐春甫著。

云散、冰柏丸敷之，或以碧雪吹之。此属实热，脉必弦数，自宜清火。然有酒色劳伤过度，六脉虚弱，或洪大无力，是非寒凉所能治。《奇病论》云：足少阴之脉贯肾，系舌本。非无根虚火上逆，即脾胃中气不足，须用反佐法，宜以理阴煎、理中汤等类，或以肉桂噙咽均可。凡天下事，有虚便有实，有真便有假，则病亦如之，断不可执一而言也。鼻疮由肺热上攻，治法同前。惟外以杏仁去皮尖捣烂成膏，人乳调敷；或用密陀僧、白芷各等分研末，蜡烛油搽之。

理阴煎见感冒

理中汤见伤寒

甘露饮见口干

六云散

用青黛、黄柏蜜炙等分，为细末，临卧用少许掺舌咽之。

冰柏丸

用薄荷叶、黄柏等分，硼砂减半，冰片一分，为末，生蜜丸弹子大，每服一丸噙化。

碧雪见重舌

◎茧唇

《难经》云：六腑之华，在唇四白。唇属脾，热则干裂。丹溪以白荷花瓣贴之，谓皮开血出亦效，此病之微者也。余阅《济生》书，有名茧唇一症，奇甚。其人但见口唇紧小，不能如常开合，虽欲食而不得。若不急治即死，故又号为紧唇，亦由风热蕴于脾经所致，宜服泻黄饮子。若肿，宜用薏苡仁汤，兼外敷黄柏散。或以乱发、露蜂房、六畜毛烧灰，猪脂调搽。此皆同一热症，而轻重缓急之各殊也。

泻黄饮子方

升麻 白芷 枳壳 黄芩 防风 半夏 石斛各一钱 甘草五分

生姜五片，水煎服。

泻黄饮子入升麻，白芷甘防半夏斜。枳壳生姜金石斛，太阴风热清脾家。

薏苡仁汤

薏苡仁 防己 赤小豆炒 甘草炙，各一钱五分

水煎服。

唇肿方名薏苡仁，豆防甘草一同行。脾经湿热堪须用，黄柏外敷并效神。

黄柏散

黄柏二两，以五倍子、密陀僧各二钱，甘草二分为末，水调涂黄柏上，炙干，再涂再炙，药尽为度，然后将柏作薄片，临卧贴茧唇上，天明即愈。

◎疮闭

疮闭者，由疮发时，即用硫黄等药熏擦，急欲取效，致毒不外达皮毛，反内攻肺脏，故谓之疮闭。王肯堂云：患生疮用干药太早，致遍身头面浮肿，以肺主皮毛，肺气中毒，则不能下行清肃之令，而水妄溢也。甚则有咳嗽喘促，痰鸣鼻动之恶候，宜以生脉散用沙参，去五味子，重加百合、贝母、糯米，更佐以笋尖、鲫鱼鲜发之品，以托毒外出，仍令疮尽发于肌表，可保无虞矣。王洪绪呼为疮臌，以红枣丸枣汤送服，服后臌消，而疮更狠于前者，仍照外科例。倘人不知，而误以他症治之，其害不胜言矣。

生脉散见暍症

红枣丸见外科

◎痧症

痧者，砂也。张隐庵云：身上有斑点，刮之则累累如朱砂，故名之曰痧。其证见腹中绞痛，或气逆，面青肢冷，起于顷刻之间，甚则不省人事。如俗称瘪螺、朱砂等证，最为危急。时方分列七十二种，将斑疹、疔毒、霍乱等疾，混入一门，不特命名不确，而且令人无从分辨。查此证多患于夏日感受暑湿，复伤风冷，以致邪袭肌表之间。皮者肺之合，肌者脾之合，肺主气，而脾主腹，邪内干于肺则气逆，而面青肢冷；干于脾，则腹中绞痛。然则气受其伤，血络亦因之阻滞，不能通体流利矣，故见脉多沉伏，或微缓细涩，虚而无力。若反见实大急数，及洪大无伦者，均属凶候。凡治痧之法，邪浅者，即于背脊、颈骨上下，及胸前、胁肋、两肩、臂弯，用铜钱或碗口蘸油，向下刮之。五脏之系，咸附于背，非多刮背不可。邪深者，即于两手十指尖，及手腕中、腿委中，用银针刺之，凡痧有青筋，或现于两乳上下，及臂弯之曲池穴等处，必须用针刺去毒血，只须挑破，微微入肉，略见微血则可，不可深进。惟委中穴，可入一寸，其筋在腿湾上下有细筋，或深青色，或紫红色，即是痧筋，刺之方有紫黑毒血。腿上大筋，不可刺，刺亦无血，令人心烦。腿两边硬筋，亦不可刺，刺之恐其筋吊。其余刺手臂等处皆同，须要看明勿误。使毒气外泄，而痛可立止。证轻者，外并用砂仁、藿香、花槟榔、木香、木通、芦粟根、枳壳、灯心等，以阴阳水煎，凉服。若证重，可服雷公救疫丹。此丹可治一切异痧。有名朱砂证，亦极危险，发则牙关紧闭，手足麻木，喉肿心疼。误以喉风等证治，必死。即将此药取三分吹入鼻内，再用一钱，姜汤调服。后用红纸捻，照前后心窝，见有红点，即用针刺破，挑出红筋即愈。

凡一切痧证，舌下有紫疔者，当以针刺破，用盐点之。若舌下生紫泡者，亦以针刺破，以雄黄点之。其所谓瘪螺痧者，初起手足麻冷，渐渐不省人事，十指螺纹俱瘪。即将病人扶靠坐直，或用布带扎靠椅背，速寻野苋菜根，捣汁半碗，开水冲服即吐。再取老生姜六两，捣烂，着四人擦手擦足，由上而下，用力擦之，冷到何处，擦到何处。如未愈者，症如果沉重，即将葱头、老生姜、白萝卜三味，加倍用之。其余吐泻腹痛，照法熨运亦妙。再用老葱头四两，老生姜四两，白萝卜四两，同捣烂，炒热，用布包扎，熨运肚脐。如冷，再炒再运，俟手脚转热，即可回生。又有用五香散，放入脐中，上以膏药贴住，再盖生姜数片，用艾灸之。另用五香散，或还阳散，姜汤调服，亦妙。凡恶痧皆是阴盛为病，即前集之阴阳毒症也。若失于救治，则邪深入脏，冷到心口，不及救矣。世俗凡治斑痧，多刺百会穴。又有名蛇子斑，曲指向胸中，用力一刮，即有一条梗起，如蛇形，宜于头尾用磁锋砭去毒血，即愈。此皆法之奇者也。其余寻常痧症，唐西痧药①、通关散皆可救治。若能多制分惠，实为无量功德也。白矾末一味，能分清降浊，亦为治痧通用要药，夏月可备带身旁，以备急需。

雷公救疫丹

牙皂二钱五分 朱砂二钱五分 明雄二钱五分 细辛三钱五分 麝香二钱 广皮二钱 藿香二钱 桔梗二钱 薄荷二钱 贯众二钱 防风二钱 半夏二钱 枯矾一钱五分 白芷一钱 甘草二钱

共研细末，以瓶封固，勿令泄气，每服一钱，姜汤下。

---

① 唐西痧药：即塘栖痧药。塘栖古镇今属浙江省杭州市余杭区。

雷公救疫皂砂雄，芷矾荷桔半防风。广皮麝藿细甘贯，异痧种种易为功。

五香散

肉桂八钱 当门子四钱 母丁香一两二钱 倭硫黄五钱 生香附一两八钱

共研细末，每用一二分，姜汤下。

此散取名为五香，肉桂陈皮与硫黄。香附用生当门子，丁香共末入姜汤。

还阳散见阴阳毒

通关散见中风

唐西痧丸

制苍术三两 丁香六钱 生军三两六钱 生甘草二两四钱 麻黄三两六钱 天麻三两六钱 雄黄三两六钱 朱砂三两六钱 麝香三钱 蟾酥一两，用烧酒化融，用大黄末拌，晒干

以上十味，先将朱砂、雄黄入乳钵内研细，水飞。再将麝香、蟾酥加入同研细。余药另入研槽研细。将各末和匀，用糯米浆作团为丸，如绿豆大；或用烧酒泛丸，以朱为衣，入磁罐封口。每用水吞十丸，多则十六丸。又名平安万应痧丸。

唐西丸内重二麻，蟾麝雄朱丁香佳。苍术大黄生甘草，治痧妙法实堪夸。

◎汗斑

汗斑，微恙也，不治亦无紧要。其病由夏月大汗湿衣，即受阳热蒸晒而成。轻则成斑，甚则如疹，宜用白附子、硫黄、密陀僧各等分，为细末，以生姜蘸搽，三五日即退。或用密陀僧五钱，硫黄一两，研细末，醋调，煨姜蘸搽。每日搽一次，

禁浴七日，其黑色渐退而愈矣。

《种福堂》云：又有名痱子，其形如疹如斑，亦由汗郁而成，夏月人多生之。宜用绿豆粉一两，滑石五钱，轻粉二钱，为细末，以绵蘸药扑之。

◎聤耳

《纲目》云：耳者，宗脉之所聚，肾气之所通，足少阴之经也。若劳伤气血，热气乘虚入经，热气聚则生脓塞耳，谓之聤耳。因其脓汁流出，又谓之脓耳。可知脓耳，皆由风热上壅，以致或肿或痛，或鸣或聋，宜以蔓荆子散煎服。若内痛生疮，去升麻，加入鼠粘子、黄连、黄芩、龙胆草、蒲黄、桔梗、柴胡、黄芪等类。凡脓耳，外用朱氏[①]红绵散，先用绵拭净，以纸捻蘸药掺入。《得效·秘传》[②]云：有人患耳痒，一日一作，可畏之极，即挑剔出血稍愈，次日复然。《经》云：肾开窍于耳。此乃肾虚浮毒上攻，宜服《局方》透冰丹，并忌鸡、面助热之物，一月自愈。若出脓作痒者，痰火也，亦宜蔓荆子散去升麻，加天麻、贝母、半夏、元参、炒黄柏治之。

蔓荆子散

蔓荆子 赤茯苓 甘菊 前胡 生地黄 麦门冬 桑白皮 赤芍 木通 升麻 甘草各七分

---

① 朱氏：朱橚（1361—1425年），明代第一任周王，组织编著《救荒本草》《保生余录》《袖珍方》《普济方》等。

② 《得效·秘传》：即元代危亦林《世医得效方》卷第十九《疮肿科》之“秘传十方”。

加生姜三片，枣二枚，水煎服。

蔓荆子散升苓通，生地前胡草菊同。桑白麦冬赤芍药，专治聤耳不成聋。

红绵散

枯白矾 海螵蛸各一钱 干胭脂五分 麝香一字

研匀，先以绵拭去耳中脓水，以纸捻蘸药，掺入耳中即干；或酌量加入轻粉、硼砂、黄连、龙骨、密陀僧、冰片等，时常吹入耳中，亦可。

吹耳有散名红绵，白矾螵蛸各一钱。胭脂五分少许麝，细细研末和匀研。

透冰丹

川乌二两，以江水浸半月，三日一换水，切作片焙干，用盐一两炒黄，去盐用 大黄 栀子 茯神 威灵仙 茯苓 蔓荆子 天麻 白芷各五钱 益智仁

香墨烧淬，细研，麝香，各一钱一字为末，炼蜜和，千杵为丸，芡实大，薄荷汁或酒下二三丸。

透冰丹内入天麻，川乌大黄栀子奢。白芷神苓益智子，威灵荆墨麝香加。

◎骨哽附金银铜铁哽

咽喉骨哽，人常有之，轻者不治亦愈，若遇甚者非药不下。余于良方中，采择数条，以备不时之需。凡遇鱼骨哽喉，当用化骨散，吹入喉中自愈。若骨在腹中梗塞难下者，用吴茱萸煎水饮之，其骨即软而出。若兽骨，可通用虎骨末，或象牙磨水调服。猪肉骨哽，一方用硼砂一小块洗净，含化即消。至若竹木哽塞咽喉，用旧铁锯烧赤淬酒热饮，或铁斧磨水咽下。若竹叶卡喉

最险，急取牛口涎以开水对服即化。若头发卡喉，以旧木梳烧枯为末，酒冲服。或即以乱发烧灰，水调亦可。此皆以类相制也。若误吞金银铜铁锡铅诸物，用羊胫骨，即前膝盖也，烧灰为末，米汤调服三钱，极验。

化骨散

即细茶叶、五倍子各等分，为细末吹之。

◎木舌附婴舌

景嵩崖曰：木舌者，即舌肿也，色如猪肝，不能转动，或满口肿塞，粥药难进，若不急治，遂致杀人。此因心脾热壅，当先于舌尖或舌两旁，刺出紫血。刺法用衣针扎箸头上，露锋分许，刺舌数十刺，血红轻，紫色重。次用一箸卷绵蘸甘草水，润其唇舌，再用蒲黄、干姜、冰片末，蒲黄生用，舌若出血则炒用，惟冰片宜多。或冰硼散，四面频吹，阻其延蔓。如唇干难吹，则以蜜润之。吹后随用升麻元犀汤煎服。若大便闭，加大黄；小便闭，加滑石。余谓导赤散加石斛、贝母，可为善后之剂。若舌忽然胀大，肿而且硬，即时气绝，名为婴舌。急用皂矾末少许，新瓦上火煅变红色为度，放地上候冷，研细，搽舌上立愈。以之治木、重舌亦效。

冰硼散

即冰片、硼砂、元明粉、朱砂共为细末。

升麻元犀汤

升麻 元参 犀角 枳壳 胆南星 甘草

水煎服。

元参犀角并升麻，枳壳胆星甘草佳。木舌皆由痰热壅，清其脾肾自无邪。

导赤散见妇科

◎重舌附落小舌并生红泡

舌下生小舌，为重舌，亦名子舌，多痰与火，宜桑皮、僵蚕、发灰为末，醋调敷于舌下。或用金丹敷之。一云此系上焦热壅，宜砭去其血，仍用清胃之剂，加黄连、黄柏。又有一种生在舌下，状如白枣，有青紫筋，初起不痛，不寒热，渐渐肿大，此忧郁所致，初用金丹、碧丹各半，后用金丹煎服。但舌下紫筋，名舌系，其气通肾，色白肿者不治。陈氏云：小儿重舌、木舌，宜服沆瀣丹。外以针刺出恶血，用蒲黄末敷。或以碧雪、竹沥调敷之。又人常有小舌落出，用橄榄并核烧灰存性，研末吹之。或朱砂末吹之亦可。亦有用食盐炒热，用筋将大舌根压住，然后点之。若小舌上生红泡，用蛇床子二两，入罐内烧烟，及喉中立消。

金丹

枪硝一钱八分 生蒲黄四分 僵蚕一钱 牙皂一分五厘 冰片一分

共为细末吹之。

金丹牙皂生蒲黄，冰片枪硝合僵蚕。舌下重生为重舌，醋调敷上即平安。

碧丹

玉丹三分 百草霜半茶匙 元丹一厘 甘草灰三匙 冰片五厘

薄荷去梗筋，亦可共为末吹之。

碧玉二丹治病多，再合元丹一厘和。百霜冰片薄荷叶，甘草烧灰采药歌。

制玉丹法

用白矾碎如豆大，入银罐内，炭火煅，搅不住手，以无块为度。再用好硝打碎，徐徐投下十分之三。又用硼砂打碎，亦投下十分之三。少顷投生矾俟烊，又投好硝十分之三。如是渐增，直待铺起罐口，高发如馒头样方止。然后架生炭火，烧至干枯，用净瓦一片，覆于罐上，片时取出。又用牛黄末少许，以水五六匙和之，即以匙杪挑滴丹上，再将罐入火烘干，取下连罐并瓦覆在净地上，用纸盖之，再用瓦覆之。过七日，取轻松无竖纹者用。

制元丹法

用肥白灯草，水润透。将竹管完固者，亦以水湿之，以湿纸塞紧一头，筑灯草于管内。又用湿纸塞紧，入炭火内，煅至烟尽，其管通红。先湿一砖，取管置于其上，以碗覆之，待冷刷去外管两头纸灰，其中灯草灰，取黑色成团者用之。

沆瀣丹见儿科

碧雪

芒硝 青黛 寒水石 石膏煅，飞 朴硝 马牙硝

等分甘草煎汤，入诸药再煎，柳枝搅令镕，入青黛搅匀，倾砂盆内，即成霜少许，津含化。喉痹，以竹管吹入。

碧雪芒硝青黛加，石膏寒水同马牙。再加朴硝七物合，生甘法制勿参差。

◎戒鸦片烟瘾

鸦片一物，古称罂粟。因产自外夷，故又名洋药。粤自通商以来，几无人不吸，耗财伤神，贻害实甚。凡城乡都市，举

目皆是，竟成洋烟世界矣。道光年间，粤督林文忠公[①]，存心救世，严申禁令，惜其过求速效，虽一时拨开云雾，未几故态复萌。惟其手定断瘾丸方，真称神效，若能遵法服之，妙在瘾可断，而人无疾苦。流传至今，颂扬弗绝，获益者不知恒河沙数矣。但一人之体气有厚薄，脏腑有寒热，其中不无损益，余故列增减法于后，俟同仇者审诸。

林文忠公断瘾丸膏

炙黄芪二钱五分 熟地黄三钱 鹤虱二钱 菟丝子盐水炒，二钱 野于术土炒，二钱 杜仲盐水炒，二钱 金银花二钱 贝母二钱 明潞党三钱 远志二钱 甘草炙，二钱 怀山二钱 罂粟花二钱 鹿胶蛤粉炒，二钱五分 龟胶蛤粉炒，二钱五分 厚朴二钱 麦冬二钱 白芍酒炒，二钱 川芎二钱 黄芩酒炒，二钱 当归酒洗，三钱 茯苓三钱 橘红皮二钱 桂圆肉三钱 红糖三两，外存 烟灰七钱

共煎，用夏布过笼收膏，约八成，放红糖成膏。或即以红糖水为丸，或浸酒俱可。吸烟一钱者，或膏或丸，只吞一钱，便可止瘾。日后渐次少少减之，久则其瘾自脱。药膏以开水吞，药丸以红糖水吞。向来痰盛者，加半夏一钱五分，枳壳一钱；体气实热者，加黄芩二钱；体气虚热者，加丹皮一钱五分，二者可去鹿胶不用，黄芪减半；体气属寒者，加肉桂五分，熟附片二钱，炮干姜一钱，去黄芩、麦冬不用，均任人增减也。

戒烟芍地芪怀冬，术草杜丝金鹤芎。龟鹿参苓罂远贝，皮当芩朴桂糖供。

① 林文忠公：即林则徐。

◎救中烟毒

鸦片烟之入中国，害人实非浅鲜，往往愚夫愚妇，一事不遂而误中其毒者，则有性命之虞。世人虽多方施救，总以为毒药入口必毙，不深求善法以解之，而不知中此毒者，皆因醉极气绝。况此物吞入肠胃，粘而不化，必须先用麻油一盅灌下，或精油亦可，一云柿油尤妙。继以藜芦化毒汤煎服，则毒自从口出矣。若重者急于脐下一寸五分之气海穴，兼用艾火灸之，取艾绒如笔管大一团。不计壮数。其灰以鸭毛扫去，不可口吹。久则腹内肠鸣，其烟气渐消，而醉渐醒，必俟其叹气一声，或稍知人事，则毋庸灸矣。此即浑身冰冷，但心口稍有暖气，在七日内用之，亦立刻回生。二法均得自传闻，据已活人千数，若能遍告海内，则功德岂浅鲜哉。

藜芦化毒汤

藜芦 炉甘石 元明粉 滑石 粉甘草各一钱

俟饮麻油后，水煎，凉服，宜加倍分两用一半，其药力尤足。查此方妙在先饮麻油，润肠胃而化其胶粘；复用炉甘石、元明粉软坚，去肠胃中之积垢；藜芦入口即吐，使毒尽吐而出。又恐呕极伤胃，甘草能固中而解毒，合滑石名六一散，又能分消其毒，由小便而下。此诚不二之善法，并谨陈方义，尽告无隐，以俟仁人，而普传之。服后半时不呕，急以手探吐，余见愈者不少矣。

藜芦化毒炉甘飞，滑石元明甘草挥。先饮麻油粘积起，再行推岩解重围。

◎疯狗咬伤附猫鼠马伤

凡狗食毒物，则成疯癫，遇人即咬，受其毒者，数十日死。即伤衣服，亦能杀人，毒发腹中绞痛，不可言状，畏葵扇风。当宜急治之。《心悟》用雄黄末五钱，杏仁百粒，去皮尖，炒研，每用二钱，虎骨煎酒送下。外仍以此敷患处。何氏用大剂加味益元汤，煎水代茶时饮，再接服加味三黄六一汤。《金鉴》有外治法，用砂烧酒壶两个，盛多半壶烧酒，先以一壶上火，令滚无声，倾去酒，即按在破伤疮口处，拔去污黑血水，满则自落，再以次壶，仍按疮口，轮流提拔，以尽为度，其证立愈。《方便方》[①]云：前方屡试屡效，七日内遵法治之，万无一失。若咬衣者，二十日内服勿迟，可见其毒之甚也。《方便集》云：鼠咬用猫毛，烧灰存性，入麝香少许，香油调敷。猫咬成疮，用鼠屎烧灰，香油调敷。马咬用马齿苋，捣烂煎汤服，外以栗子嚼敷。若平常犬咬，先以盐水洗患处，用生南星、防风等分为末，童便调敷。数方俱效，故并附之。

加味益元汤

滑石三钱 粉甘草八钱 小茴香一两 马钱子二个，不制 朱砂三分 灯心五钱

水煎，日数服。

加味益元滑石存，小茴甘草硃砂屯。灯心不制马钱子，煎饮代茶毒自奔。

加味三黄六一汤

黄连五分 黄芩 黄柏各八分 红花 归尾 木通各七分 滑石二钱 甘草一钱

---

① 《方便方》：即《方便集》。不著撰者，成书于清嘉庆三年（1798），方书类医籍。

水煎服。

加味三黄六一汤，生甘滑石合成方。红花归尾芩连柏，更入木通利小肠。

◎汤火烫

汤火之毒，最惧攻心。初受其患者，急饮童便、麻油，或服清热汤以保护之。若毒火入里，则服清凉解毒汤，外用当归二两，麻油四两，煎黑去渣，入黄腊一两，镕化成膏以敷之。又有用石灰一大块，水发开，约末一斤。水浸澄清，取清汁一碗，加香油一碗，以筋顺搅百转，俟稠粘如糊，用鸡翎扫上。若腐烂不堪者，用猪毛一篮，放铁锅内煅灰，加大黄末、冰片、香油、蜡烛油调搽，最为奇验。王洪绪云：地榆磨细如面，香油浸敷，破损者敷后加以干末撒上。如溃烂不敛者，取伏龙肝入炭火烧红，水飞晒干，研为细末，人乳调敷。或用锦线油拂上，立刻止痛，多则二次全愈，功灵效速，乃汤火烫之圣药也。

清热汤

生地 木通 麦冬各三钱 甘草一钱 灯心

煎服。

清热木通麦门冬，灯心地草合相从。攻心火毒急先用，勿缓外敷命作脓。

清凉解毒汤

生黄芪 金银花 当归 甘草 生地各五钱 白芷二钱 连翘一钱五分 蝉蜕去足，一钱

水煎服。

清凉解毒绵黄芪，生地当归甘草宜。白芷连翘蝉蜕壳，银花内攻是良规。

锦线油

用当归、生大黄各一两，共为细末，麻油调敷。

◎竹木针刺

针入肉内，人多不甚介意，不知无眼者不动，有眼者则随气游走。若走向心窝胸膛，与鬼为邻矣，岂不险哉。《金鉴》谓：一二日间，急用乌鸦翎数根，炙焦黄色，研细末，酒调服一二钱。外用陈腊肉皮，贴三五次，其铁自出。倘吞日久，用癞虾蟆眼珠一对，冷水送下，其针两头穿珠，或吐或下而出。若竹木刺入肉，虽无关夫性命，然不早治，则成疮脓。《医学心悟》用白茅根烧灰，或羊屎烧灰，猪脂调涂，羊屎涂，并可治箭头入肉。或以白盐梅干嚼敷之。倘血凝肿胀者，用花涩散，或用象牙磨水调敷，均令刺能自出，亦奇甚也。

花蕊散

花蕊石八两，硫黄四两为末，罐盛之，盐泥封口，晒干安炉中，上下着火，炼一二炷香久，候冷打开，研细末收贮，每服二三钱，童便热酒调敷。

◎蛇虫伤

南方名蛇，北方呼为长虫，其齿最毒。人受其害，毒气攻心不救。有被其咬者，即细绳扎伤处两头，使气不随血走，当用雄黄消毒散，酒调服二钱，解毒护心。外仍以此散，酒调敷之。如一时取药不及，先饮米醋一二碗，然后服药。少时伤处出黄水，水尽肿消，结痂而愈。一法用热鸡蛋一个，敲一头，合在伤处，蛋变黑色，再换一枚合之，俟蛋内黄白不黑，仍合一次，则无虞矣。二法均为神妙。

若蜈蚣伤，用雄黄末、大蒜亦捣烂敷患处，甚则以明雄黄末，水、酒冲服。若蝎螫咬，用白矾、生半夏等分为末，米醋调敷。蚕伤用苎根捣汁涂之。《本草》云：蜘蛛咬人最为紧要，轻则腹大如鼓，重则不救，令人一身生丝，惟饮羊乳可解。外用清油，或雄黄、青黛搽之。又有蠕子咬伤，更为危险。其物形如蜘蛛，又名壁钱，作白窠贴壁上，不治必死，用桑树皮烧枯煎浓汁，调白矾敷之。凡一切蛊虫恶兽毒，用国老散，每服二钱，冷水调下。并可敷患处，妙甚。

雄黄消毒散

雄黄 五灵脂 白芷 甘草 贝母

各等分，为细末，酒冲服，并可敷之。

雄黄消毒散神奇，白芷五灵甘草随。贝母等分冲酒服，外敷伤处便生肌。

国老散即明矾、甘草等分为末。

◎诸虫入耳附蜈蚣入喉

诸虫入耳，小恙也，切勿惊慌，以手爬挖，恐其愈挖愈入，反致成害。如虫入左耳，须急掩右耳；虫入右耳，须急掩左耳，务必凝神屏气，少顷自出。如不出，即以香物置耳边，以引之。或以稻草烧灰，淋汁滴入耳内，川椒末浸醋滴之亦可，其法皆善。景岳云：人有取竹筒吹火，不知有蜈蚣藏内，吸入喉间，急取生猪血饮之，少顷以清油灌口中，蜈蚣滚在血中即吐出，后以雄黄末水调，以解其毒。

《良方》[1]云：虫飞入耳，以菜油滴入少许，其虫即死。

《拾慧续集》卷四终

① 《良方》：即《慈恩玉历良方汇录》，又名《良方汇录》《重镌玉历汇录良方》。清代俞大文编。成书于清同治七年（1868）。

《拾慧续集》卷五 眼科辑要

岭南　何德藻芙卿辑增

◎眼目

《经》云：诸脉属目。是人之眼目，五脏精华系焉，最爱洁净，一尘不能沾染。若妄用刀针，其害不胜言矣。余总角时，于书摊得叶天士眼症抄本，归而出示，阅者同声称善，一时索录甚众。余置诸书笥，弗知奇也。越数年，好善者竟有刻板分送。嗣遇疾遵用，莫不立见应验，始知其方之奇，在用药轻清，方能上散，他书不如也。是集将告成，忽思眼目为人五官之一，其症亦关紧要，万不可少，故于残篇断简中，搜出旧本，但见立法无几，字句又多虫蚀，其间症治难无损失。因于各集中，略加选择，逐条详辨，并添入歌括，附于杂病之后，用广流传，免失古人之苦心云尔。

白珠属肺，黑珠属肝，瞳仁属肾，大、小角属心，上胞属脾，下胞属胃。（见图6）

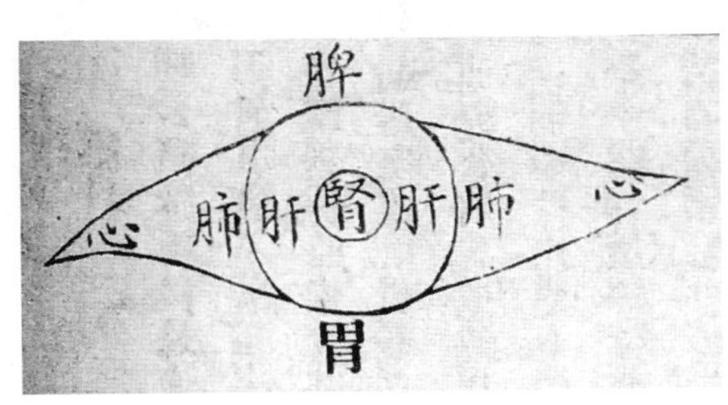

图6　眼目①

肉轮属脾主肉，血轮属心主血，气轮属肺主气，风轮属肝主筋，水轮属肾主骨。（见图7）

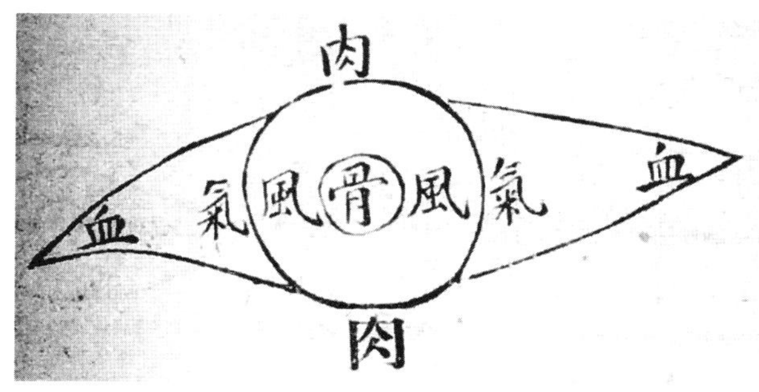

图7　眼目②

◎白珠红丝症治

叶氏云：凡眼白珠，白珠属肺之部位。有红丝微痛者，有红丝微痛者，稍有风火在肺也。用清散药，肺为娇脏，最喜清轻，故以轻药上散肺中风火。宜左荆防汤治之。张子和云：白轮变赤，火乘肺也，故兼滋水以制之。（见图8）

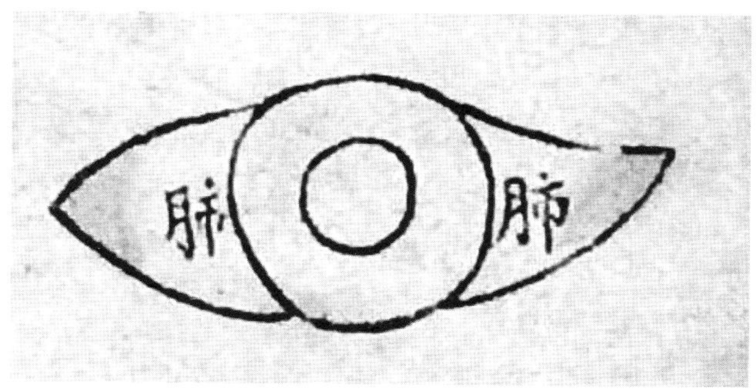

图8　白珠红丝

左荆防汤

荆芥 防风 蔓荆子 川芎 青葙子 赤芍各八分 车前子一钱 菊花一钱 蝉蜕六分 甘草八分 生地一钱五分

加生姜一片，水煎服。

荆防汤内芎菊芍，车前生地蔓荆合。蝉蜕甘草并青葙，白珠红痛清散药。

◎小角淡红症治

叶氏云：凡眼小角淡红，小角心之部位。淡红者，其邪甚浅。或赤痛者，心之虚火也，眼大角为心实，小角为心虚，即赤痛仍属虚火。用养血散火汤治之。应以滋阴养血，兼散火邪。服此红痛愈，但看物不明者，当去荆、防，加沙苑、蒺藜、菟丝、熟地各一钱。视物不明，更属水亏，故去荆、防之辛散，加此三味以滋肾水。（见图9）

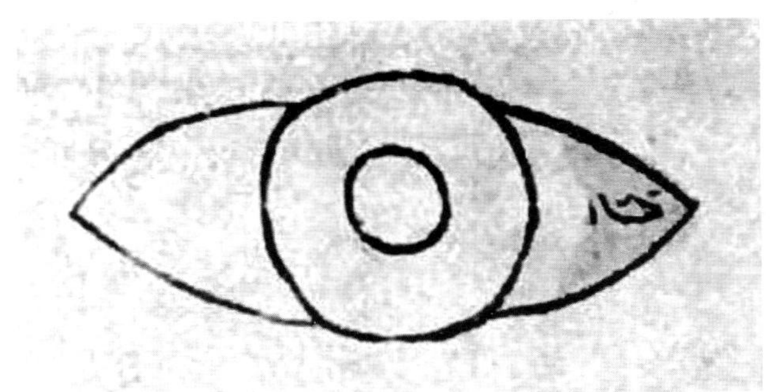

图9　小角淡红

养血散火汤

生地一钱 丹皮八分，炒 归身一钱 青葙子八分 防风六分 白芍酒炒，一钱 荆芥六分 川芎八分 车前子八分 菊花一钱 草决明八分 茯苓一钱 熟地一钱

加姜一片，水煎服。

小角起淡红，虚火在心中。养血而散火，汤宜地皮芎。归苓兼菊芍，车葙决芥风。服此红痛愈，视物但朦胧。即把荆防去，菟丝沙苑同。地更生兼熟，加用奏奇功。

◎黑珠围红症治

叶氏云：凡黑珠四围红者，黑珠四围，肝之部位。肝火也，虽属肝火，亦有轻重之分。或痛，或微痛，用泻肝汤治之。或痛，或微痛，皆火之轻者，故以泻肝轻剂。若痛甚者，痛甚，其火亦甚。加黄芩。服此痛不减，而口渴不止者，加黄芩尚不能挡其锋，服后不特痛不减，而更加以口渴不止。再加龙胆草六分，自愈。故再增入大苦大寒以泻之。（见图10）

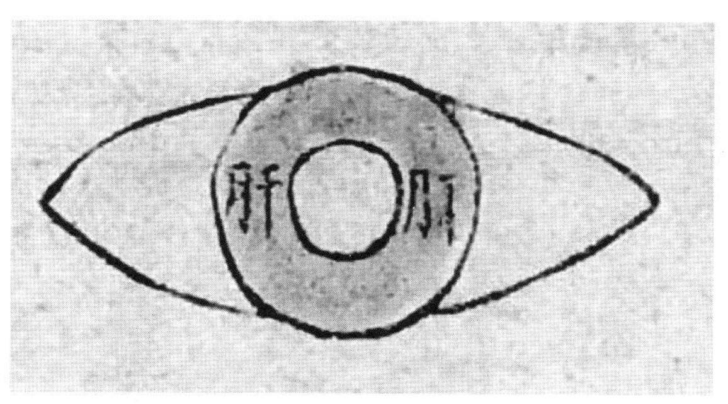

图10　黑珠围红

泻肝汤

柴胡八分 防风 荆芥 川芎各六分 归尾 赤芍 菊花 栀仁酒炒 青皮 车前子各八分

加生姜一片，水煎服。

泻肝汤用泻肝火，菊芍荆防归尾可。柴芎栀皮并车前，痛甚加芩龙胆渴。

◎眼弦痒烂症治

叶氏云：凡眼弦上下胞属脾胃。作痒及烂者，风也，宜用搜风散，眼皮痒而且烂，风亦甚也，内虽服药，尚恐其力不及。兼用外洗药。故外用羌活一钱五分，防风一钱五分，胆矾四分，桑叶七片，水煎薰洗。或矾热水浸化，常在痒烂处轻擦亦妙。又点蕤仁膏。即用蕤仁水浸去皮，一两，研烂，用水二碗，熬至一酒杯，滤去渣，炖热，再下研细胆矾、铜绿各五分，和匀，以鸡毛翎蘸，点眼皮上，即愈。（见图11）

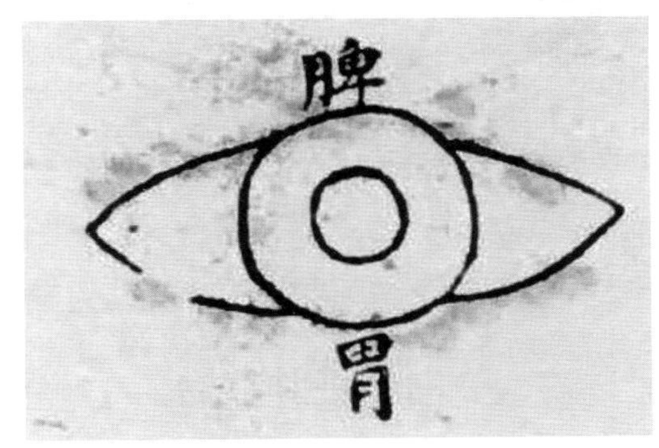

图11 眼弦痒烂

搜风散

防风 荆芥各六分 蕤仁八分 刺蒺藜 菊花各一钱 蝉蜕六分 甘草四分 谷精草六分 赤芍八分 车前子一钱

加生姜一片，水煎服。

眼弦痒烂搜风散，荆防蕤蒺车前伴。菊芍蝉甘并谷精，外点蕤膏效不缓。

◎大角红肿症治

叶氏云：眼大角大角乃心之部位。红肿者，病至红肿，其痛不待言矣。心火也，此乃心之实火也。亦宜搜风散，由眼疾多因于风，故仍宜辛散。加入酒炒黄芩八分，白木通八分，淡竹叶九片，水煎服。眼大角红为心实，故加此数味。若肿不消而痛甚，似非再加黄连不可。或再加熟石膏、麦门

冬亦可。肺居心之上，心火盛，必灼肺金，宜预防。（见图12）

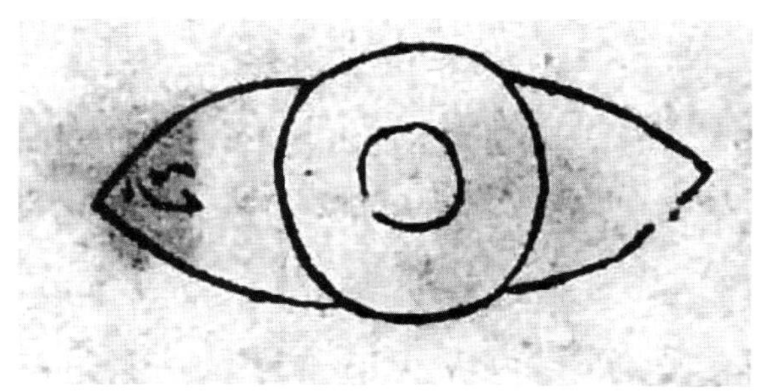

图12　大角红肿

搜风散见前

◎白珠红肿症治

叶氏云：凡眼白珠白珠肺之所属。尽红，肿痛张子和云：热极则肿，红肿火之甚也。生眵，流泪羞明者，眵多为火盛，流泪为风盛，风火俱盛，故羞明矣。火盛也，风盛皆由于火，况火盛亦能生风，是以只言火盛。《直指》谓：眼之为患，多生于热也。宜凉血散火汤。散火之中，仍宜滋水以制之。如头痛恶风发热，兼受外感风邪。加羌活；羌活能除太阳经游风。眼痛不可忍，口渴，火邪猖獗。加酒炒黄连；肿不消，红不退，加红花。红花能行瘀通络。余谓：甚则非加龙胆草、栀子不可。（见图13）

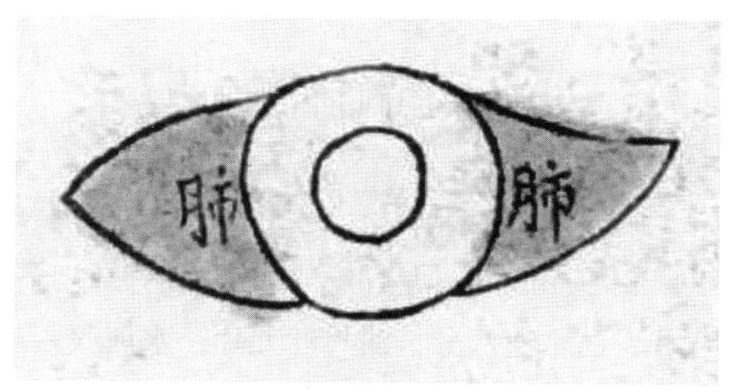

图13　白珠红肿

凉血散火散

生地二钱 丹皮 赤芍 黄芩 防风 荆芥 归尾 蝉蜕 柴胡各八分 车前子一钱

加生姜一片，水煎服。

火盛凉血散火汤，芩芍地皮并荆防。柴归蝉蜕车前子，头痛恶风热加姜。痛不可忍更口渴，酒炒川连法最良。肿不消兮红不退，加用红花是妙方。

◎眼胞下坠症治

叶氏云：凡眼不红不肿，不红不肿，非风火可知。眼胞下坠，眼胞脾胃之所属。视物不明者，气虚也，是脾胃之气虚也。宜用补中益气汤以补其气。减人参，加川芎、茯苓、枸杞煎服。加茯苓去湿，川芎平木，枸杞补肝，使肝得所养，则脾胃自安，而目自明矣。《秘旨》①云：目有白花如絮者，亦因于脾胃虚弱不能生金，又兼心火灼肺，致金气上升，散行于目，亦宜此方加减。（见图14）

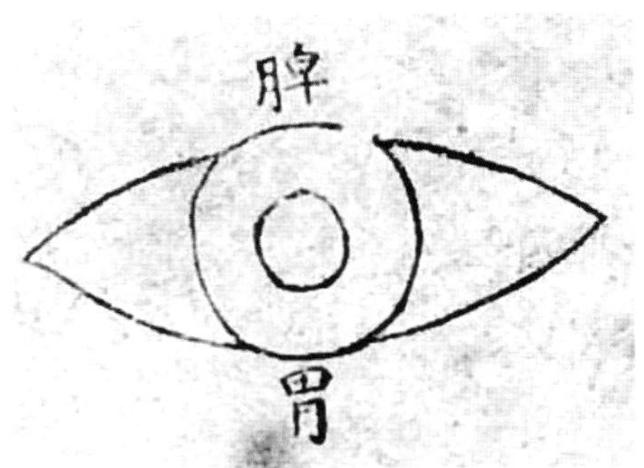

图14 眼胞下坠

① 《秘旨》：即《异授眼科秘旨》，不著撰者，明末李涿鹿传授。

补中益气汤见感冒

◎视物不明症治

叶氏云：凡眼不红不肿不痛，此非风火明矣。眼胞不下坠，又非气虚。但视物不明者，视物不明，非定气虚不足。肝肾虚也，肝肾虚，亦能不明。宜服加味地黄汤。故宜地黄汤加味，益其肝肾。若病后看物不清，或见物如金星，及云翳退后，眼蒙夜见灯如绿珠，皆属肝肾之虚，均可改汤为丸常服。火盛多梦，去菟丝、枸杞，加生地、煅牡蛎；五心热，口渴，加炒黄柏、知母。（见图15）

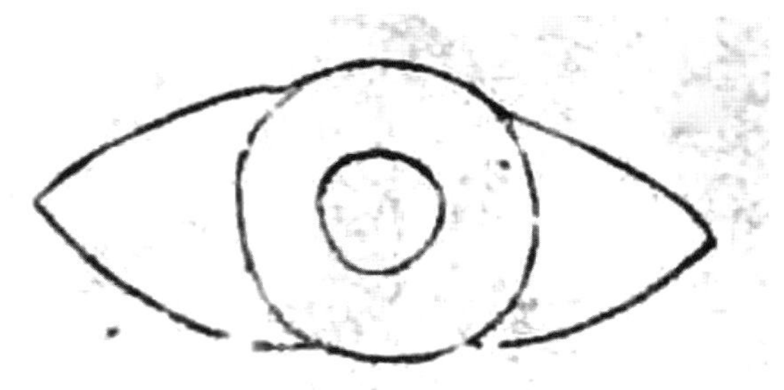

图15　视物不明

加味地黄汤丸

熟地二钱 山萸一钱 丹皮八分 茯苓八分 山药一钱 菊花一钱 归身一钱 川芎八分 菟丝子一钱 泽泻八分 枸杞八分

水煎服。或加重，炼蜜为丸，每开水送下四钱。

视物不明肝肾虚，加味地黄煎踟蹰。归身泽泻菟丝子，苓芎杞菊药皮萸。

◎眼珠点块症治

叶氏云：凡眼珠眼珠肝之所属。有白点及成块者，轻者为云，厚则为瞜，云为云膜，瞜为瞜粪，大抵由肝经之风热太盛而生之。宜以加减拨云散服之。若云翳遮黑珠挡瞳仁处，色绿不见瞳仁，其翳凸起，此名绿水泛瞳仁，乃不治之证。绿翳遮满瞳仁，肾气将绝之候，眼故不能复明也。（见图16）

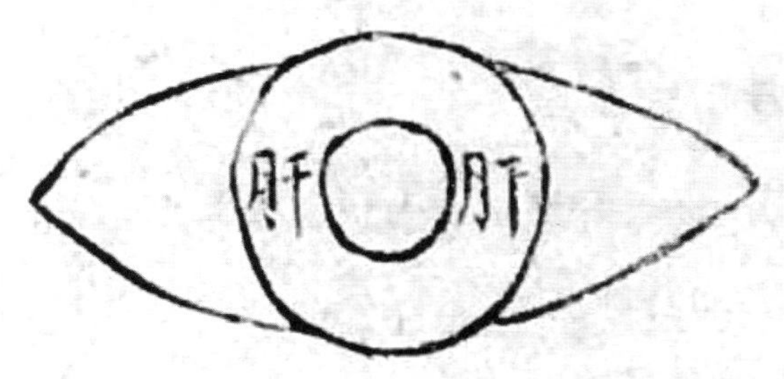

图16　眼珠点块

加减拨云散

防风 荆芥各六分 蝉蜕八分 车前子一钱 木贼八分 柴胡六分 黄芩八分 赤芍一钱 青葙子八分 决明八分 甘草四分

加姜一片，水煎服。

黑珠白点为云瞜，散用拨云加减施。贼决车葙并蝉蜕，荆防草芍柴芩宜。

◎丝贯瞳仁症治

叶氏云：凡眼赤丝一条，起自眼之大小角。贯瞳仁者，瞳仁属肾。心火乘肾也，是心火乘肾确据。用加味导赤散。以泻其子。痛甚，口

渴，生眵，此火之甚者。加酒炒黄连六分，连翘一钱。（见图17）

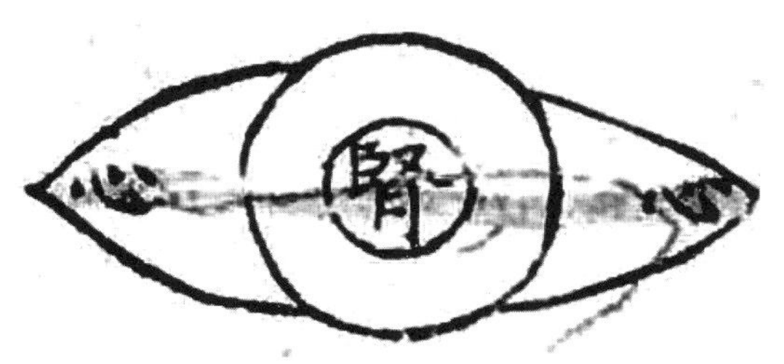

图17　丝贯瞳仁

加味导赤散

生地一钱 木通五分 甘草四分 当归尾 柴胡 防风 荆芥 黄芩 车前子 赤芍各八分

加生姜一片，水煎服。

心火乘肾认最真，加味导赤散如神。地通柴草车芩芍，荆防归尾八分匀。

◎努肉扳睛症治

叶氏云：凡大眼角心之所属。长肉一块及黑珠，名努肉扳睛，《得效》论此症由肝经风热所冲而成，或用力作劳而得，或痒或痛，自两背头努出筋膜，心气不安，忧虑不已，遂乃攀睛。宜服加味导赤散，故用导赤加味以平肝木，兼实则泻子之意。外点硝炉散。痛者，热甚也。加黄芩八分；痒者，风甚也。加蕤仁八分，刺蒺藜八分。（见图18）

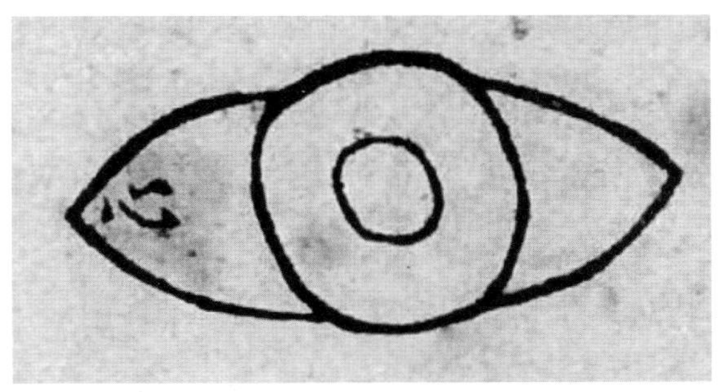

图18　努肉扳睛

加味导赤散见前

硝炉散

炉甘石不拘多少，煅红，童便淬七次，焙干，研细，水飞三次，晒干。再用羌活、防风、蔓荆子、川芎、白芷、川连、黄芩、菊花，熬浓汁，将甘石末拌透，晒干听用。

每料用制炉甘石一钱，火硝三分，冰片一分，擂匀点。

◎干痛气郁症治

叶氏云：凡眼不红不肿，则非火邪。干痛者，是气郁也，宜服开郁汤。黑珠夜痛者，加夏枯草。《纲目》云：一人目珠疼，连眉棱、额角皆痛，遇夜则甚，点苦寒则反甚，诸药不效，灸少阴、少阳，则痛自止，半月复作，遂以夏枯草散，茶清调下，初服疼减大半，四五日全愈，后试亦验。若有红丝，微有虚热也。加归尾八分，生地一钱。（见图19）

开郁汤

柴胡六分 青皮八分 香附酒炒，八分 车前子八分 防风六分 荆芥六分 决明 青葙子 川芎 栀仁各八分

加生姜一片，水煎服。

开郁汤中荆防决，车葙柴芎香附列。栀皮八分一片姜，眼干痛者患自绝。

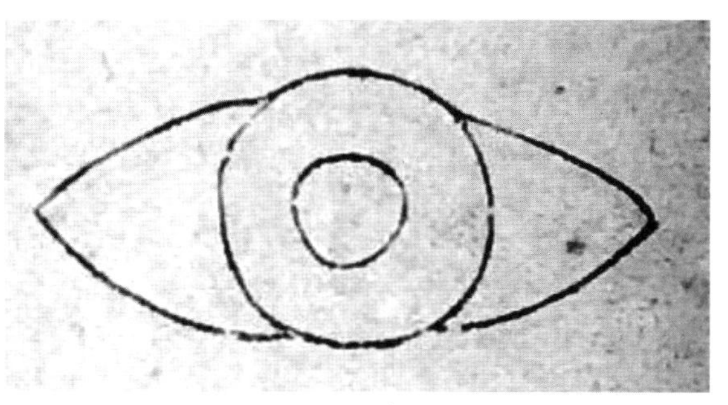

图19　干痛气郁

◎眼珠云翳症治

叶氏云：凡眼珠有云翳，《纲目》云：翳膜者，风热重则有之。眼角红，亦有红丝者，宜服加减拨云散。此方退翳甚有功能，故为云膜通用之剂。痛甚，流泪生眵，眼胞肿，由风热之太甚。加入黄连八分。即小儿痘后余毒攻眼，生云翳，均可用。红肿甚，仍加黄连以解其毒。若不红不肿，用兔屎丸。（见图20）

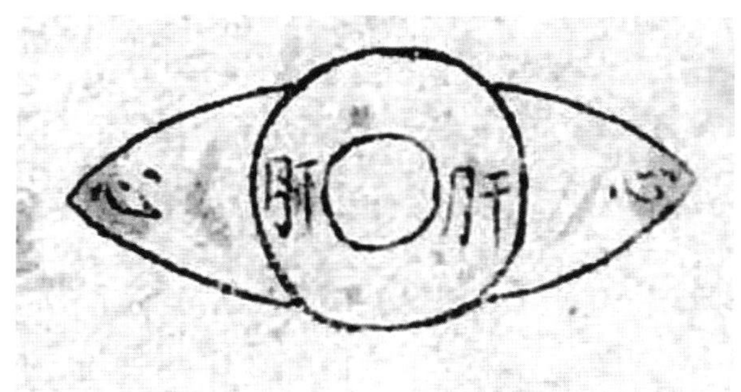

图20　眼珠云翳

加减拨云散

见前。此宜减柴胡，加菊花。

兔屎丸

望月砂割稻后田中者方可用，一两 木贼七钱 蝉蜕七钱 防风五钱 黄芩五钱 车前子七钱

为末，用荆芥一两五钱，煎汤叠丸。空心开水服三四钱亦可。

兔屎丸中望月砂，车前蝉蜕防风加。贼芩为末用荆芥，煎水叠丸饿服佳。

◎云翳围满症治

叶氏云：凡眼黑珠云翳围满，肝邪太盛也。有瞳仁，方可治，瞳仁属肾。若无瞳仁，肾已受伤，其眼安能复明，故不治。内用拨云散，空心开水调服二钱，晚服一钱。或用猪肝一块割开，以前药二钱填内，用湿纸包好，置炭火中煨熟食之。或并用加减拨云散煎服，外点硝炉散。（见图21）

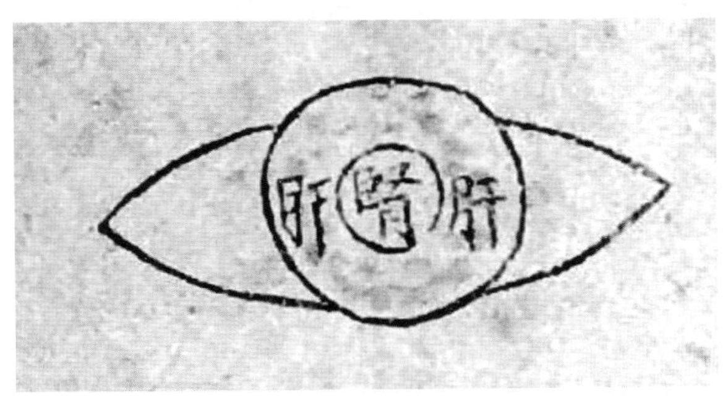

图21　云翳围满

拨云散

木贼一两 蝉蜕一两 柴胡六钱 防风六钱 菊花八钱 黄芩六钱 青葙八钱 车前子八钱

为末，空心开水下。

拨云散内黄芩栽，木贼防风蝉蜕柴。白菊青葙车前子，目明翳退月华开。

加减拨云散见前

硝炉散见前

◎白珠生翳症治

叶氏云：凡眼白珠有翳，皆属肺病。或白，或桃红，或绛色，或凸起，用拨云散加减治之。不红肿，无赤丝，只用拨云散足矣。如红肿，有赤丝，可加生地黄、当归尾、赤芍等类。此因其邪之浅深而酌之。《秘旨》云：目又有内障，一聚一散如云掩者，乃是五脏余毒，风热上攻，有进有退故也，宜服羊肝丸，并外点眼药。（见图22）

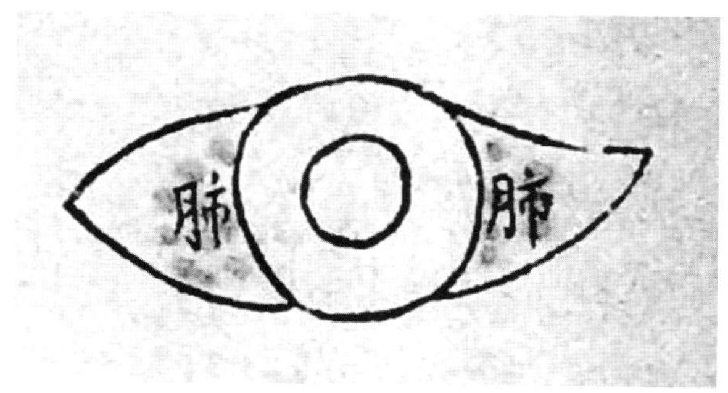

图22 白珠生翳

加减拨云散

拨云散俱见前

羊肝丸

羊肝一具，洗去筋膜 黄连三两 当归一两 蕤仁去油，一两

先将羊肝入砂锅内煮烂，后入黄连等末，捣为丸，梧子大，每服五十丸，米汤下。

羊肝一具黄连三，成两归蕤切莫删。风热上攻余毒盛，药兼外点旧时颜。

◎冲风出泪症治

《得效》云：冲风泪出，冲风，即迎风也。至冬月尤盛，冬月，风更暴烈。此因肺虚，遇风冷而发，宜用白僵蚕散。如有赤丝，可加入蒺藜、黄芩。俗言作冷泪者，非也。风冲于内，火发于外，风热相搏，由是泪出。外以贝母大而白腻者一枚，加胡椒七粒，不犯铜铁，研为末，临卧时点眼妙。《秘旨》云：目有卒然泪出如倾，陡然翳膜花者，宜将钱合在上胞居中，用灯心火灸钱孔中一壮，将钱埋在灶前地下，自愈。（见图23）

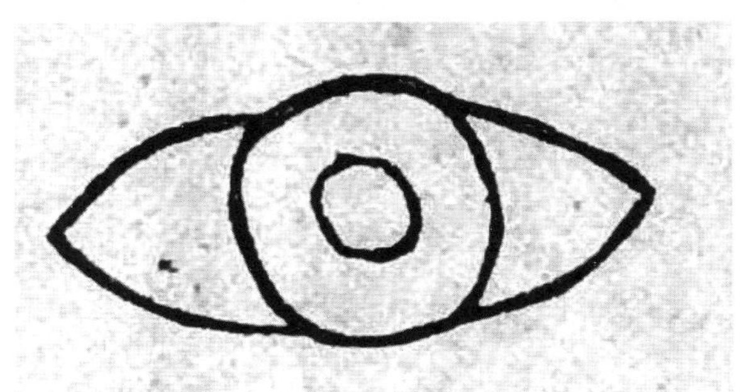

图23 冲风出泪

白僵蚕散

黄桑叶一两 木贼 旋覆花 白僵蚕 荆芥穗 甘草各三钱 细辛五钱

上㕮七钱，水煎，食后服。或为末，取二钱，荆芥汤下。

余谓：菊花、决明、蔓荆子、防风均可择入。

迎风下泪木贼明，旋覆花同甘草荆。桑叶僵蚕细辛共，赤丝增入蒺芩并。

◎雀目症治

《类聚》云：雀目，乃昼明晚暗，如雀之瞑，便不见也。小儿因疳得之最多，宜服蛤粉丸、雀盲散。若一至黄昏便不见物，经年瞳子如金色，名曰黄风，不治。《经》曰：目得血而能视。肝既无血，则目瞀而不明矣。其暮暗晓明者，因木生于亥，旺于卯，绝于申，至于酉戌时木气衰，故瞑。至卯，木气盛，又复明也。眼又有日中痛，而夜不痛者，为阳盛，宜清火；夜间痛，日中不痛者，为阴盛，宜滋阴。（见图24）

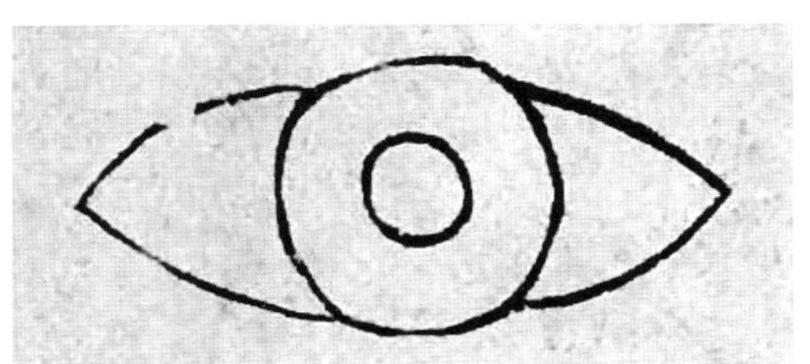

图24 雀目

蛤粉丸

蛤粉、黄蜡各等分，熔蜡搜粉为丸，如枣大。猪肝一片约二两许，批开，裹药一丸，麻线扎，水一碗，煮熟取出，乘热熏眼[1]，至温吃肝，以愈为度。

---

① 眼：原作“服”，当误。参《三因极一病证方论》改。

雀盲散

雄猪肝竹刀批开，纳夜明砂扎缚，煮米泔中，至七分熟取出，肝细嚼，以汁送下。又方，用豮猪肝煮熟，和夜明砂作丸服。

◎眼生蚬肉症治

《得效》云：凡眼翳生睑肉，睑即上下胞也。如鸡冠蚬肉，或青或黑，须翻出看之。阻碍痛楚，怕日羞明，是脾经先受风热，宜服石决明散，外用观音草。即草龙胆。每日轻轻刮下毫厘，血出，用银匙挑风毒药水，不时洗点，则不复肿。有上下胞初生如粟，渐大如米，或赤或白，不甚痛。此肝壅瘀血所成，或以针拨之，服消毒饮，散其风热。（见图25）

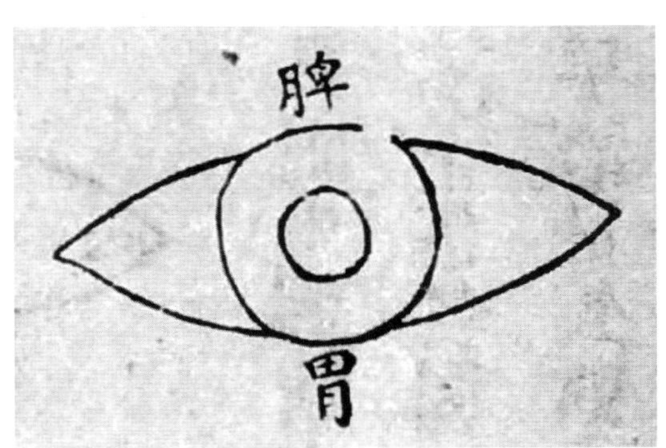

图25　眼生蚬肉

石决明散

石决明 草决明各一两 羌活 栀子 木贼 青葙子 赤芍药各五钱 大黄 荆芥各二钱半

为末，每二钱，麦冬汤下。洗药水见后。

石决明散草决优，大黄羌活荆芥游。栀仁木贼青葙子，赤芍麦冬汤下流。

消毒饮又名加味荆黄汤

用熟大黄、荆芥穗各二钱，恶实[①]、甘草各一钱，煎服。

◎漏睛症治

《类聚》云：凡眼患漏睛者，乃风热客于睑眥之间，眥即眼角。令眥内结聚，津液乘之，故成脓出不止，俗名漏睛。或眼内生疮出脓血后，大眥头即大眼角。常出浓涎，亦为漏睛。若不早治，日久则眼生黑点，侵损于目，即难治矣，宜服黄芪散，可兼点春雪膏。此膏并治烂弦风，岁久连眶亦烂等症。（见图26）

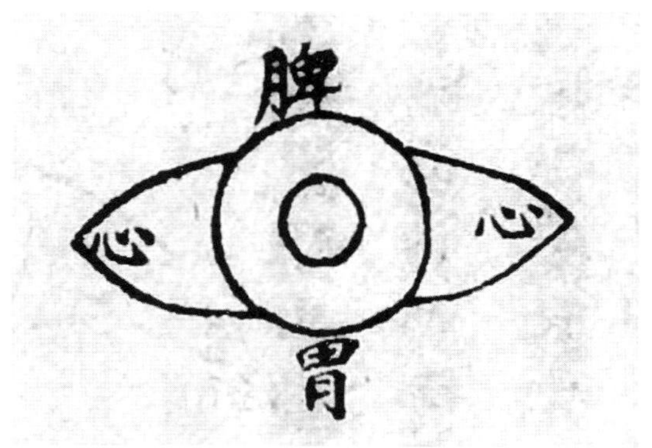

图26　漏睛

黄芪散

黄芪 防风 子芩 大黄煨，各一钱 地骨皮 远志 人参 赤苓 漏芦各五分

① 恶实：牛蒡子的别名。

水煎服。

黄芪散内入防风，远志人参地骨隆。赤苓大黄称古勇，漏芦子芩夺天功。

局方春雪膏蕤仁去壳皮研，压去油，二两，龙脑二钱五分，生蜜六钱，共研匀，以铜筋蘸少许点之。

◎眼睛突出症治

《类聚》云：凡眼睛突出，由风热痰饮渍于脏腑，蕴积生热，热冲于目，故令眼珠子突出，是名睛胀。眼珠肝之所属。宜用泻肝散，即大黄、甘草各二钱，郁李仁、荆芥穗各一钱，水煎服。然眼突一证，其中有不同处，须看其病状如何，而后用药。譬如黑睛属肝，故宜泻肝。若白睛突出，岂泻肝可能愈？白睛肺之所属，又当宜清肺间之风热，应以清肺散等类治之。故视病宜贵变通，神而明之，存乎其人耳。（见图27）

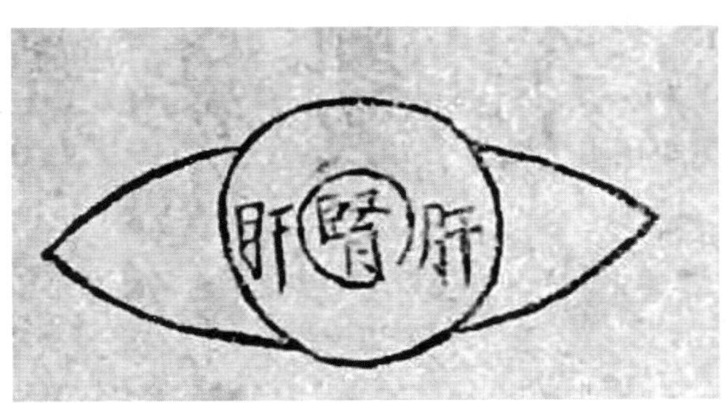

图27　眼睛突出

清肺散

桑白皮 黄芩 甘菊 枳壳 防风 荆芥 柴胡 升麻 赤芍 当归 元参 苦参 白蒺藜 木贼 甘草 旋覆花 甜葶苈子各五分

水煎服。

清肺二参草桑皮，枳壳黄芩归芎弥。蒺菊升麻葶苈子，荆防花木旋柴炊。

◎倒睫拳毛症治

《纲目》云：凡倒睫拳毛者，即眼睫毛倒入眼中央是也。《正传》以木鳖子一个，去壳捣烂，绵裹塞鼻中，左目塞右，右目塞左，一日夜其睫自正。或用熏法亦可。若泪出涓涓，翳膜渐生，眼皮渐急，睫倒难开，瞳仁如刺痛，此乃脾受风热，宜以搜风散之类，加减施治。（见图28）

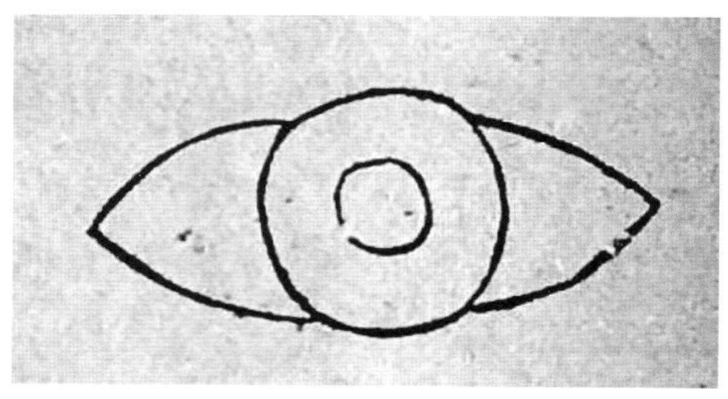

图28　倒睫拳毛

熏法

用无名异[①]为末，掺在纸中作捻子，点火吹息向眼熏之，其毛自立。

搜风散见前

① 无名异：又名土子、秃子、铁砂等。有活血止血、消肿定痛之效，常用于治疗跌打损伤、痈疽肿毒、创伤出血。

◎尘埃入目症治

《得效》云：尘埃入目，粘睛不脱，或被飞丝所侵，或砂石所苦，疼痛隐涩，揩碎不开，此为甚者立法。宜用瞿麦散。《纲目》云：用好墨浓磨，新笔蘸入目中，合眼片时，丝自成团，以绵轻轻拭出，未尽再点，自愈。（见图29）

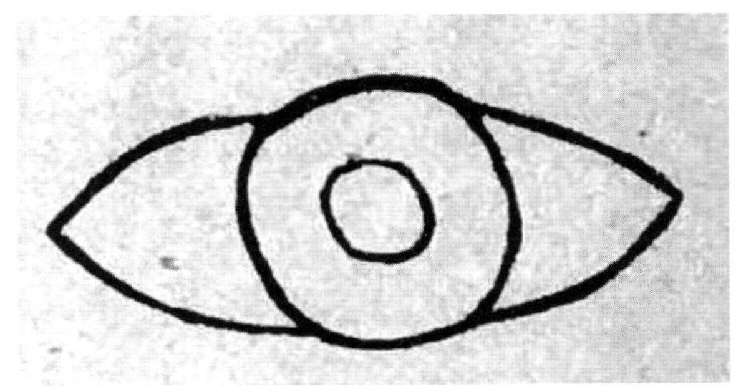

图29　尘埃入目

瞿麦散

用瞿麦炒黄色为末，鹅涎调和，逐时涂眥头，即开而愈。

◎双目通睛症治

《入门》云：小儿双目通睛者，欲观东边则见西边。若振掉头脑，则睛方转，此肝受惊风，宜服牛黄丸。是丸市中多有制就，能去风清热，消痰镇惊。又有小儿青盲，查无治法。青盲者，瞳子黑白分明，值物而不见者也。此目如常人，但视物不见，多属胎病，故不治。（见图30）

牛黄丸见湿症

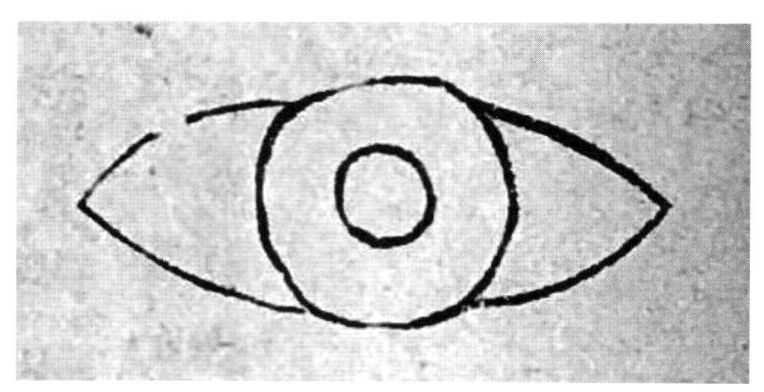
图30　双目通睛

◎视一为两症治

《本事方》云：人有视一为两，医作肝气盛，服泻肝药不验。予叱，《灵枢》云：目之系上属于脑，后出于项中。邪中其精，精散则视歧，故见两物。令服驱风入脑药得愈，宜保肝散。《入门》谓：若昏暗不能远视，看一成二成三，为肝肾之虚者，宜肾气丸。二症一实一虚，相去天壤，须于脉症参确。（见图31）

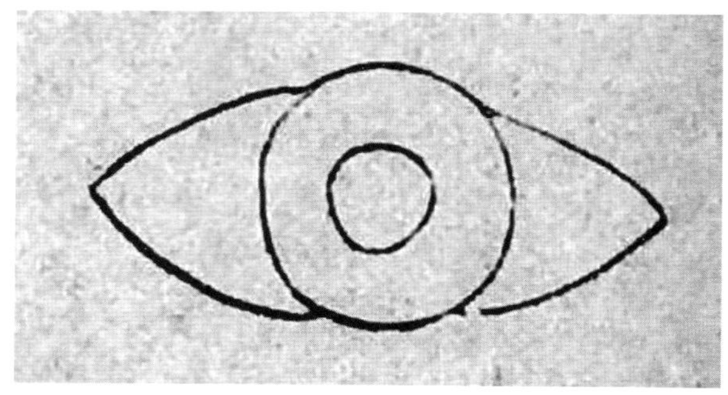
图31　视一为两

保肝散

川芎 当归洗 地骨皮 苍术泡 白术炒 羌活 天麻 薄荷 密蒙花 柴胡 藁本 石膏 木贼 连翘 细辛 桔梗 防风 荆芥 甘草各五分 栀子 白

芷各三分

水煎服。

保肝芎草荆柴麻，归芍连荷二术夸。桔芷荆防细藁本，膏羌栀骨密蒙花。

肾气丸见痁疾八味丸

◎不能近视症治

李东垣云：凡眼能远视，不能近视者，阳气有余，阴气不足也，乃血虚气盛。气盛者，火有余也，气有余便是火也。宜晨起服地黄丸。能近视不能远视者，阳气不足，阴气有余，乃气虚血盛也，宜临卧服定志丸。此老人桑榆之象也。大雨后亦常有之，可用补中益气汤，补母以生子。必须视症施治。（见图32）

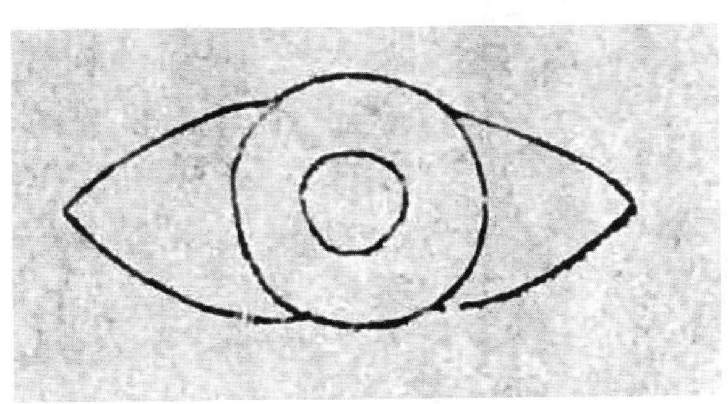

图32　不能近视

六味地黄丸见痁疾

定志丸

人参 茯苓 茯神 石菖蒲 远志制，各三两

朱砂一两半为衣，共为末，蜜丸，米汤下五七十丸。此方即远志丸减二味。

定志丸由李氏经，茯苓神合菖蒲馨。人参三两朱砂一，目远视兮耳远听。

◎瞳仁倒生症治

《秘旨》云：目有瞳仁倒者，由五脏俱损也，此症不易治。大补肝肾，亦有愈者。外因五色，内因五味，精液妄行，以致肾水枯竭，而伤肺肝，故知脏损也。宜服菊花丸，点珍珠虎液膏。（见图33）

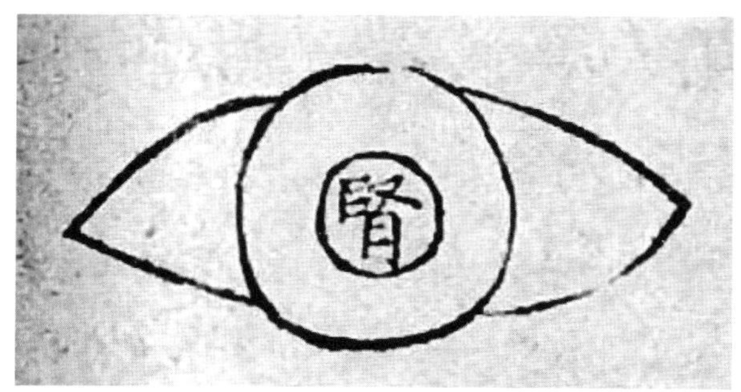

图33 瞳仁倒生

菊花丸

菊花四两 巴戟一两六钱 五味子二两 肉苁蓉酒洗，一两 枸杞二两

共为末，蜜丸，梧子大，每服用盐汤送下三十丸。

菊花丸子肉苁蓉，五味巴枸肾水浓。目内瞳仁见倒转，肺肝伤损老龙钟。

珍珠虎液膏见后

◎辘轳转关症治

《金鉴》云：眼有辘轳转关之证，辘轳，不定之貌也。因肝经风邪壅盛，以致二目睛珠旋转，与辘轳相同。轻则瞳仁偏斜，重则瞳仁反背，初起宜钩藤饮，疏风散邪，定后用天门冬饮，调理自安。（见图34）

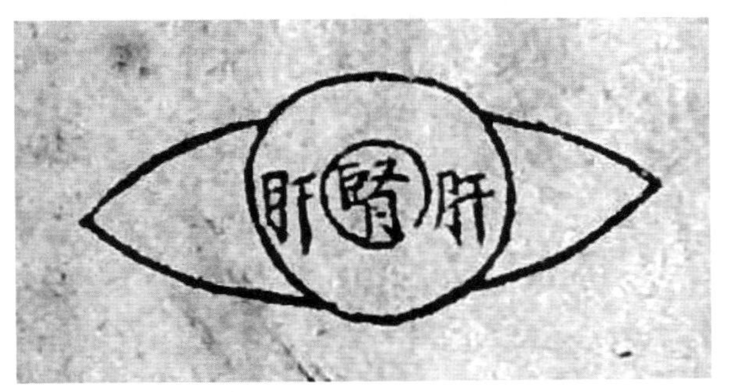

图34　辘轳转关

钩藤饮

川芎 人参 天麻 防风各七分 钩藤五分 全蝎一钱，炒去毒 麻黄三分 甘草三分，炙 僵蚕一钱二分，炒

为粗末，煎服。

钩藤饮内正川芎，全蝎人参甘草中。僵蚕防风天麻共，转关辘轳目朦胧。

天门冬饮见后

◎睑生偷针症治

《医林》①云：凡眼背睑生小疱，细红点如疮，胀肿疼痛，以针刺破即愈，故俗名偷针。实解太阳经之结热也。有用生南

① 《医林》：即《医林绳墨大全》，又名《医林绳墨》，明代方谷所著的综合性医书。

星、生地黄同研成膏，贴两太阳穴，而肿自消者。并可用天门冬饮，以沙参易人参，减茺蔚子、知母，加金钗石斛三钱。（见图35）

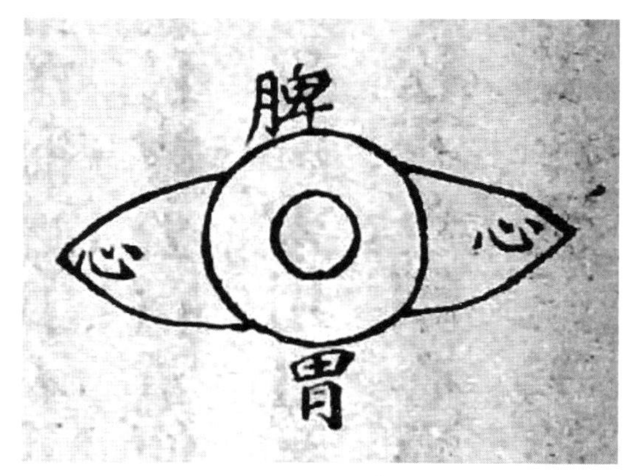

图35　睑生偷针

天门冬饮

天门冬 知母 茺蔚子各一钱 羌活 赤茯苓 人参各七分 五味子 防风各五分

为粗末，水煎服。

天门冬饮茯苓排，羌活人参五味偕。知母防风茺蔚子，偷针加斛取金钗。

◎仙传神效点眼方

亳州有王振吾者，因父病目将盲，出榜愿以三百金相酬。名医群集，竟莫能愈。有道人揭榜能医，出药点之，半月眼明如旧。振吾以三百金相酬，道人分厘不受，并授此书，令振吾制就施济，远近复明者不可胜数。适有杨奉林者，与振吾相契甚厚，亦同病目，医愈求授此书，遂为名医。今有徽商王姓，在奉林至戚处得其真本，但惜力有不能，仅合后方，然亦极效。倘制就普惠广施，则阴功实非浅鲜矣。

上好羊脑、炉甘石八两，打如莲子大，一分重为则。用新铜罐盛入，童便浸四十九日。滤去宿童便，再入新童便，煮一炷香，咬咸酸味，不必再煮。又不可煮老。研为细末，用缸瓦一大块，将药放在上，用硬炭火煅一炷香久，甘石渐渐转如松花色。细心谨慎取起，总秤匀分作四份，作四法制之。

一用姜汁煮三次，候干，细碾筛过，名曰虎液膏。另用瓷罐盛之，不可出气。

一用细辛、荆芥穗、薄荷各一两，煮浓汁大半钟，亦煮三次，如前研细筛过，名曰凤鳞膏。另用瓷罐收贮。

一用晚蚕沙三升，炒为灰，滚水淋灰汁大半钟，亦煮三次，候干研细，名曰青龙膏。另用瓷罐收贮。

一用童便再煮三次，候干研细，名曰羊脑玉，另用瓷罐收贮。以上俱要如法修制，并要铜锅煮方佳，研极细末，将瓷罐收贮听用，用法开列。

一治内障，如迎风冷泪、怕日羞明、昏花等症，用虎液六分，羊脑玉二分，凤鳞二分，冰片一分一厘，合匀调点。

一治内障，努肉扳睛、赤白翳膜、烂弦等症，用虎液二分，羊脑玉四分，青龙四分五厘，冰片一分，合匀调点。

一治时行火眼，用虎液七分，羊脑玉三分，朱砂五厘，研细末水飞。合匀调点。

一治年久云翳遮睛，不能行路，但见人影如白衣人行，有血根扳睛可治者。用青龙六分，羊脑玉四分，每日用骨簪点四五次，点后闭目，药尽开眼。直点至翳开之后，再用虎液二分，羊脑玉四分，凤鳞三分，冰片一分，珍珠五厘，煅，研细末。琥珀五厘，不用制，细末。合匀如法点。以上均照法调合点之，勿得配错致误。此非平常可比也，珍之！再今人点药，皆以大眥为根，不拘何症，皆点是处。殊不知大眥但努肉可治，余不能除。不若揭起上弦睑，以药播入，紧闭良久，使药周围散漫，无处不到。亦有因翳甚，傍翳点者，总不可闲散施点，使药不验。

二光点眼膏

《医鉴》治犯土伤眼，用朱砂、雄黄、硼砂各等分，为细末，乳汁调涂，盛碗内，覆土上，以艾叶烧烟熏之，至黄色为度，带碗收贮，用时以香油少许调匀点之。

明镜点眼膏

《入门》治眼目昏花，努肉云翳，肿痛，用黄丹水飞一两，官粉、乳香、硇砂各五分，硼砂、铜绿各三分，没药二分，为末，炼蜜入水些少调药，令匀，烧艾熏之，以香油少许，调匀点之，最为神妙。

驱风洗眼药水

《得效》治烂弦风，翳膜努肉攀睛，涩痒眵泪，用龙胆草、防风各五钱，铜绿三钱，五倍子二钱，竹叶一握，为粗末，每一钱水二合，泡澄清洗之。

《拾慧续集》卷五终

《拾慧续集》卷六 喉症要旨

岭南 何德藻芙卿辑增

◎咽喉

咽喉之地，饮食攸关，治不得法，其祸最速。因喉与肺通，肺与皮毛通。故张景岳谓：少阴、少阳之火令，太阳之寒令，太阴之湿令，而复兼风寒之邪者，皆有是证。言治此者，不必治喉痹，但治外邪，其喉自愈。是以人皆囿于景岳之一偏，治多讹误，真令人长太息矣。《经》云：一阴一阳结，谓之喉痹。痹，即闭也。一阴者，少阴君火也；一阳者，少阳相火也。二火独盛，则热结正络，故痛且速也。又谓：足阳明之络，上连头项，合诸经之气，下络喉嗌，其病气逆则喉痹瘁喑。是此证因火者，十居七八，因风、因痰、因寒、因虚者，不过十居二三。但肺为五脏华盖，位居最高。凡诸经之火均能上灼，而喉为肺系，上当其冲，堪受其害乎。况治肺之法，贵在轻清，是以养阴推为首要。保肺即是保喉。故非外受风邪，万不可妄用辛散，散开其毒，亦不宜苦寒升提诸品，恐其升提助火，苦反从火化也。昧者谓古法不忌，而不明其理，必致其毒上壅，而成喉闭。此余均从临症得之，历验彰彰矣。其余虚者补之，言微神倦。寒者温之，舌白不渴。闭者开之，痰壅气急。仍不越夫成法。不过方中凡麻黄、桂枝、防风、荆芥、苏叶、柴胡、桔梗、射干、桑白皮、山豆根、牛蒡子、黄连、黄芩等类，概不列入煎剂。摇铃卖药辈，舍此则不能以治喉病，得不责余太偏乎？若能逐条细审，按症施治，起危险于顷刻之间，其造福实非鲜浅也。

◎乳蛾喉闭

乳蛾者，有单有双。盖肿于咽之两旁者为双蛾，肿于一边者为单蛾。《绳墨》[①]云：头尖似乳，色白似蛾，故其形突如珠，颇类疮疖，结于喉间。倘不速治，或治不得法，能致喉闭而死。当用鸡内金，勿洗，阴干，烧过存性，研末吹入，其蛾立破。用灯心、指甲烧灰亦效。《金鉴》云：喉闭者，咽喉肿痛，面赤腮肿，甚则项外漫肿，喉中有块如拳，汤水难咽，语言不出，暴起寒热，急刺少商穴，或针合谷，以开咽喉，初起宜服化毒汤，以疏散之。或用碧雪吹入亦佳。若痰壅塞甚，可用桐油饯探吐。肿发于项外，脓胀满者，又当用皂角末吹鼻取嚏，其肿即破，不可用针破之，兼用皂角末醋调厚敷。上法治乳蛾亦妙，并可调服一钱。又有阳虚喉闭，其人中气本弱，疼痛外逼，以致鼻声如鼾。此肺气将绝，宜急挽回元气，用独参汤救之。痰多，加竹沥、姜汁。喉闭过于攻击，亦能成此虚症。倘卒然如哑，舌白不渴，吞吐不利，系寒气客于会厌，宜时服姜桂汤，或蜜炙附子片含之时咽。此初、终忌苦寒，不得统以实证论治，误人性命。

---

① 《绳墨》：即《医林绳墨大全》。

桐油饯见走马喉风

清散化毒汤见慢喉风

碧雪见重舌

姜桂汤见白喉

◎缠喉风

景嵩崖云：缠喉风证，多由肝火内结。病起两日前，必见胸膈气促痰壅。及其发也，喉肿达外，以致连项肿痛，喉内红丝缠绕，势如绞转，且麻且痒，手指甲青，手心壮热，痰气壅盛如锯，四肢厥冷，或颐项赤色，恶寒发热，甚为危候，宜服化毒汤。可用皂角末醋调，鹅毛蘸入咽喉搅之。或外吹金丹、碧丹，初用金丹一分，碧丹九分，后用三七渐次加之。痰盛者，可用解毒雄黄丸。但此方出自丹溪，气性悍厉，不得已而用之。若人事昏迷，研末茶清调下。

清散化毒汤见慢喉风

金丹见重舌

碧丹见重舌

解毒雄黄丸

郁金 雄黄各一两 巴豆十四粒，去皮研霜

为末醋煮，面糊丸用，醋磨下七丸。吐痰愈，不知再服。

解毒雄黄巴豆霜，郁金研末共成丸。用醋磨下吐痰水，喉闭自开意味长。

◎走马喉风附紧喉风

《医学心悟》云：走马喉风者，其证暴发暴肿，转肿转大，若不急治，定致杀人。宜用小刀点出恶血，以淡盐汤洗之，内吹冰硼散，另服化毒汤。若口噤痰壅，亦宜雄黄丸。《金鉴》云：凡咽喉肿痛，口噤痰盛，汤水难下，名为紧喉风。证因膏粱厚味太过，致肺胃积热太甚，复受邪风，风热相搏，上壅而成，宜以桐油饯导吐，后用甘草水嗽之，以解油毒，并可服雄黄丸。

化毒汤见慢喉风

雄黄丸见缠喉风

桐油饯

用温水半碗，加桐油搅匀，以硬鸡毛蘸油探入喉内捻之，连探四五次，其痰壅出。再探再吐，以人醒声高为度。

◎慢喉风

《金鉴》云：慢喉风者，其肿微，其色淡，其发缓，其咽干，其舌白，其便利，六脉微细，唇如矾色，皆属体虚病实。证由平素体弱，或因暴怒，或过食五辛，或有忧思太过。若午前痛者，宜补中益气汤去升麻、柴胡，加元参、麦冬等类。若午后作痛作渴，身热足冷，乃阴阳两虚也，先用化毒汤，以宣达之。若面赤，咽干不渴，其脉大，宜进甘露饮，并外用冰硼散加灯心灰吹之。

补中益气汤见感冒

清散化毒汤

粉葛根二钱 金银花二钱 枇杷叶去毛蜜炙，一钱五分 薄荷叶五分 小生地二钱 冬桑叶二钱 小木通八分 淡竹叶一钱 川贝母去心，二钱 生甘草八分

水煎服。

如大便闭者，加瓜篓仁、郁李仁各二钱；胸下胀闷者，加炒枳壳一钱五分，炒麦芽二钱；小便短赤者，加车前子三钱，灯心一钱。

化毒葛根竹叶花，木通贝草薄枇杷。冬桑生地还增减，治喉症中此最佳。

甘露饮见口干龈烂

◎哑瘴喉风

《金鉴》云：哑瘴喉风，颇类紧喉风证，皆由肺胃蕴热，积久生痰，外复受风邪，与痰热相搏，涌塞咽膈之上而成。初起咽喉肿塞疼痛，汤水难咽，语言不出，牙关紧急，实属险候，急用雄黄解毒丸水化，用细竹管将药水吹入鼻孔，直达咽喉。药入作呕，即令患者探吐，其牙顿松，咽喉稍开，次服化毒汤，兼吹冰硼散，用药不应者险。若唇黑鼻流冷涕者逆。

雄黄解毒丸见前

化毒汤见前

冰硼散见白喉

◎弄舌喉风

《金鉴》云：弄舌喉风者，由心脾实火，与外寒郁遏凝滞而成。咽喉肿痛，痰涎堵塞，音哑言涩，舌出不缩，时时搅动，舌胀闷，常欲以手扪之，故言弄舌。宜刺两手少商穴，少商穴在两大指外侧，离指甲如韭菜许。有血出者生，无血出者死。用桐油饯探吐其痰，随服化毒汤，外用吹药。若喉内如松子及鱼鳞状，不堵塞者，此属虚阳上浮，急用蜜炙生附子片，咽嚼其汁即效。或以姜桂汤代茶时饮。

桐油饯见走马喉风

化毒汤见慢喉风

姜桂汤见白喉

◎白喉

白喉者，古无是证。初起头身胀痛，作寒发热，或不寒不热，或喉内极痛，或微痛，或不痛，舌色或红或黄，口渴，心烦，脉或细数，或浮软无力，喉内微硬。有随发而喉内之白随见者，有至二三日而白始见者，或由白点、白条、白块渐至满喉皆白者。其症有三：因火、因虚、因寒也。若因火者，宜以清肺解毒为主，必使火不上焰，则咽喉自无熏蒸之患。若初起白象未见，宜用化毒汤以清散之，日服一二剂。如大小便闭，胸下胀闷，宜按症加味治之。若证增剧者，宜养阴清肺汤，日进二三剂。如喉肿，二便闭涩，亦宜照后法加味。若白未退，而证见更重者，宜神仙活命汤。如神昏谵语，便闭，加入犀角、大黄等类。此方为极实之证立法，不可起手便投，务须细心考辨。外以冰硼散、凤衣散、瓜霜散等方酌吹之，忌用一切升提辛散之药。若误投发表，热毒涣散，病势加重，春日宜用蚕食过孔多桑叶三片，夏日用荷花蒂连须者七枚，秋日用荸荠苗稍黄者九支，各寸许，冬日用生青果核磨汁，或打碎，五枚。或不必拘定四时，但有则用之，均加入养阴清肺汤中，以解其毒。服一剂后，仍照原方治之，最为神妙。然又有因虚寒而发者，其人舌色必白，即口渴而不爱饮，脉见浮缓，急用姜桂汤煎水代茶，时时咽下，须俟喉内之白退净，而后停药。或用蜜炙附子片，不时含咽。若因脾胃素弱，以致虚火上焰，痛极而水米难下，由白渐至腐烂，形容枯槁，面目憔悴，必须养阴补剂，使元气充满，宜以四君子汤加金银花，久服自愈。若因格阳于上，火不归元，则无根之火客于咽喉，其人必面赤烦热，而不恶寒，六脉微细，虽口渴时喜热饮，即饮亦不多。此上热下寒，全现一派假火之象，喉内白起如皮不厚，宜服八味地黄丸，或用蜜附子含咽亦效。凡此等证，而误用寒凉，多致不救，务宜慎重。至若未服药而便泄不止，或服药大便不通，以及白块自落，喉干无涎，音哑无声，面青目直者，均在不治。凡遇斯症，不治之于早，及寒热误投，均能至此，不可不慎。

清散化毒汤见慢喉风

养阴清肺汤

大生地一两 麦冬去心，六钱 白芍炒，四钱 薄荷叶二钱五分 元参八钱 丹皮四钱 贝母四钱，去心 生甘草二钱

水煎服。喉间肿甚，加煅石膏四钱；大便燥结不通，加青宁丸二钱，即木香、大黄二味为丸，药店有做就者。元明粉二钱；胸下胀闷，加神曲二钱，焦楂二钱；小便短赤，加木通一钱，泽泻二钱，知母二钱；燥渴，加天冬、马兜铃各三钱；面赤身热，舌

黄，加银花四钱，连翘二钱。

养阴清肺麦冬烹，薄草元参贝母行。白芍丹皮大生地，其中加减要分明。

神仙活命汤

龙胆草二钱 元参八钱 马兜铃三钱 板蓝根二钱 生石膏五钱 白芍三钱 川黄柏一钱五分 生甘草一钱 大生地一两 瓜蒌三钱 生栀子二钱

水煎，日服三剂。病减，仍服前方。如舌生芒刺，谵语神昏，加犀角二钱；大便闭塞，胸下满闷，加厚朴二钱，枳实二钱；便闭甚者，加莱菔子二钱，生大黄二钱；小便短者，加知母三钱，泽泻二钱，车前子三钱。但此方为极实之证立法，若非大实之证，不可妄投。白喉北方最多，人亦强健，凡病非重剂不效。若南人，前方俱宜减半，轻者取其三分之一服之。

神仙活命石膏侵，马兜甘栀黄柏临。白芍瓜蒌龙胆草，蓝根元地证随斟。

吹喉冰硼散

冰片三分 硼砂一钱 胆矾五分 灯心灰一钱五分

共研细末吹入。凡喉中各疾，均可通用，极效。

吹喉冰硼妙不堪，胆矾共入芯灰探。此方本是通用剂，痛止闭开苦化甘。

吹喉凤衣散

青果炭一钱 黄柏一钱 川贝母去心，一钱 冰片五分 儿茶一钱 薄荷叶一钱 凤凰衣五分，即初生小鸡蛋壳内衣

共研细末，再入乳钵内和匀，加冰片乳细。为白喉吹方圣药，寒症忌用。

吹喉凤衣散也良，儿茶贝母薄荷凉。再加青果烧成炭，冰片又和黄柏襄。

吹喉瓜霜散

西瓜霜二钱 上辰砂四分 冰片二分 人中白煅，二分 明雄黄四厘

研细末吹之。

吹喉又有名瓜霜，顶上辰砂冰片黄。中白同加研细末，痛消从此病安康。

姜桂汤

炮干姜 上肉桂去皮，研末 粉甘草各五分

研末，先煎二味，冲肉桂末，时时饮之代茶，愈方止。

姜桂汤内炮干姜，甘草肉桂三物良。果系寒症方可用，其功屡试效彰彰。

四君子汤见下血

八味地黄丸见痃疾

◎喉瘤

《金鉴》云：由肺经菀[1]热，或损气而成。形如元眼肉，红丝相裹，或单或双，生于喉旁，亦有顶大蒂小者，不犯不痛，或醇酒炙煿，或因怒气叫犯之则痛。忌用刀针，点碧玉散，外服养阴清肺汤。

碧玉散见重舌

养阴清肺汤见白喉

---

① 菀：通“郁”。

◎喉疮

《汇参》云：喉疮层层如叠，亦不痛，久则有窍，气出腥臭，不能饮食。宜枸杞叶一味，入烧酒，顿服。又云：喉疮多属虚火游行无制，客于咽喉。气虚者，宜人参、黄芪加竹沥等类，甘温退热；血虚者，宜四物汤加竹沥，滋阴养血。外以甘草、荆芥洗之。养阴清肺汤减薄荷亦可酌用。

四物汤见中风

养阴清肺汤见白喉

◎喉癣

景嵩崖云：此证喉生红丝，如戈窑之纹，亦如秋海棠叶背之纹，干燥而痒，阻碍饮食，至喉哑则不救。劳证多患之。此虚火上炎，痰壅肺燥所致，要戒盐酱助火之物，吹碧丹。景岳云：其症满喉生疮红肿，久不能愈，实水亏火炎，宜服滋补阴之剂，如养阴清肺汤，及甘露饮等加减可也。

碧丹见重舌

甘露饮见口干龈烂

养阴清肺汤见白喉

◎锁喉

《金鉴》云：锁喉者，心与小肠积热，外感风寒凝结而成。初生于耳前听会穴，形如瘰疬，渐攻咽喉，肿塞疼痛，妨碍饮食，而喉欲闭者，是证须速治。宜服清心牛黄丸，开关解热，兼服化毒汤，外吹冰硼散。

清心牛黄丸见暑症，药市有制就者。

化毒汤见慢喉风

冰硼散见白喉

◎喉疳

《金鉴》云：此症一名阴虚喉疳。初觉咽嗌干燥，如毛草常刺喉中，又如硬物隘于咽下，呕吐酸水，哕出甜涎，淡红微肿微痛。日久其色紫暗不鲜，颇似冻榴子色。由肾液久亏，相火炎上，消烁肺金，薰燎咽喉，肿痛日增，破烂腐衣，叠若虾皮，声音渐哑，喘急多痰，饮食难进，虚火益盛。烦躁者，宜服知柏地黄汤；若吐酸哕涎者，宜服甘露饮；便燥者，兼服万氏润燥膏；面唇俱白，不寐懒食者，宜归脾汤。肿吹紫雪散，腐吹八宝珍珠散。其症投方应病，或者十全一二，否则难救。

知柏地黄汤

即疟疾门之六味地黄丸方加知母、黄柏。

甘露饮见口干龈烂

归脾汤见胸痹心痛短气

紫雪散

犀角镑 羚羊角镑 石膏 寒水石各一两 元参二两 甘草八钱 沉香剉 木香剉，各五钱

水五碗，煎药剩汤一碗，绢滤去渣，将汤再煎滚，投净朴硝三两六钱，文火慢煎，柳条勿停搅，水气将尽欲凝结之时，倾入碗内，下朱砂、冰片各三钱，金箔一百张，各预细研和匀，将药碗安入凉水盆中，候冷凝如雪为度。大人用一钱，小

儿二分，十岁者五分，徐徐咽下。或用淡竹叶灯心汤煎化服亦可。咽喉肿痛等症，吹之亦效。即减味紫雪丹。

紫雪散丹大略同，犀羚二石草参公。木沉文火煎硝入，金箔同增珠片融。

八宝珍珠散

儿茶 川连末 川贝母去心，研 青黛各一钱五分 红褐烧灰存性 官粉 黄柏末 鱼脑石微煅 琥珀末各一钱 人中白二钱，煅 硼砂八分 冰片六分 京牛黄 珍珠各五分，放豆腐内煮一时易研末 麝香三分

各研细末，共兑一处，再研匀，以细笔管吹入喉烂肉处。

八宝散内用珍珠，粉麝人中琥珀居。连柏硼砂川贝母，黛儿红褐冰牛鱼。

万氏润燥膏

猪脂一斤，切碎，炼油去渣，加炼过白蜂蜜一斤，搅匀候凝，挑服二匙，日用三五次。

◎喉菌

嵩崖云：喉菌者，状如浮萍，惟其色紫，生喉之旁。证因忧思过度，气滞血结而然，妇女每多患之。轻则十数日愈，重则数十日方愈。宜忌煎炒、厚味、面食一切发物。先外用碧丹五分，金丹一分吹之；次用碧丹三分，金丹二分吹之。内服清散化毒汤，次服养阴清肺汤。此症易与喉疮、乳蛾相混，但无恶寒发热等症，实大相悬殊，须宜明辨。

金丹见重舌

碧丹见重舌

清散化毒汤见慢喉风

养阴清肺汤见白喉

◎喉珠

朱丹溪云：喉珠者，系鼻中生一红线，如发悬一黑泡，大如樱珠，挂至咽门而止。倘误用刀点，即死。取土牛膝活根捣汁，以好醋二三滴和匀，滴入鼻中三四次，丝断珠破，吐出瘀血，立愈；此方乳蛾捣汁咽之亦效。或用针刺手腕中紫筋，或刺少商穴，均效。

◎附制喉枪法

王洪绪云：制喉枪之法，须用纯紫毫细长笔，笔根用丝线扎固，浓磨京墨，蘸饱之，俟笔晒干，再蘸一二次，干透极硬，用以代刀点喉，患虽被刺，而不致伤损，即病家亦视而无恐也。

《拾慧续集》卷六终

《拾慧续集》卷七 保幼八则

岭南 何德藻芙卿辑增

◎小儿总论

小儿一术，名曰哑科。口不能言，脉无可视，盖欲知其病，必先审其色。左颊青龙属肝，肝色主青为顺，色白则逆，色赤本经风热，色黑必惊也，风腹痛也。右颊白虎属肺。肺色主白为顺，色黑为逆，色赤甚者，则咳喘急。传于肾，则小便赤涩淋闭。天庭高而离阳心火，天庭是额，属心主火，以色赤为顺，色黑为逆。青色黑者，则惊风腹痛。微黄定盗汗、惊痫、骨蒸。地阁低而坎阴肾水。地阁即颏也，属肾，以黑色为顺，色黄为逆，赤色则肾与膀胱有热，而小便不通也。鼻在面中，脾应唇际。鼻属脾而应于唇，色黄为顺，色青为逆，色赤主本经虚热，饮食少思。深黄色者，多小便闭，而鼻燥衄血也。观乎色之所见，知其病之所起。舌乃心之苗，目为肝之液。胃流注于两颐，肾通窍于两耳。爪则筋余，而脾为之运；发乃血余，而肾为之主。脾司手足，肾运牙齿。苟本脏之或亏，即所属之失备，能观乎外，可知其内。

红光见而热痰壅盛，青色露而惊痫怔悸。如煤之黑兮，中恶传逆；似橘之黄兮，脾伤吐痢。白乃疳劳，紫为热炽。青遮口角难医，黑掩太阳莫治。年寿鼻梁也。赤光，多生脓血。山根青黑，频见灾危。朱雀赤脉也。贯于双瞳，肾水也。火入水乡。青龙肝木也。绕于四白，肺金也。肝乘肺位。泻痢而面赤者须防，咳嗽而色青者可畏。面青而唇口撮，疼痛方殷。面赤而目窜视，惊搐将至。火光焰焰，外感风寒。金气浮浮，中藏积滞。乍白乍黄，疳热连绵。又赤又青，风邪紧急。气乏兮囟陷成坑，血衰兮头毛作繐[①]。脾冷则口角流涎，肝热[②]则目生眵泪。面目虚浮，定腹胀而气喘。眉毛频蹙，必腹痛而多啼。风气二池如黄土，则为不宜。左右两颊似青黛，即成客忤。风门耳前也。黑主疝而青主惊，方广眉梢也。昏暗凶而光滑吉。手如数物兮，肝风将发。面若涂朱兮，心火实系。伸缩就冷，阳热无疑；坐卧爱暖，阴寒可必。肚大脚细，脾欲困而成疳。目瞪口张，势已危而必毙。察之若精，治必得理。鸦声鱼口，枉费神意。肉脱皮干，神劳气惫。蛔出兮脾胃将败，唇冷矣脏腑先亏。然五体以头为尊，一面惟神可恃，况乎声有轻重之不同，啼有干湿之顿异。病之初作，必先呵欠。火之将发，忽作惊啼。重舌木舌，热积心脾。哽气喘气，火伤肝肺。齿龈宣露牙疳，丁奚[③]哺露食滞。心热欲睡而不能，脾热好睡而不起。咳嗽失音者肺痿，病后失音者肾虚。腹痛而口流清水者虫多，泻痢而大便酸臭者食积。口频撮而脾虚，舌长伸而心热。烦热在心，灯光恶见。疳热在脾，泥土爱吃。鸡胸兮肺火胀于胸膈，龟背兮肾风入于骨髓。鼻干黑燥，金受火刑。肚大青筋，土遭木刑。丹瘤疮疥，皆胎毒之留连。五疳泻痢，总食积之停滞。腹痛寒侵，口疮热

---

① 繐：同“穗”。

② 热：原作“脾”。本篇录自熊应雄《小儿推拿广意》。该书此句一本作“脾”，一本作“热”。据文意当作“热”。

③ 丁奚：指小儿黄瘦腹大的病证。

炽。脐风忌于一腊，变蒸防于周岁。惊自热来，痫由痰至，惊本心生，风从肝使。急惊属热，宜乎清凉。慢惊属虚，宜于补治。痘曰天疮，疹名麻子。痘属五脏，疹由六腑。疹宜清凉，痘从温补，先明阴阳，后识脏腑，补泻得宜，治有何误。贵临机之通变，毋执一之成模。治病本无定法，儿科变幻尤速。兹择其要者八种，精妙尽在其中，务须随症变通，慎重施治为要。

◎初生保护

冯楚瞻云：凡儿科诸书，理浅言略，难明病源，务宜参看方脉。况幼稚既名哑科，疾病痛苦，勿能告人，全赖治者细心详察。而且初生之儿，脏腑娇嫩，未可轻药，若非不得已者，不可与之。如有小儿初生，竟不能发声者，谓之梦生，人多不知为何故，无法以治，殊深可悯。凡见此者，须令勿断脐带，速用明火，将胞衣炙暖，使暖气入腹，脐带更以热汤荡洗。即取雄猫一只，以布袋裹其头足，使灵巧妇人拿住猫头，向儿耳边，以口啮其猫耳，其猫必大叫一声，儿即醒而开声，然后再照常断脐。此亦法之奇者也。恐乡愚无知，遇此误治者，不知凡几。若有初生头缝不合，名为解颅，由肾气不足使然也，宜用干姜七钱，细辛三钱，肉桂五钱为末，姜汁和敷颅上，待小儿面赤则愈。须看囟门之大小，用药之多寡敷之。若遇严冬大寒之候，穷户居处篷庐，况初生之儿，寒气易入，以致肾缩，最为危候。急用硫黄、吴茱萸各三钱，研末，葱汁调药敷脐。另以蛇床子烧烟，熏之即伸。富贵之家，不无此疾，必妄丸散，忙慌无措矣。若新产月内小儿，忽然噤口不乳，啼声难出，两腮肿硬有核，名曰螳螂子。俗以刀割，每致损命。宜用麝香一钱，朱砂五分，螺蛳七枚，同捣如泥，敷囟门上，俟干自落，切勿剥去。此症已详外科门。若重者，将针微刺患处出血，以陈墨搽之。若小儿生下无谷道者，乃肺热闭于肛门，急以银针，量其所在刺穿之，不可过深，即用油纸捻插入，免其再合。亦有后生一膜，闭住粪门，令儿不能出声者，或以银簪轻轻挑破，或用手拍之，则膜破而叫矣。此系两症，一刺一挑，迥然不同。若小儿生下，遍身如鱼脬，或如水晶，破则流水，以密陀僧研末攙之即愈。此胎毒，皆由父母贻患。又有初生遍身无皮，肉俱红色，急以早米粉干扑之，候其皮生则止。此由孕妇过食辛热诸物，致热毒凝结，蕴于胞中，而成斯患。若有初生之儿，大便不通，腹胀危急者，名为锁肚，令妇女温水嗽口，吮儿之前后心，并脐下手足心，共七处，四五次，外以生葱、人乳各半调匀，抹入口中，须臾自下。若不尿者，亦以此法，但用葱一茎，切碎，人乳半杯同煎，去葱取乳，分次令服自通。大小便闭，最为危急，七日不治。无非胎中热毒太甚，气滞不通也。不吮乳者，服此亦效。葱能通气散满也。又有初生眼闭不开，然眼胞属脾，脾中蕴热之故，外用熊胆、黄连各等分煎洗。或以黄连一味泡水，抹入口中，目自开也。小儿脾中蕴热，亦因孕妇不节饮食，恣情厚味所致。若有初生脐中时流脓水，此由断脐之误，宜外用龙骨、黄连各一钱，轻粉、枯矾各五分，麝香五厘，共研细末敷之，立愈。或以旧茅屋稻草为末敷之。又有小儿舌根下有筋一条，绊其舌尖，令舌短缩，不能吮乳，细视之，见另有筋如线，绊其舌，用针轻轻挑断，不可误伤他处，自愈。此即名绊舌。至若脐突光肿，动则微响，其形可畏者，此由断脐后，沐浴束缚不紧，风湿入内，宜用煅牡蛎、大黄、朴硝各一钱，取田螺浸水，调敷脐上，令其水从小便而消。倘啼哭不止，以台乌药少许，煎水灌服即止。治湿不利小便，非善治也。此皆初生月内常有之证，惟望家传户晓，共知保护，海内无夭札，小儿共荷生成矣。

◎杂病须知

陈飞霞云：小儿初生，欲知其有病无病，但以手捻其头，摸其颅囟，不作声者为无病。以手指探其口，虽发声而从容咂指者，即有病亦轻。若即发声，不咂指者，或面色青红带紫，牙关紧急，不纳乳汁，此落地受寒之甚，风邪入足太阳，及足阳明而然也，须急治之，自然本复，非药不可也。然而因寒因热，固须外看神色，亦必推三关指纹以定之，仍要望闻问切四者俱到，万不能越其范围。

况小儿初生有病，不外两端，非胎元虚弱，即胎中胎毒。凡胎气弱者，易生内疾；胎毒甚者，每多外患。是以有生儿遍体面目皆黄，其色如金，无非由孕妇湿热过盛，殃及其胎，故生则有是证也。宜以茵陈地黄汤，母子同服，俟黄退而后已。此名胎黄。又有儿生下遍身肌厚，肉色通红，面色亦红，目多黑睛，时时生痰，自满月以后，渐渐消瘦，五心发热而大便难，目睛粉红。是亦在胎时，母食甘肥湿热太过，流入胞中，以致形质虚肥，血分壅热也，宜清热解毒汤，外以浴体法浴之自愈。此名之曰胎肥。若儿生下面无精光，肌肉瘦薄，大便白而身无血色，目无精彩，时时嗳气多哕，此非育于父母之暮年，即生于产多之孕妇。成胎之际，元气既已浇漓；受胎之后，气血复难长养，以致生来怯弱。若后天调理得宜者，十可保全一二，宜调元散助之。此名曰胎怯。又有初生百日内，口中白点不计其数，拭之则去，少刻复有，满口缠遍，内窜入喉，日夜啼哭不乳，名为鹅口疮。亦由在胎中受母饮食热毒之气，蕴于心脾二经，宜以清热泻脾散煎服。另用细绸裹指，取药渣再煎，蘸拭口内。或取桑树皮中白汁，或用陈墨磨井水涂之，均效。倘治之稍迟，必口舌糜烂，反成棘手矣。此症俗又呼雪口。若小儿口中肿起如菌，名为乳菌；牙根生泡如牙，名为马牙，宜以针挑，或以指摘去其头。倘有血出，以绵拭去，轻者浓煎蒲黄汤，磨陈墨，以产母乱发蘸搽，仍用新青布蘸温水展口，即愈。重者即用僵蚕三条，去丝嘴。人中白四分，冰片一分，共研末擦之，日以茶洗擦数次，至愈乃止。如不愈，方中再加硼砂、血竭、青黛各三分，儿茶一分五厘，药珠一分和入。又有小儿面青唇白，啼哭不止，时喜曲腰，此由寒邪下搏肝肾，盘肠气痛，故有此形象也，宜以白豆蔻散煎服。外用淡豆豉、生姜各二钱，葱白五茎，食盐一两，同炒热，置脐上熨之。大人所谓少腹痛，如寒疝类。又有重龈者，因小儿在胎有热，蓄于胃中，牙根肿如水泡是也。治法用针刺破，以盐汤洗净，外用朱砂、硼砂、龙脑、朴硝，各少许为末，蜜调，鹅翎蘸搽口内，并内服清胃散。若赤游风，非仅胎毒，或生后过于温暖，毒热蒸发于外，以致皮肤赤热而肿，色若丹涂，游走不定，行于遍身，多发于头面四肢之间，若内归心腹则死，治法内服犀角解毒饮。外用猪肉片贴患处，或以赤小豆末、鸡子清调涂。有集成沆瀣丹丸，治一切胎毒如神。毒甚者，并可于外科门求治。或用油菜叶捣烂敷之，轻者为末，水调敷亦效。至若梦中咬牙，系属风热，由手足阳明二经，积热生风，故令相击而有声也。其必在梦中者，风属阳，动则风行于阳，静则风归于里也，宜用宣风散。查此证惟痘疹见之为危候，余则皆无大害。又有小儿胸高胀满，形如覆掌，名为龟胸，多因乳母多服五辛、酒面、炙煿之类，或夏月热乳、宿乳饮之。盖儿肺气最清，为诸脏华盖，日久则生风热，肺受火邪，则胸骨胀起，疹痘之后，多有是证，宜清脾降火杏仁煎。清燥救肺汤亦为妙剂。又有背如弯弓，名为龟背。古人指为客风入于骨髓，或坐早劳伤气血，或咳嗽久以致肺虚，而肾无所生而成之，不知实由督脉损伤而骨痿也。此证百不救一，或以六味地黄丸加肉桂、鹿茸救其先天，复以四君子汤等扶其后天，庶几百中拾一，此外别无良法也。古以麻黄、松花、肉桂、独活、大黄、防风、枳壳等治之，恐难胜其任。至若囟陷，亦因禀受不足，或因病后气血虚弱，不能上充髓海，故下陷如坑，亦宜急扶元气为主，宜十全大补汤等类。补脾补肾，可按症治之，此不过主其大略也。若小儿体肥者，其内多弱，有忽然项软头倒，此肝经风热也，宜小柴胡汤加粉葛、当归、白芍主之。此乃天柱骨倒，因于肝经风热，似逍遥散加味更为妥适。若久病，天柱骨倒，最为危候，亦须速救真元，宜十全大补汤加鹿茸治之。亦有生下颈便软者，此关禀受先天之不足，证总不外保真元为主，或外以生筋等药贴之。至若乳子百日内有痰嗽者，谓之百晬嗽，或出胎暴受风寒，或沐浴为风所袭，或解换裸裳，或出怀喂乳，而风寒得以乘之。此病由于外来，或乳汁过多，吞咽不及而呛者；或啼哭未定，以乳哺之，气逆而嗽者。此病由于内生，皆能咳嗽。但汗下之剂，因其胃气方生，不能胜药之任，是以百晬嗽，最难医也。宜先用荆防败毒散二小剂，母子同服。后须令乳母忌口，凡物一概屏绝，惟用香茶、白饮，少佐橘饼、橙片，以清其乳，十数日嗽可渐愈。倘不听戒，复不择医，徒然服药，实无益也。若喘嗽日甚，儿见面白唇淡眼青，此肺气虚极，惟以人参五味子汤煎服，其应如响，数剂自愈，舍此以外更无善法也。其余杂病，俱与前集同法。是以治儿症，仍须考究方脉诸书，今人竟业专科，殊深可笑。

茵陈地黄汤

生地黄 赤芍药 川芎 当归 天花粉 赤茯苓 生甘草 泽泻 猪苓

茵陈蒿

加灯心，水煎服。

胎黄茵陈地黄汤，四物花粉赤苓良。泽泻猪苓甘草等，灯心加入水煎尝。

清热解毒汤

生地 金银花 黄连 连翘去心 赤芍 甘草 薄荷叶 木通

加灯心，水煎服。

清热解毒汤堪夸，生地黄连金银花。薄荷连翘赤芍药，木通甘草灯心加。

浴体法

明天麻二钱，净全蝎、去毒箭。朱砂各五分，乌蛇肉二钱，枯白矾、洋青黛各三钱，真麝香一分，共研匀。每用三钱，水三碗，桃枝一握，同煎十沸，温热浴之。但勿浴背。

调元散

拣人参 漂白术 白茯苓 化橘红 大当归 甘枸杞 炙甘草 陈粳米

为末，服二三钱，龙眼汤下。

调元散用参苓术，枸杞当归效更速。粳米橘红炙甘草，须煎龙眼汤调服。

清热泻脾散

山栀 石膏煅 黄连姜汁炒 生地 黄芩 赤苓

加灯心，水煎服。

清热泻脾治鹅疮，石膏生地赤苓商。芩连栀子合成剂，加入灯心病即安。

白豆蔻散

白豆蔻 砂仁 青皮醋炒 陈皮 白术炒 炙甘草 香附米制 蓬莪术各等分

为末，服一钱，紫苏汤下。

白蔻散内合砂仁，香附青皮用最精。二术陈皮兼炙草，紫苏汤下效如神。

清胃散见口干龈烂

犀角解毒饮

牛蒡子炒 犀角 荆芥穗 赤芍药 金银花 连翘 防风 黄连 粉甘草 生地黄

加灯心，水煎服。

犀角解毒药最良，牛蒡犀角合荆防。连翘银花赤芍药，甘草川连生地黄。

集成沆瀣丹统治一切胎毒、胎黄、鹅口疮、重舌、木舌、喉闭、乳蛾，壮热便闭，麻疹斑癣，痰食风热，痄腮游风，十种火丹，诸般风搐等症。

杭川芎九钱，酒洗 薄荷叶四钱五分 粉滑石水飞，六钱 京赤芍六钱，炒 尖槟榔七钱五分，童便洗晒 陈枳壳四钱五分，麸炒 净连翘去心，六钱 锦庄黄九钱，酒蒸 实黄芩九钱，酒洗 厚黄柏九钱，酒洗 黑牵牛炒，取头末，六钱

上十一味，依方炮制，和匀焙燥，研极细末，炼蜜为丸，如芡实大。月内之儿，每服一丸，稍大者二丸，用茶汤化服。乳母切忌油腻。但觉微有泄泻，则药力行，病即减矣。如不泄，再服之。重病每日三服，以愈为度，断不峻厉，幸毋疑畏。惟胎寒、胎怯，面青白者忌之。此方古书未载，得之异授，似古之神芎丸，近有能者妙出化裁而增损之，遂为幼科有一无二之神方，作三焦之主治。盖凡脏气流通者，必不郁滞，或受毒于妊前，或感邪于诞后，遂尔中气抑郁。方内黄芩清上焦之热，黄柏清下焦之热，大黄清中焦之热，又借其有推陈致新之功，活血除烦之力，能导三焦郁火从魄门而出。犹虑苦寒凝腻，复加槟榔、枳壳之辛散，为行气利痰之佐使，川芎、薄荷引头面风热从高而下趋，连翘解毒除烦，赤芍调荣活血，牵

牛利水走气，分而舒郁，滑石清润，抑肠火而扶阴，又能引邪热从小便而出，用治有余诸证，应如桴鼓，真济世之良方也。

枳柏芎芩集妙方，薄荷滑石锦庄黄。牵牛赤芍连翘子，合着槟榔沆瀣丹。

宣风散

尖槟榔五钱 广陈皮一两五钱 黑牵牛一两，炒，取头末 炙甘草五钱

共为细末，每服一二钱，蜜汤调，空心服。

两半陈皮半两榔，牵牛一两去中央。五钱炙甘分明记，服二三钱用蜜汤。

杏仁煎

锦大黄酒蒸，晒九次 天门冬去心 真杏仁去皮尖 淮木通各一钱二分 桑白皮 胡葶苈 熟石膏各八分

水煎服，或以蜜为丸，徐服更妙。

杏仁煎用九蒸黄，葶苈门冬杏子良。桑白木通须共取，石膏加入蜜为丸。

清燥救肺汤见咳嗽上气

六味地黄丸见痁疾

四君子汤见下血

十全大补汤见中风

小柴胡汤见伤寒

逍遥散见妇科

荆防败毒汤见历节风

人参五味子汤

官人参一钱 漂白术一钱五分 白云苓一钱 杭麦冬一钱 北五味子五分 炙甘草八分 生姜三片 大枣三枚

水煎，温服。

人参五味表奇功，草麦姜苓白术宏。红枣三枚为引导，调元除疾显中庸。

◎脐风

《医鉴》云：脐者，小儿之根蒂也，名曰神阙。穴近三阴，喜温恶凉，喜干恶湿。如断脐用火勿用刀割，脐风何自而起？惟不知慎重，以致水湿风冷之气，入于脐中，儿必腹胀脐肿，日夜啼叫，此脐风之将作也，须急用驱风散治之。若寒邪深入，已成脐风者，又当视其所兼之形证治之。如肚腹胀硬，大便不通者，风兼实也，用黑白散主之。面青肢冷，二便不实者，兼虚也，理中汤主之。痰涎壅盛，气高喘急者，风兼痰也，辰砂僵蚕散主之。身体壮热，面赤口干者，风兼热也，龙胆汤主之。面青呕吐，曲腰多啼者，风兼寒也，益脾散主之。撮口唇青，抽搐不止者，风兼惊也，撮风散主之。飞霞云：脐风撮口，以艾叶烧灰填脐上，以帛缚之。若脐带口落，用蒜切薄片贴脐上，以艾火灸之，候口中有艾气立愈。凡撮口，舌上有疮如粟米是也，另以蜈蚣炙焦，研敷疮上。若脐边青黑，口噤不开者，是为内抽，不治。倘初生口噤不乳，可用蝉蜕十四枚，全蝎去尾毒，洗去盐泥十四枚，炒干为末，入轻粉三分，每用一匙，乳汁调灌，多见效者。凡撮口噤风，面黄气喘，啼声不出，由胎气挟热毒心脾，故令舌强唇青，聚口发噤，用直僵蚕二枚，去嘴略炒为末，蜜调纳儿口内。脐风见于一腊者，亦不治。一腊者，七日也，血脉未凝，病已中脏，治之无益也。古人谓：三朝一七看小儿两眼角黄，必有脐风。此法尚恐未确。惟摸儿两乳，乳内有一小核，不时喷嚏，更多啼哭，吮乳口松，是真候也。其证必有青筋一条，自脐而上冲，若到心口，十难救一，须俟此筋未到心口时，用小豆大艾绒一团，在青筋头上烧之，此筋即缩下寸许，再从缩下之青筋头上烧之而病痊矣。故儿科善用火攻，若为神速。夏禹铸[1]曰：脐风初发，吮乳必口松，两眼角挨眉心处，忽有黄色，宜急治之，治之最易。黄色到鼻，治之仍易。到人中、承浆，治之稍难。口不撮，微有吹嘘，犹可治也。至唇口收束锁紧，舌头强直，不必治矣。一见眉心、鼻准有黄色，即用灯火于囟门一燋，人中、承浆、两手大拇端少商各一燋，脐轮绕脐六燋。脐带未落，于带口一燋即落，于落处一燋，共十三燋。风便止，而黄即退矣。凡小儿中恶客忤，及痰闭风闭卒死，用灯火无人，即以大指掐其人中。若不醒，掐合谷，其穴在手背大二指中虎口也。倘又不醒，掐中冲，其穴即中指尖也。若再不醒，即以艾团如萝卜子大，于中冲穴灸之即活。此穴为厥阴心包络之脉所出，其经与少阴心脏相通。此火一燃，则心中惕然而觉。如不觉，百不救一矣。（见图36）

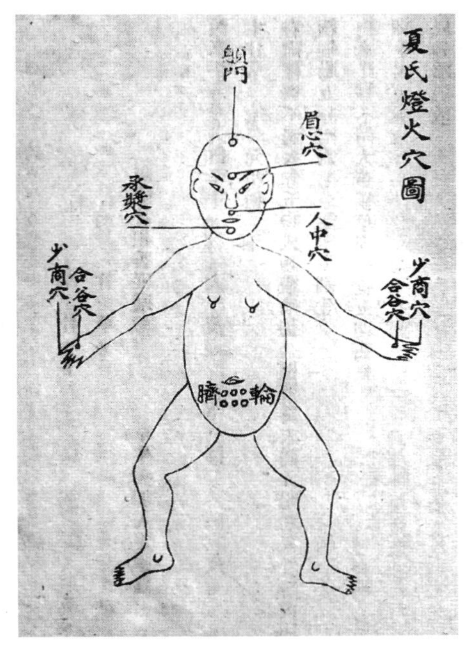

图36　夏氏灯火穴图

① 夏禹铸：夏鼎，字禹铸，清初医家，安徽省贵池区人。著有《幼科铁镜》。

驱风散

苏叶 防风 厚朴姜汁炒 钩藤 枳壳面炒 木香煨 僵蚕炒 甘草生 陈皮

加生姜，水煎服。

脐风将作用驱风，苏防陈朴枳香从。僵蚕钩藤与甘草，生姜加入更灵通。

黑白散

黑牵牛半炒半生 白牵牛半炒半生 大黄生 槟榔 陈皮各五钱 生甘草三钱 元明粉一两

上除槟榔不过火，余五味，或晒或焙，仍合槟榔为末，同元明粉入乳钵内研细，每服五分至六七分，温蜜汤调化。

黑白牵牛妙不同，大黄槟草亦相从。元明研细陈皮合，服七分时即奏功。

理中汤见伤寒

辰砂僵蚕散

辰砂五分，水飞 僵蚕一钱，直的去丝嘴，炒 麝香五分 蛇蜕皮炒

为末，用蜜调敷唇口。

直僵蚕去嘴和丝，飞透辰砂合用之。蛇蜕麝香须共入，蜜调敷上效遍奇。

龙胆汤

柴胡 黄芩 生甘草 钩藤钩 赤芍 大黄纸裹煨 赤苓 龙胆草 桔梗 蜣螂去翅足

加红枣，水煎服。

噤口龙胆汤极灵，柴胡黄芩草钩藤。赤芍大黄龙胆草，蜣螂桔梗赤茯苓。

益脾散

白茯苓 人参 草果煨 木香 炙草 陈广皮 厚朴姜炒 紫苏子各等分，炒

为末，每用一钱，姜枣汤调服。

人参厚朴木香俱，苏子茯苓并广皮。草果煨成同研末，益脾功效不愆期。

撮风散

赤脚蜈蚣半条，炙 双钩藤一钱五分 朱砂水飞 直僵蚕焙 全蝎尾各一钱 麝香一字

为末，每服一字，竹沥调下。

撮风散内用蜈蚣，直嘴僵蚕蝎尾从。朱麝钩藤同入剂，调将竹沥即驱风。

◎发热

《经》曰：阳胜则热，阴胜则寒，重寒则热，重热则寒，寒伤形，热伤气。是发热一症，在小儿更关紧要，治之讹误，而抽搐诸证作矣。是不可不详细明辨也。

若外感风寒，其证喜人怀抱，畏缩不欲露出头面，有恶风恶寒形象，更小便清长，或鼻塞流涕，两手指纹色红，无汗发表，有汗解肌，皆与伤寒同法。但小儿质薄，照感冒例施治足矣。如有阳明、少阳见症，仍不离伤寒成法。若患暑温、温热，面赤口渴，吮乳口热，时喜露面，扬手掷足，揭去衣被，睡卧不安，或自汗不止，指纹色紫，宜以竹叶石膏汤。小便赤，加木通；大便闭，舌黄胎，或兼吞沆瀣丹；舌色赤，其邪入血分，加生地、元参；神昏谵语者，加入至宝丹；抽搐者，加钩藤、犀角。如感暑轻症，用清络饮可愈，无容竹叶、石膏也。可于暑症、温症参治法。若身热时发时止，大小便如常，渴不多饮，吮乳口不觉热，或夏月暑伤元气，或避暑广厦，阴凉太过，中气受伤，

手足厥逆，宜以生脉散加黄芪、姜、枣。倘日间热甚者，加怀山、扁豆、莲肉，当视其症而用之。可于潮热门参阅。若外感热，更兼泄泻，不可专行辛散，宜以五苓散。兼吐呕者，加藿香梗、砂仁。即如《伤寒论》桂枝人参汤症。若夜间作热，日则退去，此属血虚，宜以六味地黄汤加龟板、当归、白芍，敛纳阴气。凡小儿热久，定必伤阴，均宜仿此。若每日巳午时发热，过夜则凉，或五心烦热，小便赤涩，为心经血热，轻宜导赤散，重宜四顺散。此与夜间发热有别。若伤寒无汗，服表药而汗出，其热不退，又复下之，热仍不退，乃表里俱虚，气不归元，阳浮于外，此为虚热，不可误用寒凉，即当和其胃气，俾阳气收敛，其热自退，宜以四君子汤加炮姜。此因汗下伤阳，或病后元气受伤，虽热久不退，究与前法用阴药不同。

若形色黄瘦，食不长肌，骨蒸盗汗，泄泻无恒，肚大脚小，多起于大病后，失于将息。又或伤饥食饱，脾气受伤，宜以六君子汤加当归、白芍治之。此为疳热，即如大人劳热也。若有发热不寒，腹胀不食，或腹痛啼哭，渴饮不多，舌白，指纹色青，或隐而不现，小儿时常有之。或以发散，或以清热，每多误治，不知由食积所伤，宜平胃散加麦芽、神曲、山楂、槟榔。体素虚者，以六君子汤加神曲、谷芽自愈。重者宜攻下，作寒加干姜。若夏月发热，四肢厥冷，或独足冷，无汗，渴不多饮，舌白，啼哭不已，以手抚其腹则略止，此肚腹疼痛可知也，系属痧症，宜以唐西痧药丸，水下十粒，服藿香正气散，并以通关散取嚏。愈后以六君子汤加厚朴、木香、扁豆，清暑以益元气。症重宜照痧门施治。若麻痘均有发热，凡见呵欠时作，两眼含泪，宜预防之。是小儿此病最多，又无症可问，全在医者平日熟悉方书，细心揣度，岂一知半解者所能胜任哉！

竹叶石膏汤见痉症

沆瀣丹见前

至宝丹见湿症

清络饮见暑症

生脉散见暑症

五苓散见伤寒

六味地黄汤见疟疾

导赤散见妇科

四顺清凉散

白芍一钱 白当归一钱 锦大黄一钱 炙甘草五分

水煎服。

四顺清凉白芍先，锦黄从治热之偏。当归更与调营卫，炙草中和水共煎。

四君子汤见下血

六君子汤见疟疾

平胃散见疟疾

唐西痧药丸见痧症

通关散见中风

藿香正气散见祟病

◎急惊风

急者，速也；惊者，异也；风者，此由热极生痰生风，异乎外感之风也。其病来速，故谓之急惊风。其症身热面赤，搐搦上视，牙关紧硬，口鼻中气热，痰涎潮壅，甚则手足厥冷，忽然而发。亦有因先数日发热，失治而发者，但其脉洪数，指纹色紫，或紫青兼之，发后容色如常，是以古名阳痫。忌用火攻，及辛燥驱风重坠等药。今人往往以惊字误作惊吓，以风字全认外邪，以厥冷疑为阴寒，不知热深厥深，仲景已言之矣。查急惊亦有下利，不过所便者稀黄水为异耳。伤寒阳明症及温病中焦症皆有之，名热结旁流，因热而结屎不得下，从旁流出也。《经》又云：肠中热则出黄如糜。可见泄泻人独称慢惊有之，此说亦误。当其搐搦之时，切不可惊惶失措，用手把捉，恐风流入经络，反成手足拘挛。

然治法似无一定。凡此证无不由发热而起，而发热误治，均能手足抽搐，实证谓之急惊风，虚证谓之慢惊风，总之视其脉症用药。余此语最为的确。大抵急惊风，舍伤寒、麻痘之外，凡麻痘欲出，风寒外郁，亦先身热惊跳，或发抽搐，则宜发散，不可便投寒凉，伤风发痉，亦每多似之，均宜明辨。不外清热化痰，驱风平木，宜先用清热镇惊汤、凉惊丸择用。若热甚生痰者，宜清热化痰汤、清心牛黄丸；热甚生风者，宜至宝丹、加减凉膈散等类。若服前方而痰未尽除，亦宜加减凉膈以微利之，或用沆瀣丹亦可。但急惊之方，不可误用于慢惊；慢惊之方，不可误用于急惊。若寒热误投，为害不浅，临证者慎诸。

清热镇惊汤

柴胡 龙胆草 川黄连 粉甘草 栀子 薄荷 钩藤钩 麦门冬去心 木通 木茯神

加灯心、竹叶，水煎服。

清热镇惊治外惊，柴胡薄荷麦门冬。栀子黄连龙胆草，茯神钩藤草木通。

凉惊丸

龙胆草 防风 青皮 钩藤各二钱 黄连五钱 牛黄一钱

研末，面糊为丸，如粟米大，量儿大小与之。

凉惊丸内用防风，龙胆青皮共奏功。五分黄连牛一分，钩藤加入炒相从。

清热化痰汤

橘红 麦冬去心 半夏姜制 赤苓 黄芩 竹茹 粉草 黄连 枳壳 桔梗 胆星

加灯心，水煎服。

清热化痰有橘红，麦冬半夏赤茯苓。黄芩竹茹生甘草，川连枳壳胆南星。

牛黄丸见瞩症

至宝丹见湿症

加减凉膈散

黄芩 大黄 连翘去心 芒硝 粉甘草 栀子 薄荷

加竹叶、生蜜，水煎服。无汗者，再加防风、羌活。

凉膈散治膈热盛，栀翘芩薄芒硝黄。便秘硝黄加倍用，无汗更加羌活防。

沆瀣丹见前

◎慢惊风

慢者，怠慢也；惊者，异也；风者，此气血虚而生风。总由怠慢失治，外似风而实异乎风也，故曰慢惊风。其证大热不退，或乍寒乍热，神昏气喘，眼开惊搐，面色淡白青黄，大小便清白，指纹淡红，脉来迟缓，或口唇虽开裂出血，而口中气冷，或泻利冷汗，四肢厥冷，而且腹响痰鸣，角弓反张。总总虚候，皆由小儿赋禀虚弱，或因病后失调，或发疟痢等病，而误用攻伐，或因急惊而过用峻利，以致脾肾虚寒，孤阳外越，元气无根，阴寒至极，风之所由作也。若误用驱风逐痰、镇坠寒凉等剂，未有不危。庄在田[①]云：若吐泻不止，内寒特甚，宜先用逐寒荡惊汤，冲开寒气，再接进加味理中地黄汤以温补之，一剂即风定神清，而挽回造化矣。若凡微见惊搐，吃乳尚利，惟发热昏睡，未至过甚者，可无容先用逐寒荡惊汤，但只服理中地黄可也。此方大虚之候，实有起死回生之功，必须多服为要。故遇小儿病后，无论何因，均宜四君等剂，温其脾胃，万不可因循贻慢，酿成大祸也。此症因虚怠慢失治。因虚者，非一定病后致虚，亦有原来先后天不足而陡然发作者。总以脉症验之，不得谓新病而非虚症也。

逐寒荡惊汤

伏龙肝三两，研 丁香十粒，研 炮姜一钱 肉桂一钱，研末冲，不见火 胡椒一钱，研

水煎一酒杯灌下，吐泻立止，接服后方。

荡惊三两伏龙肝，椒桂一钱十粒香。姜炮相兼寒即逐，此方服后地黄商。

加味理中地黄汤

熟地五钱 当归酒洗，二钱 山萸肉一钱 枸杞二钱 党参二钱 白术土炒，二钱 炮干姜一钱 甘草炙，一钱 酸枣仁炒，二钱 肉桂一钱，研冲 破故纸一钱 黄芪炙，一钱

生姜三片，红枣三枚，胡桃肉一个，用灶心土一两煮水煎药，取浓汁大半杯，加熟附子三分，煎水搀入，谅儿大小分数灌之。如咳嗽，加粟壳一钱，金樱子一钱；如大热不退，加白芍一钱；泄泻不止，加丁香六分，只服一剂，去附子，止用丁

① 庄在田：清代医家，精于儿科。著有《福幼编》。

香七粒，隔二三日，只用附子一二分。盖因附子大热，中病立即去之。如用太多，则小便闭塞不出；不用，则沉寒脏腑，固结不开。如不用丁香，则泄泻不止。此所谓神而明之，存乎其人也。

理中地黄纸二姜，归萸桂枸酸甘良。参芪白术胡桃枣，灶土水煎入附尝。

◎疳证

《医鉴》云：十五岁以上者，病为劳；十五岁以下者，名为疳。缘所禀之气血虚弱，脏腑娇嫩，易于受伤。或因乳食过饱，或因肥甘无节，停滞中脘，传化迟滞，肠胃渐伤，则生积热，热甚成疳，则消耗气血，煎灼津液。凡疳病初起，尿如米泔，午后潮热，日久失治，致令青筋暴露，肚大坚硬，面青色黄，肌肉消瘦，皮毛憔悴，眼睛发眍，而疳症成矣。是疳之为病，皆属于虚。然脾胃为后天之本，万物生发之源，则根本既坏，万物凋零，五脏因之渐损，故当分其所属而治之。

然则积为疳母，而去积讵能稍缓？但气血衰败之躯，即热为虚热，寒为虚寒，积亦为虚中之积，岂容任其攻伐？惟治寒不宜过温，治积不宜过攻，用药须持于平，补泻缓急兼之，方为合法。查诸家纷纷论治，究莫若肥儿理脾丸一方，于五脏兼证进退增减，可谓得其中道，又何必欲图速效，过求奇险？若脾疳则面黄肌瘦，身体发热，困倦，心下痞硬，乳食懒进，好食泥土，睡卧喜冷，肚腹坚硬疼痛，头大颈细，有时吐泻，口干烦渴，宜加入三棱、莪术、青皮、陈皮。

若积热伤脾，以致水谷不分，频频作泻不止，谓之疳泻，宜减芦荟，加厚朴、泽泻、灯心煎服。若疳疾肿胀之证，多因传化失宜，以致脾肺两伤，现证气逆咳嗽，胸膈痞闷，宜减黄连、胡连、芦荟，加桑白皮、陈皮、木通、藿香、姜皮、灯心煎服。若疳痢，因热结肠胃，腹中窘痛，以致里急后重，下便赤白，宜减人参、白术、芦荟、胡连、使君肉，加青皮、厚朴、木香、槟榔、大黄煎。

若肝疳，则面目爪甲皆青，眼生眵泪，隐涩难睁，摇头揉目，耳疮流脓，腹大青筋，身体羸瘦，燥渴粪青，宜以原方不增减。俟病势稍退，则减芦荟、胡连，加柴胡、胆草、白芥子等类，抑肝扶脾调理。若心疳，面红目赤，壮热，有汗，时时惊烦，咬牙弄舌，口渴生疮，胸满喜睡，不食，干瘦，或吐或利，宜减芦荟，加生地、茯神、当归、胆星，蜜丸，朱砂为衣。若肺疳，则面色咳逆，毛发焦枯，皮上生粟，憎寒壮热，肤燥，鼻疮流涕，宜加桑白、桔梗、苏叶、阿胶、杏仁。外用泽兰、铜绿、轻粉为末，搽烂疮上。

此外又有疳证发热，谓之疳热，当分别轻重治之。病初起多实者，宜鳖甲青蒿饮主之；日久多虚者，用鳖甲散。

又有疳脑者，因儿素受风热，又兼乳哺失调，以致头皮光亮，脑生饼疮，发热毛焦，发结如穗，鼻干心烦，腮囟肿硬，困倦睛暗，自汗。若脑热生疮者，龙胆丸主之；烦热羸瘦者，龙脑汤主之，外用吹鼻龙脑散吹之。

又有眼疳，则疳热上攻于眼，故发时痒涩赤烂，眼胞肿疼，目睛生翳，渐渐遮满，不时流泪，羞明闭目，宜先用泻肝散攻解之，再用清热退翳汤消其翳。如日久不瘥，法当调补，或进逍遥散，或羊肝散主之。宜于眼科中求治法。

又有名鼻疳，因热攻肺而成。盖鼻为肺窍，故发时鼻塞，赤痒疼痛，浸淫溃烂，下连唇际成疮，咳嗽气促，毛发焦枯也。热甚者，宜清金散、蒋氏化毒丹主之；虫蚀者，用化虫丸主之，外用鼻疳散敷之，或以吹鼻蝉壳散，吹入鼻内。

又有牙疳，亦因热毒攻胃而成。故热毒上发，龈肉赤烂疼痛，口鼻血出，牙枯脱落，穿腮蚀唇，病势危急，宜用消疳芜荑汤泻其毒热，继以肥儿丸清其余热，外用牙疳散时时敷之。此证必须胃强能食，堪胜峻药，始有生机，否则难治。并可于外科门参治法。

又有积热生虫，上蚀脊膂，谓之脊疳。其证以手击其背，必空若鼓鸣，脊骨羸瘦，状若锯齿，亦身体发热，下利烦渴，十指皆疮，频啮爪甲，得此最为可畏。须先以芦荟丸杀其虫，继用金蟾散消其疳，随时调治，或可愈也。

又有蛔疳，因过食生冷油腻之物，以致湿热生蛔，腹中搅动，有时烦躁，间觉肚腹搅痛，腹胀青筋，口唇流涎，且有白花点，先以使君子散治之。不愈，当于蛔虫门参治。若蛔退，又宜调补其脾，用肥儿丸。

又有无疳者，其病原有之。或因浣衣夜露，被无辜鸟落羽所污，儿着衣成病者。或因乳母有病传染者。其证颈项生疮，项内有核如弹，按之转动，软而不疼，其中有虫如米粉，不速破之，使虫蚀脏腑，便利脓血，身体羸瘦，面黄发热也，宜先以柴胡饮，再用肥儿丸，以消其疳。

又有遍身骨露，其状似丁，名曰丁奚疳。其证肌肉干涩，啼哭不已，手足枯细，面色黧黑，项细腹大，肚脐突出，尻削身软，精神倦怠，骨蒸潮热，燥渴烦急，先用使君子散加山楂、神曲、胆草、黄连以化其滞，继用五味异功散加谷芽、神曲、山楂、木香以理其脾，病可渐愈矣。

又有哺露疳者，因乳食不节，大伤脾胃。其证羸瘦如柴，吐食吐虫，心烦口渴，头骨开张，日晡蒸热，宜以肥儿丸加缩砂、木香、夜明砂、五灵脂、莪术、川芎、干蟾、当归，以消其积，继用肥儿丸原方，以理其脾。若哺露日久，肚大青筋，宜以人参诃黎丸清补之。皆治疳之要领也。

肥儿丸

人参二钱五分 白术五钱，土炒 茯苓三钱 黄连二钱 胡黄连五钱 使君子肉四钱 神曲炒 麦芽炒 山楂肉各二钱五分 甘草一钱五分，炙 芦荟二钱五分，煨

共为末，黄米糊丸，如黍米大，每服二三十丸，米汤送下。

参术肥儿用麦芽，茯苓君子合山楂。炒成神曲煨芦荟，甘草二连效独夸。

鳖甲青蒿饮

银柴胡 鳖甲 生地黄 生甘草 赤芍 青蒿 胡黄连 地骨皮 知母

加灯心，水煎服。

疳疾血虚身发热，滋阴降火灯心从。银柴鳖蒿草地芍，胡连知母地骨同。

鳖甲散

人参 黄芪炙 鳖甲炙 生地 熟地 当归 白芍炒 地骨皮

水煎服。

疳疾日久骨热蒸，鳖甲散治效从容。参芪鳖甲生熟地，当归白芍地骨同。

龙胆丸

龙胆草 升麻 苦楝根皮焙 赤茯苓 油发灰 防风各二钱 青黛 芦荟 黄连各二钱

为末，猪胆汁浸糕糊丸，如麻子大，薄荷汤下，量儿大小与之。

龙胆升麻苦楝皮，赤苓青黛发烧灰。防风芦荟黄连入，猪胆汁浸薄荷随。

龙脑丸

龙脑 麝香各五分 雄黄二钱 胡黄连三钱 牛黄一钱 朱砂一钱五分 芦荟三钱，生 干虾蟆四钱，炙

为末，熊胆合丸，如麻子大，每服三丸，薄荷汤下。

龙脑丸牛麝最佳，黄连芦荟炙虾蟆。雄黄辟秽兼除毒，再入长州漂尽砂。

龙脑汤

人参 黄芪炒 鳖甲炙 地骨皮 生地 熟地 当归 白芍炒

水煎服。

龙脑汤甲性和平，熟地当归枸杞根。即地骨皮。白芍参芪生地润，水煎一服病无惊。

龙脑吹鼻散

龙脑 虾蟆灰 黄连 麝香少许，各研细末 瓜蒂 蜗牛壳炒黄 细辛 桔梗各等分

为细末，入磁盆内贮之，每取少许吹入鼻中，日二次。

黄连桔梗虾蟆灰，脑麝蜗牛壳并随。瓜蒂细辛宣共吐，合成须向鼻中吹。

泻肝散

生地黄 当归 赤芍 连翘去心 川芎 龙胆草 栀子生 大黄 甘草生 羌活 防风

加灯心，水煎服。

泻肝散治肝热壅，生地当归赤芍芎。连翘栀子龙胆草，大

黄羌活草防风。

清热退翳汤

栀子微炒 胡黄连 木贼草 赤芍 生地 蝉蜕 羚羊角 龙胆草 甘草生 菊花 蒺藜 银柴胡

加灯心，水煎服。

清热退翳消云翳，栀连木贼芍生地。羚羊龙胆银柴胡，蝉蜕甘草菊蒺藜。

逍遥散见妇科

羊肝散

用青羊肝一具，去筋膜，切如韭叶厚片，人参、羌活、土炒白术、蛤粉各等分，为细末，将药置荷叶上，如钱厚一层，铺肝一层，包固，外以新竹青布包裹，蒸熟任儿食之。如不食者，及夏月恐腐坏，则晒干为末，早晚白汤调服。热减人参。

清金散

生栀子 麦冬去心 薄荷 花粉 甘草 生地黄 连翘 黄芩 桔梗 元参 枇杷叶蜜炙

加灯心，水煎服。

清金散治肺壅热，栀子黄芩枇杷叶。生地花粉翘麦冬，薄荷元参甘草桔。

蒋氏化毒丹

犀角 黄连 桔梗 元参 甘草生 薄荷叶 大黄生，各一两 青黛五钱

为末，炼白蜜为丸，重六分，每服一丸，灯心汤化下。

蒋氏曾传化毒丹，元参犀角锦庄黄。薄荷桔梗炙甘草，青黛黄连共作丸。

化虫丸

芜荑 白芷梢 青黛 胡黄连 芦荟 黄连 川芎 虾蟆各等分，灰

为末，猪胆汁浸糕为丸，如麻子大，每服二十丸，食后杏仁汤下。

化虫丸内用芜荑，白芷胡连共入之。芦荟黄连芎劳并，虾蟆猪胆汁尤奇。

鼻疳敷药散

用青黛一钱，麝香少许，熊胆五分为末，干者用猪骨髓调贴，湿者干上。

鼻蝉壳吹药散

用蝉壳微炒，青黛研，蛇蜕皮灰、滑石、麝香，各等分，研末，每用绿豆大吹入鼻中，日三用之，疳虫尽出。

芦荟丸

生芦荟 朱砂 熊胆 蝉蜕去足 贯众 胡黄连 青黛 地龙微炒 川黄连 雷丸各五钱 麝香一钱 虾蟆一个，酥涂炙焦

为末，用蜗角肉研化，丸如麻子大，每服五丸[①]，粥饮下。

芦荟朱砂并麝香，虾蟆青黛共雷丸。地龙熊胆二连入，蝉蜕蜗角贯众良。

金蟾散

蟾一枚，酥涂炙焦 夜明砂炒 桃白皮 樗根白皮 地榆 黄柏 诃黎勒皮，煨 百合 人参 大黄 白芜荑炒 胡粉各三钱 槟榔一钱 丁香三十一粒

共为末，每服五分，粥饮调下。

一枚蟾酥合夜明，桃樗黄柏共人参。地榆黎勒香榔研，胡粉芜荑制熟军。

---

① 丸：原脱，据吴谦《医宗金鉴》补。

使君子散

使君子十个，瓦上炒为末 苦楝子五个，泡去核 白芜荑 甘草各一钱，胆汁浸一宿

为末，每服一钱，水调下。

史君子散治虫疳，苦楝芜荑味苦寒。胆汁制甘期一宿，水调服下效尤强。

柴胡饮

赤芍药 柴胡 半夏姜制 夏枯草 龙胆草 桔梗 黄连 甘草生 黄芩 贝母

加灯心，水煎服。

柴胡饮治无辜疳，赤芍柴胡川黄连。半夏桔梗夏枯草，龙胆浙贝芩葛煎。

五味异功散见疟疾

人参诃黎勒丸

人参 麦冬去心 半夏姜制 大黄微炒 茯苓 黄芪炙 柴胡 黄芩 炙草 川芎 诃黎勒煨 鳖甲

为末，蜜为小丸，以粥饮下。

人参黎勒芪冬芩，芩夏柴胡鳖甲神。炙草大黄粥饮下，川芎一服表其能。

◎水痘露丹

水痘、露丹两种，其形相似，故易混称，宜辨明也。陈氏云：水痘形如小珠，明净如水泡，皮薄圆满，故名曰水痘。初起先发热二三日，面红唇赤，眼光如水，咳嗽喷嚏，涕唾稠粘，是其候也。但水痘易出易压，能饮食，寒暖得宜，数日自

结痂而愈。若温燥则痂难落，而成烂疮，切忌姜椒辣物。并沐浴冷水犯之，定变疮疥水肿。始终宜用小麦汤煎服。此亦胎毒，与麻痘同，凡小儿必出一次，但能忌冷热物，保护得法，不药自愈。若小儿半岁之内，忽然眼胞红肿，面青黯色，夜间烦啼，脸如胭脂，此因伏热在内，发之于外。初则满面如水痘，但脚微红而不壮，出没无定，次至颈项，赤如丹砂，名为露丹，宜以三解散疏散之，实与水痘迥别也。

小麦汤

滑石五分 地骨皮五分 粉甘草五分 党参四分 大黄四分 知母四分 羌活四分 葶苈子五分

加小麦十四粒，水煎，温服。

滑石骨皮甘草参，大黄知母羌苈侵。小麦十四成此剂，孩儿水痘始终寻。

三解散

台党参 北防风 明天麻 川郁金 锦大黄 条黄芩 直僵蚕 北全蝎 陈枳壳 南薄荷 京赤芍 生甘草 节白附

加灯心十茎，水煎服。

人参三解郁风香，赤芍条芩薄荷甘。蚕蝎天麻节白附，灯心枳壳锦庄黄。

《拾慧续集》卷七终

《拾慧集》卷八 痘门六法

岭南　何德藻芙卿辑增

◎天花发热

考自宋仿外洋种痘之法，至今人多宗之，莫不尽美尽善，绝少病症。是以痘科一书，人皆不甚讲究。不知未及种而痘自出，或已种而变幻，又将何法以御之？是痘书亦小儿回生之术，业医者不可不知也。

万氏[①]云：痘疮初起，发热呵欠，眼鼻流涕，颇类伤寒，当宜明辨，不可妄治。然热三日便出，此乃一定之期。若至期而痘已见点，仍热甚不退，或到期而欲出不出，外无他病，则其毒深可知。均可用升麻葛根汤，以助其升生，最为神妙。凡过期四五六日而出，由气血弱不能毒之故，宜用八珍汤去茯苓，加荆芥、防风、桔梗、黄芪、干葛，有热再加连翘，补中托里发表，最为妥善。倘若正出之时，因受风寒，疮为外邪所遏，而不发现，宜以荆防败毒饮，解肌托里。往往藜藿家皮肤粗厚、腠理闭塞而不得出者，亦用此托之自出。若因饮食所伤，邪

① 万氏：万全（1488—1578年），号密斋，湖北省罗田县人，明代儿科医家。著有《万氏家传育婴秘诀》《万氏家传广嗣纪要》《万氏家传痘疹必法》《万氏家传幼科发挥》《万氏家秘片玉痘疹》等。

与毒并，或因虚吐泻，毒气内陷而不得出者，当分虚实治之。体虚者，宜托里十补汤托之；实者，以枳实、半夏、楂肉、炙草、紫草茸、槟榔利之。毒甚，加连翘、酒大黄。若有发热而腹痛不止，此乃毒气内攻，不可疏忽，急用人参败毒散，须痛止则吉。倘遇发热之顷，或吐或泻，均不可骤止，令毒上下得出，更为妥善。如痘疮现形，尚未止者，当以理中汤和之。不效，再加肉豆蔻、诃子肉、砂仁、木香等止之。若兼手足厥冷，更加入肉桂。是痘与麻，用药温凉之各异也。若果蕴毒过深，发热腹痛，大便闭结，烦躁口渴，症实脉实，非苦寒不能愈者，方可以三黄解毒汤解之。又有毒盛内攻，妄见谵语，或狂走，寻衣摸床，神识不清，宜用人参、白术、黄连、黑栀仁、木通、麦冬、辰砂、竹沥、灯心，以镇心解毒。若手足抽搐不止者，去人参、白术，加竹叶、薄荷叶、防风、生地、羌活，见症加减之。若遇痘已收靥，余热不退而作搐者，此属大虚之候，多不可救，亦可勉用前方，加胆南星、真牛黄、菖蒲、茯神，倍人参治之。若遇痘毒过盛，迫血妄行，或吐或下，均称难治。惟鼻衄可以咸寒清热，用玄参解毒汤。至于发热自汗，轻不必治，使腠理疏通，毒气易泄。倘汗出过多，恐伤卫气，宜以生黄芪、炒白术、白芍、麦冬、黄芩、麻黄根以止之。是治痘症，务察人体气之厚薄，蕴毒之浅深。若非实症，切勿妄投苦寒，实实虚虚，当宜谨防也。

庄在田云：痘者，胎中之阴毒也，必赖阳气以成之。小儿出痘，大约发热三日，肌肉松透，然后能见点，苗齐热退，乃真阳内伏，交会于阴。复发热三日，是运水到苗，以成清浆，浆足热退。及至养浆时，真阳乃出，蒸化为斑点，谓之烧斑。倘有黑斑，乃是火衰，并非因吃盐酱之故。所谓痘禀于阴，而成于阳也。如此治痘之法，始终当以补气血、扶阳气为第一义，用药以温补少加发散为首务，则血脉通流，痘疮易出，而无壅滞之患，受解散之功。古方补中益气汤，有柴胡、升麻；大温中汤，有麻黄，均为神剂。若痘顶不起，火不足，则浆水不稠，且恐厥逆腹痛，阴寒起而坏症作矣。更有一种小儿，发热一二日，即遍身出痘，古书无方，时医袖手。此乃阴毒太重，阳气太虚，阴毒之发，阳气已消，故泻痢不止。泻出之物，多作青黑色，肝气所化，胃气将竭之兆，速宜大补元煎、六味回阳饮二方，大剂连进，可以扶元阳，可以消阴毒，操起死回生之功，有鬼神莫测之妙。二方合煎，名返魂丹，治痘应验，不可胜屈。至一切清火解毒凉药，必审明果有实火者，有毒气者，方为可用。若误用于齐苗时，则水不能升而顶陷；若误用于养浆时，则浆不能稠而痒塌。痒塌者，真火衰也，明者当前速宜参、地并用，附、桂同煎，脾肾双补，大剂叠进，尚可挽回。否则寒战咬牙，吐泻交作，不可为矣。至于身凉而脓不干，痂落而斑不化，及痘后发毒，皆因误服生地、银花、泽泻、连翘等凉药之故，不可不知。热有邪正，必当体察。正热者，阳气蒸腾，自内达外，喜露头面，不恶寒，时热时止，兼有小汗，手足温和，饮食有味，二便如常，所谓内外无邪，不必服药。邪热者，偶受风寒，头痛恶寒，四肢冷而无汗，用荆防地黄汤加肉桂一钱，一二剂尽，可解散表邪而愈。古人云：热不可尽除。真格言也。

升麻葛根汤

方见伤寒门。口渴，加天花粉、麦冬、白茅根；肚腹痛，加小枳实、木通、山楂；腰脚痛，加苍术、黄柏、羌活、木通；头痛，加藁本、白芷；搐搦，加木通、竹沥、薄荷、连翘；泄泻，加人参、白术、茯苓、怀山；谵语，加菖蒲、黑栀仁、木通、辰砂；肢厥，加人参、黄芪、黑姜炭、肉桂；呕吐，加白术、茯苓、制半夏、陈皮；衄血，加元参、栀仁、黄芩、茅根汁；咽痛，加桔梗、牛蒡子、鲜射干；咳嗽，加陈皮、苏叶、枳壳、前胡；大便秘，加山药、紫草茸、鲜红花、归尾；多啼哭，加木通、黑栀仁、黄连、麦冬；吐舌、弄舌，加黄连、防风、黑栀仁。

荆防败毒散见历节风，即人参败毒散加味。

托里十补汤

炙黄芪 当归身 厚朴 正川芎 桔梗 肉桂研，冲 防风 白芷 甘草蜜炙

水煎，调牛蒡子末服。

十补汤中朴桂芪，防风桔梗更相宜。归芎白芷炙甘草，调服牛蒡效亦奇。

理中汤见伤寒

三黄解毒汤

黄芩酒炒 黄连酒炒 紫草茸 鲜红花 小枳实 淮木通 小槟榔 酒大黄

水煎，滚热服。

三黄解毒重芩连，紫草红花枳实兼。更有木通大黄制，槟榔合用妙玄玄。

玄参解毒汤

元参 枯黄芩 炒栀仁 桔梗 生地 干葛 荆芥穗 炙甘草

水煎，入茅根汁，加陈墨磨浓调服。

生地玄参解毒汤，枯芩干葛草参商。栀仁桔梗兼荆芥，水入茅根用墨良。

补中益气汤见感冒

大温中汤见感冒

大补元煎

熟地五钱 人参三钱 山药二钱 杜仲二钱 枸杞二钱 酸枣仁二钱 萸肉一钱 炙草二钱 故纸二钱 白术三钱，土炒 肉桂二钱，研冲 附子一钱

加生姜三片，好核桃仁三个，打碎煎服。即理中地黄汤加减，为儿科之灵丹。

大补元煎参二仁，怀山地枸可安神。桂附山萸炒白术，生姜故纸炙甘称。

六味回阳饮见汗症

荆防地黄汤

荆芥一钱 熟地四钱 山药二钱 丹皮 防风 茯苓 山茱萸 甘草各一钱

加生姜二片，水煎，入黄酒少许冲服。

荆防加入地黄汤，山药丹皮用最良。苓草茱萸姜二片，水煎黄酒细参详。

◎天花形色

痘书云：天花发热三日而出，常期也。出而相去三五寸一粒者为轻，不须服药。如一二寸者为密，若二三成丛，为密而重，急宜解毒，疏通荣卫，令气得其匀，血得其活，一齐起发，庶无干枯黑痿之变。用疏毒快斑汤，随症之虚实寒热，加减而调之。若有痘形如蚕之壳、蛇之皮者，此气至而血不随也，症当行气补血，用八珍汤去熟地、茯苓，加防风、荆芥、青皮、麦冬、木香、肉桂。若形如蚤之斑、蚊之迹者，此血至而气不随也，症当补气凉血，宜参芪和气饮。

凡痘疮出，喜明润而鲜、坚实而厚者吉。色若带艳而赤，即防后日痒塌之变，宜早用参芪和气饮去连翘、黄芩、牛蒡、干葛、蝉蜕、桔梗，加升麻、防风、生地、荆芥、红枣，疏风固表消毒，使气血充实，邪火渐退，正气不亏，光壮干收，如期不乱。若有痘形皮嫩嚣薄者，此毒在气分也。倘不急治，则痒塌不救，亦宜参芪和气饮去连翘、黄芩、牛蒡、蝉蜕、干葛、桔梗，加升麻、防风、荆芥。若头焦带黑，其毒在血分者，宜凉血解毒汤，急解散血中之邪。然寒凉之剂，非认定是症，不能用是药也。钱氏云：痘以一样为贵，若已现形，间有碎蜜如芥子者，此夹斑也；皮肉鲜红成块，此夹疹也。皆毒火熏烁于内，故使斑疮夹出于外，急宜解毒，使斑疮消散，痘得独成。宜疏毒快斑汤去当归、赤芍、桔梗，加黄芩、黄柏、元参、升麻、石膏、竹叶等以消散之。

若初出之时，遍身作痒不止，此火邪留于肌表，不能即出故耳。与伤寒不出汗作痒同，亦宜疏毒快斑汤去人参、连翘、当归，加桂枝、竹叶、葛根。若痘出而口气腥臭，此乃肺中邪火太盛，均宜寒凉解毒。倘迟延失治，《经》曰：肺绝者七日死。若见咽喉疼痛，此亦心肺之火也，宜用射干、桔梗、连翘、牛蒡、甘草、竹沥煎服，外吹一圣散。若眼痛红肿生眵，为心肝之火也，宜蝉花散清之。若凡痘初出，必须颗粒分明，皮肉柔润。倘簇簇生于皮间，似风寒粟子之状，此即变证于反掌，不待起发即隐而不见。或有周身四肢肿硬成块，似丹疸之状，俟起发时，其处疮先黑陷，破烂不浆。又有初出半为水泡，或将起发，便带白浆，或脓水未成，忽然收靥，此皆失其自然之序，难以着手矣。

庄在田云：痘以饱满为形，红活为色。顶陷不起，是气虚；色不鲜明，是血虚，宜培补气血为主。真阳虚者，乃无红晕，甚至通身皆白，身凉不温，宜大补元煎，阳回身温，转白为红矣。又有一种，遍身血泡者，此非血多，乃气少不能统血，故血妄行，急当大补元煎，阳气充满，血泡变白而成功矣。庸医不明此理，谬言血热，误用寒凉，变证日增。形与色外象也，必要饮食有味，二便如常，知其无内病，可以不服药。若二便不调，饮食不下，烦躁闷乱，夜中不安，形色虽好，亦甚可忧，必当察其病情何故，小心用药挽回。形色不佳，半是气体虚寒，手足厥冷，头重神疲，便清泄泻等症，必当大补元煎，兼用桂、附。若泄泻不止，并当添入龙骨、粟壳等药以收涩之，泻止方可回生。至若痘以红为贵，有圈红、噀红、铺红。圈红者，一线红圈，紧附痘根，最为佳兆；噀红者，痘根血色，隐隐散慢，亦气不足之故，速宜大补气血；铺红者，一片平铺，无痘之处亦红，所谓地界不分。若兼不恶寒，口臭而渴，小便臊而短，大便燥而结，内热有据，宜白虎地黄汤以利之。热退身凉，即宜平补，不可多剂。又有一种锡光痘，身凉不温，色白不红，此乃阳虚阴象也，宜大补气血，附、桂同施，气足阳回，痘根红而浆稠痂结矣。又一种根无红盘，顶含黑水者，乃阳气大虚，阴气凝结，亦宜大补元阳，兼用附、桂，黑水化而为脓矣。痘有五泡，曰：水泡、脓泡、灰泡、血泡、紫泡。痘有五陷，曰：白陷、灰陷、血陷、紫陷、黑陷。水泡者，皮薄而明。《经》言：气热生水。要知清浆皆水，何以不成脓，火少故也，必当姜、桂、附子等药，大剂陡进，水必成脓。若误用凉药作泻，后转白陷，脓泡失治，则破流脓水。灰泡失治，则转为灰陷，二症亦宜参、地、桂、附，大剂多进。若有小颗粒发出，谓之子救母，生意在焉。血泡者，乃气虚，非血热，亦宜大补元阳，否则变为血陷。紫泡者，其证有二。紫中带青者，亦因气虚不能摄血，阴血凝结而成。其人必身倦恶寒，舌苔白，食不多，大小便清白，速宜大补元阳，否则变为紫陷。又有一种紫黑焦枯者，乃纯阳无阴之症。其人必口干恶寒，小便短，大便结，此实火也，宜清凉解毒，白虎地黄汤酌加大黄以行之。但得线浆，尚可望生，失治转为黑陷。又有一种，小儿因服凉药，腹中作痛，呕吐泻痢，将成慢惊，头面大热，唇焦舌黑，亦似实火，此乃火不归元之故。实火者，二便闭燥；虚火者，泻痢不止，全在细心体察，方得其真。《经》云：有者求之，无者求之，实者责之，虚者责之。盖言万病皆当体察寒热虚实，医治痘症，岂可概云实火，肆用苦寒克削，以毙人性命耶？

疏毒快斑汤

人参 防风 荆芥 连翘 牛蒡子 当归梢 桔梗 赤芍 甘草

热甚，加酒黄芩、黄连、地骨皮；渴，加干葛、花粉、大麦冬；气虚，加炙芪、南木香；便坚，加紫草茸、陈枳壳；溺赤，加车前子、肉桂、薄荷；腹胀，加厚朴、大腹皮；喘咳，加知母、桑白皮；泄泻，加肉桂、诃子肉、黑姜炭；作痛，加白芍、酒黄芩。俱加灯心水，煎服。

疏毒快斑桔牛蒡，归芍荆防合最良。甘草连翘须检点，人参功用细参详。

八珍汤见中风

参芪和气饮

人参 牛蒡子 酒黄芩 黄芪炙 连翘 干葛 蝉蜕 归身 木通 桔梗 甘草炙

水煎服。

参芪和气用偏多，蝉蜕连翘干葛罗。桔梗归芩牛蒡子，木通甘草味无讹。

凉血解毒汤

赤芍 紫草茸 山豆根 归尾 牛蒡子 生地 木通 甘草 连翘 桔梗 红花

水煎，入烧过人屎一钱调服。

凉血解毒紫草茸，红花桔梗两相从。芍翘生地归牛豆，甘草人黄和木通。

一圣散

用苦参切片，焙干研为细末，每用一二分吹之。

蝉花散

蝉蜕 密蒙花 酒黄连 龙胆草 归尾 北柴胡 黑栀仁 北防风 木通 白豆蔻 淡竹叶 川芎

水煎服。

蝉花散内密蒙花，栀蔻归芎竹叶加。蝉蜕黄连龙胆草，防草淮木效无差。

大补元煎见上

白虎地黄汤

石膏三钱 生地二钱 当归三钱 枳壳一钱 木通二钱 大黄一钱五分 甘草一钱 泽泻一钱

加灯心，水煎服。热退身凉，即宜荆防地黄汤调之。

白虎地黄石膏归，枳壳庄黄用入微。泽泻木通灯心草，身凉热退效应随。

◎天花起发

痘书云：痘疮起发，只在六七日，谓之得中。如未及期而骤发者，由毒火太甚，荣卫气虚，当固表解毒，以参芪和气饮去蝉蜕、木通，加白芍、荆芥、淡竹叶。若过六七日不起发者，此脏气弱，留毒壅塞不出，当托里解毒，宜疏毒快斑汤去桔梗、赤芍，加黄芩、黄连、黄柏、木通、肉桂、蝉蜕、煅人屎。大便闭者，更加大黄、紫草茸。若痘出尽，当起发时，见根窠形满红润，气血和畅，不须服药。若形扁枯黑，乃气血多乏，毒气壅遏，不能起发，亦宜疏毒快斑汤去赤芍、连翘，加川芎、黄芪。大便闭，再加大黄；小便涩，加木通；渴，加花粉、麦冬，入煅人屎煎服。凡痘发稀少，亦勿药。若稠密，为毒盛，防气血不足，起发不透，宜荆防解毒汤去麻黄、羌活，加红花、当归、连翘、赤芍。至于痘发坚实红活，无干燥淫湿者，皆属顺症。若色虽鲜红，而皮干燥不充肥者，此火甚血不足也，当退火凉血，用四物汤加升麻、干葛、连翘、紫草茸、荆芥、牛蒡、烧人屎。又有形充肥而带湿淫者，为湿盛而气不足也，当利湿补气，兼佐风药，因风能胜湿之故。用四君子汤加黄芪、桂枝、荆芥、白芷、防风、陈皮、白芍。如疮红活充满，指擦之即破，后必痒塌，为难治，宜四物汤加人参、黄芪、桂枝、牛蒡、防风、连翘。如当起发，如浮囊之空、虫之壳、麦之麸，皮中无水者，皆属气血虚弱，亦宜用此方。服后转而润泽，中涵水色者可治，否则痒塌闷乱，叫哭而逝矣。

凡痘疮起发，须谛视形色，以定吉凶。如根窠红润，疮顶蜡色者为上；根窠红，顶灰白者次之；根窠赤，顶亦赤，而带艳者为火胜，宜凉血解毒汤去红花、生地、木通、芍药，加升麻、干葛、地骨皮、黄芩、栀仁。若色纯白者，为虚寒，宜十全大补汤加丁香、鹿茸。肢冷，加附子。如色纯紫赤者为热，宜黄连解毒汤加犀角之类，以平为期。有药后疮色回者，多不治。然痘疮起发，其形不一，紧小而充实者，俗曰珍珠痘；可易壮易靥。粗大饱满者，曰天痘；能早壮迟靥。四围起，中心落陷者，曰茱萸痘，由中气虚，未至期，至中心好肉，未得起发耳。以稀则吉。若重密，用疏毒快斑汤去桔梗、赤芍，加黄芪、川芎、煅人屎治之。冬日再加肉桂。若中心微起含水，四畔干枯黑陷，此毒火熏蒸，津液竭，急以疔痘之法治之，迟则焦枯躁渴，不可为矣。

痘为胎毒，必脓成然后毒解，毒甚烁血，色变枯焦，则陷伏不出，名为倒陷。痘中之恶候。其人躁渴喘满，腹胀，凡痘疮见此象，多成不救。宜四圣珍珠散治之，轻者以宣风快斑散。

至若痘色灰白，顶陷，皆属虚寒，宜附子理中汤等类。倘红掀紫肿者，为血热，宜凉血解毒汤去赤芍、木通、桔梗、山豆根、煅人屎，加升麻治之。凡痘初起，由红点至水泡，由水泡成脓结痂，有自然之序。若疮色内带黄浆，或初发头带白浆，或于根窠四畔，出如小粟成丛，均难着手。至彼此牵连成片，虽属凶候，可照上法气血虚实施治，用疏毒快斑之类。若有手足起发不透，其虚在脾胃，宜用人参、黄芪、炙草、桂枝煎服。若遇风雨客气所侵，因受风寒而不能起发者，宜托里十补汤去黄芪、厚朴，加羌活、苍术、干葛。遇阴雨不能起发者，宜胃苓汤去泽泻，加羌活、防风。遇天暖覆盖太厚，致毒入遏，不得发越，宜竹叶石膏汤去半夏，加干葛、升麻。若起发时，误伤生冷，宜四君理中汤。若内伤饮食，而发不透者，宜香砂二陈汤去茯苓，加神曲、楂肉、连翘。至若泻泄，当分寒热。大便焦黄而酸臭者为热，宜胃苓汤加诃子、黄连、木香、升麻；大便白者为寒，宜附子理中等类。不愈，兼吞豆蔻丸。

凡痘疮起发，头面渐肿，此乃毒气发越，聚于三阳，欲作脓血，故皮肉掀肿，乃为正病。此虽为正病，亦当解毒，宜以桔梗、牛蒡、连翘、防风、升麻、蝉蜕、蒙花、龙胆草、中黄等类，护眼目，兼保咽喉。若痘应肿不肿而稠密者，此毒入于内，不能起发，急宜荆防解毒汤去麻黄、蝉蜕，加连翘、当归、竹叶、肉桂。服后如故，病不必治，即肿亦须观其形色红活为佳。

亦有痘起发，独见头面肿大者，此非正病，乃疫疠之大头瘟也，宜疏毒快斑汤去参、草、归、芍，加苦参、羌活、中黄、黄芩、竹沥、姜汁。至痘疮作痛，由气血充实，不须服药。若作痒，亦无大碍，独不宜于养浆时有之。若养浆时痒，内宜托里解毒，外用熏洗之法，令不致痒塌破陷可也。其余一切病症，亦难枚举，不外托里解毒，或寒或热，按症分辨施治，则得之矣。

庄在田云：痘至开盘，头面腮颊亦肿，谓之起胀。缘毒气由内达外，此时尚在肌肤之间，故腮颊随之而肿。迨至脓成浆足，毒尽化为脓而消矣。亦必脾胃强健，方能如此。若当肿而不肿，乃由元气内虚，不能送毒外达，宜用大补气血之药，少加发散，大补元煎、大温中饮可相间服之，盘自开而胀自起。若痘未开盘，而头面先肿，乃元气大亏，此乃虚肿，非起胀也。其痘必不能起胀，亦宜大补元气，肿自消而胀自起。又有痘已回而肿不消，乃元气大虚，不能摄毒，余毒留于肌肉之间，不能尽化为脓所致。亦宜大补元煎、大温中饮相间服之，余毒尽化而胀消矣。痘书云：痘出稠密封眼者，有救；不封眼者，无救。此言不确。起胀者有救，不起胀者无救。此言甚确。封眼者，眼弦多痘，胭脂水涂之，乃可以不封。眼不起胀，乃元气大虚，何以送毒外出？必当大补元煎、附子、肉桂大剂多进，胀起而毒化，一定之理也。起胀，即起发也。

黄芪和气饮见上

疏毒快斑汤见前

荆防解毒汤见前

四物汤见中风

四君子汤见下血

凉血解毒汤见前

十全大补汤见中风

黄连解毒汤见吐衄血

四圣珍珠散

新豌豆 新绿豆各四十九粒，烧灰存性 油头发一握，烧灰研末 海蚌珠七粒，研末

四味共研成末，用胭脂取汁，和上四末调匀，以针挑破其疔，纳药于中，更以胭脂汁涂四围。其疮色回者吉，不回反添黑陷者死。

蚌珠豌豆善除疔，绿豆加之妙有神。油发烧灰名四圣，胭脂取汁共调匀。

宣风快斑汤

木通 枳壳 槟榔 大黄 甘草 牵牛末

各等分，水煎服，以大小便通利为度。

宣风快斑木通兼，甘草牵牛善斡旋。枳壳庄黄槟榔下，只求通利疾安痊。

附子理中汤见伤寒

托里十补汤见前

胃苓汤见下利

竹叶石膏汤见痉症

四君理中汤

即四君子汤加肉桂、黑姜炭、木香。呕加半夏，泄泻加怀

山、生姜、大枣煎服。

香砂二陈汤见呕吐哕

豆蔻丸

木香三钱 肉豆蔻面裹煨，五分 赤石脂煅，七钱五分 诃子肉面裹煨，五钱 砂仁二钱 龙骨五钱

共为小丸，三岁服十丸，四岁以上二十丸，陈米汤下。一方有枯白矾。

龙骨砂仁并木香，面包豆蔻要煨黄。石脂诃子须遵法，更有奇方加入矾。

大补元煎见前

大温中饮见前

附洗法

用升麻、苍术、麻黄、槐树皮、柳树枝，煎浓热洗。

附熏法

用茵陈蒿、蕲艾叶，烧烟熏之，痒止吉，反甚凶。

◎天花养浆

痘书云：痘疮起发之后，血化为水，水化为脓，而毒化矣。然有一种当起发时，而壳中出清水者，此气至而血不随也，宜以四物汤加牛蒡子、木通、麦冬、甘草、肉桂、灯心。倘或内含清水，平塌不起者，此血至而气不随也，宜以疏毒快斑汤去连翘、桔梗，加黄芪、肉桂、川芎、粳米。若窠囊浮肿，中含清水，形如水泡，由气血两虚，又宜用十全大补汤。若痘成脓疱，在收功之时，体虚者脉症皆虚，自宜温补，宜四君子汤去生姜，加肉桂、熟附片。即无肢冷，但见壮热不退，亦不得认为

实症，多有阴极似阳也。若体实者，定有实症实脉可据，宜以大承气汤去芒硝，加槟榔、甘草。症实则便闭、口渴、发热，脉实则洪数沉紧，即有肢冷，亦不得认为寒症，常见阳极似阴也。若痘已成浆，寒战并作，乃阳脱神衰之候，多不可为。如或因表虚而独见寒战，宜以人参、黄芪、桂枝、当归、炙草、姜、枣等以温之。或因肝火相戛，而独见咬牙，宜升麻、生地、麦冬、木通、防风、炙草、灯心凉解之。如疮痛因于脓血，绷急而胀痛者，亦用木通、麦冬、黑栀仁、枣仁、辰砂、灯心等。凡痘成浆，最忌吐泻。若吐而有物者可治，宜六君子汤去人参、半夏，加莲肉、砂仁补之。若泻泄因于热者，宜香连丸方加猪苓、白术、炙草、灯心；因寒者，仍以附子理中等温之。久泻不止，仍加涩药，或兼吞豆蔻丸等类。至若痘色灰白，皆属气虚，治宜大补。气闻腥臭，皆属湿热，治宜解肌托毒，外以益元散敷之，勿令溃烂。若成浆之时，最忌搔痒抓破。症凶者，多有神昏不觉。如人清爽而疮痒不止，元气未伤者，宜用木通、当归、赤芍、防风、桂枝。体弱者，去木通、防风，加人参、黄芪、白术。又要看抓破处，能复灌成疮则吉。倘破而不灌，皮肉黑者，不治。若头面完全未损破者，亦称无事。

凡养浆时候，必须洁净。若被孕妇秽物所厌，以大枣烧烟熏之。被酒所厌，以葛根、茵陈烧烟熏之。五辛所厌，生姜烧烟熏之。死尸疫疠所厌，大黄烧烟熏之。凡遇大风暴雨，亦烧枫球以避湿气，此定法也。如不知禁避，或成倒陷，倒陷者，眉心、鼻准、耳轮、两颊先有焦枯黑靥是也；或成倒伏，倒伏者，当养浆而不成浆，依旧平塌，或起发内有空虚，干枯无水者是也。所谓倒者，脓根倒在里；伏者，毒伏而不出；陷者，毒出而复陷入也。若有惊悸、谵语、妄见等症，此由心脏空虚，宜安神丸加减进服。若有腹痛，在于疮成无脓时，不可作毒论。如大便闭者，仍以大黄化毒汤利之，不可拘首尾不可下之说。若因误伤生冷而腹痛者，宜以助脾快斑汤去荆芥、牛蒡、木通、青皮，加附子、肉桂、炮姜、丁香、砂仁以温之。倘伤于饮食者，用二陈汤去茯苓、甘草，加厚朴、苏子、枳壳、莱菔子、槟榔。凡痘作脓，须要饱满，过七日，可保无事。若见湿淫而不坚厚者，即十数日后，尤有变异，当宜慎之。

庄在田云：痘之紧要，全在养浆，浆成则毒化，浆不成，痘从斯坏矣。自发热见点，齐苗灌浆，无非为养浆而设。若颗粒稀，根盘红润，精神爽健，二便如常，乃上等痘也，可以勿药。倘形色平常，全凭用药，助其气血，以养其浆。最怕者无热，全仗真阳充足，出而用事，方能化毒成脓。设气不足，何以蒸化其毒？宜大补阳气，实为上策。紧防泄泻，泻则中虚，阳气一亏，毒必内陷。定当预为堤防，补其阳气，助其脾胃，浆干痂结而成功矣。煎药方无非补中益气汤、大补元煎之类，相间服之，万不失一。而世之面麻者，皆因不明是理，养浆时被医误用消伐之药，中气作亏所致。若于养浆时大补，气血充实，落痂后断无面麻之患。又有一种小儿，痘后满头溃烂，名曰虚阳顶贯，又曰发疽，经年不愈。此乃出痘时误服凉药，胃中受寒，阳无所依，上冲头顶。譬之火炉中以水泼之，则热气必上冲，此理无二。速用大补元煎、大温中饮，相间服之，引火归元，旬日可愈矣。

四物汤见中风

疏毒快斑汤见前

十全大补汤见中风

四君子汤见下血

大承气汤见痉症

六君子汤见疟疾

香连丸见疟疾

附子理中汤见伤寒

益元散见暑症

安神丸

即强中内之朱砂安神丸去生地，加茯苓、甘草、远志、菖蒲、炒枣仁，用猪心血捣匀为丸，朱砂为衣，灯心汤下。或加人参、黑栀仁、木通、麦冬、灯心，不用黄连，改丸为汤，随症加减，煎服亦可。

大黄化毒汤

升麻 当归 生地 麻仁 桃仁 红花 枳壳 大黄 槟榔

加生姜，水煎服。

大黄化毒升麻仁，枳壳红花生地增。更有当归槟桃合，生姜加入是奇勋。

助脾化斑汤见前

二陈汤见疟疾

补中益气汤见感冒

大补元煎见前

◎天花收结

痘书云：人中为督、任交会之衢，痘疹出、收从此。若先靥于他处，则邪气攻心莫救。凡靥贵整齐，干如螺靥者为上，异此不宜。如有血气本实，而误投补剂，邪得补反溃正气，似火烁烂，宜用六一散，蜜水调拂疮上，使邪火退而面靥矣。若初饮冷水，浸淫脾胃，致收靥不齐，以猪苓散加苍术、羌活、防风、赤芍，内渗其湿，外烁其表。若仍不结痂，反成腐烂，和皮脱去，此气虚倒陷，毒气入内也，急用参芪和气饮去黄芩、蝉蜕、木通、桔梗、干葛，加肉桂、青皮、大枣。服药后破者，复加肿灌，无痘处又复出一层，谓之补空。此正不亏而邪不留，过期亦不为害。若头面不肿，空处不补，不可为矣。

至若靥时泻痢脓血为顺，不可强治。若水谷不分，宜用炒米汤送下豆蔻丸，以止则吉。若有不靥，浑身溃烂沾衣，用白龙散、败草散铺床最佳。若遇风寒郁遏，不能收靥，宜薄桂、赤芍、牛蒡、防风、蝉蜕、姜、枣煎服。夏日热气熏蒸不靥，宜五苓散去苍术、白术，加地骨皮、黄芩、麦冬、连翘清之。若大便闭，热甚不靥，宜白虎地黄汤去木通、甘草、泽泻，加紫草茸、火麻仁、连翘微利之，或用导法亦妙。若因气虚收结不齐，俗呼坐浆干，不须妄治。元气虚甚者，宜参芪和气饮去连翘、黄芩、干葛、蝉蜕、木通、桔梗。若有靥时，大热作渴，烦躁，亦宜参芪和气饮去黄芪、蝉蜕、桔梗，加地骨皮、天花粉、柴胡、黄芩、竹叶。凡痘疮犯着易破，本不治之症，但破后复灌，正气尚旺，当依期收结。设不收结，乃正气被邪气剥削，亦宜参芪和气饮去葛根、蝉蜕、桔梗、木通、黄芩，加肉桂温之。有疮犯着血出不止，亦勉用此方加减进服，并外敷绵茧散。若面疮破烂复灌，脓血浸淫，须防坏眼，宜荆防解毒汤去麻黄、葛根、羌活、桔梗，加白芷、酒黄芩、木通、密蒙花、白蒺藜。若痘疮抓破之证，然有破而出血者，阳疮也，宜凉血解毒汤去紫草茸、桔梗、烧人屎，加人参、黄芪、地骨皮。破而水干枯者，陷伏也，疮能复肿灌者佳。宜内服黄芪、当归、连翘、肉桂、牛蒡、炙草、烧人屎之类以托之。若破而成坑为内陷，亦宜此数味煎服，外用白龙散敷之。至于收靥时，见痂皮圆净，即战慄妄语，为正气将复，须臾自定。如果收靥后，则痂壳自残。若黏着皮肉不脱者，表虚也，宜四君子汤去茯苓，加黄芪、土炒当归。凡痂落后，以痕平红活为吉。倘若肉凸，及四陷紫黑，宜用灭痕散敷之。凡疮靥自人中平分上下。发际以上为阳之阳，谓之孤阳；足膝以下为阴之阴，谓之孤阴。《经》云：孤阳不生，孤阴不成。至此二处收靥最迟，毋庸服药也。若至痘后，非余毒为患，即血气两虚，即受风寒，亦宜兼服药也。必须认证的确，按病施治。但脉症应表则表，应凉则凉，应补则补，不可思疑顾忌，此难尽述，神而明之，存乎其人。

庄在田云：收者，浆回而胀收也；结者，脓干而痂结也。收结如法，其功成矣。倘浆回而肿不消，脓回而痂不结，亦是真阳不足，身无热，不能干浆化毒之故。脓浆充足，必赖阳气熏蒸，方能结痂。阳气二字，岂非痘症必须之至宝。设使时气体虚弱，不能结痂，必相其虚实，培补气血，无不立见奇功。又有一种，浆不能干而生蛆，谓之蛆痘，总由阳气不足之故，俱宜大补元煎、大温中饮相间服之，脓自干而蛆自化，结痂而愈。

痘书又云：妇女出痘，经前经后，治法稍别。若尚未经期，因出痘发热而迫经妄行者，宜四物汤去川芎，加元参、地骨皮、防风、荆芥、木通、连翘、红花、竹叶，或四物合黄连解毒汤。四物俱用生地。若出痘发热，时逢经行，宜用小柴胡汤加生地清血室之热，后用十全大补汤以补气血之虚。若已经行，遇发热而经断，亦宜柴胡四物汤，以防毒邪乘虚而入。如已憎寒壮热，神昏谵语，为热入血室，宜四物合导赤散，并与大黄、黄连、当归、栀仁为末，以猪心血、朱砂为丸间服。若女子向有经闭之患，复加出痘，冲任之间，已多积垢，发热之初，宜以桃仁承气汤，先去留垢，后以四物汤加山楂、木香、炙草调理之。若有一向崩漏未愈，又遇出痘，始终以大补气血为主，用十全大补汤。倘痘出灰白，难发难靥，更加熟附片温之。若痘已出，或当起发，时适遇经行，则血出而气亦虚，能食者，气未损；若不能食，亦宜十全大补汤，甚则可加鹿茸、熟附子。又有经行声哑者，由血出心虚也，以当归、人参、麦冬、升麻、生地、炙草、灯心煎服，再以十全大补调之。凡行经而痘色不佳，皆属因虚致变，俱宜峻补气血，无有不效，故庄在田治坏症，善用温补，有由来也。

六一散见暍症

猪苓散见伤寒五苓散

参芪和气饮见上

豆蔻丸见前

白龙散

用干牛屎烧灰，取中间白色者，研末筛过，敷烂处。

败草散

用茅屋上烂茅草烧灰筛过，铺席上任其辗转。因此草久受霜露，功能解毒也。

五苓散见伤寒

白虎地黄汤见上

蚕茧散

用出过蚕蛾绵茧，不拘多少，以生白矾打碎，纳入茧内，炭火煅之，待矾汁干，研末干敷疮上。

荆防解毒汤见上

凉血解毒汤见上

四君子汤见下血

大补元煎见前

大温中饮见前

四物汤见中风

黄连解毒汤见吐衄血

小柴胡汤见伤寒

桃仁承气汤见伤寒

十全大补汤见中风

◎痘毒

庄在田云：痘本胎毒，自内达外。若出痘尽化为脓，痘后无余毒矣。当其初，总宜固补元阳，兼用散药，毒气方能尽出，化而为脓。时师用连翘、黄芩、泽泻等药，在彼以为凉药可以解毒，岂知痘乃胎中阴毒，得阳气则行，得凉药则滞。毒气因凉药留滞于肌肉之内，痘后所以发为大疽，名之曰痘毒。皮色不变者俱多，宜大温中饮数剂全愈。其色红白相间者，半阳半阴症也，荆防地黄汤与大温中饮相间服。倘已溃烂，亦以荆防地黄汤与大温中饮服之，荆、防解其凝结，姜、桂散其寒凉，所以可愈。倘时医见之不分阴阳，统言火毒，仍用生地、连翘、银花等药，以致坚肿不消，溃烂不敛，清脓淋漓，久而不愈，渐至泻泄不食，脾胃一败，不毙鲜矣。若红而带紫者，乃阳症也，方可以荆防败毒散愈之。大便结者下之。然阴症多，阳症少，痘后并未见有阳症之毒也。

按：痘后结毒，以红肿为阳，灰白为阴，分别甚确，依法施治，百无一误。外科门其法亦详，宜参之。

大温中饮见上

荆防地黄汤见上

荆防败毒散见历节风

《拾慧续集》卷八终

《拾慧续集》卷九 麻疹重新

岭南 何德藻芙卿辑增

◎麻症

麻症之名，各方不同，京师呼为温疹，河南呼粰疮，山西、陕西呼糠疮，山东、福建、广东、广西、宾州、四川俱呼疹子，江南呼痧疹，浙江呼瘄子，湖广、江西俱呼麻疹，又呼艄子，门人氏呼卢疹。虽四方之命名有别，其实皆一麻疹也。调治之法，原无异耳。指此俗称，不足为据，应以麻疹呼之方合。如北方名温疹，倘以温症之疹治之，难保不误矣。是治病贵在辨证，不欲随俗混称，贻误后学。

按：麻世少专科，每患此者，医家往往潦草塞责，只知麻症要凉，无论有无风寒他病，始终苦寒到底，一变坏症，便成束手，不知其中更多讲究，应与痘症并重。余于友人处得见谢朴斋[1]手辑《麻科活人》[2]一书，可谓命名确切，读毕不禁狂喜。查此书板已无存，翻刻一次，均为兵燹所毁，惜其立言太多，未免近于繁杂，故匆匆未及全录，惟择其要者四十余则，

---

① 谢朴斋：谢玉琼，字昆秀，号朴斋，清代安成（今广西省宾阳县）人。精于儿科，著有《麻科活人全书》。

② 《麻科活人》：即《麻科活人全书》。

删繁就简，而症反复常变，尽在其中，足为后学津梁。并加入歌括，附于幼科之末，免失其传，实为天下小儿幸。

◎岁气

麻疹之症，其初发热，与伤寒相似。但麻则面红，咳嗽喷嚏，鼻流清涕，目中泪出，呵欠喜睡，或吐或泻，或手掐眉目鼻面之为异耳，不可误作伤寒施治，而妄用汗下也。妄汗则增其热，而为衄，为咳嗽，为口疮咽痛，为目赤痛，为烦躁，为大小便不通；妄下则虚其里，为滑泄，为滞下。《经》曰：必先岁气，毋伐天和。言不可妄汗下也。是以治麻者，务须先明岁气。如时令平和，以宣毒发表，去升麻、桔梗等发之；如时令暄热，加以石膏、芩、连清之；如时令大寒，加以麻黄、桂枝发之；倘兼疫疠之气，以人参败毒汤治之。又要看人之虚实，如吐泻不止，以参、术补之；如便秘烦躁，以酒蒸大黄微利之。《经》曰：无实实，无虚虚，倘损不足而补有余，夭人性命，非关天数，医杀之也。能知损有余而补不足者，方为良工。

◎初潮认症

麻疹初潮，未现标时，必身热憎寒，头疼咳嗽，或吐或干呕，或泻或腹痛，或鼻塞，或鼻流清涕，喷嚏呵欠，眼胞浮肿，目泪汪汪，腮赤体疼，烦躁不宁。夫麻乃胎毒所发，毒者火也。麻疹小而色红碎密，其行于皮肤之间者，属手少阴心经君火也。五脏心肺相连，肺位居乎上，心经火旺，则肺受之，故麻之发，惟肺受毒最重。其咳嗽者，肺因心火炎上，而肺叶焦举也；鼻流清涕者，鼻为肺之窍，以火烁金，而液自流也；目中泪出者，肺热则移于肝，肝之窍在目也。肝属木，木能生风，故有呵欠也。吐与干呕者，心火流入于胃也。肺与大肠为表里，肺热流于大肠，故眼胞浮肿，腹痛而泄泻也。腮赤烦躁，心火旺也。喷嚏，肺经火邪也。或手掐眉目唇鼻及面者，肺热证也。然麻虽胎毒，未有不因时气外感而发者，故其症与伤寒相似，而身热憎寒、头疼体痛。切莫作伤寒施治，当先以肺为主，总宜泻火清金，而泻火当用黄连、黄柏、栀仁、大青、元参、连翘之类，清金当用黄芩、知母、贝母、麦冬、石膏、天花粉、牛蒡子、地骨皮、桑白皮、杏仁之类。初起须细看两耳根下，颈项连耳之间，以及背脊之下至于腰间，必有三五红点为证，宜用宣毒发表汤去升麻、桔梗、甘草，或少加苏叶、胡荽，或再去淡竹叶与服，疏风解肌，托之出外，可以坐享平安。虽有吐泻，亦不必拘泥，麻出而吐泻自止。盖麻属热候，热冲胃则吐，热冲大肠则泻，此麻之常候。麻出热解，吐泻之症，不治自止，不必更惧吐泻不止，而妄施治法也。若麻不出，再进一服，甚则以椿树根皮煎水熏洗。再不效，加之腹胀气喘昏乱，而败症作矣，此亦由失治而变之也。

宣毒发表汤

薄荷叶八分 葛根 防风 荆芥穗 连翘 牛蒡子 木通 枳壳 淡竹叶各一钱 升麻 桔梗 甘草

灯心加入，水煎服。

冬天寒月，可加苏叶八分，又加葱白为引。暑月炎天，可加生黄芩一钱，总除升麻、甘草、桔梗不用。初起往来潮热者，除淡竹叶，免解肤热，致麻难透表，在寒月仍宜加苏叶、葱白以疏表之。初潮潮热太甚者，加赤茯苓、生地黄、黄芩，不必拘麻初用寒凉冰伏之说。但春冬寒月，黄芩等分，宜略少耳。初潮无汗，加葱白以发之，更略加衣被穿盖，以取其汗，使毒透，切不可遽用胡荽酒奄之法，免助邪火内攻，肺金重受其克，药中略加胡荽作引稍可。初潮不食，不必理会，妄加开胃之药。见喘促，加黄芩、葶苈、瓜蒌仁，以清肺开胸，或更加姜汁炒白芥子、家苏子、莱菔子以降之；呕吐，加竹茹、柿霜；呃逆，加枇杷叶、竹茹；鼻衄，加鲜茅根；咽喉痛，加射干，倍用牛蒡子；唇干齿燥，舌黄口渴，加麦冬、花粉、黄芩，甚则加黄连、黄柏、栀仁，以预解之；热甚大便坚实者，加火麻仁二三钱以润之，用枳实以导之，免致闭塞，而热毒不得发越，致变紫黑；如便闭不通者，加黑白丑牛末以利之；如利之不通者，必生气喘鼻扇等症，即用三黄败毒汤加大黄、牛蒡子、连翘、地骨皮、桑白皮以通之；如兼口渴者，并加麦冬、天花粉；大便溏者，枳壳等分减用，以为开泄之路，庶可免便闭之患；溏泄而有微汗，除薄荷、竹叶，不可兼用止汗止泄之品，以堵其发越之门；泄泻者，除枳壳，加猪苓、泽泻以分利之，不可止泄，以塞其舒畅之机；小便赤涩者，除薄荷叶，加赤茯苓，或更加车前等以利之；溺血者，加生地黄、黄连、黄柏、黄芩、栀仁、牡丹皮，以去其滞血，免使留而为殃；冬月寒天，无汗不咳者，量加蜜汁和酒炒麻黄二三分。其余诸证，不能备悉，宜随时酌之可也。

宣毒发表荆芥催，牛蒡防风枳壳来。桔梗连翘荷竹叶，升麻葛草木通栽。

三黄败毒汤

黄连 黄柏 黄芩 栀仁 荆芥 知母 石膏 元参 木通 防风 桔梗 甘

草 大青叶

水煎服。

三黄败毒柏连参，桔梗栀芩知母新。荆芥木通石草共，大青叶入法宜遵。

◎初热未明是否勿峻发表

初热之时，不见麻路，未明是否，不可发表，略宜清解，用利咽散主之。如见麻路，则当以宣毒发表汤去升麻、淡竹叶、桔梗、甘草，加苏叶、葱白，或加蜜酒炒麻黄，开提腠理，自然出现。或用厚衣绵絮盖之，俟得汗渐减，使皮肤通畅，腠理开豁，而麻易出。纵不出，不可再汗，恐致亡阳之变，只宜频以葱白汤与服，使毛窍中微汗润泽，其麻自出，庶无热闭发搐之患。既出之后，亦宜宣毒发表汤去淡竹叶、升麻、桔梗、甘草表之，防其内伏。既出而潮热甚，或兼口渴者，则石膏、知母、竹叶并宜用之。且更可加地骨皮、生地黄、麦冬之类，以清其热，凉其血，生其津也。又可加黄芩清肺，黄连泻心，而诸候不生矣。

利咽散

牛蒡子炒 元参 防风

水煎服。

利咽散内元参孚，牛蒡防风三物俱。初热不明麻路处，略宜清解亦良谟。

宣毒发表汤见上

◎避风寒

风寒本自外来，麻证终始最宜禁避。如或不谨，失于避忌，一受风寒，则令肌肤干燥，腠理闭密，遂至麻毒不得发越而难出矣。初潮之时，若能避忌，麻则易出，毒则易解，自无后患。正出之际，不知避忌，麻为风寒所触，出必复收，致毒积于内而不得解，变证生焉。已收之后，切宜避忌。若不避忌，留毒难尽，变证无穷。轻者咳嗽痰疾，终身不愈，重者必危难救。是以麻收之后，必待二七热退身凉，无痰不咳，饮食如常，精神复旧，方可遇事不避，慎之慎之。

◎忌食生冷勿骤用寒凉药

麻本火候，自发热至出透之日，未免有口渴烦躁，故多喜食冷物。盖麻证属火，食冷虽曰无妨，然生冷等物，麻证始终当忌。因麻最要透表，只宜温暖饮食，以候其透表。若于初潮未出之际，而食生冷冰伏火邪，则毛孔闭密而毒火难出矣。即透表之后，亦忌食生冷。但柿饼、秋白梨、莲藕、荸荠可以略用，桃李、梅子、柑橘、石榴、菱角等物，又在所必忌。然非但患麻者生冷等物忌食，即医家治麻，寒凉之药亦不可骤用。夫麻初发热之时，而最忌寒凉之品者，盖恐冰伏麻毒，使毒气郁遏，不得外出，而成内攻之患。古人谓天气暄热，宜用辛冷之味，如黄连解毒汤之类，不知天时之暄热、热气，岂寒凉之药所能解也。今若骤用寒凉，恐不足以解外热，而适足以阻内热，使之不得出也。曾见有一岁孩子，出麻发热，未见点时而发惊搐，医家认作急惊，用寒凉之药攻治，致麻毒隐隐在皮肤之内不得出表。后一医以滋阴为主，用四物等剂，亦不获效，烦闷声哑，数日而死。此可以知骤用寒冰伏麻毒之为害也。今因天时暄热，而执泥岁气之说，而骤用寒凉，岂理也哉。故治麻者，凡于麻初出之时，虽有身热烦渴等证，宜以宣毒发表汤去甘草、桔梗、升麻，少加酒炒黄芩三五分以清之，切不遽投黄连、黄柏、栀仁等味，致麻不外出，后虽设法宣表，终无济于事矣，可不畏欤。

宣毒发表汤见上

◎忌食辛辣热物误用辛热药饵

辛辣热味，患麻者多酷好之。因麻属火候，火蕴于内，得辛辣热物而痰火暂快故也，不知此物最要禁戒，庶无后患。如或因其酷饮，遂以胡椒、茱萸作汤，或醇酒、姜蒜、韭薤与食，而顺其性，暂虽畅快，久则痰火益甚，致麻变紫黑，或二便闭结，或成血痢，肠头露出，或生牙疳，或唇舌破裂，或喉中痰响，或五窍出血，或大热不止，胃火猖獗，饮食即吐不下，种种恶候，因而生焉。若食乳孩子，乳母亦同一禁例。即治麻医家，用药立方，辛热燥悍诸品，亦勿妄施。如桂枝、麻黄、羌活、独活、白芷、川芎、苍术、香附、果仁、白术、丁香、木香、砂仁、肉蔻、肉桂等类，不可轻使。若于麻初热之时，而误用之，反助其毒气壅蔽而不得出，致有内攻之患。即有麻疹初起，而见四肢逆冷者，乃火极似水，热药亦不可妄投。昔人谓天气大寒，宜用辛热，以桂枝汤之类发之。不知天气大寒，只宜置诸暖室，谨避风寒可也。且天气纵极严寒，而人身中之热毒，未必因天寒而减。而因天寒遽用辛热，以治麻症，又岂理也。庸工执泥岁气时令大寒，宜用辛热发之之说。譬诸麻疹初出，有呕吐而用苍术、丁香、砂仁，有头疼而用川芎、白芷、羌活，有手足冷而用桂枝、肉桂。殊不知麻症之作呕吐，乃火热蒸于胃也，头疼乃火毒上攻也。今反以辛温之药攻之，是犹抱薪救火也。至于手足稍冷，乃热极似寒之象，俟麻出透，而手足自温。医家不明，而谓桂枝可达于四肢之末，肉桂可以温经回阳，而遽用之，是误之又误，陷人性命，良可叹也。执天寒而用辛热之说者，何殊乎是？倘有误服辛热之药，助其邪火，烦渴便闭，致麻不出，危笃之极者，以宣毒发表汤去升麻、葛根、桔梗、甘草，加前胡、元参、黄芩、生姜。倘邪火内攻，烦渴，令麻不出，而兼便闭者，再加黑白丑牛以下之，是亦釜底抽薪一术也。

宣毒发表汤见上

◎忌食猪肉鸡鱼盐醋五辛等物

麻疹禁忌，比痘尤甚。盖痘初起，则宜慎口，至起水之时，鸡肉食之，正可助浆。若麻症，马、牛、猪、羊、鹅、鸭、鱼腥，以及盐、醋、甜、面食，五辛滞气煎煿等物，必收后四十九日之外，方可与食。惟宜食淡，庶无后患。若七七之前，不知禁忌，则终身遇天行则发，或生他病。食盐太早，令生咳嗽；食五辛太早，令生惊热。惟猪肉一味，犹可先食，亦必俟人凉不咳，并无他症者，方可食之。其余必须遵期谨戒，非但出麻之人当慎，即乳儿、乳母，亦必禁忌。盖麻之为病，有类伤寒，荤腥不谨，祸生不测。曾见麻案有云：贺少君患麻，家人不知，以肉饭与食，适缪仲淳见而惊曰：尔主出麻极重，何可食荤。急命虻虎汤三剂与服，而麻尽现，遍体皆赤。又以原方进二剂，麻虽尽出，而烦躁不安，势尚不可保，继以三黄石膏加柽叶汤一大剂，浓煎与服，烦躁定而痊。口腹之为害匪轻，不可不慎。

虻虎汤

西河柳 麦冬各两许 知母五钱 淡竹叶七十片 元参 贝母又名虻，去心，姜汁蒸，各三钱 石膏一两五钱

水煎服。

虻虎汤方用不差，麦冬知母石膏佳。参贝西河淡竹叶，麻出食伤缪氏排。

三黄石膏加柽叶汤

黄连 黄柏 黄芩各五钱 石膏 麦冬去心，各三钱 西河柳 知母各一两 淡竹叶二百片

水煎服。按：柽叶即西河柳，希雍《广笔记》极推治麻之功。若麻则可用。如春夏所出温疹，服之反为大害。因古人统名曰疹，以致今之医者，多不知分别也。

三黄石膏加柽汤，知母麦冬八物防。淡竹叶加仍烦躁，当知口腹害非常。

◎忌兼用补涩

麻初出时，多有泄泻不止者，其毒火因泻而减，此殊无妨。若麻出尽之后，而大便泻红黄色者，乃内有伏热也，宜以加味三苓散与之，一服即愈。若用参、术、诃、蔻补涩之剂，以图速止，则麻变证，重为腹胀喘满而不可救；轻为休息痢，缠绵不已。然非仅麻出齐之后，泻红黄色者不宜兼用补涩，即

麻已收后亦不可用，务要谨慎。

加味三苓散

猪苓 木通 车前子 茯苓各十分 泽泻八分 黄芩酒炒 牛蒡子炒研，各五分 黄连酒炒，二分

灯心五十寸，水煎，食后服。

加味三苓猪茯苓，条芩泽泻黄连侵。木通牛蒡车前子，加入灯心似甘霖。

◎升发清凉解毒当分先后

治麻用升发清凉解毒，法所宜然。当分先后而施，不可浑用，何也？然麻初发热，恐难透表，故当用升发，使之易出。见标之后，与正出未透之间，宜发表而兼清凉，使血凉肌解，麻易出透。至麻到通身上下俱红，总成一片，垒垒如珠，手足之末，上下相同，无有空处，此为出透，斯时则当用清凉解毒之剂，不必兼用发表之药。若于初热正出之际，而即用寒凉，则气滞血凝，肌肤闭密，不得开通，致麻不出，多生危候。是以于初热未出之时，及正出之际，只宜辛散，如荆芥、葛根、薄荷、前胡、牛蒡子、防风、苏叶、淡竹叶、石膏之类。即麻黄亦当因证而施，使之易透。正收及收后，宜用寒凉解毒，如元参、青黛、麦冬、黄柏、瓜蒌根、黄连、黄芩、连翘、贝母、知母、栀仁、山豆根、淡竹叶等药，使毒火易得消散，方无后虑。

◎罨[1]麻当分天时

古有罨麻之说，虽近有理，然亦当分天时。如春冬严寒，麻为风寒所遏，闭而不出，罨之以取汗，使腠理开豁，犹曰可也。若夏秋炎热之时，只宜令之于无风之处坐卧，以单被盖之，勿令其冒风感暑，岂可罨助。倘炎热而用罨法，则火热愈甚，麻必焦紫，致变坏证，而不救者多矣。

◎补中

麻症属火，由肺胃实热者多，虚寒者千百中不过遇有一二，故治麻俱宜先用疏散寒凉也。而古人又有议补中之说者，盖指麻收之后而言，非指初热正出正收之时也。缘由麻症先过用寒凉，而肺胃受伤败坏，以致麻收之后，多得呕吐、泄泻、厥逆等症，当审其轻重而用补中，仍须佐以清凉之品，如连、芩微炒而加之，皆恐中气实而邪火复作也。故凡素禀虚弱，或出麻之际，过于发散，及出透之后，又过用寒凉，以致骨瘦神疲，食入反吐，俱宜以香砂六君子汤去半夏，加麦芽、金钗石斛之类，不可猛进温补。

香砂六君子汤见呕吐哕

---

① 罨（yǐn 饮）：窨，密闭；封闭。

◎正麻奶麻风瘾不同

正麻之出，由于胎毒。其出也，必在出痘之后，或隔两三月，或隔半年之久，甚至八九年之远，感正麻之气而出一次，后再不出矣。奶麻者，小儿初生未满月时，遍身红点，斑点如珠，皆由儿在母胎中有热毒，故生下发见于皮肤，不可认作时行麻疹，妄用汤丸。盖婴儿脏腑娇脆，气血怯弱，不能胜受汤丸，宜以溯源解毒汤，与乳母服之可耳。若风瘾者，亦有似于麻子，乃发在幼孩，甫生一月，半周一岁之间，时值天气炎热，感风热而作。此不由于胎毒，乃皮肤小疾，感风热客于脾、肺二经所致，不在正麻之列，常见出一次，又出一次，亦有连出不已者，无关大利害，不必用药而自散。倘身热不退，只宜用宣毒发表汤去葛根、升麻、桔梗、甘草，加元参、黄芩、地骨皮、石膏、知母，以疏风清热退潮，极为妥当。

溯源解毒汤

当归身 川芎 生地黄 白芍药 人参 连翘 黄连 陈皮 木通 生甘草 淡竹叶

水煎服。此方善解胎毒，又名解毒汤。

溯源解毒当归芎，生地人参甘草攻。芍药连翘淡竹叶，黄连陈木奏奇功。

宣毒发表汤见上

◎温麻

温麻者，由于胎毒而感风热，又值时令疫疠之气，流行城市乡村，家家传染，调治若不得当，立刻变证。治法当常照杂病温疹法。若出透流毒成痢，宜以清热导滞汤主之。然凡出正麻之后，则不复发温麻也。

清热导滞汤

黄连酒炒 槟榔 黄芩酒炒 生白芍 枳壳 厚朴姜汁炒 陈皮各五分 青皮 甘草各三分 连翘 牛蒡子 楂肉 当归 淡竹叶各五分

水煎服，灯心、犀角末可随症加入。

清热导滞白芍敛，青陈枳壳芩连检。朴榔竹叶翘山楂，牛蒡当归甘草焰。

◎痘夹麻出

麻疹有于出痘之时，相夹而出者。当出痘之际，发热蒸蒸，才现痘苗数十颗，遍身通红，碎碎密密，形如出麻，似非出痘，其实大痘夹麻而出。是痘为正出，而麻不过脾、肺两经之风热游火，随痘而现也，不甚关利害。遇此不必惊慌，以元参升麻汤除升麻、甘草，加黄芩、连翘一二剂，以宣托之，则麻疹尽出而消散。正痘自然依期起灌，而庆成功矣。凡此等夹麻之痘，痘出亦必稀疏也。

元参升麻汤

元参一钱 升麻五分 防风 荆芥 牛蒡子研，炒，各七分 生甘草去皮，三分

水煎，温服。

元参升麻牛蒡子，防风荆芥甘草美。痘毒夹麻须减加，疹消起灌气随喜。

◎盖痘解毒麻

痘至回水结痂之际，复又发热，遍身上下通红，细看痘粒，脓浆充足，此乃盖痘解毒之麻出也。其名盖痘者，痘之上盖一层麻也；解毒者，此麻一出，可以解痘毒也。宜以大连翘饮去赤芍、柴胡、甘草，加熟石膏、天花粉、淡竹叶、地骨皮各一钱，以清解其余热。此等症候，盖因痘起灌之时，痘必稠密，医家极力催浆，过用补剂，以致热滞脾肺而作也。

大连翘饮

连翘去子，一钱 牛蒡子 防风 荆芥 黄芩 赤芍各七分 栀仁酒炒 滑石研，各五分 车前子炒 谷瞿麦 木通 当归 柴胡去芦，各八分 蝉蜕去头足，洗去土，十二只 生甘草去皮，三分

水煎服。热甚，大便闭，加酒炒大黄一钱，生姜一片。去栀仁，加紫草茸，名连翘防风汤，治痘麻热毒壅闭，小便不通。

大连翘饮当归肥，滑石荆防栀子挥。芍药芩通瞿麦穗，车前紫草蒡蝉飞。

◎痘后出麻

出痘已经收靥落痂，痘症已平，此时胎毒已经清解。适值天行麻疹发现，旋即出麻，惟宜清金养肺为主，应以参贝饮主之。谢朴斋云：痘后即出麻，虽曰胎毒曾经清解，然痘当起灌之时，岂有不施补剂，催浆灌脓之理，其间定有余热留毒。况今痘后相继出麻，未必又无毒火，全因天行而发者，虽宜清金养肺，而方中之桔梗、甘草，仍须停用，即沙参亦当以玄参易之，更宜加黄芩泻肺以清肌表，连翘、牛蒡以解心肺留毒，赤

苓、枳壳利二便而泄心与大肠之火，则肺金清而毒尽解，尤为妥当也。

参贝饮

沙参 贝母 桔梗各一钱 西河柳二钱 甘草五分

水煎服。

参贝饮方桔梗留，西河甘草五般游。天行麻疹又发现，养肺清金法最优。

◎闭症

麻初出时，若眼胞肿，白夹赤色，声哑唇肿，鼻搧气喘，烦躁口渴，腰痛腹胀，人事昏沉，口鼻出血，烦乱狂叫，二便出血。此乃毒火郁遏于内，名曰闭症，最为难治。宜用宣毒发表汤去升麻、甘草、桔梗，加酒炒黄芩七分，酒蜜炒麻黄五分，或更加元参、山豆根治之。若能托出麻标外现，渐次发出者，可以望生。如仍闭而不出，则难救矣。

宣毒发表汤见上

◎首尾调和

痘麻两症，皆系胎毒，均属心火。而麻则喜清凉，如化斑汤；痘喜温补，如保元汤。故治麻痘，一凉一补，人尽知之，而首尾调和之道，人多不明也。夫麻只要发出得尽，则毒便解。若于初热将出时，一味寒凉冰伏其毒，麻必难以透表，而毒不得解，所以初出至正收，宜安处暖室，勿用峻寒之剂，使之易透，是麻亦喜和暖也。痘则必待苗透，透而实，脓成而后毒解。若于痘成实之时，用大温热之药，则反溃烂不收，是痘后亦喜清凉也。业斯道者，须知治麻贵乎首尾温凉适宜，而阴阳自和矣。

化斑汤见补阙斑疹门

保元汤见外科

◎热有远近而出

麻疹发热，有近则五六日而出，远则八九日，或十日半月乃出。总以发热四日内现标者，其麻多轻，然必须解毒。若初热之时，既表之后，红影现于肌肤，切宜戒口避风。如或不禁，则皮毛闭密，毒气难泄，或变紫黑，或生痰涎，致变惊搐，为难治。若遇此候，宜以消毒饮去甘草，加犀角主之。如作渴欲饮水者，只宜少与葱白汤，以滋其渴。又有作寒作热，至于终日不退者，然始热之际，必见面赤眼肿多泪，咳嗽连声等症，宜详察之，慎勿临症恍惚。夫麻之出，其状如粟，红晕而起，间有不出，或只头面有，四肢无者，此则天行时气，湿热在脾，以致昏睡发热。麻不出现，当以宣毒发表汤去升麻、桔梗、甘草，加猪苓、泽泻，以解肌泄湿为尽善也。

消毒饮

牛蒡子四钱 荆芥二钱 防风五分 生甘草一分

水煎服。

消毒饮方用要精，防风牛蒡荆甘行。肌肤表后失调理，去草加犀免搐惊。

宣毒发表汤见上

◎不热

不热者，谓身温凉而无热也。初起不宜大热，及至正出之时，不宜无热。如不热，即系逆候，当以宣毒发表汤去升麻、甘草、桔梗、淡竹叶，或加贝母、桑白皮、蝉蜕、牛蒡，以疏托之。亦有用越婢汤者，不可以此为法。出尽及收后而不热者，是毒尽也，不须用药。

越婢汤见咳嗽痰饮

宣毒发表汤见上

◎微热

微热者，言热轻而不壮也。初起之时，尚无紧要，若麻正出，热不宜微，微热则出而不透矣，宜用疏托之剂，以宣毒发表汤去薄荷、甘草、淡竹叶、升麻、桔梗，加牛蒡子、桑白皮、蝉蜕、贝母、前胡。未收及收后微热者，此毒轻而尽也，亦可不必用药治之。

宣毒发表汤见上

◎乍热

乍热有二。有发热数日而忽止，过数日热又作者；有一日之间，或早热午凉，或午热而夜止者，此皆谓之乍热也。若未出之间而见乍热，则毒未透，药宜疏散，以宣毒发表汤去升麻、桔梗、甘草，或加贝母、桑白皮、蝉蜕、牛蒡。若正出之际，不宜乍热，见之则为逆候。此因毒出而邪热未解，复有内攻之意，必须疏托，亦以宣毒发表汤去甘草、桔梗，加地骨皮、黄连、黄芩、栀子、前胡、牛蒡、犀角治之。又有因大病之后，阴虚已极，治宜固本，当以四物汤酌加连翘、元参。若收后及未收之间，见乍热者，亦为毒气未尽，急宜凉解分利。如清热透肌汤去甘草，加黄连、黄芩、生地、地骨皮；宣毒发表汤去升麻、甘草、桔梗，加黄连、黄芩、生地黄、地骨皮等类施治。

清热透肌汤

元参 石膏 牛蒡子 荆芥 防风 前胡 葛根 杏仁各八分 生甘草五分

水煎服。

清热透肌用石膏，元参荆芥防风褒。前胡葛根牛蒡子，甘草杏仁意味豪。

四物汤见中风

◎壮热

麻本火候，非热不出，故最喜有热。如热势甚者，急宜清之，以白虎汤去炙甘草、粳米，加西河柳、连翘、牛蒡子、木通、枳壳、葛根。然治麻大法，总以解毒为上。若麻初热时，有毒火不退而热甚者，宜以解毒汤主之。若发大热而经日不退，是为壮热。初起发热，间即发壮热，直至出时而不微者，其症必重，以清热透肌汤去甘草，加地骨皮、生地黄、黄连、黄芩主之。有咳嗽，加贝母；大便结滞，加火麻仁、枳壳；小便赤涩，加赤茯苓、木通治之。或用宣毒发表汤去升麻、桔梗、甘草，加枯黄芩、生地黄、地骨皮、黄连、栀仁。若先热轻，正出现之时，其热方甚，此为顺候。若出尽而壮热不退者，又不宜也，亦以凉解疏托，以宣毒发表汤去桔梗、甘草，加黄芩、黄连、栀子、元参、骨皮、花粉、犀角、麦冬、熟石膏治之。大便闭者，加丑牛以通之；小便赤涩者，合导赤散，去甘草，加车前子以利之。或以竹叶石膏汤去人参、半夏、炙甘草、粳米，加荆芥、元参、地骨皮。收后而壮热不退者，更不宜也，亦宜照上方宣毒发表，加减凉解，更加生地、山豆根。或以凉膈散去炙甘草、芒硝。收后而壮热，兼大渴者，以白虎汤加元参、黄柏，此急以苦寒退热，不可畏忌而贻误也。

白虎汤见伤寒

清热透肌汤见上

宣毒发表汤见上

导赤散见妇科

竹叶石膏汤见头痛

凉膈散见中风转舌膏

◎潮热

潮热者，一日至晚一度，如潮水之及时而来，不失其信也。麻疹初出，多见此候。若出尽，及收后见之，此因气血虚弱而然，宜退阳益阴为主，以四物汤加人参治之。

四物汤见中风

◎渴热

渴乃肺胃两经热盛之候，唇必红。若唇口如丹，是麻发渴之候也。此因内热所致，火甚津枯，故作口干，治当泻火清金生津。然当审察虚实。若二便结涩，则为热甚，宜用清热凉利之剂，以门冬甘露饮去甘草主之。若二便清利，唇口淡而不红，但渴者，此必过用寒凉之药，损伤气血，脾虚不生津液而渴也，以七味白术散去木香，以山药易白术，加粳米主之。初热作渴者，以白虎汤去甘草、粳米，加麦冬、天花粉、牛蒡子、连翘治之；时渴甚者，以三黄散毒汤去甘草、桔梗主之；出现之时渴者，以白虎汤去甘草、粳米，加麦冬、天花粉、牛蒡子、连翘治之；出现之时渴甚者，以白虎汤加连、芩治之；渴而烦躁者，亦以白虎解毒汤加黄连、黄芩、黄柏治之；正收之时而渴者，以竹叶石膏汤去人参、半夏、炙甘草、粳米，加玄参、牛蒡子、黄芩、黄连、生地黄、地骨皮治之。

门冬甘露饮

麦冬去心，二钱 元参 黄芩 瓜蒌根 连翘各一钱 生甘草五分

灯心三十根，淡竹叶二十片，水煎服。

门冬甘露元参趋，瓜蒌黄芩生草俱。竹叶连翘心利便，津干由热法良谟。

七味白术散

人参八分 白术土炒 白茯苓 木香各一钱 藿香叶 葛根各八分 炙甘草六分

水煎服。

七味白术渴宜施，干葛人参甘草司。茯苓木藿二香共，脾弱津枯用勿迟。

白虎汤见伤寒

竹叶石膏汤见头痛

◎口渴恣饮致成水蓄

麻症原是火邪，心火内亢，肺焦胃枯，津液干涸，发热之时，未有不渴，不可以冷水与饮，只宜以绿豆，或芝麻，或陈炒米煎汤饮之。治法宜生津解毒，以人参白虎汤去人参、甘草、粳米，加连翘、牛蒡子、元参、花粉、淡竹叶、麦冬、葛根主之。若任其恣饮冷水，必生水蓄之病。如水入肺，则为咳为嗽，宜用葶苈以泻肺中之水；如水入脾，则为肿为胀，为自利；水入胃，则为呕为哕，宜用猪苓、泽泻，以泻脾胃之水；入心，则为惊为悸，宜用木通、赤苓，以泻心中之水；如水入肝，则为胁疼痛，宜用陈芫花以泻肝中之水；如水入肾与膀胱，则小便不利，宜用车前子、木通，以泻肾与膀胱之水。如渴而腹胀不食者，乃本虚实滞，为败症难治也。

人参白虎汤见暍症

◎复热

复热者，谓热已退，而复作也。此候先无，必待麻收后，热退身凉，越六七日而又复热。此症非因复感风邪而然，必因余热未清，余毒复还所致，治宜清凉和解为妙，以生地骨皮汤加减进服。然麻初起喜热，若麻愈后复热者不宜也，盖麻发热，多至十一二日，少亦不下七八日，热久元气虚矣，加之出麻之后，饮食不进，今复重热，阴阳虚耗，不死何待。故再热者，非大剂滋阴不可，以柴胡四物汤主之。

生地骨皮汤

地骨皮 生地黄 元参 麦冬 连翘 龙胆草 牛蒡子 黄芩酒炒 栀仁

炒 木通 赤茯苓

甘草梢加灯心，水煎服。舌有白苔，加荆芥、防风；舌有黄苔，加连翘酒炒；便闭，加枳壳、火麻仁，闭甚再加丑牛。

生地骨皮龙胆选，栀仁通草元参善。冬芩牛蒡苓翘芯，余毒未清宜识辨。

柴胡四物汤

柴胡 黄芩 人参 生地黄 川芎 知母 麦冬 当归身 白芍药 淡竹叶 地骨皮

水煎服。

柴胡四物人参皮，芎芍当归知母宜。生地黄芩淡竹叶，麻后阴虚水煎之。

◎始终潮热

麻症初起，最喜潮热；正收与收后，又喜无热。若自初起至收后，而始终潮不退者，或饮食不进，或咳嗽，或口渴，或见痰，症俱属血虚血热。夫麻症属阳，血多虚耗，滋阴补血，其热自除。此养阴退阳之义也，宜用四物汤，按症加减主之。如口渴，加麦冬、天花粉，或犀角汁；如咳，加瓜蒌霜、杏仁霜；如有痰，加贝母、陈皮；如有喘，加芥子、葶苈。但方中元参、骨皮、黄芩、黄柏之类，总宜加入，最忌人参、半夏、白术等温燥之品，不可不知。

四物汤见中风

◎烦躁

麻本火候，火主手少阴心经，心火内炽，故烦躁不宁。若有麻症火邪太甚，烦渴便闭，致麻不出，危笃之极，宜清心泻火清金，以宣毒发表汤去干葛、升麻、桔梗、甘草、生姜，加麦冬、黄芩、玄参，以三剂与服，而麻即出。或以人参白虎汤去人参、甘草、粳米，加黄芩、元参、连翘、牛蒡子、花粉、竹叶、麦冬。若系久病之人，元气虚弱，或变烦躁口渴，麻竟不收，凝滞在皮肤间者，此血虚故也，则不宜用前二方，当宜养阴汤，以养阴配阳为要也。

养阴汤

熟地黄 牛蒡子炒研，各八分 当归 白芍药 麦冬各七分 荆芥三分 川芎 薄荷各二分 元参 连翘各五分

二剂，水煎服。后剂加黄连二分五厘。

养阴汤内当归身，熟地元参芍药神。荆薄芎翘麦蒡子，血虚烦渴在生津。

人参白虎汤见暍症

宣毒发表汤见上

◎出不快发不出

麻症初起，必发热咳嗽，浑身胀痛，有似伤寒之候。惟干咳连声，目赤多泪，呕恶便溏，此确为麻症之验。更须见耳后、顶上、腰腿上先现，然后遍及手足底为齐，总以头面较多者为佳。若将发之际，或为风寒暴袭，或因肢体坦露，寒郁热邪不能外出，此全盛之势未萌，与麻出早收不同。其有初热吐

泻交作者，是为顺候；干呕闷乱者，则为逆症；欲出不出者，亡可立待；一出即收者死，因麻以出尽则毒解。若邪气郁遏，毒留不去，则正气损伤，人困而不伸。毒归五脏而诸症蜂起，归于脾则泄泻不止，归于肝则烦热不退而惊搐生，归于肺则咳嗽血出，归于肾则牙龈腐烂而成疳蚀。凡有出不快者，均宜用解毒之剂，如宣毒发表汤去升麻、甘草、桔梗、淡竹叶以发之。若无汗而出不彻者，外用胡荽同葱捣烂，和酒糟蒸热，以绢包裹，自头面及手足，逐一揩之，勿令见风，衣被厚温，自然出快。如有气粗喘促，腹中胀痛，烦躁不宁，致麻不出者，急以麻杏甘石汤合消毒饮，去防风、甘草以治之。轻则仍以宣毒发表汤去升麻、桔梗、甘草。若因触犯风寒雾露，隐现不能发出者，以新猪粪冲汤，隔蓆蒸之，冷则更换，并取猪粪烧灰，以葱白汤调下二三钱。此乃痘科治黑陷，用烧人粪之变方，即用烧人粪亦可。若发之而仍不出者，则无须治矣。

麻杏甘石汤见吐衄血

消毒饮见前

◎过期不出

发热六七日以后，明是麻症，若缠绵不出，此腠理厚密，毛孔尽闭，皮肤干燥坚厚，毒气拂郁于内。或又为风寒袭之，曾有吐利，乃伏而过期不出也。急用托里发散之剂，以麻黄散去升麻，加胡荽子以发之。或用独柽散加胡荽子、牛蒡子、连翘。春冬寒月，再加蜜酒炒麻黄。又有治麻欲出不出者，以龙胆消毒散去僵蚕、蟾酥，加胡荽、葱白、葛根、蝉蜕。春冬寒月，亦加蜜酒炒麻黄。或外用胡荽酒，以苎麻蘸戛为当。若当出不出而无他症者，以宣毒发表汤去薄荷、升麻、桔梗、甘草，加苏叶、骨皮、前胡、茯苓。如不出，急取向东狗粪，烧灰存性，水调服之，即现。若当出而参差不齐者，以黑芝麻，用冷水擂服。若过期不出，反见烦躁闷乱，腹胀气喘，手足冷者，不治。倘一向未更衣者，此毒盛于里，伏而不出，用凉膈散去甘草，加牛蒡子主之。或从权施治，以七物升麻丸解之发之。倘仍不出，不必治矣。

麻黄散秘本方

麻黄去根节，水煎，打去黑汁尽，酒蜜拌炒 人中黄瓦盛火煅 牛蒡子炒 蝉蜕去头足 升麻酒炒

水煎服。

秘本麻黄是妙方，蝉蜕牛蒡人中黄。升麻酒炒均须制，托里缘因毒内藏。

独柽散又名柽叶散

西河柳为末，以茅根煎汤下三四钱，白水下亦可。

龙胆消毒散

牛蒡子 地龙即蚯蚓，晒干研末，各二分 僵蚕姜汁蒸 蟾酥二分 贝母去心，姜汁蒸 防风 荆芥各一分

为末，淡竹叶煎汤下一钱三分。

龙胆消毒散僵蚕，贝母防荆牛蒡参。依法制成七物研，每煎竹水下钱三。

七物升麻丸

升麻 犀角 黄芩 朴硝 大黄各二两 淡豆豉 栀仁二两

为末，蜜丸黍米大，白汤下五六分。凡觉四肢大热，大便艰难，或二三日不更衣，服之取微利，不利再服。更衣者，即大便也。

七物升麻犀角黄，栀仁豆豉芩硝藏。过期不出躁烦甚，从权施治勿仓皇。

宣毒发表汤见上

凉膈散见中风转舌膏

◎已出热甚不减

麻本火候，非热则不得出。麻疹欲出，则遍身发热，头疼或身拘急。及既出，则退矣。若有既出而热甚不减，此毒邪壅遏，宜以大青汤去甘草以解其表。如便涩者，以黄连解毒汤去木香、犀角，加牛蒡子、黄芩、木通、枳壳、石膏、知母。或以大连翘汤，以地骨皮易柴胡，去赤芍治之。若大便不通者，以凉膈散去甘草，加牛蒡子以解其里。既出，发热不退，饮食少进者，此毒逼脾胃，宜以泻白散去甘草、粳米，加麦冬、葛根、柴胡、酒蒸石斛施治可也。

大青汤

大青叶 元参 知母 石膏 木通 生地黄 荆芥穗 甘草 鲜地骨皮

淡竹叶十二片，水煎服。

大青汤内用元参，芥穗木通知母臻。生地骨皮淡竹叶，石膏甘草法宜遵。

黄连解毒汤见吐衄血

大连翘汤见上

泻白散见潮热

◎已出红肿太甚

麻出连串如珠，颗粒分朋，红活光润，方为美候。若出而形红肿太甚者，此毒盛壅遏所致。倘不急治，必变紫黑干枯，隐伏内攻而成恶症矣，宜以宣毒发表汤去桔梗、甘草，加黄连、骨皮、知母、黄芩、花粉、犀角；或清热透肌汤去甘草，加黄连、黄芩、枳壳、木通、山豆根、葶苈等，以清其毒，是为至要。

宣毒发表汤见上

清热透肌汤见上

◎不透表

麻疹不能透表者，谓混身麻疹藏于皮肤之中，欲出而不能透也，古称留毒，后亦多凶而难治。然此不透之症有三端，治当详审。一者因风寒郁遏，未能疏托，以致皮肤干燥，此宜宣毒发表汤去升麻、桔梗、甘草，合越婢汤，去甘草、姜、枣以发之。如表虚不胜疏托者，当以葱白一味，煎浓汤时服，但微微汗，风寒即解，而麻自透。一者因火毒内炽，热极不能透表，此症麻疹根地头粒混成一块，而色红紫，急宜消毒清热，以白虎汤加荆芥、元参、黄连、栀仁、黄芩、桔梗、木通、连翘、牛蒡子等类。一者因中气本虚而不能透表者，此症皮肤不燥，唇口淡白，二便如常，虽有蕴热，不可轻用寒凉，即用峻剂升发，亦终不得出透，但当分利，使之内化可也。宜以消毒饮去甘草，合三苓散，加连翘、枳壳以清之。假使虚热内炽，唇口虽红，其色亦淡，此等症候，虽欲透而不能透也。亦宜消毒饮去甘草，加山豆根、连翘，以消其毒。又有一等，胸腹腰背暖处，只有一二处现有麻形，粒头赤红，头面手足之间，乍见乍无，症属缠绵难已，且有收后五七日复发之患。此因气候之异，非不透之症，应宜辛凉透表，以清热透肌汤去甘草，渐次求安，欲冀速效，恐转增危殆也。

三苓散

茯苓 猪苓各二分 泽泻三钱

伤暑者，加朱砂、灯心。水煎服。

三苓散用二苓开，泽泻分清毒可推。伤暑朱砂灯草入，症因蕴热莫徘徊。

宣毒发表汤见上

越婢汤见伤寒

白虎汤见伤寒

消毒饮见上

清热透肌汤见上

◎尽透表

麻尽透表，方无后患。何以谓之透表，但得粒头尖而细小，离肉收根者是也。见有一种，扁阔掀赤成块，块上复有小粒，平塌不起，而未见块上肉离；又有一种，结成小块如风毒，遍身燥痒，偏高红肿，而粒头不尖者。此二症虽透表，其中必有热邪伏留，后必为患，并宜用竹叶石膏汤去人参、半夏，加连翘、牛蒡子以滋润之。或以宣毒发表汤去桔梗、甘草、薄荷、防风，加麦冬、黄连、骨皮、知母、黄芩、花粉主之。纵有余热，可从此涣散矣。

竹叶石膏汤见痉症

宣毒发表汤见上

◎一齐涌出

痘以三四次出，谓之出匀。麻贵一齐涌出，谓之出尽。故凡麻能得出，毒便轻减。以火照之，遍身如涂朱之状。此将出之兆，出形细密，与痘相似。但麻则随出随收，非若痘之渐长而渐大也，出形鲜红，与温病之斑疹相似。但麻则粒粒成疮，非若斑之皮红成片，疹之蚊咬成迹也。是麻以一齐涌出为最美，可不须用药而自愈。

◎麻色分治

痘麻之色，不可同论。大抵痘惧大红，恐皮嫩易破，易生瘙痒。麻疹之色，最喜深红。因麻发于心，属火，红者火之正色也。故麻鲜红者，毒得尽发而称美。若麻色淡白，乃心血不足也，治宜四物汤去川芎、白芍，加红花、陈皮、生姜，随症治之，最为妥善。若麻色赤如锦纹者，以化斑汤去甘草、粳米，加连翘、竹叶、牛蒡、地骨皮，或再加黄芩、黄连。若色红艳微紫为血热，如出甚者，宜以大青汤去荆芥、骨皮、甘草，加牛蒡子、连翘、黄芩、栀仁、黄连、生地黄、人中黄、火烧人屎末等类施治。大便秘者，仍加入酒蒸大黄以利之。

四物汤见中风

化斑汤见斑疹

◎阴阳两部多少

麻虽肺胃病，多属于火，发则先动阳气，而后归于阴经。头本为阳，所以人身之中，麻疹阳部宜多而不宜少；阴部宜少，多亦无妨。何为阳部？头为诸阳之首，面乃阳中之阳，背与四肢向外者皆属阳，但得此数处麻多而透表，则无后患。何为阴部？胸为阴，腹为阴中之阴，腰与四肢向内者皆为阴。但得阴部少而阳部多，或阳部透表，而阴部不能尽透，均为顺候。若阳部少而阴部多者，须防后患，当用黄连、黄芩、栀仁、木通以清火，或宣毒发表汤去升麻、桔梗、甘草，加前胡、麦冬、元参、黄芩等，随症而施治。若阴阳两部俱少者，乃麻毒轻也，不在此例。

宣毒发表汤见上

◎红润不起已出不红

麻疹色贵红润，形贵尖耸。若色虽红润，而麻不起发，更兼二便艰涩，宜用清热透肌汤去甘草。如麻色淡而不起，二便如常者，此属本虚，当兼培养气血，以清热透肌汤去石膏、甘草，加生地黄、当归治之。若已出而标不红，已现则发热转甚，或见头痛、身痛、烦躁者，宜以葛根疏邪汤加元参、麦冬主之。或更加连翘、地骨皮亦可。凡欲解散表邪，但表实邪甚者，此方最宜。

葛根疏邪汤

葛根 防风 荆芥 苏叶 牛蒡子 连翘 前胡 枳壳 木通 地骨皮 赤茯苓

加灯心，水煎服。

葛根疏邪荆防风，连翘枳壳茯苓充。前胡牛蒡紫苏叶，地骨皮心白木通。

清热透肌汤见上

◎鲜红色淡红色

麻色鲜红，内多有热。鲜红者，必光活而色艳为佳。若是粒头离肉，皮肤泽润，症还轻平。若粒头低塌不高，其症多重，急宜清肺泻火，如黄芩、栀子、连翘、薄荷、麦冬、牛蒡子、元参等治之。凡麻色淡红，则肺胃毒轻，再得粒头高耸而离肉，更为上吉之候。若粒头低塌，而色焦枯燥，皆由风寒外袭，药宜疏散，以葛根疏邪汤去防风、苏叶、骨皮、枳壳、甘草，加蝉蜕、贝母、桑白皮治之。又有一种，初出粒头不高，色带赤淡红，大便闭结，口燥面赤者，此火邪内郁，大热之症，急用大剂清利，兼以疏托，宜白虎汤加黄连、黄芩、栀仁、木通、牛蒡、薄荷等类。若不早治，数日后必色变紫黑，而难瘳矣。

葛根疏邪汤见上

白虎汤见伤寒

◎粒红肤白麻如肌白

麻之粒头高耸，色红淡润而肌肤白者，乃为上吉，不须服药。若有表气本虚而色白，则调护温暖，不犯风寒，自渐变红活者，古云白疹温暖而后灭，此之谓也。又有一等，正出之时，为风寒所遏，致麻色形如肤白，其人必见毛窍竦竦，此等须用疏散之剂，解毒散风，方得红活，以葛根疏邪汤，或葛根解肌汤去赤芍、甘草，加苏叶、薄荷、枳壳、赤茯苓主之。倘若失治，致毒难尽，变证甚速。又有一种，麻出成片，一被风寒所折，即变为白色，身不发热，而毒反内攻，烦躁腹痛，痰喘气急，乃为危候。如毒攻于胃，则呕吐清水；攻于脾，则腹胀不食；攻于肺，则鼻塞喘促；攻于心，则唇舌焦裂，不省人事，摇头掣手；攻于肝肾，则变黑色而无救矣。

葛根解肌汤见上

葛根疏邪汤见上

◎紫黯色

麻遇紫色，内热极也，但得光活润泽，粒头尖耸，尚可调治。宜用清凉解毒，佐以消痰定喘，以凉血饮子去赤芍，加贝母、枳壳、葶苈、连翘、牛蒡子主之。兼谵语烦躁，以三黄败毒汤调辰砂、滑石末治之。若既出之时，而色紫红，干燥晦暗者，乃毒火炽甚，急以四物汤去川芎，加木通、枳壳、紫草、连翘、黄连、栀子、元参、牛蒡子、黄芩、黄柏解之。更加紫草、地骨皮、干葛、酒炒红花之类，滋阴凉血而内热自除，所谓养阴退阳之义也。若麻收之时，肌肤形色青紫，此内毒实热之候，以大连翘饮去柴胡、赤芍、甘草，加地骨皮、枳实、黄连、牛蒡子以清利之，使热从二便而泄。如热极甚者，再加大黄。又有一等，见暖则红活，不暖则焦枯，此为风寒所闭，治法虽应凉解，然不可太过，仍以暖为是，宜养阴汤用生地黄，去白芍、川芎，加防风、荆芥治之。若麻紫而不光润，色枯而无起意者，则难着手矣。

凉血饮子

生地黄一钱五分 黄连五分 黄芩 荆芥 元参各一钱 红花三分 丹皮 赤芍各八分 木通七分

水煎服。

凉血饮子芩连参，赤芍丹皮荆芥侵。通地红花去黯紫，头光色润可回春。

大连翘饮见上

三黄败毒汤见上

四物汤见中风

◎粒头焦

麻疹透表而粒头焦者，不论麻色红淡，皆为热极之候。急宜清肺凉胃，分利小便，宜以白虎汤重用石膏，加黄连、黄芩、栀子、木通、泽泻治之。如干燥无汗，再加蜜酒炒麻黄以汗之。大便燥结，宜于清解剂中，佐以血药润燥，以《全书》[1]除热清肺汤加当归、火麻仁、枳壳治之。如不通，急以承气汤，或凉膈散去甘草下之。治之不早，皆能致紫黑而难救也。又有种原发小疥而顶焦，颇似于麻焦而实非者，此临证须宜审慎。

《全书》除热清肺汤

麦冬 黄芩 石膏 元参 生地黄 贝母 赤茯苓

壮热，加地骨皮、黄连；气粗，加炒葶苈子、瓜蒌霜；便

① 《全书》：即《麻科活人全书》。

闭，加当归、火麻仁、枳壳。

《全书》除热清肺汤，贝母元参生地黄。苓芩麦石能清里，便燥粒焦治最详。

白虎汤见伤寒

大承气汤见伤寒

◎云头片

麻出有如云头大片，其形微起。此症有二，一种有现大片，掀红赤肿，而微离肉者；一种于红肿大片之上，复有小红点，现于片上者，皆因表热炽甚所致，宜以寒凉分利，用白虎汤加黄连、黄芩、栀子、葛根、元参。若麻出如锦纹斑烂，或出脓腥臭不干，心胸烦闷，呕吐清水，全身温热，亦以前方加黄连、黄芩、栀子、木通、贯仲、防风、荆芥，散毒去风而清湿热，慎勿迟延，竟致不救。若麻稠密，身痛烦躁，以四物汤去川芎、白芍，加黄连、栀子、元参、紫草、连翘、牛蒡子治之。若系瘾疹遍身，状如云片斑点，乍有乍无者，则当以消风散愈之矣。

消风散

当归 生地黄 防风 蝉蜕 知母 苦参 胡麻仁 荆芥 牛蒡子 石膏各一钱 木通五分

水煎，食远服。一方有苍术、甘草。

消风散内苦参通，知母胡麻蝉蜕充。荆防石膏牛蒡子，当归生地云斑攻。

白虎汤见伤寒

四物汤见中风

◎发斑似发斑屑已出夹斑

麻症初起，全类伤寒，但中指冷者，乃是麻候。若发热时大便闭结，或皮肤上红如锦纹者，胃热发斑，非麻症也，宜以白虎汤去粳米，加大青、元参、葛根、麦冬、淡竹叶、生地黄、枳实、木通主之。大便不通者，以黄连、黄芩、大黄水泛为丸，而微利之。若发热之时，皮肤上有似斑屑者，此亦非斑，乃风寒所协在表而成瘾疹，当用疏散之剂，内加清解之药。俟麻一透，瘾疹自退，慎勿认作真斑而施苦寒之品。若服紫草、红花、石膏、化斑等药，以致大便水泄不止，元气日衰，致麻内陷而难救矣。宣毒发表汤去薄荷、甘草、防风，加前胡、桑白、贝母、蝉蜕，可以施治。若麻已出而夹斑者，又当以犀角红花饮主之。务须按症用治，切勿胡乱可也。

白虎汤见伤寒

宣毒发表汤见上

犀角红花饮

犀角磨汁 红花 生地 当归尾 丹皮 连翘 木通 枳壳 牛蒡子

水煎服。

犀角红花饮木通，丹皮枳壳连翘同。当归生地和牛蒡，麻出夹斑可奏功。

◎易收早收难收

麻疹出收，常以六时为准。如子后出，午时即收；午后出，子时即收。乃阳生阴长，阴生阳成，造化自然之数也。凡此旋出旋收，其症皆轻然，必须先时麻出高耸，粒头淡红色润，故肌表易清，肺无加咳，而易收也。又有一种，火毒虽重，而重施清解，以致肺胃火邪息退，而易收者有之。然必于三日之间，从肌表而渐收于里，或三日之内，一时收尽，肤上并无疮痕形影，方曰易收。治者应宜详审。若麻出一日而收者，乃见风太早，为风寒所冲，麻毒内攻，此非易收。急宜施治，以免胃烂，症成棘手。宜以葛根疏邪汤，服后虽不复出，亦无后患。即三日后，麻已收敛，如有被风寒所袭，亦宜此方主之。

至于早收，则与易收不同。早收者，麻出未经三日，或一二日，或半日而收尽，周身肌肤暖处，绝无红影，是为早收，终变危候。若虽未经三日而早收，肌肤上暖处尚未全收，其毒未尽而攻于内，急宜清毒解肌透表以救之，宜用解毒快斑汤去楂肉、生甘草、川芎、桔梗、紫草、石膏、知母、元参治之。发之不起，当审其所因而与内解。然早收之候有三因，一因正出未透之际而冒风寒，麻因风寒所遏，邪反内攻，以致早收，宜以葛根疏邪汤加葱白与之。或以消毒饮去甘草，加葱白、葛根，服后即透者吉。不透则再用消毒饮去甘草，加酒蜜炒麻黄，有更加穿山甲者，当酌加入。若不急治，必发喘胀而成危候。亦有遍身青紫，热肿，喘胀气急，此毒滞血凝，半匿肌表，急用凉膈散去大黄、芒硝、甘草，加元参、紫草茸、丑牛、蜜炒麻黄、石膏以发越之。若腹胀喘促，溺清脐突者，亦以凉膈散去大黄、芒硝，加丑牛、葶苈、芥子，庶或可救一二。一因内挟热痰，火毒抗剧而伏匿烦躁，或腹胀喘急，不省人事，以白虎汤加黄芩、黄连、元参、牛蒡子、连翘、瓜蒌霜治之。一因误食酸醋收敛之物，以致肺脏不通，毛窍闭密而伏匿，壮热喘咳烦闷者，以猪胆汁煮甘草煎汤，续续与服。或以苦瓠同生甘草煎浓汤灌之以探吐，吐中便有发越之义。然仍宜疏托，当以消毒饮去甘草，与服。如误食猪肉，喘胀气急，亦以消毒饮去甘草加枳壳、丑牛、楂肉以下夺之。有用枳壳、陈皮、神曲、麦芽治之者，此恐无济于事。若误食桃李生冷，喘咳声喑者，以消毒饮加木通、枳壳、石膏、马兜铃，去生甘草。果得热退身安，气息渐调，方可无虞。又有因大病、久病后出麻，其人中气虚耗，致毒不能发越而收早；或有因初潮始热之时，泻久不止；或未发热之先，曾经洞泄，致中气虚损，麻才出尽而即收。此数端虽用疏托之药，而毒终难发尽。惟当健运中气，略兼解表清热，如香砂六君子汤去半夏，少用白术、木香、砂仁等分，加麦冬、连翘、牛蒡子、酒炒黄连、酒炒黄芩、荆芥、防风、葛根之类，可以施用。继即用消毒饮，慎勿迟延，恐致肺胃败烂而不救。若麻已出而复收，或出不尽，心慌啼哭不止，异常危急，死在须臾。或下痢腹痛，急当用解毒快斑汤去桔梗、甘草、楂肉、紫草茸、川芎，加枳壳、赤茯苓，随症加减治之。

大抵麻在三四日后渐次收敛，方为顺候。然必待肌表清凉，麻方能收。若麻出至三四日、五七日不收，肌肤必然壮热。此为难收之症，宜用解肌凉血之剂，佐以利水之药，以凉血饮子除赤芍，加木通、赤茯苓、枳壳、葛根主之。若一出连绵至四五日不收者，乃阳毒太甚，须用三黄石膏汤去黄柏，加连翘、牛蒡子、元参、人中黄、黄芩、生地、地骨皮以解之。便闭腹疼者，再加大黄，或以大青汤去升麻、桔梗，加黄连、地骨皮、黄芩。便闭腹疼，再加丑牛，务解其毒，使之尽发于外，庶里无余邪，免生后患。若解之而仍逡巡不出者，乃风寒外束，皮肤秘密之故，宜以葛根疏邪汤加薄荷、地骨皮。若麻点带白，隐隐于肌表之间，似收非收，而实不收者，此必因风寒所绊，而不能透表也，宜急用疏托，佐以寒凉，以宣毒发表汤去薄荷、桔梗、赤芍药、甘草，加前胡、桑白、贝母、连翘、黄芩。若肌肤无点粒，惟见如片，肤平不高，此为易收而未收尽也，宜用解肌之药，亦以前方加减。如有内热，亦宜清之，用生地骨皮汤去甘草，及三黄败毒汤、导赤散去甘草，加黄连、薄荷、元参、车前施治。张璐云：西北水土刚劲，禀质亦厚，麻必五七日乃收；东南风气柔弱，麻出不过二三日即收。迩来地运变迁，无分西北，禀质劲弱，未有不是日久方收者，当非难收可比。若三四日后，麻疹点白隐隐于肌肤之间而难收者，此必卫气素弱，不能掀发。或因衣服单薄，致冒风寒，阻其发越之机，以致延绵，当用辛散透表，如荆芥、葛根、前胡、牛蒡子、西河柳、麻黄之类以发散，淡竹叶、元参、薄荷、蝉蜕之类以透肌，切不可遽用寒凉，闭其开泄之路，此训可以为万世治麻大法。

解毒快斑汤

连翘 牛蒡子 荆芥穗 当归尾 防风 桔梗各七分 生地黄 楂肉各八分 蝉蜕去头足，七钱 黄芩 紫草茸各六分 干葛一钱 川芎五分 西河柳五分 生甘草去皮，三分

水煎，以犀角磨汁对服。

解毒快斑生地归，川芎河柳芩连稀。防荆桔葛兼甘草，蝉茸牛蒡山楂肥。

凉膈散见中风转舌膏

白虎汤见伤寒

香砂六君子汤见呕吐哕

消毒饮见上

三黄石膏汤

即三黄石膏加柽叶汤，去柽叶。

凉血饮子见上

葛根疏邪汤见上

导赤散见妇科

宣毒发表汤见上

生地骨皮汤见上

三黄败毒散见上

◎麻后调理

麻后气血虽亏，即身有微热，不须调治，待气和畅，自然退去。若果形体日瘦，当淡以养阴为主，不可骤行峻补，是为至要。倘若年老之人，体素虚弱，麻后遍身浮肿，亦由毒火耗伤血分，与寻常气虚有别，宜以八珍汤去白术，加薏苡仁、甜葶苈施治。至若麻后及正收之时，下身厥冷为逆，非同初发热时。下身足冷为顺也，虽属脾肾之虚，峻补亦不相宜，只可用养阴汤去麦冬、玄参、薄荷、荆芥、川芎，加炙甘草，以补其脾，养其肾。若四肢厥冷如冰，乃脾胃倒坏，最为棘手。是麻本胎毒，如咳嗽气喘胸高，无一不属实火，故治宜清凉泻热。如未透表，仍以辛散解毒佐之。其余麻后变证繁多，难以逐一详载，治法与杂病大略相同。此片言居要，法不外是，临证者可随症会悟可也。

八珍汤见中风

养阴汤见前

《拾慧续集》卷九终

《拾慧续集》卷十 伤损秘传

岭南 何德藻芙卿辑增

◎跌打损伤要诀

盖人以气血为本，血随气行，日夜不息，体自安和。倘或内有所损，外有所伤，则血路瘀结，气不流通，人自神昏失智矣。凡人身有三十六大穴，七十二小穴，惟有四穴难治，不宜重伤。兹分别开列全图于后，医者宜察其穴道，分其重轻。若受伤之初，皮破血出，最忌当风，风吹入内，古人谓之破伤风是也。至于从高跌下，晕倒在地，人事不知，气血皆闭，宜先用推拿之法，将足膝顶住背心窝内，手指压实肩膊，再将两合主定腰眼，用掌按揉心口，即取通关散，吹入鼻内，随用沉香佛手散或回春丹等，送下一二次。如跌翻肚角，另用手紧逼两耳，即服跌打逍遥散。俟腹内肠鸣，其气渐回，人事渐醒，不可先进干饭，恐肠未伸，忽然胀破。饿则以稀粥养之，须大小便清利为佳。然后再看伤在何处，其受伤时候是否对宫。以一日夜十二时为十二宫，一宫管三穴，三穴共一时，计日夜十二时，共三十六大穴，七十二小穴。小穴者，均血路也，必须查明穴图，细审虚实，按照后开各法施治。若有打伤骨断，要用移接，务必子午相对，端正归原，外用杉树皮夹扎挪定，内服汤药，七日自效。若骨伤而未断者，宜外用敷药，并内投汤剂。又有伤虽已愈，而肿未消，外见紫黑血块，凝结不散，当以九龙火药针隔蒜灸之。至若受伤深重，瘀血内攻，必见肚腹作胀，急用五通丸吞上，其瘀即从大便而出，继进活血住痛散一二剂，可保无虞矣。然以上各法，俱得自异人传授，此道余本门外汉，何敢道其只字？曾随侍先君子作宰二十余年，凡有斩殴受伤报验者，每嘱依法施治，莫不效如影响。但原文繁杂，药名字句讹误实多，遍查坊刻，绝无专书，故不惮烦劳，将是篇删其繁，正其谬，按穴绘图，不敢自秘，以公诸世，俾受其患者，不致妄投医治，有所适从，亦未始不无小补云。

◎子宫穴诀

子时血流正潮心，人睡如仝命归阴。肺乃相傅之官职，以行五脏六腑真。子宫上中下三刻管三穴，一心窝，二囟门，三气门是也。

◎丑宫穴诀

丑时不宜破天空，天心穴是偏当中。若还此时伤破损，纵有妙药难收功。丑宫上中下三刻管三穴，一天宫，二天心，三太阳是也。

◎寅宫穴诀

寅时血流在七星，斯血又通石麻林。七星过肚用何药，五脏之中便分明。寅宫上中下三刻管三穴，一七星过肚，二石麻林，三打下膜是也。

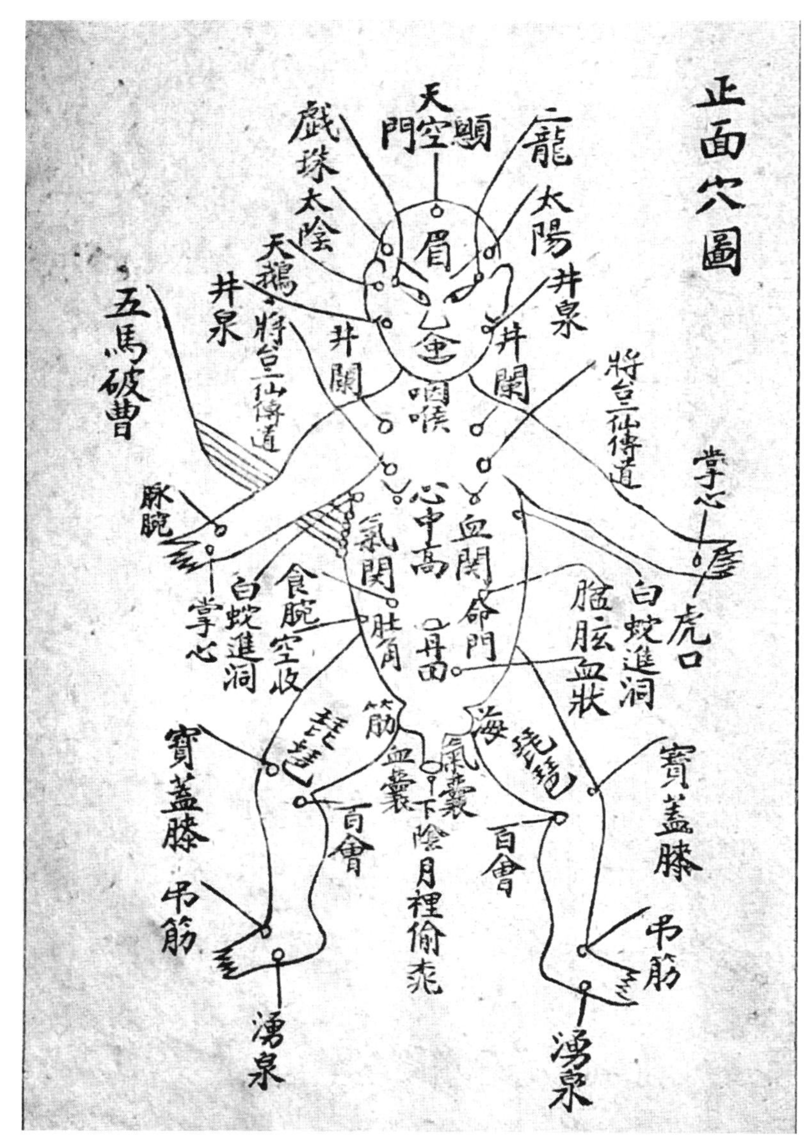

图37 正面穴图

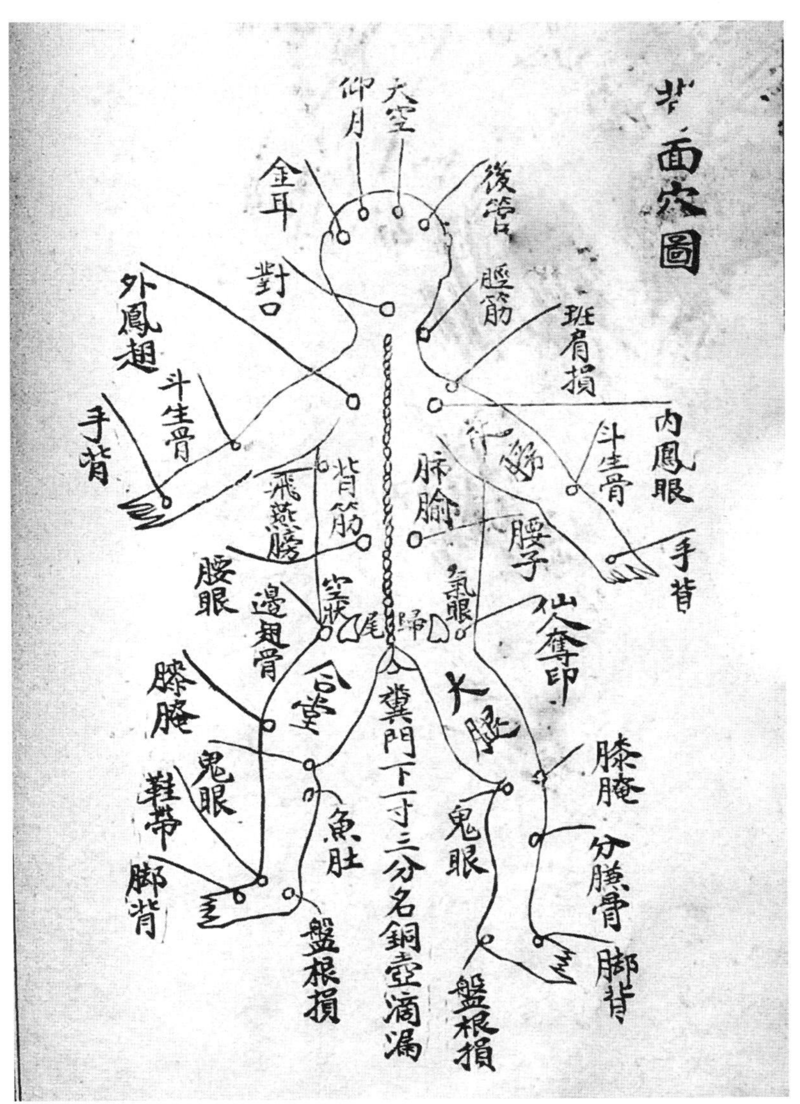
背面穴圖
仰月
天空
金耳
後管
對口
脛筋
外鳳翅
班肩損
斗生骨
手背
內鳳眼
斗生骨
背筋
飛燕膀
肺腧
腰子
手背
腰眼
邊翅骨
尾
歸
氣眼
仙人奪印
膝腕
合堂
糞門下一寸三分名銅壺滴漏
大腿
鬼眼
鞋帶
脚背
魚肚
膝腕
鬼眼
分膜骨
脚背
盤根損
盤根損

图38　背面穴图

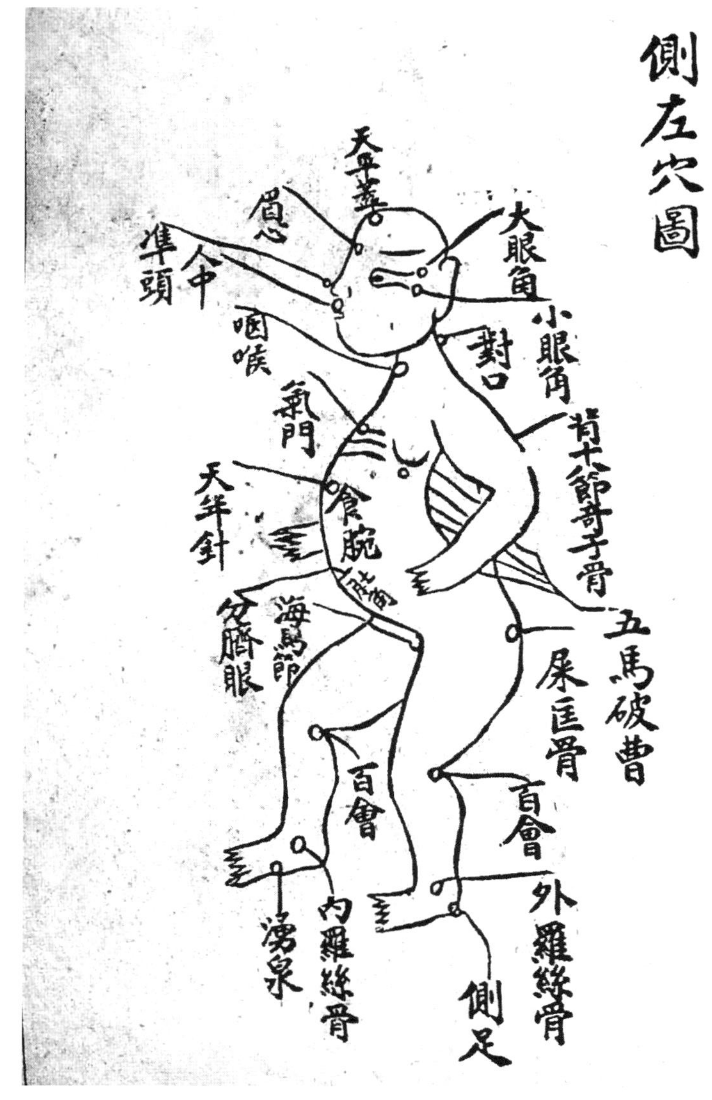
側左穴圖
天平蓋
眉心
準頭
人中
大眼角
小眼角
對口
咽喉
氣門
肖十八節哥子骨
天平針
食腕
五馬破曹
海馬節
兌臍眼
屎屁骨
百會
百會
外羅絲骨
內羅絲骨
湧泉
側足

图39　侧左穴图

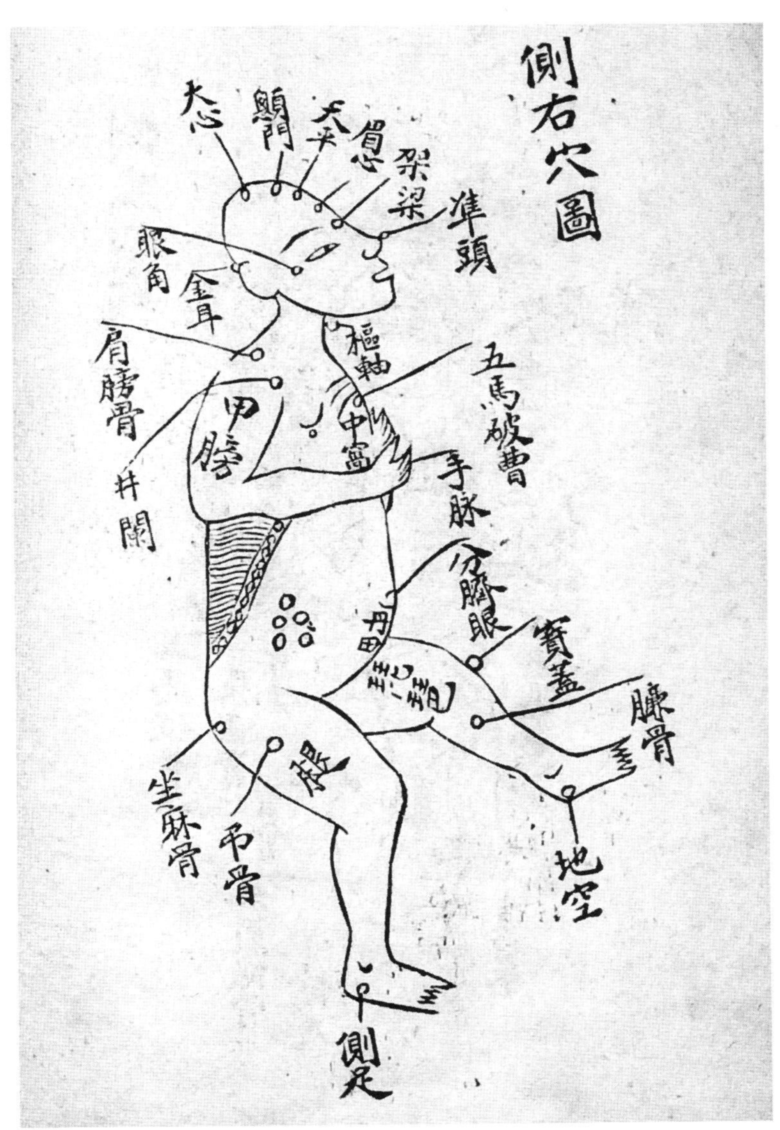
側右穴圖
太心
顖門
天平
眉心
架梁
準頭
眼角
金耳
樞軸
五馬破曹
肩膀骨
甲膀
中窩
手脉
井閑
膝眼
丹田
賓蓋
膝骨
坐麻骨
吊骨
地空
側足

图40　侧右穴图

◎卯宫穴诀

丹田肚角忌卯时，食腕膉胘[1]仝腹脐。丹田受伤腰不直，还有高处手法移。卯宫上中下三刻管三穴，一丹田，二肚角，三食腕是也。

◎辰宫穴诀

井泉穴处耳根中，辰时受伤过七孔。血流七孔牙关闭，纵有丹药命必终。辰宫上中下三刻统三穴，一井泉，二天鹅，三中管是也。

◎巳宫穴诀

井阑穴上气节关，标手打得咽喉翻。伤重妙药都难救，伤轻用药回生丹。巳宫上中下三刻统三穴，一咽喉，二对口，三井阑是也。

◎午宫穴诀

午时血流在手脉，白蛇进洞是两胁。血似莲花如射箭，纵有仙丹治不得。午宫上中下三刻统三穴，一脉腕，二白蛇进洞，三掌心是也。

◎未宫穴诀

未时血流在膉胘，内通五脏外相连。头二三关看轻重，重

---

① 胘（xián 贤）：胃。

伤七日轻一年。未宫上中下三刻统三穴，一脍肱，二命宫，三空状是也。

◎申宫穴诀

申时血流在腰中，又与风尾穴相通。打落腰子人必笑，就是仙丹也是空。申宫上中下三刻统三穴，一腰子，二月里偷桃，三凤尾是也。

◎酉宫穴诀

酉时血流在百会，地空鬼眼相连类。下部用药大概同，以意遇之无不遂。酉宫上中下三刻管三穴，一百会，二地空，三鬼眼是也。

◎戌宫穴诀

铜壶滴漏戌时真，月里偷桃共此生。受伤不宜先服药，炒热早谷拔少阴。戌宫上中下三刻统三穴，一铜壶滴漏，二边翅，三月里偷桃是也。

◎亥宫穴诀

亥时血流在头关，二仙传道在斯间。五马破曹同用药，未曾学术先学丹。亥宫上中下三刻统三穴，一二仙传道，二将台，三五马破曹是也。

此乃日夜十二宫，三十六大穴也。凡遇受伤，必须看明所对某宫，某伤应主某病。且一人身体有厚薄，受伤有重轻，或先用敷药，或先服汤剂，按定次序，切勿倒行逆施。若暗伤血路，务要推拿，使气血流通，方免瘀结之患。推后或再以栀仁、韭叶、面粉等类，敷拔一宿，次日即见肉、面瘀黑，以现伤痕。然后应敷药、服药、贴膏药，照伤施治，由乎其人。查治伤之法，不外调气行瘀，若能部位分明，按经用药，无不速效。后方务视症择用，万勿疑忌为要。至穴道不特，名目不一，部位亦难分辨。如咽喉一处，而分三穴，中司辰未，下司巳初，一穴分列两宫，其中有毫厘千里之殊，此不细心考究，断难得其奥妙也。

◎头顶受伤治法

跌打受伤，伤于头顶诸穴，当分其轻重治之。若皮破血出，最忌当风，风吹入内，名为破伤风，最为棘手。其人作寒发热，务先除外感，宜用桂枝羌防汤。若非破伤风，亦宜此方加入生地、骨碎补煎服，随即用金枪药末敷之。伤重人即神昏，宜参芪乳没汤。倘未曾破伤，但觉肿痛，即用神圣散，敷上即愈，此屡试屡验之法。（见图41）

桂枝羌防汤

羌活一钱 防风一钱 荆芥八分 藁本一钱 白芷一钱 炮姜五分 薄荷叶五分 枳壳一钱 白芍一钱 厚朴一钱，炒 制半夏一钱 桂枝一钱 陈皮七分 川芎八分 甘草六分

加生姜一片，红枣一枚，水煎服。

天空天平合天心，桂枝羌防是温辛。薄芥枳姜朴芍芷，陈皮夏草藁芎亲。

外敷神圣散拔伤消肿通用之方

栀子 独活 黄柏 木香 姜黄 甘草 柑叶 面粉

共研末，煮粥和匀，做饼敷上患处，布裹不可揭开，次日其肿自消，皮上如现瘀黑，乃伤痕出也。一方无独活，加韭叶

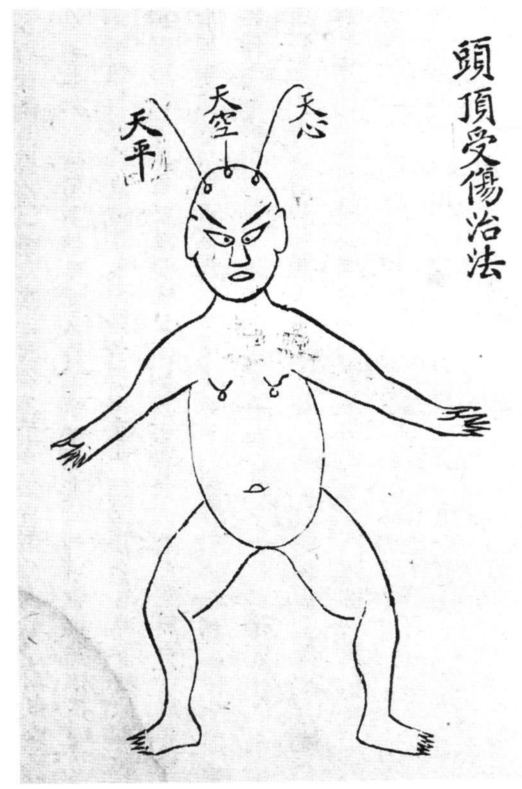

图41　头顶受伤

捣烂敷之，用根更好。

神圣敷药治诸伤，黄栀黄柏共姜黄。香柑活草加灰面，煮粥成团勿固藏。

参芪乳没汤

人参一钱 黄芪生，二钱 当归一钱，洗 川芎八分 乳香一钱 没药一钱 沉香一钱，研末冲

葵扇烧灰三钱，水煎服。

头上重伤要参芪，归芎乳没沉香施。葵扇烧灰同入药，神昏不语效更奇。

◎二龙戏珠受伤治法

跌打受伤，伤于两眼之二龙戏珠穴，手重者则眼珠突出，不必惊慌，即用纹银磨浓汁，新笔点上数次，用手轻轻托入，合目静养，内服密蒙花汤二三剂，自愈。如愈后二目视物不明者，当于眼科门按症求之。（见图42）

密蒙花汤

密蒙花一钱 白菊花二钱 谷精草一钱 草决明二钱 红内硝一钱 香白芷一钱 苏木一钱 红花一钱 赤芍二钱 槟榔二钱 当归一钱，洗 青皮一钱 羌活一钱 熟军二钱 枳壳二钱 甘草八分

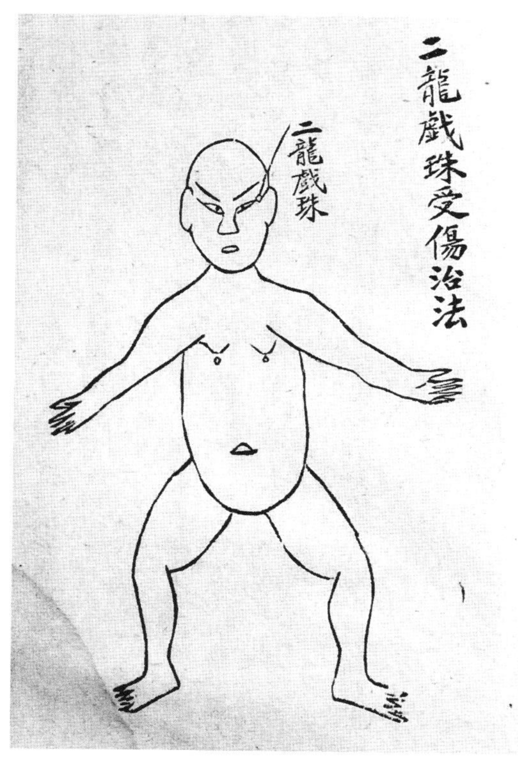

图42　二龙戏珠受伤

加灯心，水煎服。

两眼受伤蒙菊精，决硝归芎活榔军。红皮白芷草苏壳，水煎二服入灯心。

◎太阳受伤治法

跌打受伤，伤于头上太阳穴，伤重者，则血入两目，晕倒在地，目中出血，头重疼痛，形如斗大，苦不堪言。宜先服七香散，再用眼药八宝丹点上，或于眼科门参治法。（见图43）

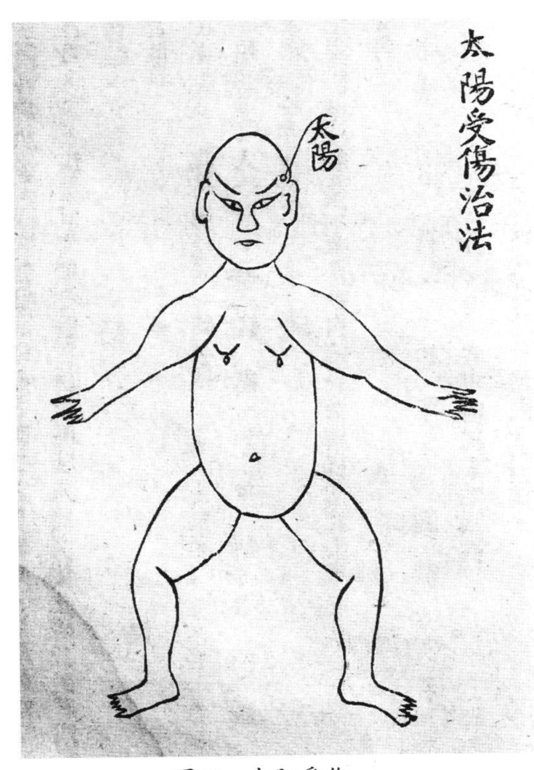

图43　太阳受伤

七香散

三七一钱八分 广沉香研冲，八分 川羌活一钱 上辰砂八分 三柰一钱 琥珀一钱 人中白一钱 红花八分 血竭一钱 自然铜一钱

研末，水、酒各半煎服。

七香散用铜砂竭，红花三柰人中白。两目血流伤太阳，酒煎琥珀川羌活。

八宝丹

珍珠水豆腐煮，研 滑石 甘草 硼砂 乳香 玛瑙各一钱 麝香三分

共研极细末，点眼内。

珍珠八宝丹，硼砂滑麝香。玛瑙乳甘草，目内太阳伤。

◎鼻梁受伤治法

跌打受伤，伤于鼻上之架梁穴，伤重者，约人行五里方可还阳。其人昏倒在地，无须惊慌，迟刻自醒，急服苏木汤一二剂。伤处痛甚，外以敷药止痛散愈之。（见图44）

苏木汤

苏木二钱 延胡索一钱 青木香二钱 台乌药一钱 皂角八分，炙 千年健一钱 骨碎补一钱 红花一钱 桃仁去皮尖，七粒 赤芍一钱 北防风一钱 荆芥穗一钱 青皮八分 寻骨风一钱 薄荷叶一钱 甘草八分 独活一钱

水、酒各半煎服。

架梁受伤延胡索，桃花芥草荷苏芍。独香碎健骨风防，皂乌青皮力不薄。

外敷止痛散止痛外敷通用之方

升麻 土鳖 黄芩 黄芪 陈皮 半夏生

各等分为末，鸡蛋清调敷。

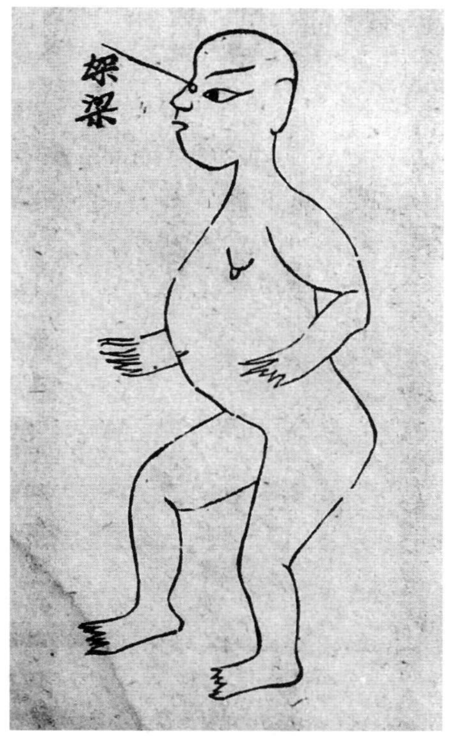

图44　鼻梁受伤

跌打敷药用陈皮，黄芩土鳖与黄芪。更有升麻生半夏，鸡蛋清调止痛奇。

◎井泉咽喉受伤治法

跌打受伤，伤于耳根之井泉、咽喉、食颏等穴。若井泉伤重者，则血流七孔，牙关紧闭，神昏自汗，即死不治。至若打翻咽喉，或伤食颏，手重均难施救。若手轻者伤亦轻，统先用回生丹一二剂，继以沉香佛手散或寻痛散，日进二次。若咽喉肿痛，水米难下，兼用青黛鱼胆散外吹之。（见图45）

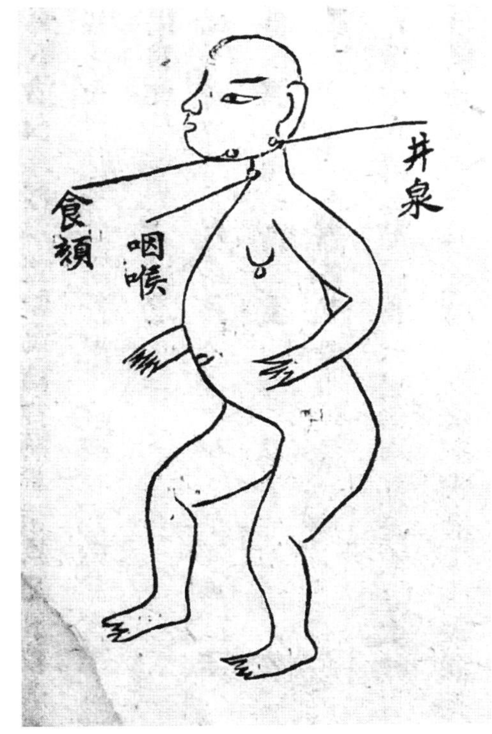

图45　井泉咽喉受伤

回生丹统治体虚受伤神昏不语

人参二钱 黄芪三钱 当归二钱 赤茯苓二钱 木香一钱五分 沉香一钱 乳香一钱，制 龙眼肉五钱 没药一钱，制 枳壳二钱 槟榔二钱 丁香一钱 佛手一钱

加童便、黄酒，水煎服。

耳喉三穴回生丹，可救轻伤重则难。参芪为君功用大，广丁沉乳四香完。归苓没壳槟榔佛，便酒空心两服餐。再用沉香佛手散，寻痛方法亦称良。

青黛鱼胆散

土牛膝附根处，二钱 冰片五分 洋青黛二钱 青鱼胆一个研末，吹入喉中。

咽喉肿紧或刺破，欲吞米水喉难过。鱼膝黛香片并重，吹末入喉效验多。

◎对口舌头受伤治法

跌打受伤，伤于对口穴，此伤重者，舌尖吐出，人事不知，神昏头眩。此由筋骨被伤，要用推拿之法。即饮莱菔汤一碗，其舌自收。如不收，用鸡毛翎入喉扫之，俟其呕作，而舌随即缩入矣，内服香砂大活血汤一剂自愈。若打落颏霸，必须手法移正归原，连进温中逐痰汤。愈后勿过于谈笑，以免复落之患。如含刀跌扑，舌头割断，尚未落下者，急用鸡蛋内白软皮套住，另以天花粉三两，赤芍二两，姜黄、白芷各一两为末，蜜调涂舌根，再用白蜜调白蜡，稀稠得宜，涂在蛋皮之上，日敷数次，三日舌自接上，然后将蛋皮取去，仍以蜜蜡涂七日而愈。倘若穿断舌心，血出不止，急以鹅翎蘸米醋频刷自止。或以瘦猪肉片贴之，外用杏仁、蒲黄、硼砂等分为末，用少许蜜调成膏噙化。皆经验之妙法也，故补之。（见图46）

香砂大活血汤

白归身二钱 洋苏木二钱 真血竭二钱 广木香二钱 西砂仁二钱 大活血二钱 千年健二钱 制乳香一钱 制没药一钱 粉甘草七分 川厚朴一钱，姜汁炒

加煨生姜三片，水煎服。

对口穴伤大活血，乳没砂仁草血竭。健朴归身苏木香，煨姜三片服二帖。

温中逐痰汤

藿香 伏毛 桔梗 白术土炒 法半夏 厚朴姜汁炒 白芷 羌活 独活 炮黑姜 薄荷 茯苓 陈皮

水煎服。

颏霸落落用手捋，朴术夏姜羌独活。薄苓藿芷桔毛陈，连服二剂是良药。

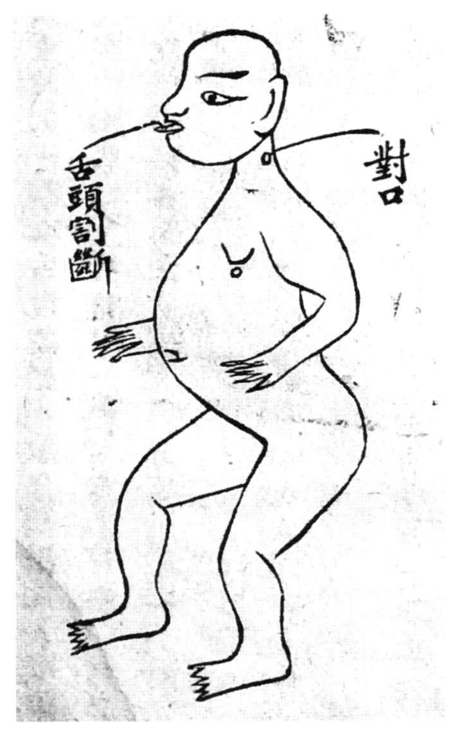

图46　对口舌头受伤

◎胫筋受伤治法

后为胫筋，前侧为肩膊，此二处虽非大穴，然伤重者，必致瘀血内攻，肚腹作胀，急服五通丸，使瘀血从大便而下。继进活血住痛散，或先服羌独补血汤以祛风活络，行血舒筋为主。他如脐轮诸穴，另有专图治法。因活血住痛散与五通丸乃伤损通剂，为脐轮诸穴所急需，故本图并及之。（见图47）

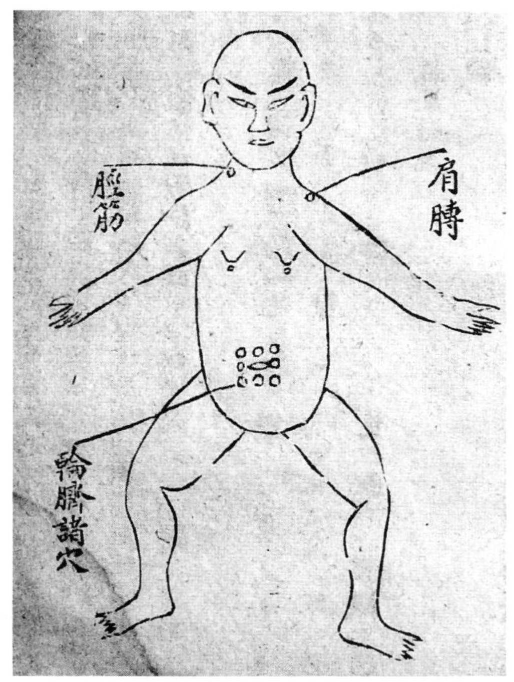

图47　胫筋受伤

羌独补血汤

羌活二钱 独活二钱 三七二钱 血竭三钱 丁香二钱 乳香制，三钱 没药制，三钱 土鳖三钱 千年健三钱 杜仲姜汁炒，一钱 薏仁三钱 木瓜二钱 虎骨二钱 鹿胶炒，一钱 续断一钱 自然铜五钱 丝瓜络三钱

研末，酒下二三钱。

胫伤羌独补血行，七活同瓜鳖杜仁。虎鹿健丁断乳没，丝酒吞下效如神。

活血住痛散伤损住痛通用之剂

大活血二钱 槟榔二钱 枳壳一钱 青木香一钱 小茴二钱 乳香一钱，制 没药一钱，制 丁香一钱 赤苓二钱 香附二钱，制 乌药一钱 当归二钱 陈皮一钱 甘草八分水、酒各半煎服，末服五钱。

活血住痛散茴归，乌苓枳壳附陈皮。槟榔木乳丁香草，没药酒煎服最宜。

五通丸此下瘀通用之剂

生庄黄四两 枳壳四两 花槟榔四两 巴豆去油，五钱 芒硝一两

研末，糯米煮粥为丸，如绿豆大，酒下二三十丸，即有瘀黑血片，从大便而出。

拳伤腹胀有瘀血，宜用黄榔硝巴枳。此方名曰五通丸，服后即从大便出。此方与外科五通丸名同而药异，临证者宜留心。

◎风翅受伤治法

跌打受伤，伤于风翅穴内之小孔，此伤主咳嗽吐痰，日久不愈，定致失音而成痨症，必死无救矣。凡班肩损风翅、七星过肚伤损，均有是疾，当要急治。因其地通肺腧也，宜用阿子半硫汤煎服。若咳嗽失音者，宜用贝杏汤，接进寻痛散二三次。如日久不愈，仍于声瘖门参治法，切莫懈怠迟误，致成棘手（见图48）。

诃子半硫汤

威灵仙二钱 穿山甲二钱，炙 倭硫黄入猪肠内煮过，七分 石菖蒲七分 诃子肉二钱，煅 全当归一钱，酒洗 乌药八分 泽兰叶一钱 大皂角六分，炙 洋苏木一钱 法半夏一钱 川郁金一钱 川独活一钱 小青皮八分 赤茯苓一钱五分 莪术八分

加酒，水煎服。

风翅等伤仙甲归，菖苓莪药独兰皮。诃木皂金硫半夏，酒煎二服勿迟疑。

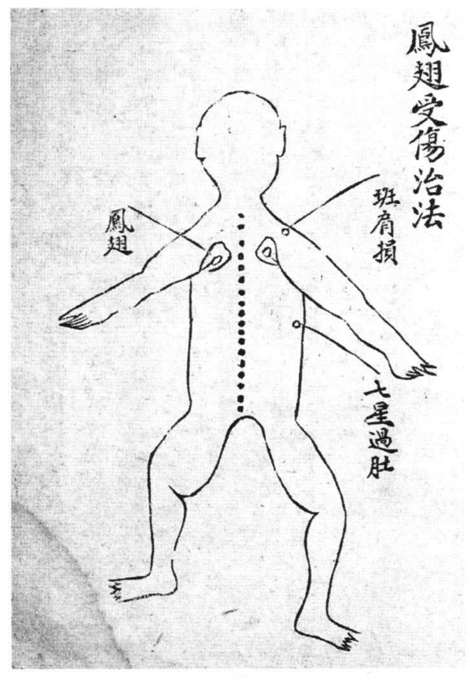

图48　凤翅受伤

贝杏汤

酒当归二钱 化橘红一钱五分 苦杏仁去皮尖，一钱 三七八分 麦门冬去心，一钱 茯苓皮二钱 川贝母一钱 焦楂肉一钱 石菖蒲六分 苏薄荷八分 款冬花一钱 甘草八分，炙 川独活一钱 红花八分 白芝麻五钱，研末冲入

水煎服。

失音咳后红冬花，橘杏薄荷独草楂。归皮贝母麦三七，煎就再加白芝麻。

◎两手受伤治法

跌打受伤，伤于两手诸穴，或骨断，或脱落，或突出，或伤损，须看明患处肿与不肿。若肿痛者，宜外用敷药神圣散或上骨散，按症治之。倘若骨有损断，仍要手法移接，用杉树皮夹定，先服桂枝风藤汤一剂，继以龙虎猴骨丹，早晚酒调下一二钱，可称神妙。按：手足等处，箭头、弹子入肉，伤浅可开取，宜先服麻药止痛，取后敷药服药，照伤施治。（见图49）

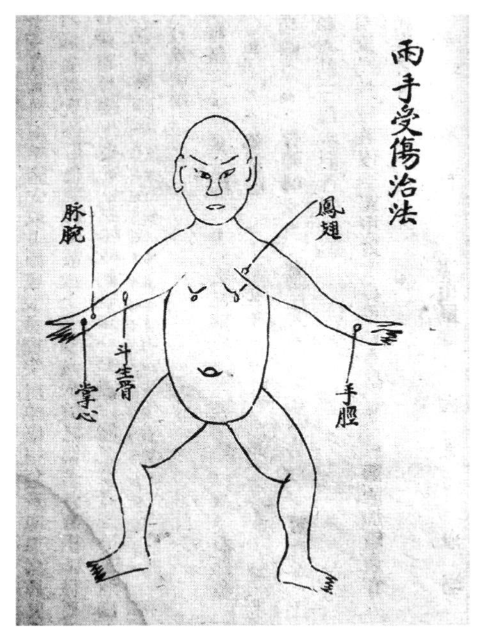

图49　两手受伤

桂枝风藤汤

嫩桂枝一钱 风藤二钱 威灵仙二钱 穿山甲二钱 石菖蒲一钱 皂角六分，炙 紫荆皮一钱 广木香一钱 花槟榔一钱五分 当归二钱，酒洗 赤芍药二钱 骨碎补二钱 制没药一钱 红内硝一钱 制乳香一钱二分

加杉木节三个，水、酒各半煎服。

手骨有伤芍桂枝，乳没藤归甲紫皮。菖香硝皂槟灵补，杉

节酒加服最宜。

龙虎猴骨丹

灵仙 桂枝 穿山甲 虎骨 血竭 风藤 羌活 红内硝 独活 白芷 紫荆皮 土鳖 自然铜 细辛 青皮 陈皮 制乳香 骨碎补 赤芍 制没药 酒当归 槟榔 三七 丁香 猴骨 地龙即蚯蚓 木香 上肉桂去皮

研末，酒调下三五钱。

手骨损断用没药，灵枝膝甲硝铜合。荆皮青皮广陈皮，虎骨地龙与猴骨。乳香丁香和木香，当归羌活补独活。三榔桂芷鳖风藤，血竭芍辛共研末。

外敷神圣散见头顶受伤

敷药上骨散见两脚受伤

内服麻药如箭头、弹子入肉，未伤筋骨，服此药末开取，其人不知痛楚。为营务中要方，特采而补入。

麻黄 胡茄子 姜黄 川乌 草乌各等分 闹羊花倍用

共为细末，每服五分，茶、酒任下。欲解，用甘草煎水服之，必苏。

内服麻药取箭头，不伤筋骨可无忧。麻黄姜黄胡茄子，川乌草乌闹羊投。

外敷麻药此药敷于伤口，麻木任割不痛，均为外症要方。

川乌尖五钱 草乌尖五钱 蟾酥四钱 胡椒一两 生南星五钱 生半夏五钱

共为末，用烧酒调敷。一方加荜拔五钱，又方加细辛一两。

外敷麻药调烧酒，刀割不痛效最神。川草乌酥椒星夏，一加荜拔一加辛。

◎二仙传道[1]受伤治法

跌打受伤，伤于胸都诸穴，症见咳嗽痰多，气往上逼，惟鲫鱼靠坑最为难治，久则吐血成痨，半年殒命。其余二仙传道、黄蜂作瘦，皆同用药，必须先服顺气去瘀汤，继进驱风行痰散，日服一次，愈后用六君子汤调理自安。（见图50）

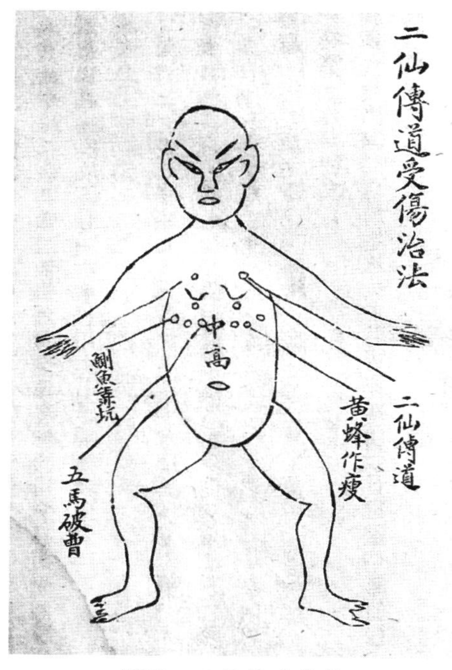

图50　二仙传道受伤

顺气去瘀汤

归尾二钱 赤芍一钱 石菖蒲七分 台乌药八分 苏木一钱 红花一钱 白

① 二仙传道，及本段鲫鱼靠坑、黄蜂作瘦均为穴名，参见图50。

木通一钱 陈枳壳二钱 小茴一钱 三棱一钱 莪术一钱 庄黄二钱 青皮一钱 灵仙一钱 红内硝一钱 制香附一钱 马前子五分，制 陈皮一钱 甘草一钱 桃仁去皮尖，一钱

加松节，酒水各半煎服。

上部胸前穴几门，归芍菖乌木花棱。术马青陈通茴壳，黄肖附草节仙仁。

驱风行痰散

羌活二钱 独活二钱 白芷二钱 小茴三钱 山甲二钱 乳香二钱，制 没药二钱，制 碎补三钱 菖蒲二钱 三奈三钱 白芥子三钱，炒 皂角二钱 乌药三钱 细辛三钱 血竭三钱 马前子制，二钱 枳壳三钱 陈皮二钱 自然铜二钱 土鳖三钱 三七二钱 丁香二钱 麝香三分

研末，酒下二三钱。

胸前四穴用末药，羌独芷茴甲乳没。补血同辛芥蒲皮，山柰台乌七鳖角。

丁香麝香马前子，二十三味共枳壳。研细和匀温酒冲，还须未饭空心服。

六君子汤见杂病疟疾门

◎两乳受伤治法

跌打受伤，伤于左右两乳，轻则红肿疼痛，重则心中掣痛，五心烦热，伤左宜服活血桃红散，伤右宜服乳没二活散，日进一二次，至愈方止，外可并用敷药。（见图51）

活血桃红散

小茴香 红花 桃仁去皮尖 槟榔 枳壳 延胡索 肉桂 青皮 薏苡仁

为末，水煎服二三钱。

左乳受伤方，桃花苡桂榔。青壳茴胡索，研末水煎尝。

乳没二活散

羌活 独活 花粉 姜黄 乳香 没药 土鳖 自然铜 槟榔 故纸 杜仲姜汁炒 小茴 橘皮

研末，水煎服二三钱。

右乳若受伤，羌独杜茴榔。粉鳖铜乳没，故纸合橘黄。

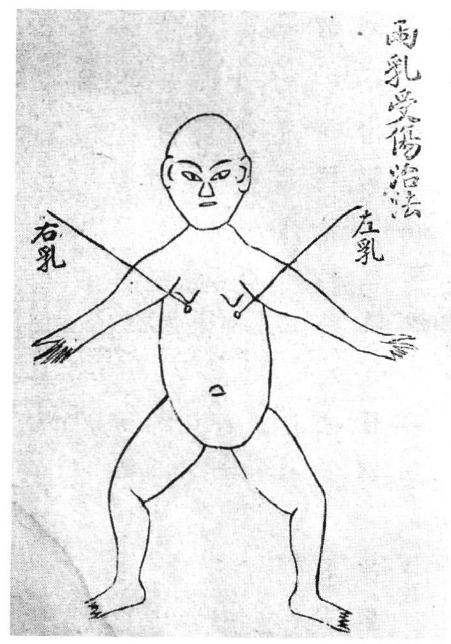

图51　两乳受伤

◎心窝中高食腕[1]受伤治法

跌打受伤，伤于心窝诸大穴，凡伤重者，心如刀割，汗

① 心窝、中高、食腕均为穴名，参见图52。

雨淋漓，饮食不思，烦躁不眠，此命在旦夕，百难愈其一二，宜急服二石四香汤。若伤轻者，服后有效，似尚可救，速再投一服，接进沉香佛手散，每日各用一剂，至愈乃止。至若打伤中高，以及打翻食腕，其人必吐屎呕饭，要用移法推转。急服进退香砂二陈汤，连进寻痛散，亦每日各服一次。若心窝、中高、食腕同时受伤，宜服逐瘀汤。但此三穴正大，不宜伤重，遇子时更宜谨慎焉。（见图52）

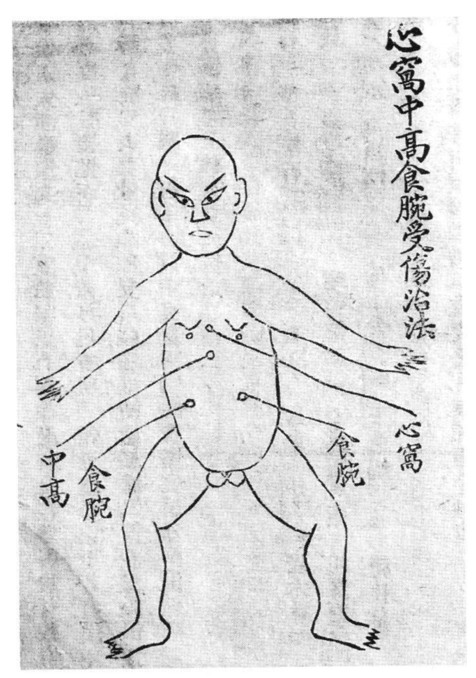

图52　心窝中高食腕受伤

二石四香汤

青礞石火煅醋淬，三钱 金精石用杉木火煅，一钱五分 正三七一钱 珍珠砂水豆腐煮，研冲，五分 广木香纸包水湿煨，三钱 陈枳壳二钱 川厚朴姜汁炒，一钱五分 滴乳香去油，一钱 全当归二钱 明没药制去净油，一钱 羚羊角

炒研冲入药，二钱 抚川芎一钱 母丁香研末冲入药，一钱 上血竭二钱 粉甘草一钱 香附米制，二钱

童便一盏，酒、水各半煎服。

贫家无力用珍珠，可以飞龙齿一钱代之，究无原方之妙也。跌打心窝大穴伤，归芎附草木丁香。礞精二石兼血角，乳没朴枳珠七良。水酒半加同药入，童便为引法真强。服后无效休再服，有效沉香散相当。

沉香佛手散此方浑身受伤，或从高跌下，人事不知，心口稍有暖气，服后即可回生，实为跌打灵丹。

大土鳖一两 广沉香一两 人参五钱 血竭五钱 炙黄芪五钱 陈佛手五钱 三七一两 肉桂五钱，去皮 母丁香五钱 麝香三分 当归五钱，酒洗 茯苓五钱

研细末，姜汤下二钱，或五七分。

沉香佛手散真良，丁麝参芪七血强。鳖佛归苓研细末，回生起死重神方。

进退香砂二陈汤

藿香 大腹皮 陈皮 桔梗 白芍 赤苓 制半夏 厚朴姜汁炒 白芷 砂仁 香附制 薄荷各一钱

煨姜三片，水煎服。

中高穴伤食腕翻，荷苓芷芍附皮梗。藿腹茯朴砂兼用，煨姜数服水煎温。

菖兰逐瘀汤

当归酒洗 白芍 苏木 红花 山楂 没药 桃仁三粒，去皮尖 三棱 莪术 青皮 泽兰叶 血竭 乳香 前胡 甘草 陈广皮 菖蒲各一钱

酒浸入童便，水煎服。

心窝中高食腕伤，三穴共此一单方。当归白芍洋苏木，红花桃仁并石菖。山楂泽兰粉甘草，前胡没药滴乳香。青陈三棱

血竭术，酒便同加服最良。

寻痛散见腰眼边翅受伤

◎左胁受伤治法

跌打受伤，伤于左边胁下。左属血分，治宜破血行瘀，先用手法推动。伤重者则作寒发热，咳嗽吐血声瘖。此穴颇关紧要，宜先用桃红四物汤，再进逍遥散，加乳香一钱五分，没药一钱，服二剂，早晚还用酒调下马前散二三钱，俟伤愈而后停药。（见图53）

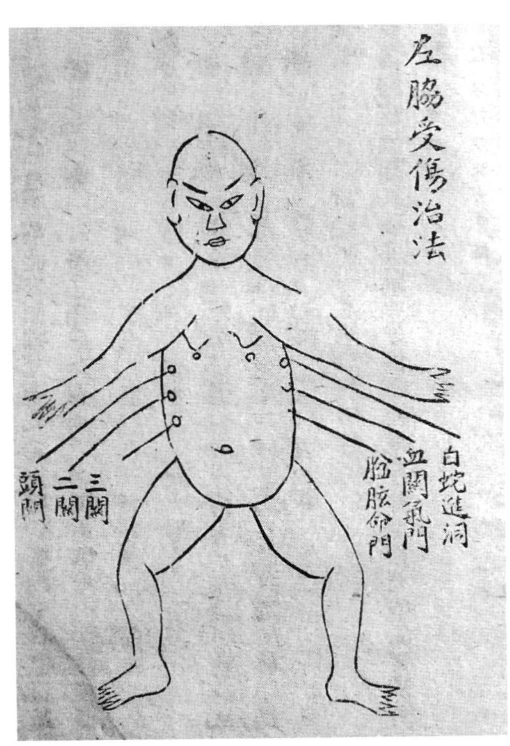

图53　左胁受伤

桃红四物汤

柴胡一钱 枳壳一钱 归尾一钱 赤芍一钱 灵芝一钱 三棱一钱 莪术一钱 桃仁一钱 香附一钱 槟榔一钱 生地一钱 川芎八分 红花一钱 苏木一钱 青皮八分 延胡索一钱五分

加童便一盏，水、酒各半煎服。

左胁受伤归皮延，桃红棱术附芎先。榔芝索地洋苏木，枳芍柴胡便酒煎。

逍遥散见后附方

马前散见膾肱肚角受伤

◎右胁受伤治法

跌打受伤，伤于右胁诸穴。右属气分，须宜行气逐瘀，必细视头二三关轻重如何。或伤肋骨，或伤血路，要用手法推拿，急须用药，不可迟缓。如懈怠失治，重者百日死，轻者则成内伤。治法宜先服乌附茜草汤，继进马前散，轻则用寻痛散早晚酒调下一次，久服渐可复元矣。（见图54）

乌附茜草汤

制香附二钱 台乌药一钱 花槟榔一钱 赤芍一钱 青皮一钱 葶苈子一钱 泽兰叶一钱 庄黄二钱 枳壳二钱 陈皮一钱 茜草一钱 归尾一钱 木通一钱

酒、水各半煎，服一二剂后，除庄黄、木通，加乳香二钱，没药二钱，再服二剂。

右胁受伤归附枳，青陈乌芍通黄苈。泽兰茜草花槟榔，后除通黄加乳没。

马前散见膾肱肚角受伤

寻痛散见腰眼边翅受伤

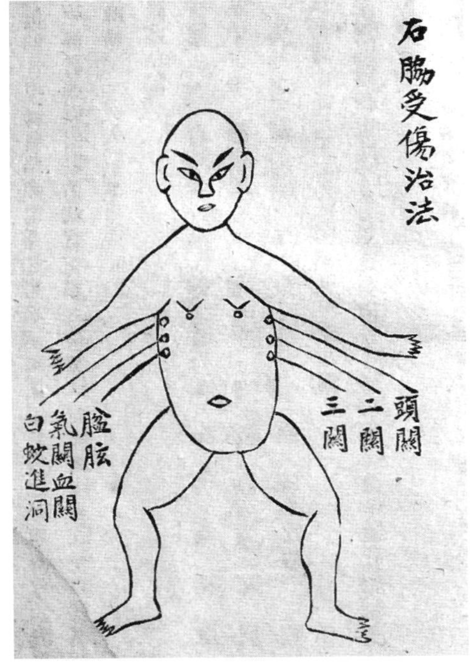

图54　右胁受伤

◎腰眼边翅受伤治法

跌打受伤，伤于腰上之大穴。伤口重者，其人忽然自笑，腰子即落，此症必死；轻者不笑未落，可治而愈。惟腰上疼痛难当，大便不通，先宜用手推拿筋路之上，急服杜纸行血汤，连进寻痛散一二钱，每日各一服，愈后以固肾健腰汤接服数剂，则动履如常矣。（见图55）

杜纸行血汤

杜仲二钱，盐水炒 破故纸二钱 秦艽一钱 花槟榔二钱 续断一钱 红内硝一钱 庄黄二钱 大活血一钱 芒硝一钱 枳壳二钱 赤芍一钱 香附一钱，制

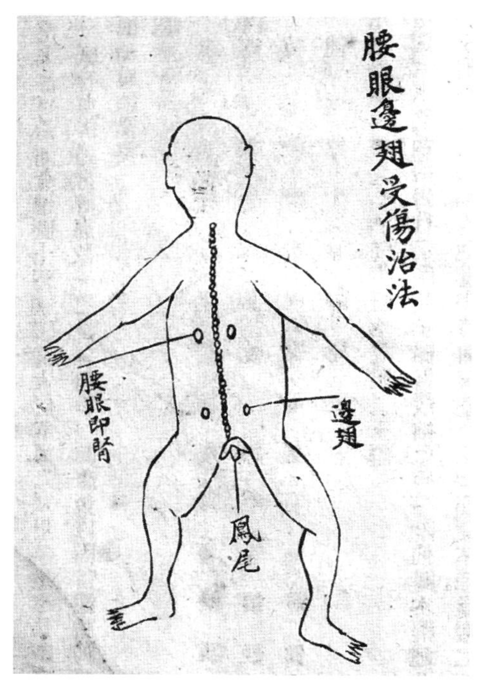

图55　腰眼边翅受伤

千年健一钱 乌药一钱 灵仙一钱 碎补一钱 木香一钱 归尾一钱

加水泡松节二个入药，酒浸半时，水煎服二三剂。

打伤边翅穴，不笑犹治得。杜芷断艽黄，榔硝壳补血。硝芍附仙归，木药健共列。先将开水泡，两个用松节。入酒浸半时，煎滚空心吃。腰痛便不通，当服二三帖。

寻痛散统治周身上下四肢伤损，接骨止痛，极为神妙。

当归五钱，酒洗 酒芍五钱 川芎五钱 生地五钱 独活五钱 羌活五钱 洋苏木五钱 红花三钱 桃仁三钱，去皮尖 血竭五钱 三棱五钱 莪术三钱 泽兰五钱 寻骨风五钱 乌药五钱 香附八钱，制 八伦麻八钱 骨碎补一两 茯苓五钱 青皮三钱 陈皮三钱 槟榔五钱 枳壳五钱 小茴四钱 大茴三钱 三柰三钱 红内硝五钱 续断五钱 秦艽五钱 杜仲五钱，盐水炒 破故纸五钱 五加皮五钱 牛

膝五钱 白芷五钱 乳香五钱 没药五钱 自然铜五钱 虎骨一两 千年健五钱 细辛五钱 木香五钱 三七五钱 土鳖一两 母丁香三钱 元寸四分 肉桂五钱，去皮 灵仙五钱

共研细末，早晚服二五钱，水酒下。

寻痛散用当归附，桂芷桃花槟兰补。柰壳羌独芍芎苓，二茴棱麻寸地土。青陈艽加故纸辛，苏健断膝乌莪虎。血竭母丁与木香，七仙同风杜没乳。

固肾健腰汤

杜仲盐水炒 故纸 秦艽 乌药 菟丝 乳香制 没药制 小茴 丹皮 赤苓 当归酒洗 白芍酒炒 陈皮 独活 甘草 大活血各一钱

水、酒各半煎服。

腰疼痛，艽纸仲。乌丝乳没茴，丹陈皮芍用。独血草苓归，酒煎空心送。腰伤用此是良药，日服一剂有奇功。

◎丹田受伤治法

跌打受伤，伤于肚脐下一寸三分之丹田穴，症见腰背不伸，小腹疼痛，眉心紧束，汗雨淋漓。伤重者，三日死，轻者亦治不宜迟。若懈怠失于调理，至一百日，则难救矣。先宜用手法推拿，随即服沉香佛手散三钱，继进芎桂二陈汤一二剂。如寒热甚，再加柴胡。若其人晕倒不省人事，仍先以通关散吹鼻，然后服药。（见图56）

芎桂二陈汤

羌活 防风 桂枝 制半夏 陈皮 茯苓 甘草 川芎 酒当归 白芍 桔梗 枳壳 槟榔 香白芷

煨姜二片，水煎服。

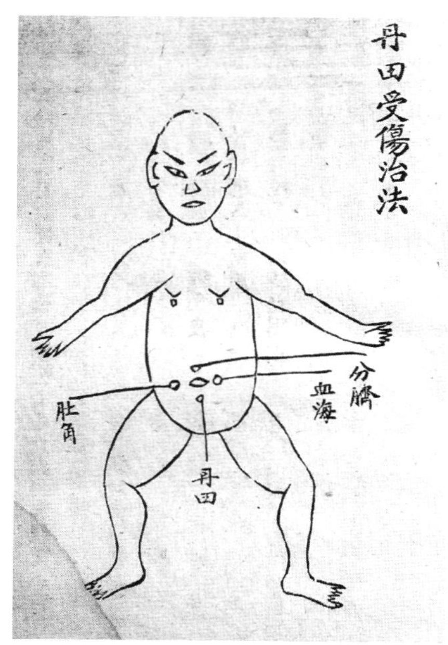

图56　丹田受伤

肚脐血海丹田穴，陈草芎苓桂朴桔。芍壳夏归羌芷榔，还须加减问寒热。

沉香佛手散见心窝中高食腕受伤

通关散统治晕倒在地开关通用灵丹。

方见前集中风门。即北细辛三钱，猪牙皂角五钱，共研细末，磁瓶贮，勿泄气，宜再加入麝香三分，冰片三分，石菖蒲一钱，尤妙。

◎左右两脚受伤治法

跌打受伤，伤于两脚诸穴，或因跌损而筋骨疼痛，或因斩殴而骨脱碎断。若伤而未断者，外用敷药上骨散，当分左右施治。左脚宜服熟地红花散，右脚宜紫金饮。倘若脱断，必要手法移接端正，子午相对，用杉树皮夹扎稳当，即服骨碎补汤一剂，早晚进活血接骨丹一二钱，七日全愈，最为神效。愈后以强筋壮骨汤调理，不可妄行走动，是为至要。（见图57）

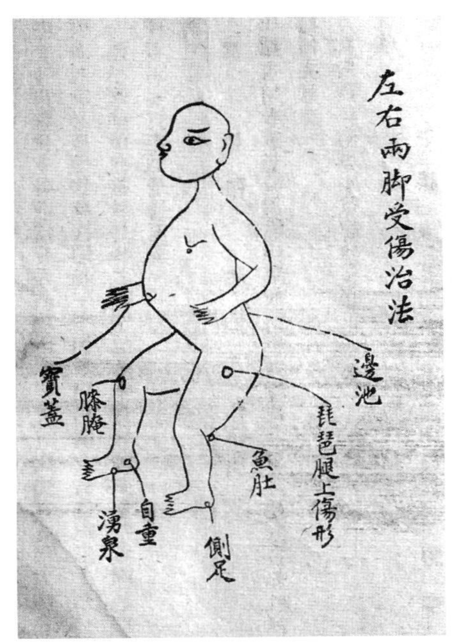

图57　左右两脚受伤

敷药上骨散能消肿止痛上骨。

贯众 朴硝 赤豆 骨碎补

共研细末，用姜、葱、韭菜根捣汁调敷，伤损破皮，皆能用之。此方再加乳没、土鳖、自然铜尤妙。

上骨方，贯众良。朴硝赤小豆，碎补并韭根葱姜。

紫金饮

紫金锭七分，磨冲 牛膝二钱 五加皮二钱 汉防己二钱 细辛五分 独活一钱五分 红内硝一钱 白芷一钱 骨碎补二钱 青皮一钱 滴乳香一钱 没药

制，一钱 真虎骨三钱 归尾二钱 广槟榔一钱 肉桂去皮研，五分 粉甘草一钱 木耳一钱，煅 大活血一钱

水、酒各半煎服。

足伤或损膝加辛，补血防皮耳骨真。乳没归硝紫金草，桂芷槟榔效如神。

熟地红花散

当归尾一钱 桃仁一钱 大黄一钱 虎骨二钱 自然铜二钱 续断二钱 熟地二钱 牛膝二钱 川红花一钱 血竭二钱 乳香一钱五分 没药一钱五分 桑寄生二钱 槟榔一钱 丹皮一钱 木瓜二钱 五加皮二钱 独活一钱 莪术一钱 防己二钱 广陈皮一钱

共研细末，每服三五钱，水煎服。

地花虎竭桃黄生，独术三皮乳没真。牛膝然铜川续断，槟榔防己木瓜遵。

骨碎补汤

川牛膝二钱 五加皮二钱 红内硝二钱 白芷一钱 石南藤一钱 桑寄生一钱 寻骨风二钱 皂角炙，六钱 白归身二钱 穿山甲一钱，炒 川独活一钱 木耳一钱五分，煅 千年健二钱 广陈皮一钱 粉甘草一钱 碎补二钱

松节二个，酒、水各半煎服。

两脚受伤水药司，膝加芷骨藤桑思。角甲耳皮活草补，硝健归节酒煎施。

活血接骨丹

五加皮二钱 甜木瓜二钱 骨碎补二钱 白芷二钱 台乌药二钱 洋苏木三钱 川牛膝二钱 川芎二钱 川独活二钱 真羌活二钱 酒当归四钱 细辛二钱 破故纸二钱 广陈皮二钱 泽兰叶二钱 红花三钱 正桃仁二钱 川杜仲二钱，盐水炒 小茴香三钱 槟榔三钱 千年健四钱 川续断三钱 寻骨风四钱 伦麻四钱 制草乌二钱 红内硝一钱五分 正秦艽三钱 乳香二钱 田三七二钱 自然铜

二钱 上血竭二钱 活血二钱 真麝香二分 明没药二钱 公丁香三钱 虎骨四钱 上肉桂三钱，去皮研 真蕲蛇一条

研末，酒调下二五钱。

接骨末药芎兰芷，五加瓜补木乌制。羌活辛归断膝皮，风蛇活虎艽麻纸。乳香丁香麝香同，没药乌药三七共。桃红硝竭桂榔茴，千年健杜空心送。

强筋壮骨汤

酒当归二钱 炙黄芪二钱五分 薏苡仁二钱 木瓜一钱 真虎骨三钱，研制 五加皮一钱 千年健八分 乳香八分 金钗石斛一钱 明没药八分 茯苓皮二钱 碎补一钱 炙甘草七分

酒、水各半煎服。

接骨须知服此方，乳没皮仁虎健当。黄芪瓜草斛苓补，愈后强筋用酒尝。

◎膙肱肚角受伤治法

跌打受伤，伤于膙肱、肚角诸大穴，重者百日死，急须医治。若过一月，则难救矣。倘呕吐痰血，吸气痛如针刺，此乃瘀血内攻之故，宜服桃红汤一剂。即打翻肚角，亦能取效。早晚仍进马前散二次，至愈方止。此症必须求治于早，切勿懈怠耽延，致误性命。（见图58）

桃红汤

桃仁一钱，去皮尖 红花一钱 三棱一钱 马前子一钱，制 莪术一钱 枳壳二钱 庄黄二钱 红内硝一钱 苏木一钱 归尾二钱 赤芍二钱 川独活一钱 香附二钱，制 泽兰一钱 乳香制，一钱 制没药一钱 皂角炙，六分 生地一钱 青皮一钱

加童便、黄酒，水煎服。伤左加柴胡，伤右加葶苈子。

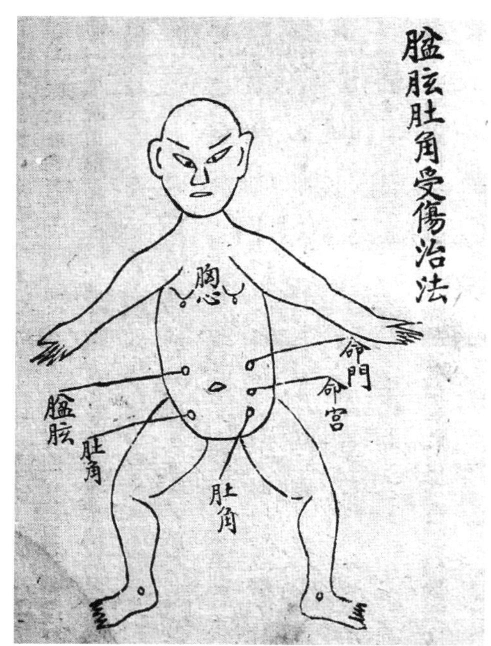

图58　膾肱肚角受伤

肚穴受伤桃红汤，马棱莪壳附硝黄。赤芍泽兰苏乳没，地青归皂独称良。

马前散

马前子三钱，制　三棱三钱　莪术三钱　酒当归五钱　赤芍三钱　枳壳三钱　槟榔三钱　制香附三钱　羌活二钱　独活二钱　白芷二钱　穿山甲三钱　川乌二钱，制　草乌二钱，制　小茴三钱　骨碎补五钱　自然铜三钱　三柰二钱　乳香四钱，制　寻骨风二钱　白芥子二钱　没药四钱，制　三七二钱　大海马一条　石菖蒲三钱　虎骨二钱　猴骨三钱　丁香三钱　血竭四钱　麝香三分　土鳖四钱　陈皮三钱

共研末，酒调下一二钱。

膾肱诸穴用斯药，前海鳖穿铜竭芍。丁香乳香兼麝香，香附羌活与独活。棱莪皮壳归菖榔，补风虎骨并猴骨。没柰二乌七芥茴，芷甲碎同研细末。

◎铜壶滴漏[1]受伤治法

跌打受伤，伤于下部，或下阴之铜壶滴漏穴，此处若先服药，必致小便点滴，水无休息，竟成终身之害。急用早谷一握，炒熟敷之；次用养阴通闭散，米水调下数次。若打翻尿泡，小便闭塞，腰背不伸，即取鹅毛管对其便孔，令亲人吹之。或照上集小便不利外治诸法，仍宜服化气汤。倘若月里偷桃，两子肿痛，宜外敷独活地肤散，内服行气定痛汤，则痛可渐止，肿可渐消也。（见图59）

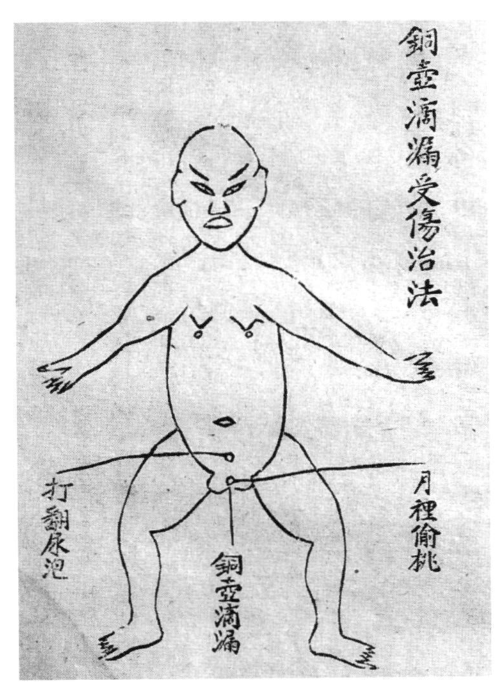

图59　铜壶滴漏受伤

① “铜壶滴漏”及文中“月里偷桃”均为穴名，见图59。

养阴通闭散可统治跌打小便不通。

伏毛一钱五分 车前子二钱 猪苓二钱 泽泻二钱 滑石三钱，飞 菟丝子四钱 赤茯苓二钱 香附二钱，制 陈皮二钱 母丁香一钱 苏木二钱 归尾一钱五分 乳香一钱五分 建莲肉去心，一两 没药一钱五分 枳壳一钱五分 小茴二钱 大茴二钱 三七一钱五分 血竭一钱五分

共研细末，米水调下，每用二三钱。

铜壶滴漏穴，菟丝滑石田三七。车前泽泻去心莲，归血皮毛同没术。茯猪苓，大小茴。附乳丁香枳壳匹，先炒干谷敷少阴，再服此方愈在必。

化气汤

车前子 木通 伏毛 枳壳 苍术泡 山楂肉 乳香去油 没药去油 青皮 滑石飞 甘草梢 陈皮 茜草 小茴各一钱

加灯心，水煎服。

尿泡打翻了，车茜乳茴草。没滑陈皮通，楂壳青毛好。

苍术加灯心，开水煎须早。先用鹅管吹，如斯方有效。

独活地肤散

独活二钱 红内硝二钱 地肤子二钱 川黄柏二钱 面粉五钱 柑子叶五钱，或用干叶同研亦可

共研末，入柑子叶杵烂，蜜糖调敷。

月里偷桃，独活红硝。地柏柑面，敷之即消。

行气定痛汤

红内硝 广木香 汉防己 川独活 桑寄生 赤茯苓 花槟榔 滴乳香 明没药 粉甘草

酒、水各半煎服。

桑苓防已草独活，榔没红硝和乳没。水酒各加法须知，月里偷桃伤服药。

◎三部受伤治法

跌打受伤，伤于三部诸穴，计左右两边胁骨十八，胸膛骨三，井阑骨二。但一胁有七伤，上有二仙传道、白蛇进洞等处，中有心窝、中高、食腕，左有血关，右有气关，下有命宫、肚角、丹田。上中下三部，无非行气去瘀。宜先用二茴益母汤煎服，接进乌竭散，早晚二次，酒调送下，数日自愈。重者仍用手法推拿，然后服药。再周身上下受伤，或敷或贴或服，须视其轻重用药。凡验方并附于后，医者临症择用乃可。（见图60）

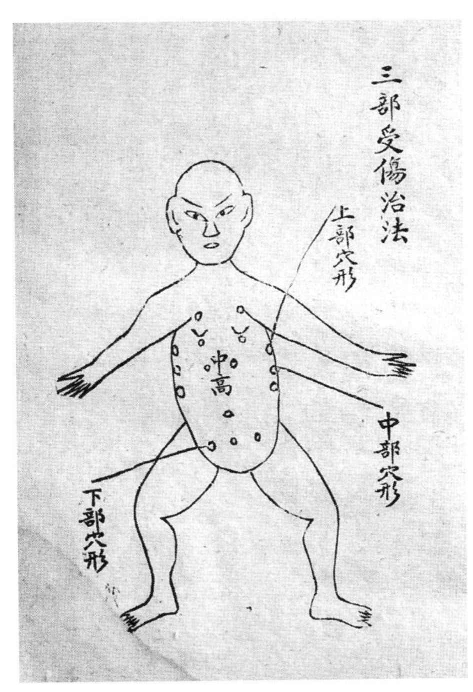

图60　三部受伤

二茴益母汤

大茴一钱 小茴一钱 香附制，二钱 槟榔一钱五分 枳壳一钱 泽泻一钱 乌药一钱 益母草二钱 丹皮一钱 青皮八分 陈皮一钱 茯苓一钱 木通一钱 苏木二钱 茜草二钱 乳香一钱，制 没药一钱，制 细辛四分

酒、水各半煎服。

三部穴伤苓壳辛，二茴榔母丹青陈。茜苏乳没泽通附，酒煎乌药效若神。

乌竭散

血竭三钱 乌药三钱 槟榔三钱 枳壳三钱 木香一钱五分 厚朴三钱 苏木三钱 三七二钱 乳香制，一钱五分 没药制，一钱五分 当归三钱 赤芍三钱 小茴二钱 大茴二钱 丹皮二钱 砂仁二钱 桂枝二钱 土鳖二钱 沉香二钱

共研细末，酒调下二三钱。

三部穴伤末药方，七皮乳没鳖归榔。壳朴丹砂二茴竭，芍苏乌桂木沉香。

跌打回春丹以下附方

凡上中下三部，头面四肢浑身跌扑伤损之总方，余师其意而制之。即人事不知昏倒在地，皮破血流，体气虚弱，皆见奇效。营署中制就一料，以备不时之需，其功实莫大焉。

沉香四钱 麝香一钱六分 自然铜八钱 血竭四钱 乳香八钱 没药八钱 土鳖二十八个 肉桂二钱八分，去皮 木香四钱 三七四钱 杜仲姜汁炒，四钱 花槟榔四钱 五加皮四钱 牛膝四钱 细辛二钱八分 川芎四钱 人参四钱，或生党参亦可 桂枝四钱 甘草二钱 全当归四钱 制香附四钱 炒白术四钱 生黄芪四钱 羌活四钱 虎骨四钱 巴戟天四钱 续断四钱

共研细末，或用水泛为丸，如绿豆大，朱砂为衣，用磁瓶装贮，勿泄气，每用酒调服二三钱，并可酒化敷擦患处。

回春桂羌虎鳖七，沉乳木竭麝加膝。归杜辛同没草芎，参芪断术附槟戟。

金枪散此外敷止血收口圣药，可与回春丹各制一料听用。

冰片一钱二分 海螵蛸一两二钱 雄黄一两二钱 龙骨六钱 象皮六钱 土鳖六十枚 儿茶六钱 黄柏六钱 轻粉三钱 白腊一两二钱

共研细末，伤口出血不止，用灯心放患处，再以此散敷上。又方用大黄、蒲黄、荆芥、砂仁各等分，炒黑为末敷之，血即止。

金枪散内用土鳖，龙骨象皮兼黄柏。上片轻粉与雄黄，螵蛸儿茶蜡取白。

九龙火药针凡有皮肉紫黑成块，瘀血不行，或肿痛不已，皆属气血凝滞，用此神效。

生川乌 生草乌 生南星 青硫黄 闹洋花 炮干姜 真蕲艾

各等分，共研细末，姜汁成条，如小指大，晒干，用蒜切薄片，放在患处，将药针火烧，隔蒜灸之，即见黑块渐散，而化红色矣。无蒜，用姜片亦可。

九龙火药针，二乌艾花星。硫黄干姜制，灸处效验灵。

伏龙散打伤在地，急救不误。

石菖蒲一钱 红花一钱 桃仁去皮尖，一钱 灶心土二钱 木香一钱

共为细末，加童便，酒调服。

伏龙散是救急方，红花桃仁与木香。通关菖蒲灶心土，研末童便酒调尝。

跌打逍遥散治跌打损伤、气血不行、胸痞等症。

制香附一钱 乌药七分 归尾一钱 赤芍一钱 枳壳一钱 花槟榔一钱五分 泽兰一钱 苏木一钱 茜草一钱 红花六钱 桃仁去皮尖，五粒 柴胡六分 独活一钱 青皮八分 陈皮一钱 甘草七分

加酒、水煎服，后除桃仁、红花、柴胡，加乳香、没药、木香各一钱，再服一剂。

逍遥跌打不能少，青陈芍壳茜甘草。桃红独附乌苏榔，归柴泽酒服宜早。

八仙丹跌打接骨最为神效。

寻骨风二两 八伦麻二两 川独活二两 三七四钱 上血竭二两 真虎骨二两 制乳香一两 没药制，一两 千年健一两 赤芍药一两 花槟榔一两 麝香三分 公丁香三钱 自然铜五钱，醋制 酒当归二两 碎补一两

共研细末，酒调下二钱。脚骨断，加牛膝一两，五加皮一两；手骨断，加灵仙二两，桂枝八钱；胁骨断，加葶苈子五钱，柴胡五钱，苏木二两。

八仙丹内竭麻风，乳没虎榔麝丁铜。七健当归枳芍补，手脚胁加药不同。

归芪补血汤治跌打皮破，血出太多，身体虚弱。

白归身二钱 生北芪五钱 滴乳香一钱三分 云茯苓二钱 明没药一钱三分 生台党一钱五分

加红枣三枚，水煎服。

归芪乳没四般奇，台党茯苓红枣遗。流血过多身体弱，补虚固气最相宜。

玉红膏治跌打损伤，风气肿毒。

白松香八两，去油 制乳香五钱 制没药五钱 大梅片八分 蓖麻子二两，去油 朱砂二两，飞过 上肉桂一钱，去皮 麝香二分 附子片一钱 樟脑四两

共研细末，先将松香下锅，用清水煎过，去油水，即入樟脑乘水，再下余药同熬，但神砂收膏不可煎老为要。

玉红膏内用桂麻，冰脑麝松附乳砂。没药同煎不可老，损伤肿毒效堪夸。

儿童接骨丹

儿童骨节伤损，看他断与未断。若脱而未断者，须先用手

法推移，随用土鳖十个，自然铜五分，乳香三钱，没药三钱，取小鸡一只，糯米一握，共捣烂敷上。若觉发热，骨即上矣，再用自然铜一钱，酒当归一钱，虎骨一钱，小茴香一钱，白芷一钱，麝香三分，羌活一钱，乳香一钱，没药一钱，肉桂去皮二分，血竭五分，牛膝五分，猴骨一钱，为末，酒调服一钱五分，或二钱，十日自可复原。

童子骨受伤，没药合乳香。然铜兼土鳖，鸡米捣敷强。

接上再服药，虎猴膝乳没。茴归竭麝香，芷桂铜二活。

按：损伤病症，当作亡血家治例，瘀尽专以补气血为主。如发热脉虚大，用当归补血汤；沉细，用四君加炮姜、附片；汗多，用独参汤，以扶元气；口干渴，用四物加参术，养血生津。全在医者按症会悟为要。

《拾慧续集》卷十终

何跋

《拾慧集》正续集十五卷①，先君鸿仪先生遗笔也。先父讳德藻，字芙卿，别号鸿仪。八龄随先大父宦游江右，僦②寓浔阳，幼有德才，学识渊颖，而简潜落穆，超然远俗，以故名宿宗工，多乐倾交。生平尤乐善好施，博爱为怀。每慨贫病之无力诊治者，即不委身沟壑，亦多误于庸医，遂喟然研习岐黄，施救穷乏，数十年如一日。溯自甲午以后，听鼓③浔阳之际，制药施医，几至精力俱穷，志卒不少衰。得公之手术而肉白骨者难以数计，一方颂德，万姓同钦。复于经验所得，参以汉、宋贤儒遗籍，汇撰成书，以启导后世之嗜斯道者。其用心之苦，立意之良，实非我子孙所忍简默④不言者也。是书辑成，而后迭遭事变，举家避沪，迄未付梓。兹于八年，专人往取，意谓不存，讵竟无恙，岂非先君仁德感天之所致欤？现值排刊告成，用赘数言，非敢表扬父德，聊以尽继志述事之意云尔。

中华民国九年⑤岁次庚申春正月何家鲲谨识

---

① 十五卷：《拾慧集》正续集共17卷，此处“十五卷”当误。

② 僦（jiù 就）：租赁。

③ 听鼓：古代官府卯刻击鼓，入值；午刻再鼓，下值。因称官吏赴衙值班为“听鼓”。

④ 简默：简静沉默。

⑤ 中华民国九年：公元1920年。

第三部分

《拾慧集》正续集研究

一、何德藻生平与著述

（一）生平

何德藻，字芙卿，别号鸿仪，岭南医家。何氏生平事迹史书无载。《拾慧集》书首附有一张何德藻小像，从这张照片可以看出，摄像之时，何德藻已是中老年。此外，据《中国银行东北地区行史资料汇编（1913—1948）》记载，何德藻之子何家鲲在民国四年（1915）、民国六年（1917）、民国七年（1918）、民国八年（1919）曾担任中国银行吉林分号国库一职，民国九年（1920）曾担任中国银行吉林支行国库一职，时年33岁，即何家鲲生于光绪十三年（1887），或也可推测，何德藻出生于19世纪60年代前后。

关于何德藻籍贯，在《拾慧续集》自跋中，其落款为“光绪丙申秋节前三日铁城何德藻识于惜分斋之东窗”。又何德藻与晚清虎门水师提督何长清为叔侄关系。何长清作序称：“兹以躬膺简命，由郧阳调授虎门提督，自荆襄顺流而下，舟泊浔阳，芙卿侄以医书十数卷来告余曰，某自公余，凡得秘方，必手自抄录，迄今几历寒暑，将所辨诸方症汇成一集，以备参考，非敢云问世也，亚父其证诸？”何长清，民国《东莞县志》卷四十三记载：“何长清，号榆庭，香山人，武进士，（光绪）二十二年十月任。”另民国《香山县志》卷十一记载：“何长清，号榆庭，小榄人。”可知，何德藻籍贯为铁城，即今广东省中山市小榄镇。

从《拾慧集》正续集序跋及其成书时间中，可以勾勒出何德藻一生的轮廓。何氏出生于清末岭南官宦世家，其祖上“擢巍科、登显宦者，类皆利济为怀”。8岁随父宦游江右，因长辈亲人多病，毅然放弃举子业，潜心研究中医药典籍20余年。光绪年间曾寓居浔阳（今江西省九江市），并出仕为当地一名低级官吏。光绪十八年（1892）秋，因公赴皖，当时疟、痢盛行，何氏亲睹当地乡人墨守倪涵初所著《倪涵初疟痢三方》，以一方通治百病，不思辨证，贻误病情。因此，决定兼采诸家医方医论，结合个人经验撰著成书，以供参用。光绪甲午年（1894）之后，他将主要精力投入制药施医中，救死扶伤，使许多百姓起死回生，得到群众的赞颂与爱戴。光绪丙申年（1896），何氏将所著之书分门别类，收入《拾慧集》正续集中。著作未及刊印，迭遭事变，举家迁往上海。民国八年（1919），是时何德藻已亡故，其子何家鲲派人前往浔阳取回遗著，次年在吉林刊印。

（二）著述

何德藻的著述共12种17卷，分别收录在《拾慧集》正续集中。《拾慧集》收录医著3种7卷，分别为《长沙杂病》5卷、《长沙妇科》1卷、《长沙外科》1卷。内容是对《金匮要略》的全文注解，并广引诸家方论。何德藻还将所选方剂编成汤头歌诀，附于每方之下，便于记诵。

《拾慧续集》收录医著9种10卷，分别为《寒温明辨》1卷、《医学准绳》1卷、《杂病补阙》2卷、《眼科辑要》1卷、《喉症要旨》1卷、《保幼八则》1卷、《痘门六法》1卷、《麻疹重新》1卷、《伤损秘传》1卷。内容是对《拾慧集》的补充。《拾慧续集》自跋载："《金匮》书虽立法无多，而义旨渊深，恐非宜于初学，故续补各家医论、脉诀，并伤寒、温病、杂证，以及眼科、喉科、幼科、麻痘、损伤诸篇，而其中又有古人成方而通变行之，与自立新方而连类志之者，既补前集所未备，亦为初学之法门。”

二、《拾慧集》正续集版本与内容

（一）版本情况

关于《拾慧集》正续集的版本情况，查阅现有相关中医工具书所记载资料，列举如下：

1.《中国中医古籍总目》记载：清光绪二十二年丙申（1896）年吉林东兴印书馆铅印本、1920年何家鲲铅印本、1920年吉林永衡印书局铅印本。

2.《中国古医籍书目提要》记载：清光绪二十二年丙申（1896）年吉林东兴印书馆铅印本 、1920年何家鲲铅印本。

3.《中国医籍通考》记载：1920年吉林东兴印书馆铅印本。

4.《中医人名大辞典》记载：何家鲲刊刻于光绪二十二年（1896）。

以上资料，《拾慧集》正续集的版本似有清代铅印本与民国铅印本2种版本。笔者考察了浙江中医药大学浙江中医药博物馆所藏本以及上海中医药大学图书馆所藏本，结合本书的序言、跋及其他资料考证如下：

《拾慧集》收录5篇序文，分别作于1896年、1896年、1897年、1899年、1896年。《拾慧续集》收录4篇跋，分别作于1897年、1897年、1896年、1920年。其中何德藻的自序与跋都作于1896年，且言：“然是集也，虽寒暑迭经，聊参管见，究立论不失古人遗规，因以，拾慧，名集。”“既补前集所未备，亦为初学之法门。即在穷乡僻壤，家藏一帙，每遇病视症，用药不至急无措手，亦未始非好行方便之一念云。”其子何家鲲在后跋中写道：“溯自甲午以后，听鼓浔阳之际，制药施医……是书辑成，而后迭遭事变，举家避沪，迄未付梓。兹于八年，专人往取，意谓不存，讵竟无恙，岂非先君仁德感天之所致欤？现值排刊告成，用赘数言，非敢表扬父德，聊以尽继志述事之意云尔。”可知，此书最晚成书于光绪二十二年（1896），成书之后并未刊行，直到民国八年（1919）从浔阳取回。

此外，《拾慧集》书口下方刻有“吉林东兴印书馆印”，《拾慧续集》书口下方刻有“吉林永衡印书馆印”。查《吉林省志》（长春：吉林人民出版社，1993），东兴印书厂，由杨瑞生创办于民国八年（1919），位于当时吉林县粮米行街；永衡印书局，程宾亭创办于民国元年（1912），也位于粮米行街。而此段时间何家鲲正好在中国银行吉林支行任职。

综上所述，《拾慧集》《拾慧续集》为民国九年（1920），何家鲲任职吉林期间，分别由东兴印书厂和永衡印书局刊行发售。该书并没有清代铅印本。

（二）内容概况

《拾慧集》共7卷，由序言、例言、读法、目录、正文、按语、方药、歌括组成，是目前已知的岭南最早的《金匮要略》的全注本。

该书正文是对张仲景《金匮要略》的全文注解，“是集全遵《金匮》，立原文于编首，以为一症之源。缘仲景书义理渊深，实发《灵》《素》所未发，为医家不可少之书。其立矩陈规，更为千古定其法守。虽病有万变，仍法不离宗。故不读仲景之书者，不足与言医”。卷一“长沙杂病原文”，对应《金匮要略》“脏腑经络先后病脉证第一”“痉湿暍病脉证治第二”。卷二“长沙杂病原文”，对应《金匮要略》“百合狐惑阴阳毒病脉证治第三”“疟病脉证并治第四”“中风历节病脉证并治第五”，以及“趺蹶手指臂肿转筋阴狐疝蛔虫病脉证治第十九”蛔虫病证部分。卷三“长沙杂病原文”，对应《金匮要略》“血痹虚劳病脉证并治第六”“肺痿肺痈咳嗽上气病脉证治第七”“奔豚气病脉证治第八”“胸痹心痛短气病脉证治第九”“腹满寒疝宿食病脉证治第十”，附胃脘诸痛。卷四“长沙杂病原文”，对应《金匮要略》“五脏风寒积聚病脉证并治第十一”“痰饮咳嗽病脉证并治第十二”“消渴小便不利淋病脉证并治第十三”“水气病脉证并治第十四”“黄疸病脉证并治第十五”。卷五“长沙杂病原文”，对应《金匮要略》“惊悸吐衄下血胸满瘀血病脉证治第十六”“呕吐哕下利病脉证治第十七”“趺蹶手指臂肿转筋阴狐疝蛔虫病脉证治第十九”。卷六“长沙妇科原文”，对应《金匮要略》“妇人杂病脉证并治第二十二”“妇人妊娠病脉证并治第二十”“妇人产后病脉证治第二十一”。卷七“长沙外科原文”，对应《金匮要略》“疮痈肠痈浸淫病脉证并治第十八”，增补阴疽各毒。

正文之后为按语，“《金匮》名为《要略》，不过择其大要大略，以示后学，故立方无多。是集于每症下遍择各家精粹，或见闻之有据者，附以为按，补其未备”。按语之后，罗列《金匮要略》诸篇方药，同时增补各家名方。方后为歌括，“无记诵之不便，无方法之不知。务求学者广见博闻，以化其胶固”。

《拾慧续集》是对《拾慧集》的增补。何德藻在“例言”载：“《金匮要略》，仲景原为杂病而设，应有各症，似无遗漏。今考各家方书，而症仍有未备者。或以其时病症尚少，未立治法，抑因大法既立，余可类推，兹不具论。特以未见各症，另辑入《续集》中，以求无美不收，而臻全璧。犹恐一己见闻有限，或于效验各方，不免遗珠，增而广之，仍俟后之君子。”全书共10卷，由序、目录、正文、方药、歌括、跋组成。卷一“医学准绳”，卷二“寒温明辨”，卷三“杂病补阙”，卷四“杂病补阙”，卷五“眼科辑要”，卷六“喉症要旨”，卷七“保幼八则”，卷八“痘门六法”，卷九“麻疹重新”，卷十“伤损秘传”。

三、《拾慧集》注释《金匮要略》的学术特点

（一）删减续篇，调整原文

《拾慧集》对《金匮要略》原文的编排，基本上按照赵开美《仲景全书》本，内容略有删减，条文的顺序个别亦有变动。

1. 对原文的删减

《金匮要略》“杂疗方第二十三”篇、“禽兽鱼虫禁忌并治第二十四”篇和“果实菜谷禁忌并治第二十五”3篇，是否为仲景所作，历来有争议。陈修园在《金匮要略浅注》中言：“《金匮要略》自第一篇至第二十二篇，皆仲景原本，二十三篇以后前贤谓为宋人所续，注家多删之。余向著《金匮读》四卷，亦删之，严朱紫之辨也。兹刻仍宋本之旧，录其本文不加注解而分别之。”《拾慧集》作注的《金匮要略》原文，把此部分内容作删去处理。删除的理由，何德藻言：“原本后，自二十三

至二十五卷，先贤断为后人伪托之方，观其琐细平庸，似无足取。瓦缶之鸣，固不可与大吕黄钟并奏，今仍删之不录。”

其次，赵开美《仲景全书》本《金匮要略》“痓病脉证并治第四”“中风历节病脉证并治第五”“血痹虚劳病脉证并治第六”“胸痹心痛短气病脉证治第九”“腹满寒疝宿食病脉证治第十”“痰饮咳嗽病脉证并治第十二”“水气病脉证并治第十四”“黄疸病脉证并治第十五”“呕吐哕下利病脉证治第十七”和“妇人产后病脉证治第二十一”10篇，文后的附方出自《千金方》《外台秘要》诸书，在《拾慧集》中也没有收录。

2. 篇与篇内容的前后移动

《拾慧集》在注解《金匮要略》原文时，篇与篇内容有部分前后移动。如“趺蹶手指臂肿转筋阴狐疝蛔虫病脉证治第十九”篇，论述蛔虫病部分，提前至“中风历节病脉证并治第五”篇后。妇人三篇的顺序原为“妇人妊娠病脉证并治第二十”“妇人产后病脉证治第二十一”和“妇人杂病脉证并治第二十二”，调整为“妇人杂病脉证并治第二十二”“妇人妊娠病脉证并治第二十”和“妇人产后病脉证治第二十一”。“疮痈肠痈浸淫病脉证并治第十八”篇，在《拾慧集》中作为卷七“长沙外科原文”，置于最后。

3. 同篇内容的前后移动

表1　“脏腑经络先后病脉证第一”篇

顺序	《拾慧集》本原文	赵开美《仲景全书》本《金匮要略》原文
1	夫人秉五常……是皮肤脏腑之文理也	问曰：上工治未病，何也……余脏准此
2	问曰：上工治未病，何也……余脏准此	夫人秉五常……是皮肤脏腑之文理也

表2　“痉湿暍病脉证治第二”篇

顺序	《拾慧集》本原文		赵开美《仲景全书》本《金匮要略》原文
1	痉病	病者身热足寒……其脉如蛇	太阳病，发热无汗……名曰刚痉
2		夫痉脉，按之紧如弦……直上下	太阳病，发热汗出……名曰柔痉
3		太阳病，发热无汗……名曰刚痉	太阳病，发热……名曰痉，为难治
4		太阳病，发热汗出……名曰柔痉	太阳病，发汗太多，因致痉
5		太阳病，无汗而小便反少……葛根汤主之	夫风病，下之则痉……必拘急
6		痉为病，胸满……可与大承气汤	疮家虽身疼痛……汗出则痉
7		太阳病，其证备……瓜蒌桂枝汤主之	病者身热足寒……其脉如蛇
8		太阳病，发热……名曰痉，为难治	暴腹胀大者……反伏弦者，痉
9		夫风病，下之则痉……必拘急	夫痉脉，按之紧如弦……直上下
10		太阳病，发汗太多，因致痉	痉病，有灸疮，难治
11		暴腹胀大者……反伏弦者，痉	太阳病，其证备……瓜蒌桂枝汤主之
12		疮家，虽身疼痛……汗出则痉	太阳病，无汗而小便反少……葛根汤主之
13		痉病，有灸疮，难治	痉为病，胸满……可与大承气汤
14	湿病	湿家之为病，一身尽疼……身色如熏黄也	太阳病，关节疼痛而烦……但当利其小便
15		湿家病，身疼发热……内药鼻中则愈	湿家之为病，一身尽疼……身色如熏黄也
16		湿家，身烦疼……慎不可以火攻之	湿家，其人但头汗出……则口燥烦也

（续表）

顺序	《拾慧集》本原文		赵开美《仲景全书》本《金匮要略》原文
17	湿病	太阳病，关节疼痛而烦……但当利其小便	湿家，下之，额上汗出……亦死
18		湿家，其人但头汗出……则口燥烦也	风湿相搏，一身尽疼痛……风湿俱去也
19		湿家，下之，额上汗出……亦死	湿家病，身疼发热……内药鼻中则愈
20		病者一身尽疼，发热……可与麻黄杏仁薏苡甘草汤	湿家，身烦疼……慎不可以火攻之
21		风湿，脉浮……防已黄芪汤主之	病者一身尽疼，发热……可与麻黄杏仁薏苡甘草汤
22		风湿相搏，一身尽疼痛……风湿俱去也	风湿，脉浮……防己黄芪汤主之
23		伤寒八九日，风湿相搏……去桂枝加术汤主之	伤寒八九日，风湿相搏……去桂加白术汤主之
24		风湿相搏，骨节疼烦……甘草附子汤主之	风湿相搏，骨节疼烦……甘草附子汤主之
25	暍病	太阳中暍……数下之，则淋甚	太阳中暍……数下之，则淋甚
26		太阳中热者……白虎加人参主之	太阳中热者……白虎加人参汤主之
27		太阳中暍……一物瓜蒂汤主之	太阳中暍……一物瓜蒂汤主之

表3　“肺痿肺痈咳嗽上气病脉证治第七”篇

顺序	《拾慧集》本原文		赵开美《仲景全书》本《金匮要略》原文
1	肺痿	问曰：热在上焦者……数实者为肺痈	问曰：热在上焦者……数实者为肺痈
2		肺痿，吐涎沫而不咳者……属消渴	问曰：病咳逆……脓成则死

（续表）

顺序	《拾慧集》本原文		赵开美《仲景全书》本《金匮要略》原文
3	肺痈	问曰：病咳逆……脓成则死	上气，面浮肿……又加利尤甚
4		肺痈，喘不得卧，葶苈大枣泻肺汤主之	上气，喘而躁者……发汗则愈
5		肺痈，胸满胀……葶苈大枣泻肺汤主之	肺痿，吐涎沫而不咳者……属消渴
6		咳而胸满，振寒脉数……桔梗汤主之	咳而上气，喉中水鸡声，射干麻黄汤主之
7	咳嗽上气	上气，面浮肿……又加下利，尤甚	咳逆上气，时时吐浊……皂荚丸主之
8		上气，喘而躁者……发其汗则愈	咳而脉浮者，厚朴麻黄汤主之
9		咳而上气，喉中水鸡声，射干麻黄汤主之	脉沉者，泽漆汤主之
10		咳逆上气，时时吐浊……皂荚丸主之	大逆上气，咽喉不利……麦门冬汤主之
11		咳而脉浮者，厚朴麻黄汤主之	肺痈，喘不得卧，葶苈大枣泻肺汤主之
12	咳嗽上气	咳而脉沉者，泽漆汤主之	咳而胸满，振寒脉数……桔梗汤主之
13		火逆上气，咽喉不利……麦门冬汤主之	咳而上气，此为肺胀……越婢加半夏汤主之
14		咳而上气，此为肺胀……越婢加半夏汤主之	肺胀，咳而上气……小青龙加石膏汤主之
15		肺胀，咳而上气……小青龙加石膏汤主之	肺痈，胸满胀……葶苈大枣泻肺汤主之

表4 “惊悸吐衄下血胸满瘀血病脉证治第十六”篇

顺序	《拾慧集》本原文		赵开美《仲景全书》本《金匮要略》原文
1	惊悸	寸口脉动而弱，动即为惊，弱则为悸	寸口脉动而弱，动即为惊，弱则为悸
2		火邪者，桂枝去芍药加蜀漆牡蛎龙骨救逆汤主之	师曰：尺脉浮……知衄今止
3		心下悸者，半夏麻黄丸主之	又曰：从春至夏衄者，太阳；从秋至冬衄者，阳明
4	吐血衄血	师曰：尺脉浮……知衄今止	衄家不可汗……不得眠
5		又曰：从春至夏衄者，太阳；从秋至冬衄者，阳明	病人面无色……烦咳者，必吐血
6		衄家不可汗……不得眠	夫吐血，咳逆上气……不得卧者，死
7		病人面无色……烦咳者，必吐血	夫酒客咳者……此因极饮过度所致也
8		夫吐血，咳逆上气……不得卧者，死	寸口脉弦而大……男子则亡血
9		夫酒客咳者……此因极饮过度所致也	亡血不可发其表，汗出即寒慄而振
10	吐血衄血	寸口脉弦而大……男子则亡血	病人胸满……其人言我满，为有瘀血
11		亡血不可发其表，汗出即寒慄而振	病者如热状……是瘀血也，当下之
12		吐血不止者，柏叶汤主之	火邪者，桂枝去芍药加蜀漆牡蛎龙骨救逆汤主之
13		心气不足，吐血，衄血，泻心汤主之	心下悸者，半夏麻黄丸主之
14	下血	下血，先便后血……黄土汤主之	吐血不止者，柏叶汤主之
15		下血，先血后便……赤豆当归散主之	下血，先便后血……黄土汤主之

（续表）

顺序	《拾慧集》本原文		赵开美《仲景全书》本《金匮要略》原文
16	胸满瘀血	病人胸满……其人言我满，为有瘀血	下血，先血后便……赤小豆当归散主之
17		病者如有热状……是瘀血也，当下之	心气不足，吐血，衄血，泻心汤主之

正如何德藻在“例言”中所言，“原文并无增减，惟微奥处加以浅注。至论证各条，如痉湿暍一篇，是集类而分之。即间有更前移后。无非求文归一气，使学者易于查阅，各从其类而证之”。就肺痈、肺痿、咳嗽上气而言，仲景原文置于同一篇内，且内容前后交错，“故咳嗽上气，列于肺痿、肺痈之后。若照原文浑同论治，恐学者不识其奥义，特分门类，阅者体会其全旨可也”。

（二）全文加注，细参要义

何德藻对《金匮要略》全文注解，其在“例言”中载：“原文并无增减，惟微奥处加以浅注。”何德藻在全书多处强调要遵仲景本意，主张保持原貌，“缘仲景书义理渊深，实发《灵》《素》所未发，为医家不可少之书。其立矩陈规，更为千古定其法守”。《拾慧集》以“串注”为基本特色，随文释义，将自己的理解串联在《金匮要略》原文中，注文以双行小字的形式衬加在《金匮要略》原文中，贯穿全文。这种注解方法与陈修园《金匮要略浅注》相似，即注解都是以注文与原文相融合的形式呈现，以小字注文衬加在大字原文中的方式，使全书“深入浅出”。

但两者又有不同之处。陈修园《金匮要略浅注》将注文与原文相结合，前后语句通畅连贯，达到串讲的目的。而何德藻《拾慧集》更多的是随文释义，前后并不连贯。如“脏腑经络先后病脉证第一”篇，“夫病痼疾，加以卒病，当先治其卒病，后乃治其痼疾也”这一条文，陈修园注为，“夫病者，有平时之痼疾，而加以一时之卒病，卒者易攻，痼者难拔，审其先后，当先治其卒病，后乃治其痼疾也”；何德藻注为，“夫病痼疾，加以卒病，痼疾旧病，卒病新病。当先治其卒病，后乃治其痼疾也”。两者的注解方式，各有特色。以下对《拾慧集》体现的3个注释特点作一简述。

1. 以经释注

宋金时期，成无己首注《伤寒论》，开创“以经解经”的中医经典研究方法，即以《内经》《难经》的理论作为指导来阐释后世医家的医学思想。张卿子、张志聪、陈修园、尤在泾等医家，在研究《伤寒论》的过程中，继承、发扬此法。何德藻在注解《金匮要略》时，同样也采用了此法。现分别举例如下：

原文：

> 师曰：五脏病各有所得者愈，如怒伤肝，得悲而愈，悲胜怒也。亦有得于时日而愈者。《经》曰：病在肝，愈于夏，是喜得子气制其胜我也；夏不愈，胜于秋，是恶其胜我者得王气也；秋不死，持于冬，是喜得母气以生我也；起于春，是喜自得其位而气王也。余脏仿此。又有得之饮食者，肝色青，宜食甘；心色赤，宜食酸；肺色白，宜食苦；脾色黄，宜食酸；肾色黑，宜食辛是也。其所谓自得其位者，肝病愈于丙丁，起于甲乙；

心病愈于戊己，起于丙丁；脾病愈于庚辛，起于戊己；肺病愈于壬癸，起于庚辛；肾病愈于甲乙，起于壬癸是也。五脏病各有所恶，各随其所不喜者为病。病者素不应食，而反暴思之，必发热也。

此段注解，主要从3个方面论述五脏之所得。从精神情志而言，情志的变化可影响五脏疾病的变化。《素问·阴阳应象大论》指出："怒伤肝，悲胜怒……喜伤心，恐胜喜……思伤脾，怒胜思……忧伤肺，喜胜忧……恐伤肾，思胜恐。"次者，五脏与四时气候之间关系密切，以五行生制理论为依据，分述五脏之病机及其调治方法。以肝脏病机与调治为例，《素问·脏气法时论》言："病在肝，愈于夏，夏不愈，甚于秋，秋不死，持于冬，起于春，禁当风。肝病者，愈在丙丁，丙丁不愈，加于庚辛，庚辛不死，持于壬癸，起于甲乙。肝病者，平旦慧，下晡甚，夜半静。肝欲散，急食辛以散之，用辛补之，酸泻之。"再者，从饮食五味而言，五脏对于气味，各有不同的喜恶。《素问·藏气法时论》记载："肝苦急，急食甘以缓之……心苦缓，急食酸以收之……脾苦湿，急食苦以燥之……肺苦气上逆，急食苦以泄之……肾苦燥，急食辛以润之。"因此，"肝色青，宜食甘，粳米、牛肉、枣、葵皆甘。心色赤，宜食酸，小豆、犬肉、李、韭皆酸。肺白色，宜食苦，麦、羊肉、杏、薤皆苦。脾黄色，宜食咸，大豆、豕肉、栗、藿皆咸。肾色黑，宜食辛，黄黍、鸡肉、桃、葱皆辛"。

原文：

蛔虫之为病，令人吐涎，心痛，《经》云：饮食皆入于胃，胃中有热则虫动，虫动则胃缓，胃缓则涎出。发作有时，毒药不止者，甘草粉蜜汤主之。

此句注解，援引《内经》理论，论述了蛔虫致病导致吐涎、心痛的机理。《灵枢·口问》记载："黄帝曰：人之涎下者，何气使然？岐伯曰：饮食者，皆入于胃，胃中有热则虫动，虫动则胃缓，胃缓则廉泉开，故涎下。补足少阴。"胃中有热，寄生虫因热而蠕动，使胃气弛缓，胃缓则舌下廉泉开张而吐涎。

原文：

虚劳里急，悸，衄，腹中痛，梦失精，四肢酸疼，手足烦热，咽干口燥，小建中汤主之。此汤调阴阳，和荣卫，补中气，为一切阳虚症治方，即《内经》"劳者温之"之义。

此条条文论述阴阳两虚的虚劳证治。《灵枢·终始》言："阴阳俱不足，补阳则阴竭，泻阴则阳脱，如是者，可将以甘药。"清代程林亦言："小建中者，建其脾也。《内经》曰'劳者温之，损者益之'。故温以桂枝、生姜，益以胶、饴、大枣，使芍药以收阴血而益脾阴，佐甘草以和诸药而缓肌肉，此建中之大略也。"小建中汤一方，重用饴糖为君，温中补虚；桂枝温阳通阳，得饴糖辛甘养阳，二者暗合《内经》"劳者温之"之义。"劳者温之"，即对各种虚损气怯病证，宜用温补法治疗。《素问·至真要大论篇》言："帝曰：请言其制。岐伯曰：君一臣二，制之小也；君一臣三佐五，制之中也；君一臣三佐九，制之大也。寒者热之，热者寒之，微者逆之，甚者从之，坚者削之，客者除之，劳者温之，结者散之，留者攻之，燥者濡之，急者缓之，散者收之，损者温之，逸者行之，惊者平之，上之下之，摩之浴之，薄之劫之，开之发之，适事为故。”

原文：

病人欲吐者，不可下之。《经》云：在上者越之，在下者竭之。今病欲吐者，不可强之使下。

此条条文出自《金匮要略·呕吐哕下利病脉证治第十七》，论述治吐亦应因势利导。何德藻认为，病人欲吐，往往病邪在人体上部，正气欲驱邪外出。此时宜遵《素问·阴阳应象大论》所谓“其高者，因而越之；其下者，引而竭之”之治则，因势利导，采用吐法，使病邪从口而出，而不可使用下法。徐忠可注解：“治病之法，贵因势利导，故《内经》曰，在上者越之，在下者竭之。今病欲上吐，不可强之使下，凡病皆然。故曰：病人欲吐者，不可下之。”同样提倡因势利导。张景岳对此治则亦有论述，言：“越者，发越也，谓升散之，涌吐之，可以治其表里证。”

原文：

诸浮数脉，应当发热，而反洒淅恶寒，必其气血疑滞，营卫不和。即《经》所谓营气不从，逆于肉里，乃生痈肿；阳气有余，营气不行，乃发为痈是也。若有痛处，当发其痈。

此句注文解释疮痈初起恶寒症状。何德藻对于“洒淅恶寒”之症，援引《内经》营卫理论来解释。《素问·生气通天论篇》言：“营气不从，逆于肉理，乃生痈肿。”《灵枢·玉版第六十》亦言：“黄帝曰，病之生时，有喜怒不测，饮食不节，阴气不足，阳气有余，营气不行，乃发为痈疽。”热毒壅盛于局部，营卫阻滞不通，卫外之气不能外行，故在生痈的同时，出现恶寒。在此之前，吴谦、陈修园、尤在泾等人在注解时，也作此解释。

2. 以注释注

自宋以后，历代注释研究《金匮要略》不乏其人，尤以明清注家居多。《拾慧集》在注解条文时，参考《金匮要略》诸家注解，引用张石顽、程扶生、陈修园、周扬俊、魏荔彤、李彣、赵良仁、尤在泾、高世栻、沈明宗和徐忠可十一家注。现举例如下：

原文：

防己地黄汤，治病如狂状，妄行独语不休，无热，其脉浮。二方俱风逆入心之治法。陈氏谓：如不能胜任者，宜黄连阿胶汤，从少阴之本以救之；余热不除，虚羸少气近于痿者，以竹叶石膏汤清补之。二方如神。

此条陈修园的注文，原是为“风引汤，除热瘫痫”条文所作的注解，原注为：“用前方而尚恐其不及者，宜黄连阿胶汤，从少阴之本以救之；余热不除，虚羸少气，近于痿证者，以竹叶石膏汤清补之。二方如神。”而陈氏为此条文所作注解为，“此亦风逆入心之治法也”。故何德藻将前一条文的注文引用于此，认为风引汤、防己地黄汤皆是治疗中风风逆入心之证，皆从少阴论治。

原文：

> 发汗后，悸者，欲作奔豚，茯苓桂枝甘草大枣汤主之。周扬俊曰：汗本心之液，发汗而脐下病悸者，心气虚而肾气动也，欲作将作，未作之状，故以此方补火土而伐水邪。

周扬俊《金匮玉函经二注》载：“汗本心之液，发汗而脐下痛悸者，心气虚而肾气动也。肾邪欲上凌心，故脐下先悸。取用茯苓直趋肾界以泄其水气，故真武汤以此为君，尚能摄外散之水，坐收北方，况于少阴藏中欲作未作者耶。甘澜水法，取水二斗，置大盆内，以杓扬之，水上有珠子五六千颗相逐，取用之。”

原文：

> 胸痹缓急者，薏苡附子散主之。魏荔彤曰：薏苡下气宽胸，附子温中散邪，为邪盛甚而阳微亦甚者立法也。

魏荔彤《金匮要略方论本义》载：“师又曰，胸痹缓急者，薏苡仁附子散主之。为阴寒之邪在胸停滞，发为上逆，缓急不时者主治也。薏苡仁下气宽胸，附子温中散邪，为邪盛甚而阳微亦甚者立法也。”

原文：

寒疝腹中痛，及胁痛里急者，当归生姜羊肉汤主之。李彣曰：疝属肝痛，肝藏血，其经布胁肋，腹胁并痛者，血气寒而凝涩也，当归通经活血，生姜温中散寒。里急者，内虚也，用羊肉补之。《内经》云："形不足者，温之以气；精不足者，补之以味。"是也。

李彣《金匮要略广注》载："疝属肝病，肝藏血，其经布胁肋，腹胁并痛者，血气寒而凝涩也，当归通经活血，生姜温中散寒。里急者，内虚也，用羊肉补之。《内经》云'形不足者，温之以气；精不足者，补之以味'是也。"

原文：

师曰：诸有水者，腰以下肿，当利小便；腰以上肿，当发汗乃愈。赵良曰：身半以上，天之分，阳也；身半以下，地之分，阴也。而身之腠理行天分之阳，小便通地分之阴，故水停于天者，开腠理而水从汗散；水停于地者，决其出关而水自出矣，即《内经》"开鬼门，洁净府"法也。

赵良仁《金匮方论衍义》载："分腰上下，为利小便、发汗，何也？盖身半以上，天之分，阳也；身半以下，地之分，阴也。而身之腠理行天分之阳，小便通地分之阴。故水停于天者，开腠理而水从汗散；水停于地者，决其幽关而水自小便出矣。即《内经》'开鬼门，清净府'法也。"何德藻将赵良仁作赵良，或为转引自吴谦《医宗金鉴》。《医宗金鉴》将赵良仁作赵良，日本丹波元简著《金匮玉函要略辑义》在引用时亦作赵良。

原文：

下血，先便后血，此远血也，黄土汤主之。尤氏云：下血先便后血者，以脾虚气寒失其统御之权，以致胞中血海之血不从冲脉而上行外达渗漏于下而失守也。脾去肛门远，故曰远血。

尤在泾《金匮要略心典》载："下血，先便后血者，由脾虚气寒，失其统御之权，而血为之不守也。脾去肛门远，故曰远血。黄土温燥入脾，合白术、附子以复健行之气。阿胶、生地黄、甘草以益脱竭之血。而又虑辛温之品，转为血病之厉，故又以黄芩之苦寒，防其太过，所谓有制之师也。"

原文：

气利，诃梨勒散主之。沈目南云：气利，前云当利小便，此以诃梨勒，味涩，性温，反固肺与大肠之气，何也？盖欲大肠之气不从后泄，则肺旺木平，气走膀胱，使小便自利，正为此通则彼塞，不用淡渗药，而小便自利之妙法也。

沈明宗《张仲景金匮要略》载："此下利气之方也。前云当利小便，此以诃梨勒，味涩，性温，反固肺与大肠之气，何耶？盖欲大肠之气不从后泻，则肺旺木平，气走膀胱，使小便自利，正为此通则彼塞，不用淡渗药，而小便自利之妙法也。"

3. 《金匮》《伤寒》相参

《金匮要略》与《伤寒论》本为一书，尽管《金匮要略》以杂病为纲，《伤寒论》以六经为纲，但两书在医学思想上仍有共通之处。正如何德藻所言："计汉距今千数百年，代有名人，所著医书林立，从未敢更其一字，易其一方，莫不奉为法守，仲景所以为万世师也。是以不知《伤寒》者，不知医。考《论》中凡一百一十三方，三百九十七法，其方外有方，法中有法，神机变化，微妙无涯。不仅专治伤寒，即《金匮》杂病方中，亦多从此而出。可知不熟伤寒者，又安能治杂病乎？”因此，何德藻在注解《金匮要略》时，亦常引用《伤寒论》条文进行互参。现举例如下：

原文：

> 问曰：病有急当救里救表者，何谓也？师曰：病，医下之，续得下利清谷不止，身体疼痛者，急当救里；后身体疼痛，清便自调者，急当救表也。里急救里，表急救表，《伤寒论》甚详。

本条文论述表里同病时的先后缓急治则。何德藻言“《伤寒论》甚详”，确对应《伤寒论·辨太阳病脉证并治》第91条。第91条载：“伤寒，医下之，续得下利清谷不止，身疼痛者，急当救里；后身体疼痛，清便自调者，急当救表。救里宜四逆汤，救表宜桂枝汤。”在明确表里同病的先后缓急治则的同时，还提出了治疗的方药。对于阳气衰微，阴寒内盛之证，急当救里，用四逆汤；温里获效，阳回利止，仍有表证者，用桂枝汤解表。

原文：

> 阳明病，下血，谵语者，此为热入血室，但头汗出，随其实而泻之，濈然汗出者愈。亦详《伤寒》阳明篇。

本条文论述阳明病热入血室的证治。《伤寒论》中亦载此条。此外，《伤寒论》第202条，“阳明病，口燥，但欲漱水，不欲咽者，此必衄”，论述阳明热在血分致衄；第227条，“脉浮，发热，口干，鼻燥，能食者则衄”，辨阳明气分热盛迫血致衄；第237条，“阳明病，其人喜妄者，必有蓄血，所以然者，本有久瘀血，故令喜忘，屎虽硬，大便反易，其色必黑者，宜抵当汤下之”，论述阳明蓄血的证治；第257条，“病人无表里证，发热七八日，虽脉浮数者，可下之。假令下已，脉数不解，合热则消谷善饥，至六七日，不大便者，有瘀血，宜抵当汤”，辨阳明腑实与有瘀血的证治。这5条条文，共同论述阳明热盛，深入血分的证治。

（三）注后串解，附以为按

考察历代注家对《金匮要略》的注解方式，有逐句注解的，有整句条文串解的，有逐句注解与整句条文串解相结合的。这样的注解方式，确实对医者理解仲景学术思想起到帮助作用。但“《金匮》名为《要略》，不过择其大要大略，以示后学”，且后世医家也创制诸多方剂，对疾病的证治方法进行补充。因此，何德藻在对全文逐条注解之后，同时又对条文进行了串解。

何德藻进行全文串解的目的，一方面是《金匮要略》在理法方药上有补充的需要，另一方面是“古今方书林立，彼见闻浅陋，徒执一偏者无论矣。即诸名大家中，理明法密，可遵为程式者，又或散而无纪，不便记览。间或杂而不纯，莫知去取。初学亦终开卷茫然，无从精择”。其“壬辰（1892年）秋，因公赴皖，时疟痢盛行，乡人误于倪氏三方者，不知凡几，皆由于不问症、妄用药，而竟以一方通治其病”。倪氏三方即清代倪涵初所著《倪涵初疟痢三方》，对疟疾、痢疾各拟三方，介绍其适应证及加减用法。这样一种机械的用药方式，显然不能应对变化多端的病情。对医者来说，临证还需要掌握疾病的辨证与证治纲领。

因此，何德藻“是集于每症下遍择各家精粹，或见闻之有据者，附以为按，补其未备”。此外，“加意研摩，遂于各家方论，择其精义，参以见闻，并妇、外科经验之方，合为歌括，附入《金匮》方末，共集一书，以备时用……各法条分缕晰，俾学者开卷了然，按病用药，当无不识之症，而免误治之弊”。

何德藻整篇串解的方式，“一以《金匮》为经，以诸名家为纬，条分缕晰，俾观者可以捡方施治”。采用“按”“考”的形式，广参诸家，博引诸书，结合自己的临床实践经验，在仲景原论的基础上，对证治方药进行讲解与增补，以求对某个疾病建立一个基本的证治纲领。其个人在临床上常用的治法、方剂，往往置于文末。

以《金匮要略·痉湿暍病脉证治第二》中的暍病为例，仲景针对伤暑偏于热盛与伤暑挟湿两证，分别以白虎加人参汤与一物瓜蒂汤方证治。何德藻在此基础上，结合各家论述，分别引用《内经》、刘河间、李东垣、张司农、陈修园、叶天士等著作或医家学术思想，对暑病的病因、症状、证治进行串讲与增补。现以表格的形式对其列举如下：

表5　暑病的病因、症状、证治

证型	兼症	方
暑伤元气	发热恶寒，身重疼痛，或脉虚甚而气短	清暑益气汤

（续表）

证型	兼症	方
为寒所遏，暑不得越	肌肤火热，头疼手足厥冷	大顺散
暑症兼受风邪	头痛项强	九味羌活汤
暑邪闭郁无汗		新加香薷饮
	兼脘中痞闷	藿香正气散
阳明经热	脉洪大有力	白虎汤
	脉洪大而芤	白虎加人参汤
	挟湿	白虎加苍术汤
阴竭阳脱	汗多喘渴欲脱	生脉散
太阴暑温	发汗后余邪不解	清络饮
	但咳无痰，咳声清高	清络饮加甘桔杏仁麦冬汤
	咳声重浊，痰多不甚渴，渴不多饮	小半夏加茯苓厚朴杏仁汤
热入营分	神明欲乱，目喜闭不开	清营汤
暑痫	身热卒然痉厥	清营汤加钩藤、丹皮、羚羊角之属，兼服紫雪丹
手厥阴暑证	身热不恶寒，无太阴证，神气欲昏，时时谵语	安宫牛黄丸、紫雪丹
阳明暑温，湿郁中焦	脉洪滑，面赤身热，头晕，不恶寒，但恶热，舌黄苔滑，渴欲凉饮，饮不解渴，得水则呕	小陷胸加枳实汤
	脉数滑，不食、不饥、不便，心下痞	半夏泻心汤去干姜甘草加枳实杏仁汤
	口燥咽干，渴欲饮水，面目俱赤，舌燥黄，脉沉实	小承气汤
暑邪蔓延三焦	舌白微黄，邪在气分	三石汤

（续表）

证型	兼症	方
热搏血分	邪气久留，舌绛苔少	加味清宫汤
	神识不清，热闭内窍	急与紫雪丹，再服清宫汤
暑邪深入少阴、厥阴	消渴，麻痹	连梅汤
	心热烦躁，神迷甚者	先与紫雪丹，再与连梅汤
暑邪深入厥阴	舌灰消渴，心下板实，呕恶吐蛔，寒热，下利血水，声音不出，上下格拒	椒梅汤
暑邪误治，延及中下	气塞填胸，躁乱口渴	来复丹
暑邪久热，阴液元气两伤	寝不安，食不甘，神识不清，阴液元气两伤	三才汤
太阴伏暑	邪在气分，舌白口渴，无汗	银翘散去牛蒡子加杏仁滑石方
	邪在血分，舌赤口渴，无汗	银翘散加生地丹皮赤芍麦冬汤
	舌白口渴，有汗，或大汗不止	银翘散去蒡元芥穗加杏膏黄芩汤
	舌赤口渴，汗多	加减生脉散
暑温伏暑，三焦均受	舌灰白，胸痞闷，潮热呕恶，烦渴自利，汗出溺短	杏仁滑石汤
	胁痛，或咳，或不咳，无寒，但潮热，或竟寒热如疟状	香附旋覆花汤
	悬饮内痛	控涎丹
暑证轻者	口渴、烦热、溺赤	六一散
暑证重者	昏闷不醒	消暑丸
注夏	遇夏即病，秋后即愈	加减补中益气汤、清暑益气汤、海藏黄芪汤
暑热甫退，余焰未息		清暑固胃汤

从上表可以看出，何德藻对暑病的病因、病机、证治，增补大量内容。考察这些内容的出处，实则多数征引自吴鞠通《温病条辨》“暑温”“伏暑”条，同样按照上焦、中焦、下焦的顺序进行论述。在引用《温病条辨》条文时，何德藻进行了部分的改动以求串联成篇。尽管这些内容是征引自他书，并非其个人的创见，但也体现了何德藻对这种暑病证治框架的认同与接受，反映出晚清医家对于暑病的主流看法与认识。

何德藻个人对于暑病的认识，其认为暑证轻者，用六一散；重者，可用半夏四两醋煮，茯苓、甘草各二两，共为末，以生姜汁为丸，如绿豆大，每服四五十丸，开水送下；中暑，用大蒜新汲水法；注夏症，用补中益气汤，或清暑益气汤、海藏黄芪汤；大热甫退，余焰未息，用清暑固胃汤。可为临床参用。

（四）遍择诸方，即括为歌

上文所举《金匮要略·痉湿暍病脉证治第二》暍病例中，仲景原出白虎加人参汤与一物瓜蒂汤二方，何德藻又从《脾胃论》《温病条辨》等书中增补40余方，对《金匮要略》疾病证治体系起到补充作用。徐旭为其书作序，赞叹道：“其书广摭旁搜，凡古方、今方、上药、下药与夫阴阳、虚实、泻补、汗吐之宜，靡不分门别类，斟酌尽善。”

关于《金匮要略》方剂分两的问题，何德藻认为：“分两今昔不同。计汉之一两，约今一钱。凡集中经方，俱改为小剂，以归划一，而免两歧。但病有轻重，药有增减，必须随时运用，按症酌量，庶不致误。”古今分两标准不同，在临床用药时还应根据病情权衡处理。这种认识，在何德藻之前的岭南医家何梦瑶也有同样的看法，“药品分两轻重，古今不同，炮制亦异，当酌宜使用”。民国时期，苏世屏注解《金匮要略》，认为“汉代权量衡度，与今不同，经诸家考据，各持一说，迄无一定，唯修园所载考古一则，久已风行，为医家采用，今特为转载，附于本书附录，以便取得一律”。

无论是经典名方，还是民间验方，何德藻在每方之后都列以方歌。明清时期，各式有关医学的歌诀大量出现。如关于本草学的《药性赋》，这篇赋包括248种药，根据药物的性质分为四部分：寒、热、温、平。每句对应一种药，使初学者对药的应用有了初步的了解。关于方剂的歌诀，最有名的就是汪昂的《汤头歌诀》，其根据方剂的功能，将其分为21类，以七字为一句。何德藻也采用歌诀的形式，或直接引用自《汤头歌诀》《长沙方歌诀》《金匮方歌诀》，或自编歌诀。如葛根汤，“葛根汤内麻黄襄，二味加入桂枝汤。轻可去实因无汗，兼治痉病在太阳”；黄连阿胶汤，“方用连芩直泻心，佐以阿胶补肾阴。芍药蛋黄兼补敛，前贤规矩务思寻”；竹叶石膏汤，“竹叶石膏汤人参，麦冬半夏与同林。甘草生姜兼粳米，暑烦热渴脉虚寻”。这些歌诀以七言为主，无明显词句上的要求，但朗朗上口，一目了然。正如何德藻在“例言”中所言：“按后即列以方，方后即括为歌，无记诵之不便，无方法之不知。务求学者广见博闻，以化其胶固。”

而且，这些方歌中不单单嵌套方剂中的药物名称，方便医者记忆，有时还包含方剂的适应证、功效、使用加减、炮制方法等。如介绍方剂的适应证，白虎加人参汤，“内热烦躁火烁筋，液亡肌腠涸阳明”；桂枝附子汤，“桂枝附子治风湿，身痛不能自转侧”；杏仁薏苡汤，“舌白不饥头胀咳，肢身若废此汤尊”。总而言之，这些方歌的编写，为初学医者提供了快捷的中医理论学习途径，在普及医药知识、推动中医教育、提高医疗水平方面都发挥了促进作用。

四、何德藻学术思想探究

何德藻这位学识全面的岭南医家，由于久在外地为官，未见有医学传人。今就其著作对其学术思想略作归纳。

（一）系统发扬仲景学术

自张仲景《伤寒杂病论》问世以来，师承仲景、研究伤寒、善用经方者，自古至今延绵不衰，为中医学的发展作出了巨大贡献。对《伤寒论》的注释与研究始于宋代之后，这些著作大致可分为原文注释、考证注释、分类注释。原文注释者，有成无己的《注解伤寒论》、张遂辰的《张卿子伤寒论》、张志聪的《伤寒论集注》等；考证注释者，有方有执的《伤寒论条辨》、喻昌的《尚论篇》、张璐的《伤寒缵论》等；分类注释者，有柯琴的《伤寒来苏集》、尤怡的《伤寒贯珠集》、徐大椿的《伤寒类方》等。自宋以后，历代注释研究《金匮要略》者亦不乏其人，著作颇多。如赵良仁的《金匮方论衍义》、徐彬的《金匮要略浅注》、程林的《金匮要略直解》、沈明宗的《金匮要略编注》、魏荔彤的《金匮要略方论本义》、尤怡的《金匮要略心典》、陈念祖的《金匮要略浅注》等。

岭南仲景学说的研究肇始于清代，且大都以研究《伤寒论》为主。其中又以何梦瑶的《伤寒论近言》为最早。何梦瑶，字赞调、报之，号西池、砚农，除《伤寒论近言》外，还著有《医碥》《三科辑要》和《乐只堂人子须知》等医籍。在伤寒的研究中，他对“明清伤寒三派”的学术观点都有所取舍，注重六经实质研究。其他还有诸如黄子健的《订正金匮玉函经全书集注》、郭元峰的《脉如》、郑国华的《伤寒辨症》、麦乃求的《伤寒法眼》、陈琮的《伤寒述》、关文炳的《伤寒杂气辨证》、陈焕堂的《伤寒论归真》、霍又坚的《伤寒杂病论》、区翰府的《伤寒纂要》、袁永纶的《伤寒要论》、涂廷献的《伤寒撷要表》、李晃宇的《伤寒备要》和罗佐廷的《伤寒分证》等。

晚清以来，伴随着经方医学的复兴，清末民初的岭南伤寒迎来了发展契机。此时期岭南伤寒的突出特点为活用仲景经方，解决岭南实际问题，彰显经方实效。经方“四大金刚”是对陈伯坛、易巨荪、黎庇留、谭星缘四位医家的雅称，另外陈、黎两位又与赵鹤琴、陈月樵并称民国“广东四大名医”。其中陈伯坛著有《读过金匮卷十九》一书。陈伯坛（1863—1938年），名文炜，字英畦，广东新会外海乡（今江门市新会区）人，主要著作有《读过金匮卷十九》《读过伤寒论》和《麻痘蠡言》。《读过金匮卷十九》又名《读过金匮论》，是伯坛中医专科学校讲义，刊行于1940年，共5卷5册，50余万字。《读过金匮卷十九》对《金匮要略》条文逐条串讲，提出《金匮》当与《伤寒论》合观，阐发经旨必从精微着眼，论卒病注重“风”字，读《金匮要略》要注意理解一“传”字等观点。此外，苏世屏（1894—1961年），号离尘，新会县小岗梅岗乡人，1920至1924年师承于黎庇留，著有《金匮要略原文真义》《伤寒论原文真义》《痉病真义》《医药论文选》《经络新韵》《苏世屏医案选》等医籍。《金匮要略原文真义》，遵《金匮要略》原文，逐节串注，严密考据，阐发古义，务求与仲景心法契合无间，直贯全论。全书集注，以经典中医学说为基础，以经勘经，令学者先参透中医原理，乃入经方之门。

可以看出，岭南自清代开始系统研究仲景学说以来，对《金匮要略》的研究著作并不多。陈伯坛、苏世屏的《金匮要略》注解，皆成书于民国年间。相比之下，何德藻《拾慧集》早在1896年已成书，“于各家方论，择其精义，参以见闻，并妇、外科经验之方，合为歌括，附入《金匮》方末，共集一书，以备时用”。全本逐句注释《金匮要略》，阐述甚深，可以说是目前已知岭南最早全注《金匮要略》的注本，有利于进一步研究岭南地区仲景学术的发展、演变。

（二）明辨伤寒温病异同

清代中叶以来，温病学派及温病时方兴起，大有盖过经方之势。伤寒与温病的争论也此起彼伏。何德藻注解《金匮要略》，尤其推崇仲景杂病治法。同时也提出“不知《伤寒》不知医”，“考《论》中凡一百一十三方，三百九十七法，其方外有方，法中有法，神机变化，微妙无涯。不仅专治伤寒，即《金匮》杂病方中，亦多从此而出”。对于温病，何德藻主张将其与伤寒区分，其在《拾慧续集》卷一“医学准绳”中引用王履《伤寒温病热病辨证》，并作按语：“温病作伤寒治，由未悉心考究耳。但证有风温、温热、温疫、温毒、温疟、暑温、湿温、冬温之名，叶氏分三焦辨证用药，实得治温之秘，于各证条下细玩自明。惟古人治伤寒重在固阳，治温热贵在存阴。若能知此，自不致与伤寒混治。”

1. 对伤寒的认识

何德藻对于伤寒理论的认识，主要体现在《拾慧续集》“寒温明辨·伤寒”一篇中。此篇并不是对仲景《伤寒论》的全文注解，而是挑选了部分条文，或原文引用，或稍加改动，行文以夹叙夹注的形式展开。注解内容则集众家之长，引用了朱肱、陶华、汪昂、程应旄、王海藏、柯韵伯等人注解，阐释了何德藻对于伤寒理论的认识。正如其所言：“再按凡病多由伤寒而起，是为医者之要术。但原论理繁语古，人多视为畏途，特择其要旨，参以时法，以示门径。而不全录者，使知有原论在，望学者仍求其本也。”

对于何为伤寒，何德藻引用《内经》经义，言“人之伤寒，则为病热”。对此，其注解为：“寒邪外属，阳不得越，郁而为热。所以凡外感之病，统名伤寒。”关于伤寒与热病的关系，《素问·热论》载，“黄帝问曰：今夫热病者，皆伤寒之类也。或愈或死，其死皆以六七日之间，其愈皆以十日以上者，何也？不知其解，愿闻其故。岐伯对曰：巨阳者，诸阳之属也。其脉连于风府，故为诸阳主气也。人之伤于寒也，则为病热，热虽甚不死；其两感于寒而病者，必不免于死”。《难经·五十八难》又有：“伤寒有五，有中风，有伤寒，有湿温，有热病，有温病。”两书都将伤寒看作一切外感热病的总称。显然，何德藻也是这样理解。

伤寒六经，分别是指太阳、阳明、少阳、太阴、少阴、厥阴。一般认为，在《伤寒论》中，六经是指上述三阴三阳经脉。宋代朱肱认为《伤寒论》的三阴三阳是经络，是从三阴经、三阳经来讨论伤寒病，因此“治伤寒先须识经络，不识经络，触途迷行，不知邪气之所在”。由于人体经络与脏腑、结构与功能都是相互依存、相互联系的，所以，人们在言六经时，往往也概指相应的经脉、脏腑以及其气血功能活动。何德藻在讨论每一经病之前，皆应用了六经的经络循行。如太阳经，“太阳之脉，起于目内眦，从头下后项，挟脊抵腰至足，行身之背”；阳明经，“阳明之脉，起于鼻上额，络于目，循于面，行身之前”；少阳经，“少阳之脉，起于目锐眦，上头角，络耳中，循胸胁，行身之侧”。

每一经病证的分类上，以太阳病为例，《拾慧续集》“寒温明辨·伤寒”载：“寒初中人，必先在表，太阳为寒水之经，主一身之表。其脉浮缓，其症发热头痛，自汗恶风，为太阳中风，桂枝汤主之。汪讱庵曰：津液为汗，汗即血，在营则为血，在卫则为汗。寒伤营，营血内涩，不能外通于卫，卫气闭固，津液不行，故无汗，发热而恶寒。风伤卫，卫气外泄，不能内护于营，气血虚弱，津液不固，故有汗，发热而恶风。《活人》云：发汗病症，三日内可二三汗之，令腰以下周遍为度。王海藏曰：表症当汗，脉浮急汗之，脉浮缓汗之，有大汗解表、微汗解肌之殊。”是为太阳中风桂枝汤证的提纲，指出太阳中风的主要症状为脉浮缓、发热头痛、自汗恶风，其次引用诸家注解解释其病机原理。在此之后，何德藻又列桂枝麻黄各半汤、桂枝二麻黄一汤、桂枝加附子汤、桂枝去芍药生姜加人参汤、桂枝去桂加茯苓白术汤、芍药甘草附子汤、桂枝甘草汤7首桂枝汤的类方。正如其言：“桂枝汤为解肌和营卫之剂，善用之，变化无穷。”

关于太阳伤寒，《拾慧续集》“寒温明辨·伤寒”载：“若其脉浮紧，其症头痛，程应旄曰：太阳经之见症，莫确于头痛恶寒。发热，身疼腰痛，骨节疼痛，恶寒无汗而喘，为太阳伤寒，麻黄汤主之。”可以看出，这条太阳伤寒的提纲，是根据《伤寒论》第3条，“太阳病，或已发热，或未发热，必恶寒，体痛，呕逆，脉阴阳俱紧者，名为伤寒”；第35条，“太阳病，头痛，发热，身疼，腰痛，骨节疼痛，恶风，无汗而喘者，麻黄汤主之”，对太阳伤寒作了综合的论述。麻黄汤的类方，有大青龙汤、小青龙汤。

总的来说，对于桂枝汤与麻黄汤二方，何德藻认为“二汤为太阳症之主方”，“凡邪在太阳，以头痛、恶风寒为确据，有汗为表虚，用桂枝汤解肌；无汗为表实，用麻黄汤走表……但服麻黄汗后，不得连用以重发其汗。有发汗不透，致太阳症尚在者，俱不离桂枝进退，以小发其汗。若服葛根，则引邪入阳明；服柴胡，则引邪入少阳，而变幻无穷矣”。此二方之外所列各方，“俱为误治立法，何等周密”。如结胸证，“若病发于阳，而反下之，邪入于胃中，与不得为汗之水气，结而不散，心中硬痛不可按者，为大结胸。然结胸一症，有在太阳部分者，有并病阳明者，各轻重缓急之不同”。病在于表，表为阳，治当发汗解表，而反用下法，致使邪热内陷，与痰水有形之物相搏，结于胸膈，成结胸之证。

关于伤寒六经的传变，岭南医家何梦瑶《医碥》卷之一“表里论”有云：“伤寒传经之次，首太阳，次阳明，次少阳，次太阴，次少阴，次厥阴。”在何德藻对太阳病的认识中，也体现出他对伤寒六经传变的理解。如《拾慧续集》“寒温明辨·伤寒”载：“若太阳症妄下后，外不解，而腹满时痛，是太阳、太阴并病，宜桂枝芍药汤。若大实痛，是太阳、阳明并病，宜桂枝加大黄汤，此皆妄下而转属，非太阴、阳明之本症也；若伤寒吐下后，心下逆满，气上冲胸，起则头眩，脉沉紧，复发汗而动经，身为振摇者，宜茯苓桂枝白术甘草汤。此太阳转属厥阴之症也。”桂枝芍药汤为太阳太阴并病，桂枝加大黄汤为太阳阳明并病，茯苓桂枝白术甘草汤为太阳转属厥阴。

以上是何德藻对于伤寒太阳病的部分论述。其他诸经也同样对本经的提纲、传变等内容作了论述，直观地体现了《伤寒论》的证治框架。正如其所说："凡病多由伤寒而起，是为医者之要术。但原论理繁语古，人多视为畏途，特择其要旨，参以时法，以示门径。而不全录者，使知有原论在，望学者仍求其本也。"

2. 对温病的认识

岭南温病学是岭南医学的重要组成部分，岭南温病学从产生到成熟经过了漫长的岁月。黄子天、刘小斌《岭南温病学术源流》指出，岭南温病学发源于晋代至宋代，经元明两代嬗变，到清代开始独立发展，自民国时期以来形成成熟的学术体系。何梦瑶《医碥》卷之二"杂症·瘟疫病论"通篇引吴又可《温疫论》，是岭南首部系统传承《温疫论》的医籍。何梦瑶《伤寒论近言》在注解伤寒的同时，用了较长篇幅阐述了他对时病、温病的认识，已能从病因、病机、症状、治法等方面对各类时病、温病进行界定。可以说，何梦瑶是岭南首位广泛吸收中原温病理论并系统归纳整理的本土医家，基本构建了岭南温病的理论框架。

岭南温病学开始独立发展之时，江浙医家对于温病的研究已达到极高水准，代表医家有叶天士、吴鞠通、王孟英、薛雪等。起步较晚的岭南温病学，必然受到江浙温病学术的影响。江浙温病学对岭南温病学术的影响突出表现在：岭南医家广泛整理研究江浙温病名著。除何梦瑶之外，潘名熊所著《叶案括要》全面整理叶天士《临证指南医案》，是岭南第一位全面引进并继承叶天士学术的医家；黄保康《贻令堂医学三书·吴鞠通方歌》将《温病条辨》中部分条文及方剂编成方歌，与温病相关内容有温病、温毒、暑温、伏暑、湿温5类，共作方歌37首，共录37方，涉及《温病条辨》52条原文，是岭南最早系统引进吴鞠通《温病条辨》的学术著作；李朝栋《寒温条辨治疫汇编》辑录杨璿《伤寒瘟疫条辨》温病15方、医论11篇，是岭南首部系统传承杨璿学术的医著；林树江《新辑名家医方歌诀》辑方100首，28首出自雷少逸，10首出自吴鞠通，8首出自王孟英，2首出自杨玉衡，1首出自吴又可，作者所加按语中6次引用叶天士，2次引用薛生白，其对雷少逸《时病论》的大量引用，使其成为岭南第一部大量传承雷少逸学术的医著。

可以看出，清代岭南医家的温病学研究，主要是对江浙温病学思想的梳理与继承。何德藻对于温病的认识，主要体现在《拾慧续集》卷二“寒温明辨·温病”一篇中。《拾慧续集》与黄保康《贻令堂医学三书》成书时间相近。考察《拾慧续集》中关于温病学的内容，可发现其也是对温病大家吴鞠通《温病条辨》的分类研究。正如其言：“温病一症，人多作伤寒治，实为千古之误，惟后贤叶天士得其旨。苦无专书，幸吴瑭明示之，足称治人之妙术，救世之金丹也。余遵其法，详述于伤寒之末，显有泾渭之分。若能于此细心考辨，庶几无愧斯道矣！”何德藻分别选取了《温病条辨》上焦篇、中焦篇和下焦篇中“风温、温热、温疫、温毒、冬温”一篇中的条文，删改调整，并无何氏个人发挥。兹举三例如下：

表7 《拾慧集》对《温病条辨》条文的调整举例

例子	《拾慧续集》卷二“寒温明辨·温病”	《温病条辨》
第一例	脉不缓不紧而动数，或两寸独大，尺肤热，头痛，微恶风寒，身热自汗，口渴，或不渴而咳，午后热甚者，皆是也。脉不缓不紧，非伤寒太阳症可知。动数者，风火相煽之象，《经》谓之躁；两寸独大，火克金也。尺部肌肤热甚，火反克水也。虽有头痛恶风寒，身热自汗，与太阳中风症无异，亦不得相混。况更有或渴、或咳、午后身热之不同可辨耳。太阴肺主天气，天气郁，故亦有头痛，且春气在头，又火炎上也。肺合皮毛，亦主表，故亦恶风寒也。肺主化气，肺病不能化气，气郁则身发热也。自汗者，皮毛开也。渴，火克金也。咳，肺气郁也。午后热甚，浊邪归下，火旺时也，又阴受火克之象也	三、太阴之为病，脉不缓不紧而动数，或两寸独大，尺肤热，头痛，微恶风寒，身热自汗，口渴，或不渴，而咳，午后热甚者，名曰温病。 不缓，则非太阳中风矣；不紧，则非太阳伤寒矣；动数者，风火相煽之象，《经》谓之燥；两寸独大，火克金也。尺肤热，尺部肌肤热甚，火反克水也。头痛、恶风寒、身热自汗，与太阳中风无异，此处最足以相混，于何辨之？于脉动数，不缓不紧，证有或渴、或咳、尺热，午后热甚辨之。太阳头痛，风寒之邪，循太阳经上至头与项，而项强头痛也。太阴之头痛，肺生天气，天气郁，则头亦痛也，且春气在头，又火炎上也。吴又可谓浮泛太阳经者，臆说也。伤寒之恶寒，太阳属寒水而主表，故恶风寒；温病之恶寒，肺合皮毛而亦主表，故亦恶风寒也。太阳病则周身之阳气郁，故身热；肺主化气，肺病不能化气，气郁则身亦热也。太阳自汗，风疏卫也；太阴自汗，皮毛开也，肺亦主卫。渴，火克金也。咳，肺气郁也。午后热甚，浊邪归下，又火旺时也，又阴受火克之象也
第二例	若病者寸脉大，舌绛而干，法当渴。今反不渴者，乃邪热入营，蒸腾营气上升，故不渴不可疑不渴，非温病，当以清营汤去黄连主之，不欲其邪深入也	十五、太阴温病，寸脉大，舌绛而干，法当渴，今反不渴者，热在营中也，清营汤去黄连主之。 渴乃温之本病，今反不渴，滋人疑惑。而舌绛且干，两寸脉大，的系温病。盖邪热入营，蒸腾营气上升，故不渴，不可疑不渴非温病也，故以清营汤清营分之热。去黄连者，不欲其深人也

（续表）

例子	《拾慧续集》卷二“寒温明辨·温病”	《温病条辨》
第三例	若邪在血分，不欲水，热邪燥液口干，又欲求救于水，故时欲漱口不欲咽。但血久瘀则黑，血性柔润，大便黑而易，为有瘀血也，宜犀角地黄汤主之	二十、时欲漱口不欲咽，大便黑而易者，有瘀血也，犀角地黄汤主之。 邪在血分，不欲饮水，热邪燥液口干，又欲求救于水，故但欲漱口不欲咽也。瘀血溢于肠间，血色久瘀则黑，血性柔润，故大便黑而易也。犀角味咸，入下焦血分以清热，地黄去积聚而补阴，白芍去恶血，生新血，丹皮泻血中伏火。此蓄血自得下行，故用此轻剂以调之也

《温病条辨》上焦篇“风温、温热、温疫、温毒、冬温”中共有21条条文，除了第17条没选，《拾慧续集》卷二“寒温明辨·温病”共选用20条。中焦篇除了第23、24、28、37条没选，共选用33条。下焦篇除了第9条，共选用34条。《拾慧续集》卷二“寒温明辨·温病”基本上完整地介绍了吴鞠通关于风温、温热、温疫、温毒、冬温的三焦病证学术思想。

尽管《拾慧续集》卷二“寒温明辨·温病”中并没有何德藻对于温病学说的开创性见解，但是将其放于岭南温病学发展的学术史中考察可知：首先，何氏对温病学经典采取“述而不作”的方式，是岭南医家继承江浙医家较高水准的温病学研究的必然过程；其次，何氏将吴鞠通的温病学说介绍至岭南，为岭南温病学的独立发展，以及开创具有独特临床特点及学术内涵的岭南温病学理论作出了重要贡献。

（三）论治杂病重视地宜

何德藻注重对杂病的论治。其注解仲景《金匮要略》，缘“《金匮要略》，仲景原为杂病而设，应有各症，似无遗漏”。但是，“今考各家方书，而症仍有未备者。或以其时病症尚少，未立治法，抑因大法既立，余可类推，兹不具论。特以未见各症，另辑入《续集》中，以求无美不收，而臻全璧”。因此，何德藻又在《拾慧续集》中增补两卷“杂病补阙”，分别是卷三、卷四。此二卷中，记载了秋燥、斑疹、头痛、脚气、胀症、肺痹、呃逆、阳强、自汗盗汗、痹症、脱肛、腰痛、骨痛和痿症等60种病证，包括临床常见疾病。何氏注重杂病的原因，或许是这样对初学者来说更好入门，其言：“各法条分缕晰，俾学者开卷了然，按病用药，当无不识之症，而免误治之弊。”

岭南的生活经历也对何德藻医学思想的形成影响深远，正如其在论述瘴气时言：“继洪谓予寓岭南最久，愈知瘴疾不易用药。”“因治瘴论有上热下寒一节，情关桑梓，故择录数语，以存其说。”可见何德藻不仅在论治伤寒、温病时，注重结合岭南当地情况，在论治杂病时亦十分注重“因地制宜”，尤其关注岭南地区的常见病证和多发病证。限于篇幅，此处以感冒、暑风和痰病3种岭南常见病证和多发病证的论治为例，来探讨其论治特点。

1. 感冒

“感冒”一词，最早见于北宋杨士瀛《仁斋直指方·诸风》。“感冒”作为真正意义上的病名出现，较早见于《丹溪心法·中寒附录》，“初有感冒等轻证，不可便认作伤寒妄治”。俞根初《通俗伤寒论》称“小伤寒”为“感冒”，“一名冒寒，通称四时感冒。如冒风感寒之类，皆属此病”。何德藻认为感冒为伤寒之轻者，“感冒之说，本即伤寒，因风寒之轻者，俱畏麻桂而不用，不得不曲从时好，以列于篇后”。同时期岭南名医郭元峰在其所著《伤寒论》中亦指出：“伤寒乃感冒之重者，感冒乃伤寒之轻者，在西北者多伤寒，在南方则多感冒，在三冬为正伤寒，在春夏秋为时行伤寒……伤寒一十六种三百九十七法，一百一十三方。”

因感冒为四时伤风寒之轻者，其证头痛发热恶寒，与伤寒表证同，故何德藻治以《局方》香苏饮加味，取微汗而解。香苏饮主要由香附、紫苏二味组成，佐以陈皮、甘草、生姜、葱白，共起疏风理气之用。若伤风自汗，原方去葱白、荆芥，加大枣二枚。若头痛寒热，咳嗽涕稠，胸膈满闷，脉弱无汗，宜《易简》参苏饮治之。此外，何氏遇头痛发热脉浮之症，用二陈汤加荆芥、防风，有汗去荆芥，加桂枝；无汗，原方再加紫苏叶、杏仁；咳嗽，加杏仁、苏梗、桔梗等类；体虚，加生台党，咳嗽忌之。

至于劳役饥饱过度，素来体弱，或因病后失调，元气未复者皆易感于寒。虽有表寒，但用麻黄嫌发汗之力太猛，用香苏饮亦觉辛散。何德藻引陈修园《医学从众录》伤寒补法之说：“发表无汗病为逆，须审阴阳施补益。阳虚再造散如神，小建中汤生津液。东垣变用益气汤，只缘饥饱与劳役。又有无汗属阴虚，理阴归柴二方择。若宜凉解归葛煎，阳明温暑及时疫。阴阳两虚汗最难，大温中饮当考核。仲景驱外是恒经，各家内托亦上策。”法参李东垣、喻嘉言、陶节庵和张景岳四家。李东垣言：伤寒无内伤者用仲景法，挟内伤者十居八九，只用补中益气汤加减。又言：尺脉迟者，不可发汗，当与小建中汤和之，和之而邪解。设不解，服至尺脉有力，乃与麻黄汤汗之。喻嘉言曰：宜小建中汤生其津液，津液充，便自汗而愈。陶节庵云：伤寒服发表药而不作汗，名无阳症，宜再造散，助阳以作汗。张景岳平散如归柴饮，温散如大温中饮，及理阴煎，凉散如归葛饮，“皆取邪从营解之义也”。何德藻最后总结道：“仲景重在驱邪，此则重在补正。驱邪是逐之于外，补正是托之于内。法虽不同，而散寒之意则一体也。然则伤寒之重者，有麻黄法于先，轻者从香苏变通于后。又得诸贤为挟虚者补其方，亦不可谓不尽善。”

邪在三阳，表里不解者，用刘河间双解散，即防风通圣合六一散。二方合为一剂，加葱、姜、淡豉煎服之，候汗下兼行，表里即解。又有两感伤寒之症。内外两感，脏腑俱病，欲表之则有里，欲下之则有表，表里既不能一治，则用大羌活汤治之。以上即何德藻对感冒的证治之法，面对临床疾病时亦可有所加减。

2. 暑风

暑风一证，何德藻言“古书未详，故人遇之，每多恍惚”，其又注“古以暑温误治变痉称为暑风”。考察历代医籍，对暑风多有记载。戴原礼《金匮钩玄》：“暑风者，夏月卒倒，不省人事是也。”李梴《医学入门》：“暑风暑厥者，但以手足抽搐为风，外窜经络则为痉。手足逆冷为厥。内逼膻中则为厥。”吴谦《医宗金鉴》：“暑风者，手足搐搦，状似惊风者也。由暑热攻肝，内生风病。其证烦渴，身热有汗，二便黄赤。”清代李学川辑撰《针灸逢源》：“中暑，卒倒无知，名曰暑风。”可以看出，古代医家多以暑温伤津耗液、痰阻经络所致的痉病为暑风。因其四肢抽搐一症似风动之象，且病因又为暑，故称为暑风。因此，在治疗上多用清暑祛痰之法。

何德藻认为，暑风“其证见发热不寒，或寒热时作，舌白，无汗头痛，两寸脉浮。其形颇似伤寒、暑温，皆实非也”。其临床症状常见发热不寒，或寒热时作，舌白无汗头痛，两寸脉浮。因为“风从外入，必肺先受之，故头痛脉浮；风郁皮毛，故无汗而作热也”。吴鞠通《温病条辨》指出：“温病由口鼻而入，自上而下，鼻通于肺，始手太阴。”暑风亦为温热之气，故其致病，亦先犯肺。肺者皮毛之合，主一身之表，固见头痛、脉浮等表证。暑风郁遏皮毛，营卫不输，因此见发热无汗。尤其发热不寒一症，当与暑温相鉴别；寒热时作，当与疟疾寒热往来相鉴别；舌白无汗头痛，又当与太阳伤寒表实证相鉴别。

而且夏月暑风，与冬季之风、夏季贪凉兼受阴寒者不同，因此“不特伤寒之麻桂不能用，即夏月外感，头项强痛之九味羌活汤，亦不可用也”。何德藻治疗此病，“每仿杏苏散意加减，屡试屡效，余因别其名曰：轻解疏风饮”。轻解疏风饮一方，由北杏仁、北防风、荆芥穗、紫苏梗、制半夏、陈广皮、结云苓、信前胡、粉甘草、薄荷叶10味药组成。对比杏苏散，轻解疏风饮减去了杏苏散所用苦桔梗、枳壳、生姜、大枣4味药，增加北防风、荆芥穗、薄荷叶3味药，更好地发挥疏风清热的作用。在临床加减上，作寒，加生姜；头重而晕，加鲜荷叶；咳嗽，加桔梗；痰多，加贝母、枳壳；口渴便赤，加淡竹叶、麦冬、滑石；作呕，加藿香梗，去苏梗；泄泻，加怀山、厚朴、木通，去杏仁、前胡；伤食，加建曲、麦芽。

此法与叶天士治疗暑风有异曲同工之妙，如《临证指南医案》记载一案："某二九，咳嗽，头胀口渴，此暑风袭于肺卫，杏仁三钱，香薷五分，桔梗一钱，桑皮一钱，飞滑石三钱，丝瓜叶三钱。"两者都针对暑风的病机，疏风清暑，寒温适宜。

3. 痰病

痰作为一种病理产物，其致病广泛，变化多端。李时珍言："痰生百病食生灾。"何梦瑶认为痰之为病"怪诞百般，不可弹述"，在《医碥》卷之二"痰"中共总结了五脏之痰（风痰、热痰、湿痰、气痰、寒痰）、躯体之痰（痰在身、皮毛、头、额、目、鼻、口、面、颈项、四肢、心胸、脊背、两胁、腰肾、二便、足）等28类病证的病因病机及治法方药等，涉及病位包括人体表里上下、四肢关节。而痰的症状更是各种各样，何氏列了百余种之多。何德藻亦言："痰之为病最小，为害最深，治之不当，变幻无穷。"

关于痰的发病，多认为与肺、脾、肾三脏相关。肺主一身正气，主通调水道。如肺失肃降，治节无权，津液亦可聚而为痰。故中医有"肺为贮痰之器"之说。脾主运化，脾气虚衰，或脾失升降，运化功能减弱，水谷精微不能正常运化，则聚而为痰，故称"脾为生痰之源"。肾为水脏，主管水液代谢的全过程。何德藻认为五脏皆能生痰："查古人常以胃为生痰之源，肺为贮痰之器，而不知五脏均能生痰，亦能贮痰，岂独肺、胃能然哉。"五脏生痰，尤其心与肝两脏生痰的观点，历代医家也有所阐述。

《素问·五运行大论》提到，肝"在气为柔，其性为暄，其德为和，其用为动"。林佩琴在《类证治裁·肝气门》中列举了嗳胀、呕、痞、厥、胁痛等25证之外，并指出"诸病多自肝来”。故中医有“肝为万病之贼”的比喻。可见肝病多端。肝生痰就是其病变之一。朱丹溪说：“善治痰者，不治痰而先治气，气顺则一身之津液亦随气而顺矣。”治痰先治气，主要是肝气，可见肝气的舒畅条达与否，也是津液凝滞为痰的重要原因。

心生痰，或源于心气虚弱，他脏痰浊因虚乘心；或由本身阳气不振，推动血液循环迟缓而自身凝聚成痰或痰瘀不行。《素问·六节脏象论》有言：“心为阳中之太阳。”确切的涵义，不是指六经中之太阳，而是强调必须有强大、隆盛的心阳为动力，血液才能正常运行，“环周不休”。《诸病源候论》心痛诸疾候中多次提到“心为火”，也是这个意思。若心阳不振，或痹阻、虚衰，津液亦可凝聚成痰。《金匮要略·胸痹心痛短气病脉证治第九》中讲胸痹心痛时，提出了痰饮痹阻心阳，不通则痛而产生胸痛。心阳痹阻、虚衰，不能推动血液、津液运行，痰阻心脉而心痛，这就是心生痰。

在具体治疗方法上，何德藻把痰病从五脏论治落实到上、中、下三焦。其言：“上焦主肺，宜行其治节，降其肺气，则痰亦随之俱下矣。”方用二陈汤加苏梗、杏仁，或加紫菀、炙枇杷叶、金沸草、桑白皮等类，祛痰化痰，兼用行气理气之药，开宣肺气。“中焦脾胃主之，人多以去湿为先。然不知勿徒去其湿，必须专以补气，使气旺而痰自消矣。”针对中焦为生痰之源，化痰兼用健脾补气之品，脾健则痰自消，选方如《外台》茯苓饮、六君子汤。“下焦主肾，肾中之水，有火则安，无火则泛，欲抑水之下降，必使火之下温，当于补肾之中，加以热药，庶几水足以制火，火足以暖水，则水火有既济之道，自不上泛为痰矣。”肾为水火之脏，水火既济，则寒水不得上泛为痰，选方桂附八味丸、补元定喘丸，温肾阳，消寒水。

（四）增续专科形成体系

何德藻《拾慧集》对张仲景《金匮要略》进行注解，后又辑《拾慧续集》进行增补，“《金匮》书虽立法无多，而义旨渊深，恐非宜于初学，故续补各家医论、脉诀，并伤寒、温病、杂证，以及眼科、喉科、幼科、麻痘、损伤诸篇，而其中又有古人成方而通变行之，与自立新方而连类志之者，既补前集所未备，亦为初学之法门。即在穷乡僻壤，家藏一帙，每遇病视症，用药不至急无措手，亦未始非好行方便之一念云”。

《拾慧续集》共10卷。卷一“医学准绳”，卷二“寒温明辨”，卷三“杂病补阙”，卷四“杂病补阙”，卷五“眼科辑要”，卷六“喉症要旨”，卷七“保幼八则”，卷八“痘门六法”，卷九“麻疹重新”，卷十“伤损秘传”。其中卷一至卷四的内容，进一步补充了《拾慧集》中的有关内容。而卷五以下增补的专科，则为《金匮要略》所无的内容。

1. 眼科

卷五“眼科辑要”，关于此部分内容，何德藻称出自叶天士，“余总角时，于书摊得叶天士眼症抄本，归而出示，阅者同声称善，一时索录甚众。余置诸书笥，弗知奇也。越数年，好善者竟有刻板分送。嗣遇疾遵用，莫不立见应验，始知其方之奇，在用药轻清，方能上散，他书不如也。是集将告成，忽思眼目为人五官之一，其症亦关紧要，万不可少，故于残篇断简中，搜出旧本，但见立法无几，字句又多虫蚀，其间症治难无损失。因于各集中，略加选择，逐条详辨，并添入歌括，附于杂病之后，用广流传，免失古人之苦心云尔”。

清末鲍相璈撰、梅启照增补的《验方新编》，同样记载了此部分内容，题为“叶天士先生秘传眼科”。梅启照称，“同治初年，予官粤东，偶患目疾，郭玉麓廉访（祥瑞）授《眼科抄本》一卷，云传自叶天士先生，遂按方治之，甚有奇效。当付剞劂，板存羊城，今特重刊，用资广布。医道之失传久矣，临症多者读书未必博，读书博者临症未必多。古云：医不三世，不服其药。又曰：三折肱知为良医。吾愿世之业岐黄者，多临症，多读书，勿使人谓学医废人也。独眼科乎哉！”可以看出，此书最迟在同治初年已在广东地区流传，且经过多次重刊，散布日广。至于是否为叶天士秘传，笔者以为或是托名叶天士来扩大此书的影响力。但从另一个方面也可看出，叶天士对岭南医学的深远影响。

本卷主要对眼科常见疾病的论治进行了阐述。包括白珠红丝、小角淡红、黑珠围红、眼弦痒烂、大角红肿、白珠红肿、眼胞下坠、视物不明、眼珠点块、丝贯瞳仁、努肉攀睛、干痛气郁、眼珠云翳、云翳围满、白珠生翳、冲风出泪、雀目、眼生蚬肉、漏睛、眼睛突出、倒睫拳毛、尘埃入目、双目通睛、视一为两、不能近视、瞳仁倒生、辘轳转关、睑生偷针、仙传神效点眼29个部分，图文并茂。如白珠红丝一症：

> 叶氏云：凡眼白珠（白珠属肺之部位），有红丝，微痛者（有红丝微痛者，有风火在肺也），用清散药（肺为娇脏，最喜清轻，故以轻药上散肺中风火），宜左荆防汤治之。（张子和云：白轮变赤，火乘肺也，故兼滋水以制之。）

左荆防汤

荆芥 防风 蔓荆子 川芎 青葙子 赤芍各八分 车前子一钱 菊花一钱 蝉蜕六分 甘草八分 生地一钱五分

加生姜一片，水煎服。

荆防汤内芎菊芍，车前生地蔓荆合。蝉蜕甘草并青葙，白珠红痛清散药。

可以看出，主要对眼科常见疾病的症状、治法、方药进行了论述。对比《验方新编》中的记载，主体内容基本相同，何德藻添加了每一症的小标题，在行文前亦加“叶氏云”，对条文内容进行了注解，逐条详辩。同时，每方之后都附加歌括，以方便记忆。

此外，《拾慧续集》部分内容不见于《验方新编》，如冲风出泪一症：

《得效》云：冲风泪出（冲风，即迎风也），至冬月尤盛，冬月，风更暴烈。此因肺虚，遇风冷而发，宜用白僵蚕散（如有赤丝，可加入蒺藜、黄芩）。俗言作冷泪者，非也，风冲于内，火发于外，风热相搏，由是泪出。外以贝母大而白腻者一枚，加胡椒七粒，不犯铜铁，研为末，临卧时点眼妙。（《秘旨》云：目有卒然泪出如倾，陡然翳膜花者，宜将钱合在上胞居中，用灯心火灸钱孔中一壮，将钱埋在灶前地下，自愈）。

这部分的体例特点是非“叶氏云”，而是摘录各类医书，如其他还有“《类聚》云”“《纲目》云”“《入门》

云”“《本事方》云”“李东垣云”“《秘旨》云”“《金鉴》云”和“《医林》云”，内容亦为常见眼科疾病的证治。

2. 喉科

卷六“喉症要旨”，分咽喉、乳蛾喉闭、缠喉风、走马喉风、慢喉风、哑瘴喉风、弄舌喉风、白喉、喉瘤、喉疮、喉癣、锁喉、喉疳、喉菌、喉珠、附制喉枪法16部分。在内容上也是遍采诸家关于喉科疾病的论述，征引医家有张景岳、景嵩崖、朱丹溪、王洪绪，征引医书包括《内经》《医林绳墨》《医学心悟》《医宗金鉴》《杂证汇参》等。

3. 儿科

卷七至卷九可以说都属于儿科内容。

卷七“保幼八则”。分为小儿总论、初生保护、杂病须知、脐风、发热、急惊风、慢惊风、疳证、水痘露丹9部分。内容大都征引自陈飞霞《幼幼集成》、吴谦《医宗金鉴》、冯兆张《冯氏锦囊秘录》等书。

卷八“痘门六法”，征引自《痘书》及庄在田医书。

卷九“麻疹重新”，何德藻辑自《麻科活人》，其叙本部分情况云：“于友人处得见谢朴斋手辑《麻科活人》一书，可谓命名确切，读毕不禁狂喜。查此书板已无存，翻刻一次，均为兵燹所毁，惜其立言太多，未免近于繁杂，故匆匆未及全录，惟择其要者四十余则，删繁就简，而症反复常变，尽在其中，足为后学津梁。并加入歌括，附于幼科之末，免失其传，实为天下小儿幸。”

4. 伤科

卷十“伤损秘传”，其内容来源，据何德藻言，“俱得自异人传授”。明清时期，中医外科医生的医学知识多为秘传或异授。与内科相比，这可能和内外科的传授特点有关，内科仰赖于研读医学文本，而外科更重传授，因此拥有独门之学乃是外科医家得以在众医家中脱颖而出、立足扬名之保障。梁其姿指出，技艺的“卑下”反过来又常常促使医者为了提高他们在民众中的威望，而声称得自秘传。秘传一方面是一种宣传策略，另一方面又是某种现实。

何德藻“曾随侍先君子作宰二十余年，凡有斩殴受伤报验者，每嘱依法施治，莫不效如影响。但原文繁杂，药名字句讹误实多，遍查坊刻，绝无专书，故不惮烦劳，将是篇删其繁，正其谬，按穴绘图，不敢自秘，以公诸世，俾受其患者，不致妄投医治，有所适从，亦未始不无小补云”。在临床使用时疗效颇佳，因此何德藻将其重新勘订，绘制穴图，以供参考。

其治疗特色为按穴论治。伤科中，按穴论治的治法起源于少林寺伤科。其学术思想是以经络气血传输为理论基础，以经络、穴道、脏腑、部位为辨伤依据。在施治上，则投以具有独特风格的“少林寺秘传内外损伤方”“点穴疗法”和正骨、夹缚等治疗方法，从而形成了一个完整的少林伤科体系。其核心理论为“血头行走穴道”理论，即十二个时辰气血传注十二个穴道的规律，认为“遇时遇穴若伤损，一七不治命要休”。这就是民间流传的跌打点穴致伤、治伤法的主要依据。

“血头行走穴道”理论始见于明嘉靖二年（1523）异远真人编著的《跌损妙方》。其理论渊源和依据主要有3个方面：《黄帝内经》经络气血流注理论，任、督脉在导引气功中的重要作用，以及十二个穴道与十二经脉关系及其在人体的重要位置。气血流通与十二时辰的关系为：“气行时辰，防伤护身秘笈：子时气行胆经，丑时气进肝经，寅时一刻气行肺经，卯时气行大肠经，辰时气行胃经，巳时气行肝胃经，午时气行心经，未时气行小肠经，申时气行膀胱经，酉时气行肾经，亥时气行三焦。人体上中下四肢，全身共为一百零八穴，三十六大穴，大穴打人死；七十二小穴，小穴打不死人。"

关于穴位、时辰与疾病关系的具体阐述，《血头行走穴道歌》载："周身之血有一头，日夜行走不停留。遇时遇穴若伤损，一七不治命要休。子时走注心窝穴，丑时须向泉井求。井口是寅山根卯，辰到天心巳凤头。午时却与中原会，左右蟾宫分在未。凤尾属申屈井酉，丹肾俱为戌时位。六宫直等亥时来，不教乱缚斯为贵。"

全身分为108穴，36大穴，72小穴。"凡人身有三十六大穴，七十二小穴，惟有四穴难治，不宜重伤。"清道光年间龙泉梅占春所著《国术点穴秘诀伤穴治法合刊》有"点穴注解"一节，对穴位名称、所在位置作了解释，如"两眉中间为眉心穴，打重者头大如斗，三日死""脑后两边属太阳经，有藏血穴，近耳后又属肝胆经，有厥阴穴""心口中名黑虎偷心穴，属心经"。这些穴位，部分沿用了针灸经络腧穴学中的穴位，部分未见于针灸学。《拾慧续集》亦载正面穴图、背面穴图、侧左穴图、侧右穴图4幅图。

何德藻《拾慧续集》也继承了按穴论治的思想。其作"十二宫穴诀"，如"子宫穴诀""子时血流正潮心，人睡如全命归阴。肺乃相傅之官职，以行五脏六腑真（子宫上中下三刻管三穴，一心窝，二囟门，三气门是也）"。对比异远真人《血头行走穴道歌》亦有不同，子时此时不单对应心窝穴，同时还对应囟门、气门2穴。其余11时辰亦分别对应3个穴位。

在运用此理论治疗时，"看伤在何处，其受伤时候，是否对宫，以一日夜十二时为十二宫，一宫管三穴，三穴共一时，计日夜十二时，共三十六大穴，七十二小穴。小穴者，均血路也，必须查明穴图，细审虚实，按照后开各法施治”。如二龙戏珠穴受伤时，“跌打受伤，伤于两眼之二龙戏珠穴，手重者则眼珠突出，不必惊慌，即用纹银磨浓汁，新笔点上数次，用手轻轻托入，合目静养，内服密蒙花汤二三剂，自愈。如愈后二目视物不明者，当于眼科门按症求之”。

参考文献

[1] 江静波. 我读过的几本广东人编著的中医书[J]. 广东医学，1964（3）：37-41.

[2] 李世华校注，清鲍相璈编辑，清梅启照增辑. 验方新编[M]. 北京：中国中医药出版社，1994.

[3] 黄仰模，郭世光，陈光星. 从《读过金匮卷十九》看陈伯坛的学术思想[J]. 广州中医药大学学报，1999，16（4）：327-328.

[4] 陆拯. 近代中医珍本集：伤科分册[M]. 第2版. 杭州：浙江科学技术出版社，2003.

[5] 尹桂平. 浅析成无已《注解伤寒论》学术思想对后世的影响[J]. 长春中医学院学报，2004（1）：1-2.

[6] 黄奕蕾. 从《读过金匮卷十九》研究岭南名医陈伯坛学术思想[D]. 广州中医药大学，2007.

[7] 唐芸，王洪琦. 岭南湿热证候理论源流探究[J]. 广西中医药，2009，32（2）：54-55.

[8] 邱勇飞，古继红. 从五脏相关浅谈肝生痰[J]. 黑龙江中医药，2010，39（2）：3-4.

[9] 张玉华. 何德藻生平事迹与籍贯考略[J]. 南京中医药大学学报（社会科学版），2011，12（4）：208-210.

[10] 饶媛. 岭南名医黎庇留医案学术思想初探[J]. 中医文献杂

志，2011，29（3）：35-37.

［11］余洁英. 岭南伤寒文献收集及医家学术思想探讨（清至近代）[D]. 广州中医药大学，2011.

［12］沈创鹏，胡正刚，陈晓薇，等. 清代岭南伤寒名家郭元峰《伤寒论》学术思想概略[J]. 辽宁中医药大学学报，2012，14（2）：77-78.

［13］余洁英，刘小斌，刘成丽，等. 1949年前岭南伤寒发展脉络探讨[J]. 中医文献杂志，2012，30（4）：27-29.

［14］黄奕蕾，林海星，黄斌. 从岭南金匮要略的发展看岭南中医药文化底蕴[J]. 卫生职业教育，2013，31（6）：155-156.

［15］王雨濛. 刀针、膏贴与汤药：清代的外科[D]. 南开大学，2013.

［16］罗启盛. 陈焕堂《仲景归真》学术思想研究[D]. 广州中医药大学，2014.

［17］王国为. 何梦瑶生平与学术思想研究[D]. 中国中医科学院，2015.

［18］黄子天，刘小斌. 岭南温病学术源流[J]. 中华中医药杂志，2015，30（5）：1585-1588.

［19］丁伟康. 错简派对建国前岭南伤寒学派的影响[D]. 广州中医药大学，2016.

［20］韦以宗. 少林寺武术伤科秘方集释[M]. 第2版. 上海：上海科学技术出版社，2016.

［21］周登威，徐志伟. 从《伤寒论崇正编》看黎庇留对明清伤寒学派的继承与研究[J]. 中华中医药杂志，2017，32（10）：4355-4357.

［22］舒海涛，郑洪. 岭南医家苏世屏《金匮要略原文真义》学

术特点初探[J]. 中医文献杂志，2017，35（2）：22-25.

[23] 梁万山. 岭南医家苏世屏《伤寒论原文真义》学术思想研究[D]. 广州中医药大学，2017.

[24] 梁万山，郑洪. 浅述岭南医家苏世屏《伤寒论原文真义》学术思想[J]. 环球中医药，2017，10（11）：1402-1404.

[25] 林松涛. 清代岭南医家麦乃求《伤寒法眼》学术思想研究[D]. 广州中医药大学，2017.

[26] 黎庇留. 岭南珍本古医籍校注与研究丛书伤寒论崇正编[M]. 广州：广东科技出版社，2018.

[27] 莫可珍. 郭元峰《伤寒论》学术思想及临床应用研究[D]. 广州中医药大学，2018.

[28] 宁百乐，罗丁，周登威. 近代岭南伤寒学派的发展概要与学术探析[J]. 中华中医药杂志，2018，33（8）：3262-3264.

[29] 周登威. 岭南湿热病证学术源流与湿热概念的认知演变[D]. 广州中医药大学，2018.

[30] 张晓红. 民国岭南医家何弘景及其著作[J]. 中医文献杂志，2018，36（3）：57-59.

[31] 王翔，黄金玲，施慧. 历史地理学视野下地域性《伤寒论》学术流派研究[J]. 陕西中医药大学学报，2019，42（4）：66-69，85.

[32] 罗亚敏，宋慧荣，陶晓华. 清代普及类医著写作特点探析[J]. 山东中医药大学学报，2019，43（1）：80-82.

[33] 刘希洋. 中国近代大众医学读物的传播与接受——以《验方新编》为例[J]. 史学月刊，2020（5）：85-99.

[34] 刘希洋. 近代江南民间验方知识的传播及其影响——以《验方新编》为例[J]. 中医药文化，2021，16（1）：32-40.